目 录

同时，我们很荣幸能够邀请到国际上早发性脊柱畸形领域最权威的顶尖专家撰写相应章节，并经授权后翻译成中文，力求在内容上给读者提供最前沿、最权威的理论和实战指导。在此对参编的诸位专家致以诚挚的谢意！

　　本书面世之际，适逢北京协和医院骨科吴之康教授诞辰100周年，吴老作为我国现代脊柱外科的创始人之一，在国内率先开展脊柱畸形的手术治疗，并举办了多期脊柱畸形学习班，为国内培养了大批脊柱畸形治疗的领军人才，为我国脊柱畸形事业做出了卓越的贡献。谨以此书向敬爱的吴老致以深切的缅怀和纪念。

　　最后，值此北京协和医院建院百年之际，谨以此书献礼协和百年庆典，祝愿协和在下一个百年中继续推动医学领域的发展，继续为我国乃至世界人民的健康事业做出不朽的贡献。

　　由于时间所限，本书尚有许多不完善之处，特在此致歉。恳请诸位同道不吝赐教，早发性脊柱畸形理论与技术的发展离不开全体骨科学界同仁的共同努力！

2021年5月

早发性脊柱畸形是指发生在10岁之前的脊柱侧凸，经常伴有肺功能、心脏、泌尿生殖系统等多系统异常，严重威胁患儿的生活质量，甚至危及生命。早发性脊柱畸形内容繁杂，诊断多样，对应着不同的治疗方案；同时，由于疾病具有"早发性"的特点，其常导致胸廓严重不对称，影响肺的正常发育，在治疗过程中除矫正脊柱畸形外，还需要同时保证胸廓及肺的正常发育，这都为临床诊治带来了巨大的挑战。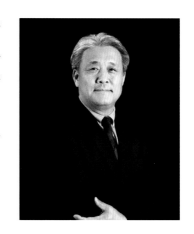

我国国情决定了我国患儿的早发性脊柱畸形程度往往更为严重，畸形更为复杂，临床治疗难度更大，相关风险更高，诊治上更为棘手，如果处理不当，经常导致严重的灾难性后果。但由于种种原因，全国各地脊柱外科医师在诊治早发性脊柱畸形方面临床技能水平不一，临床理论相对匮乏，缺乏专业、系统的培训及指导。

遗憾的是，目前在国内尚无针对早发性脊柱畸形的权威专著。因此，临床上现实存在的需求迫切呼唤着一本全面、系统、权威、专业的著作的出现，以指导广大拟致力于早发性脊柱畸形诊治的小儿骨科医师及脊柱外科医师临床理论与技能的提升。

自20世纪80年代以来，在以邱贵兴院士为代表的老一辈医学先驱们的领导下，在诸位同道的共同努力下，北京协和医院骨科数十年如一日，深耕早发性脊柱畸形领域，在早发性脊柱畸形的诊治方面积累了丰富经验，提出了"截骨+生长棒（Hybrid）"等多项原创性的理论和技术，得到了国际上的广泛认可。多次获邀在国际专业学术会议上报告研究成果，并获邀撰写国际权威早发性脊柱畸形专著*The Growing Spine*的相关章节。通过撰写本书，我们希望能够全面总结北京协和医院多年来工作的经验和教训，紧密贴近中国早发性脊柱畸形患者的特点以及实际医疗环境，通过深入浅出的讲解、图文并茂的形式和丰富的手术视频演示，充分满足我国脊柱外科医师在早发性脊柱畸形领域日臻复杂化的临床诊疗工作需要，填补长久以来国内早发性脊柱畸形领域权威专著的空白。

本书是诸位编者在早发性脊柱畸形领域多年临床、科研经验的沉淀与结晶，通过编写《早发性脊柱畸形》一书，我们希望可以帮助那些全国小儿骨科及脊柱外科临床医师中希望在小儿脊柱畸形领域内进一步深造的钻研者在专业领域上有所突破，亦希望能对广大有志于从事早发性脊柱畸形相关工作及对早发性脊柱畸形相关工作感兴趣的医务工作者和医学生有所启发，为祖国早发性脊柱畸形的治疗添砖加瓦。

主编寄语

数十年以来，早发性脊柱畸形的教学和研究一般归于小儿脊柱范畴，但目前我们的关注点多集中在青春期起病的青少年脊柱畸形。因此，早发性脊柱畸形诊治一直未得到应有的重视。造成这一现象的原因，是我们一度对早发性脊柱畸形自然史和治疗方法尚缺乏深入认识，并且对于伴发的呼吸系统、心血管系统及其他系统疾病也关注不足。此外，由于此类疾病患者相对较少，工业基础的创新研发对此领域关注也存在欠缺。尽管存在上述障碍，并且还有诸多问题尚待解答，我们欣喜地看到，在过去三十年里，对早发性脊柱畸形的关注度在逐渐增加，我们取得了显著的进展。

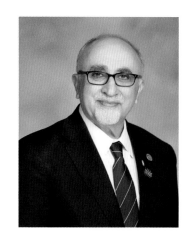

迄今为止，我们已在多个方面取得了进展。国际脊柱侧凸研究学会（SRS）成立了脊柱发育委员会，用于专门研究与生长期儿童相关的问题。此外，在过去的二十年里活跃并专注于早发性脊柱畸形领域的两个国际研究组织近期共同创办了小儿脊柱研究组（PSSG），其数据库汇集了全球各地150名医师提供的10 000余份病例资料。在仉建国教授的领导下，北京协和医院骨科已加入这一研究组，并为早发性脊柱畸形的教学与科研做出了巨大贡献。此外，作为唯一专门致力于早发性脊柱畸形研究的论坛，成立于2007年的国际早发性脊柱侧凸大会（ICEOS），旨在提高对于早发性脊柱畸形患者的治疗质量，该论坛为临床医师和研究人员提供了一个共商早发性脊椎畸形研究进展及共同关注问题的平台。

上述这些努力使得早发性脊柱畸形领域的研究量和论文数量显著增加，这些研究成果包含早发性脊柱畸形的病因学、自然史、伴发疾病和治疗方案等。更多研究者对此重燃的兴趣使得早发性脊柱畸形领域内的创新不断出现。同时，为探索早发性脊柱畸形的病因，研究者对遗传学等基础研究的热情日益增加。这其中，北京协和医院骨科贡献了许多国际领先且广受认可的科学研究和技术创新。例如，截骨+生长棒技术（Hybrid技术）、TBX6基因与先天性脊柱侧凸的相关研究等均为北京协和医院团队首创，这些内容在本书中均有介绍。

尽管其他国家已有早发性脊柱畸形的相关书籍出版，但在中国尚缺乏此类书籍。由我们撰写的The Growing Spine（第一版）的中文译本出版距今已有十年之久。因此，早发性脊柱畸形这个快速发展的领域亟需一本综合全面的新著作。北京协和医院骨科在邱贵兴教授等先驱者及其继任者仉建国教授的带领下，凭借其丰富的临床经验、大型数据库以及临床和基础研究的一系列成果，成为中国公认领先的早发性脊柱畸形治疗中心。在庆祝北京协和医院成立100周年之际，本书创作圆满完成。我认为本书的出版是对这一历史性时刻的伟大纪念，应向所有参与本书编写工作的人员表示热烈祝贺。

本书由早发性脊柱畸形领域内的权威专家撰写，内容涵盖早发性脊柱畸形的基础研究、患者评估、疾病分类、非手术治疗、创新手术治疗、疾病并发症、术后康复以及治疗效果等主题。本书内容之全面将使其成为每个图书馆必备的重要参考书目，也将是一切从事脊柱畸形、胸廓畸形及相关疾病治疗的学生、医师、护理人员所必需的工具书。

需要再次强调的是，本书的编者及作者均为早发性脊柱畸形领域最杰出的专家，我再次诚挚地祝贺他们，正是他们的付出使得该领域内广博的知识融合于这一易读的著作中。

Behooz A. Akbarnia 医学博士

加州大学圣地亚哥分校

美国加利福尼亚州圣地亚哥

国际脊柱侧凸研究学会（SRS）前主席

序三（译文）

Again, the editor and the contributing authors of this book are in the forefront of this field and are to be congratulated for taking on this task and being able to consolidate the diffuse knowledge base on this topic into one easily accessible tome.

Behrooz A. Akbarnia

MD

University of California, San Diego

San Diego, California, USA

Past President, Scoliosis Research Society

These efforts have resulted in a significant increase in the volume of research and the number of publications on etiology, natural history, associated medical problems and treatment options. New innovations have also resulted from this renewed interest in the topic, as well as increased interest in basic science research, such as genetics, to address possible etiologic factors. Some of these leading research-based and technical innovations that are well recognized, have taken place at PUMCH. For example, the hybrid technique (osteotomy + growing rod) and TBX6 genetic research in congenital scoliosis have been developed by the PUMCH team and has been presented in this book as well.

Although there have been other books published in this field elsewhere, none were in China. The first edition of our book "The Growing Spine" was translated to Chinese a decade ago, so there was a definite need for a comprehensive new reference on this rapidly growing field. The clinical experience at PUMCH, creation of a large data base, and their clinical and basic research, first under the direction of Professor Qiu and other pioneers, and now under his successor Professor Terry Zhang, has led to recognition of the Center as a leading institution in China for the treatment of young children with EOS and growing spine. The Center manages a significant volume of patients with Early Onset Scoliosis, which has enabled them to create this book, especially at the time when PUMCH is celebrating its 100th year anniversary. I agree that this is a great commemoration for this historic occasion and deserving of a big congratulations to all those involved.

The book, with chapters written by leading authorities in the field, covers topics from basic science, patient evaluation, classification addressing different etiologies with their specific natural history, non-surgical treatment, surgical intervention with new innovative techniques, complications, post-operative rehabilitation, and treatment outcomes. This comprehensive list makes this book a great reference for every library and is an essential tool for all trainees, surgeons and caregivers treating young children with spine and thorax deformities as well as associated conditions.

For decades, education and research in the field of spinal deformity for growing children was included generally within pediatric spine, but the majority of attention was directed towards adolescent deformity. As such, spine deformity and related conditions in young children were not given the attention they deserved. The reason for this oversight was that we did not have a great understanding of natural history, or the means to treat spine deformities in younger and growing children. Also, little attention was paid to associated problems 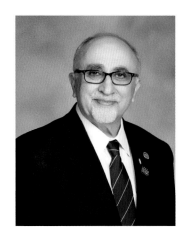 such as pulmonary, cardiovascular or other systemic conditions. To further complicate things, innovation was not on the radar of industry-based research due to such a small patient population. Despite these many hurdles, and, many questions yet to be answered, the last three decades has brought increased attention to this topic and we have made remarkable progress.

To date, progress has been achieved in several areas. The Scoliosis Research Society has created a Growing Spine Committee to specifically address the issues related to growing children. Two international study groups focusing on Early Onset Scoliosis have been active over the past two decades and have recently joined to create one mega study group, the Pediatric Spine Study Group (PSSG), with a database of over 10,000 cases and 150 surgeons contributing data from around the world. PUMCH, under the direction of Professor Zhang, has been participating in this study group and has been a great contributor of education and research. Also, an international annual conference on Early Onset Scoliosis and Growing Spine (ICEOS) has been established since 2007 as the only forum specifically dedicated to EOS and Growing Spine topics where researchers and clinicians can get together every year and discuss the advances in the field and common areas of concern, with the goal of improving the quality of care for these patients.

序三

脊柱侧凸是严重危害青少年身心健康的疾病。随着健康筛查和科普教育的推进，脊柱侧凸越来越成为脊柱外科中非常重要的领域。北京协和医院骨科率先在国内进行脊柱侧凸的诊治和研究，通过几代人的努力和推广，国内脊柱侧凸的诊治水平已经达到国际先进水平，在国际交流中发挥着重要的作用。近年来，随着对脊柱侧凸三维畸形的深入研究以及脊柱内固定技术和相关器械的发展，青少年脊柱侧凸的疗效有了显著提高。然而对具有较大生长潜力的早发性脊柱侧凸（early onset scoliosis，EOS）的诊治仍然是脊柱外科领域的难点和热点。对于这部分患者而言，

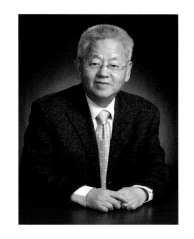

不仅需要有效矫正、控制脊柱畸形，还需要保持脊柱的生长潜能，同时需要积极改善其他重要脏器如心、肺等器官的发育，所以治疗手段必须是多元的、不断更新变化的。虽然我们对脊柱的发育及其在人体生长发育阶段的重要作用有了进一步的认知，然而仍然没有找到一个"一劳永逸"的解决方法。可喜的是，在漫长的探索道路上新的治疗策略时有出现，不断为我们提供新的思路。例如，*TBX6*等基因突变的重要发现，将对疾病的发生发展机制研究以及预防、治疗等产生积极的影响。另外，由于早发性脊柱侧凸具有累及多系统的特点，多学科交叉融合、共同决策对于该病的治疗也是十分必要的。因此，早发性脊柱侧凸研究领域还是一门"年轻的"、发展中的学科，需要全体脊柱外科医师致力探索，造福患者及其家庭。

国内外已有不少有关脊柱畸形的专著，但尚缺乏一部系统、全面、深入地介绍早发性脊柱侧凸的专著。本书汇聚了国内外最新的研究成果和循证医学证据，总结了北京协和医院骨科数十年来的治疗经验，并对未来研究和治疗方向进行了展望，是值得读者开卷研读的力作。希望通过本书，能帮助读者更好地了解早发性脊柱侧凸和多样化的疾病特点，掌握治疗原则和方案，并且认识到早发性脊柱侧凸的治疗不能仅局限于某种单一的治疗手段，更重要的是通过多种交叉学科的综合评估为患者选择正确的治疗方法。

期望本书对于广大对早发性脊柱侧凸感兴趣的同道们有一定的参考价值，共同促进早发性脊柱侧凸诊治技术的发展，造福于早发性脊柱侧凸患者及家庭。同时感谢仉建国教授带领的协和骨科团队为本书的面世所付出的辛勤努力，也要感谢以Akbarnia教授为代表的海外著名脊柱外科专家对协和骨科以及中国致力于早发性脊柱侧凸同道的无私支持！

中国工程院院士　　邱贵兴

2021年5月

序二

早发性脊柱侧凸是指在10岁前发生的脊柱侧凸。其发病年龄早，病因多样，治疗决策对儿童预后影响极大。对疾病自然病程和治疗策略的认识不足，可能对患儿及其家庭产生灾难性影响，也将给社会带来沉重负担。

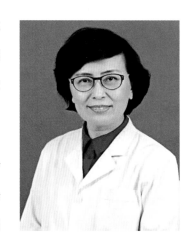

在过去60年里，尽管我国脊柱外科学取得了长足进步，在青少年特发性脊柱侧凸、成人脊柱畸形等疾病的诊断和治疗方面已经形成了一定的诊疗规范，但有关早发性脊柱侧凸的诊断、评估和治疗仍处于探索阶段，许多脊柱外科医师、儿科医师在该领域还缺乏认识。

北京协和医院骨科是中国最早建立的骨科专科之一，在吴之康教授、邱贵兴院士等一批协和老专家、老教授的指导下，率先将脊柱畸形的治疗引入中国，并不断深耕。经过几代人的努力，协和骨科已经取得了丰硕的学术成就，成为世界范围内脊柱畸形诊疗研最大的临床中心之一，培养了一批专业知识丰富、学术造诣深厚的专业人才，将我国脊柱外科诊疗提升到国际前沿水平。近年来，在邱贵兴院士和仉建国教授的带领下，协和骨科围绕早发性脊柱畸形进行了一系列探索，在病因学和外科治疗策略方面取得了阶段性成果。

北京协和医院建院100周年之际，在仉建国教授主持下，以协和骨科团队为主体，邀请海内外早发性脊柱畸形领域的专家，将该领域最前沿的知识和技术编纂成书，呈现给国内同行，也是对协和百年院庆的献礼。

值得一提的是，包括先天性脊柱畸形、马方综合征、Ⅰ型神经纤维瘤病等罕见疾病都是早发性脊柱畸形的常见病因。随着我国人民卫生健康事业的进步，罕见病患者群体的健康福祉也已经受到国家和社会的高度重视。北京协和医院作为国家疑难重症诊疗中心和中国罕见病联盟的牵头单位，通过开展多学科合作，也在不断推动相关罕见骨骼疾病诊疗的进步。该书也分享了我院罕见病多学科诊疗的经验。

本书涵盖了早发性脊柱侧凸诊断和治疗最新进展，内容翔实全面，图文并茂。我相信它的出版将有助于推动脊柱畸形外科尤其是儿童脊柱畸形事业的普及和发展。希望读者从本书中获益。

北京协和医院院长　张抒扬

2021年6月

序一

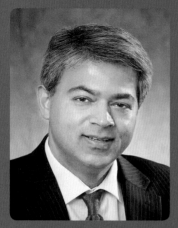

Amer F. Samdani

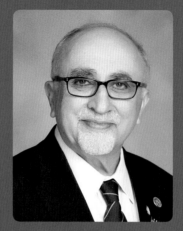

Behrooz A. Akbarnia

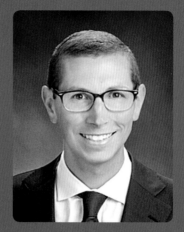

Jason B. Anari

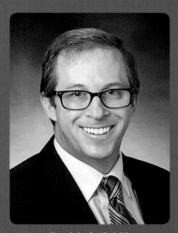

Patrick J. Cahill

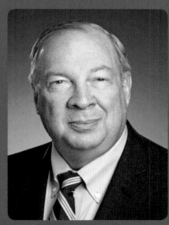

Randal R. Betz

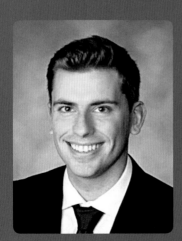

Ryan H. Guzek

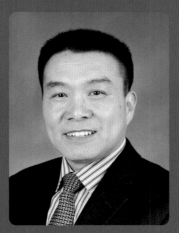

Johnny Zhang

[11] FEI Q, WU Z, WANG H, et al. The association analysis of TBX6 polymorphism with susceptibility to congenital scoliosis in a Chinese Han population[J]. Spine, 2010, 35(9): 983-988.

[12] WU N, MING X, XIAO J, et al. TBX6 null variants and a common hypomorphic allele in congenital scoliosis[J]. New Engl J Med, 2015, 372(4): 341-350.

[13] TAKEDA K, KOU I, KAWAKAMI N, et al. Compound heterozygosity for null mutations and a common hypomorphic risk haplotype in TBX6 causes congenital scoliosis[J]. Hum Mut, 2017, 38(3): 317-323.

[14] YANG N, WU N, ZHANG L, et al. TBX6 compound inheritance leads to congenital vertebral malformations in humans and mice[J]. Hum Mol Genet, 2019, 28(4): 539-547.

[15] LIU J, WU N; DECIPHERING DISORDERS INVOLVING SCOLIOSIS AND COMORBIDITIES (DISCO) STUDY, et al. TBX6-associated congenital scoliosis (TACS) as a clinically distinguishable subtype of congenital scoliosis: further evidence supporting the compound inheritance and TBX6 gene dosage model[J]. Genet Med, 2019, 21(7): 1548-1558.

第二章

早发性脊柱畸形评估

早发性脊柱侧凸临床评估

EOS的病因有多种，如特发性脊柱侧凸（idiopathic scoliosis, IS）、先天性脊柱侧凸（congenital scoliosis, CS）、神经肌肉性脊柱侧凸（neuromuscular scoliosis, NMS）、神经纤维瘤病脊柱侧凸等。如果上述疾病发病较早，均可导致EOS的发生。有些病因通常有比较明显的临床表现，因此，细致的临床评估有助于了解EOS的病因。由于EOS发病较早，心、肺发育可能尚未成熟，脊柱畸形及胸廓变形对患儿的心肺功能存在较大影响。这是临床评估的重点，也是目前大多数学者关注的焦点。此外，有些脊柱侧凸可能合并其他系统异常，如先天性脊柱侧凸可合并心脏、泌尿生殖系等多系统异常。因此，对于EOS患儿，应进行详细的临床评估。

一、病史

应详细了解孕妇妊娠期间，尤其在妊娠早期有无异常，包括病毒感染、异常用药、放射线接触、营养缺乏等，记录孕妇的孕次、产次，产妇生产年龄。患儿出生时是否有难产、窒息，出生时身

高、体重以及体格检查是否异常等；出生后智力发育是否正常，行走能力及姿势有无异常，是否存在喂养困难、进食困难，二便是否异常等。详细记录脊柱畸形出现的时间，有无其他伴随异常，既往治疗情况等。脊柱畸形既往治疗史的了解对后续治疗的选择也有较大帮助。如果既往石膏、支具矫形等治疗无效，可能要考虑选择手术治疗。记录家族史有无异常，神经纤维瘤病脊柱侧凸等某些畸形可能存在阳性家族史。应了解既往有无其他先天性疾病以及治疗情况。

二、体格检查

虽然大多数EOS患儿仅有脊柱侧凸，但可能累及多系统，因此，应对每个系统进行详细检查。

1. 骨与关节　记录身高及发育情况，检查四肢有无短肢、肢体不对称等，关节活动范围有无受限或过大，指（趾）数目，有无多指、并指、指（趾）细长等，是否存在腕征、指征等。

2. 脊柱　检查脊柱有无侧凸、后凸、前凸，双肩是否等高，躯干冠状面及矢状面的平衡情况（图2-1），Adams前弯试验时胸段或腰段的剃刀背情况（图2-2）等，用脊柱侧凸仪测量躯干的旋转幅度及剃刀背的倾斜角度。

1 | 2

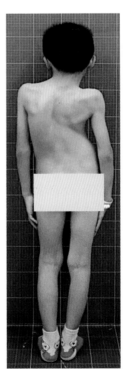
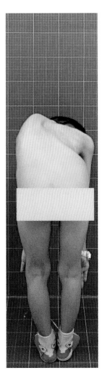

图2-1　EOS患儿后面观
可观察到患儿双肩不等高，躯干偏斜
图2-2　Adams前弯试验

3. 神经系统　头颅有无畸形，有无异常面容，有无智力障碍，动作是否协调，肌力及肌张力是否正常。

4. 眼耳鼻口　有无眼距宽、突眼、蓝巩膜、上睑下垂、视力下降等；有无听力障碍、耳郭异常等；鼻外形是否存在畸形；有无唇腭裂、高腭弓等；有无出牙晚、牙齿异常等。

5. 心血管系统　有无发绀，心率、心律有无异常，有无异常心音等。

6. 呼吸系统　有无呼吸急促、呼吸困难、漏斗胸、鸡胸、胸廓塌陷，记录呼吸频率，测量吸气相及呼气相时的胸围变化可以评估胸廓活动度。

7. 消化系统　营养状态是否正常，有无异常肥胖，内脏有无增大，肛门有无畸形等。

8. 泌尿生殖系统　有无腹股沟疝、外阴性别不明、尿道下裂、外生殖器畸形等。

9. 内分泌系统　甲状腺有无异常等。

10. 皮肤　有无皮肤异常松弛、咖啡牛奶斑、皮肤痣、血管瘤、异常毛发等。

大体照片也是体格检查的重要组成部分，常规视图包括后前位、前后位、左侧位、右侧位及Adams前弯试验视图。Adams试验可以通过观察胸椎和腰椎隆起记录患儿脊柱畸形的情况。

三、实验室检查

实验室检查可以帮助评估EOS患儿的脏器功能。血常规检查可评价患儿是否存在白细胞减少、血小板减少、贫血等异常；尿常规中有大量白细胞应除外泌尿系感染；便潜血阳性提示可能存在消化道出血；肝、肾功能测定可了解患儿肝、肾功能状态。如果上述检查结果有异常，应除外同时合并其他系统异常的可能。如果患儿能够配合，需完成肺功能检查，一方面可以了解患儿肺功能受影响的程度，同时也可为治疗后评价肺功能是否改善提供依据；对于存在呼吸困难又无法配合的患儿，可以通过血气分析来了解患儿氧合状况、呼吸功能与酸碱平衡状态。拟行手术的患儿需要完成全部术前检查，以评估患儿对手术的耐受性。

四、影像学检查

影像学检查主要包括X线检查、脊髓造影、CT、MRI和超声检查等。详见EOS的影像学表现章节。

五、术后检查

如果患儿接受了手术治疗，术后要密切关注患儿皮肤切口愈合情况和神经功能状态，注意患儿局部皮肤有无异常隆起。术后需采集大体照片，有助于判断疗效。后续每次随访时均采集大体照片，以了解畸形随时间进展而发生的变化。随访时应定期行全脊柱后前位和侧位X线检查，以评估治疗效果、侧凸有无进展及内置物位置有无异常。

（于　斌）

参考文献

[1] CAMPBELL RM JR, SMITH MD, MAYES TC, et al. The characteristics of thoracic insufficiency syndrome associated with fused ribs and congenital scoliosis[J]. J Bone Joint Surg Am, 2003, 85(3): 399-408.

[2] CHAGLASSIAN JH, RISEBOROUGH EJ, HALL JE. Neurofibromatous scoliosis. Natural history and results of treatment in thirty-seven cases[J]. J Bone Joint Surg Am, 1976, 58(5): 695-702.

[3] FURDOCK R, BROUILLET K, LUHMANN SJ. Organ System Anomalies Associated With Congenital Scoliosis: A Retrospective Study of 305 Patients[J]. J Pediatr Orthop, 2019, 39(3): e190-e194.

[4] GROSSMAN TW, MAZUR JM, CUMMINGS RJ. An evaluation of the Adams forward bend test and the scoliometer in a scoliosis school screening setting[J]. J Pediatr Orthop, 1995, 15(4): 535-538.

[5] REDDING GJ. Early Onset Scoliosis: A Pulmonary Perspective[J]. Spine Deform, 2014, 2(6): 425-429.

[6] SHEN J, WANG Z, LIU J, et al. Abnormalities associated with congenital scoliosis: a retrospective study of 226 Chinese surgical cases[J]. Spine (Phila Pa 1976), 2013, 38(10): 814-818.

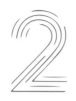

早发性脊柱侧凸影像学评估

1895年，德国物理学家伦琴（Röntgen）发现了X射线，随后将之应用于医学领域，称为X射线摄影技术，其应用使得人类对疾病的认知获得巨大飞跃。随着影像技术的进步，20世纪70年代，计算机体层成像（computed tomography, CT）、磁共振成像（magnetic resonance imaging, MRI）技术以及计算机X线摄影（computed radiography, CR）和数字化X线摄影（digital radiography, DR）的问世，使得医学影像学进入迅猛发展的时期，成像技术、图像读取及分析方式发生了质的变革，能够获得图像的横切面、断层、三维结构和数字化存储。应用影像学检查评估EOS患儿脊柱及骨骼是非常必要的。但采用何种检查方式、检查部位及时间间隔需要仔细斟酌，尽量减少患儿辐射暴露。本节将对目前EOS患儿常用的影像学检查进行概述。

一、X线检查

如果怀疑儿童存在脊柱畸形，除了解其病史并对其进行全面的体格检查外，首选拍摄全脊柱X线片。X线片的获取基于X线摄影技术，通过X线片可确定是否存在脊柱畸形，初步评估畸形的潜在病因（特发性、先天性、神经肌肉性等）（图2-3），判断脊柱侧凸的严重程度，双肩平衡、骨盆平衡及冠状面和矢状面平衡情况等。

脊柱X线片应尽可能在直立位（坐位或站立位）拍摄，并在后前位和侧位拍摄。使用后前位暴露可以减少对乳腺和生殖器官的辐射，女性患儿更应注意。X线片应包括整个脊柱，避免遗漏脊柱的近端及远端，并应包含髂嵴和髋关节。尽可能对辐射敏感的器官（卵巢、睾丸和甲状腺）进行屏蔽。

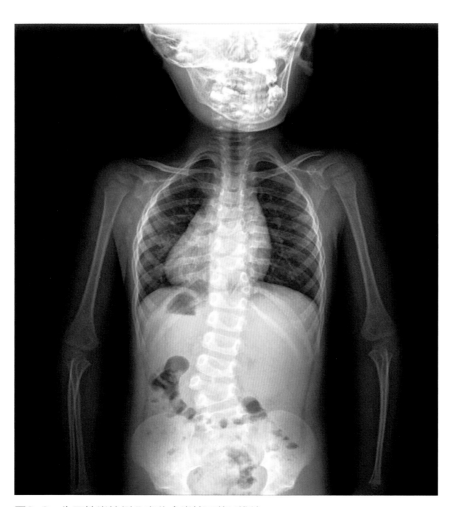

图2-3 先天性脊柱侧凸患儿全脊柱正位X线片

全脊柱正侧位X线片可评估患儿脊柱畸形的程度，这主要基于对冠状面侧凸的Cobb角的测量（图2-4）。在拍摄X线片时应放置标尺，以去除射线放大率，这样可以获得患儿的部分脊柱高度（T_1-S_1），在随访时可以评估脊柱随时间生长情况。矢状面胸后凸、腰前凸的测量也很重要，严重的平背畸形对患儿的肺功能可能有较大影响（图2-5）。对于EOS患儿来说，还需要评估患儿的胸壁畸形，包括胸部高度、胸部深度和Campbell肺可用空间（图2-6）等，这可能是今后治疗的重要考虑因素。另外，需要注意髋臼三角软骨是否闭合（图2-7），以及髂嵴骨骺骨化出现的程度（图2-8），通过这两项指标可以估计骨骼成熟度和生长潜能，这对于预测是否出现峰值增长速度非常有意义。Sanders等根据指骨骨骺出现的时间来评估骨骼生长潜能，香港大学采用尺桡骨远端骨骺出现的时间进行骨骼生长潜能的评估，但比较复杂，尚未得到广泛应用。

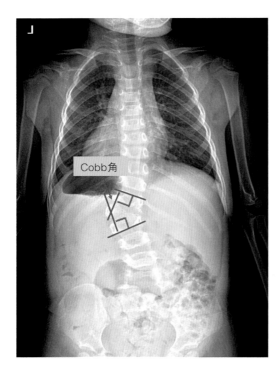

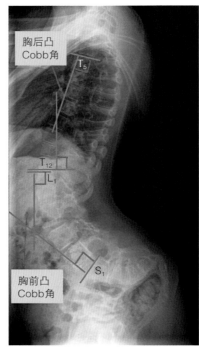

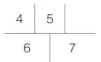

4	5
6	7

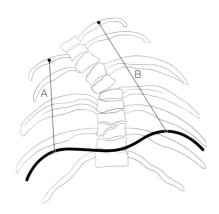

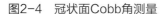

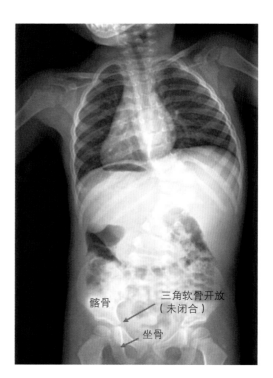

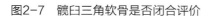

图2-4　冠状面Cobb角测量

图2-5　矢状面胸后凸、腰前凸的测量

图2-6　Campbell肺可用空间

A：凹侧半侧胸廓高度，指最头侧的肋骨中点到凹侧半膈中点的连线；B：凸侧半侧胸廓高度，指最头侧的肋骨中点到凸侧半膈中点的连线；A/B：凹侧半侧胸廓高度与凸侧半侧胸廓高度的比值即为肺可用空间

图2-7　髋臼三角软骨是否闭合评价

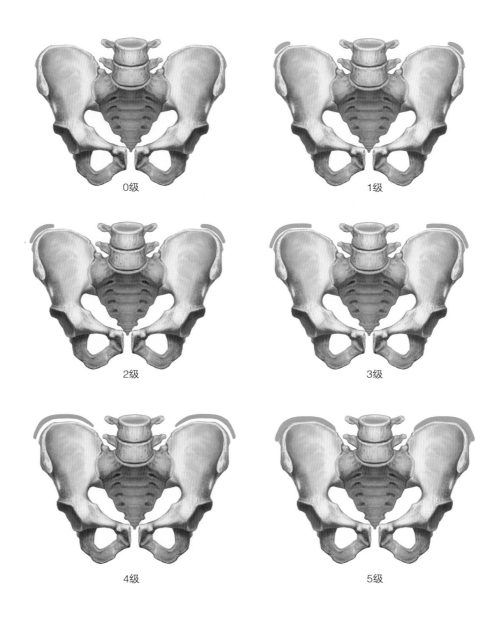

图2-8 Risser征的评价标准

Risser征，Risser将髂嵴分为4等份，骨化由髂前上棘向髂后上棘移动，无骨骺移动为0级，骨骺移动＜25%为1级，骨骺移动为25%～50%为2级，骨骺移动为50%～75%为3级，骨骺移动为75%～100%为4级，骨骺与髂骨融合为5级

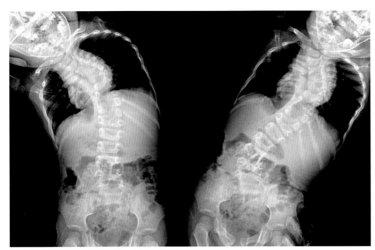

　　　　　　　　　　　　　　　　　　　　　　　　　图2-9　仰卧位左右弯曲位X线片
　　　　左弯曲像　　　　　　　　　　右弯曲像

　　对于拟行手术治疗的患儿，拍摄仰卧位左右弯曲位X线片（图2-9）或牵引像/悬吊像，可以了解侧凸的柔韧性，对制订手术计划有重大意义。

　　对于EOS患儿来说，其诊治通常是一个长期的过程。随访时需要考虑拍摄X线片的频率。一般情况下间隔6个月是合适的。如果患儿未处于快速生长发育期，患儿外观变化不明显，也可以考虑2次放射学检查之间间隔1年。

二、EOS系统

　　法国EOS imaging公司研发的"X射线影像采集系统"是一种X线成像设备，它基于法国物理学家乔治·夏帕克（Georges Charpak）发明的多丝正比室的气体探测技术制成。该机器由2个放射源及其探测器组成，探测器彼此成90°，成像过程中探测器和X线球管同时自上而下移动，可避免传统成像时球管位置固定所带来的图像放大效应，扇形线束通过人体逐行进行扫描，使受检者在负重位下进行全身三维扫描，可一次性拍摄1∶1的全脊柱及下肢的全长片，真正实现了人体与图像1∶1成像，无放大和失真。EOS系统将多线路正比探测器技术与线性扫描相结合，从而能够在超低剂量下产生高质量影像，其辐射量远低于传统的X线摄影技术、CR或DR技术。但这一技术需要受检者静止站立10秒左右，低龄儿童可能无法配

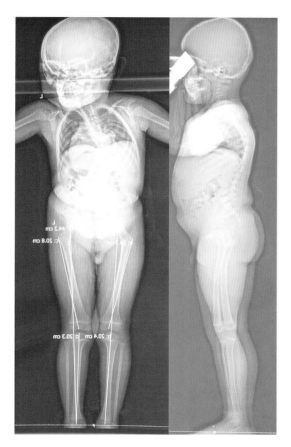

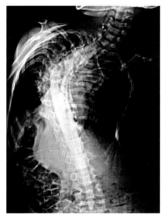

合，部分无法站立的神经肌肉性脊柱侧凸患儿也无法完成。EOS系统还提供一种建模技术，可以利用SterEOS软件模拟脊柱三维重建，自动生成脊柱畸形部分相关冠状面、矢状面参数，这项新技术为脊柱畸形的三维分析提供可能（图2-10）。

三、脊髓造影术

对怀疑椎管内存在异常的患儿，通过腰椎穿刺，在蛛网膜下腔内注入对比剂碘海醇完成脊髓造影（myelography），可以了解椎管内有无异常及部分异常的类型（图2-11），从而有利于判断患儿是否合并椎管内畸形，这对矫形手术术中预防神经并发症的发生具有重要意义。随着磁共振成像应用的逐渐增多，脊髓造影术逐步被脊柱及脊髓磁共振成像检查所替代。如果患儿由于某些原因无法进行磁共振成像检查而又需要评价椎管内情况，脊髓造影术可作为一种可替代的检查方法。

四、计算机体层成像

CT由英国电子工程师亨斯菲尔德（Hounsfield）于1972年首先应用于临床。CT扫描的基本原理是利用连续获得的多幅图像重建物体的内部结构。计算机根据成像物体的密度显示为灰度，可观察骨骼和软组织的细节。新近的CT技术和成像软件能够对图像进行三维重建，这对于理解脊柱畸形的三维特征非常重要。

对于先天性EOS患儿，有时脊柱X线片对畸形结构的显示欠清晰，可考虑进行CT扫描，同时进

10
11

图2-10 EOS系统影像重建及建模技术
图2-11 脊髓造影

行三维重建（图2-12），以更清楚地显示脊柱畸形的结构，观察有无椎体分节不良或形成障碍，有无半椎体及类型，同时可以了解畸形区域骨质结构情况，如有无骨质疏松，同时可进行椎弓根直径及长度等测量，为手术时内置物的选择提供有价值的信息。对于复杂脊柱畸形患儿或拟行复杂的脊柱重建手术如截骨术、半椎体切除术和脊柱切除术时，利用CT数据进行3D打印或利用三维数据创建脊柱的物理模型（图2-13），可以在手术之前进行模拟，以更清楚地了解畸形特征及手术截骨操作细节。

　　CT扫描还可以发现如骨性脊髓纵裂、椎管内占位等椎管内异常（图2-14）。在脊髓造影后再行CT脊髓造影（CT myelography, CTM），通过与椎管内对比剂的对比，可以更清楚地显示椎管内情况（图2-15）。

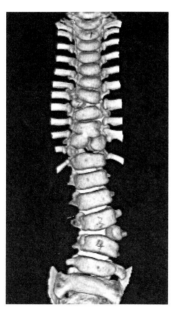

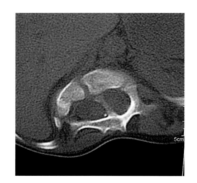

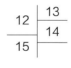

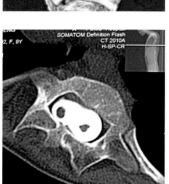

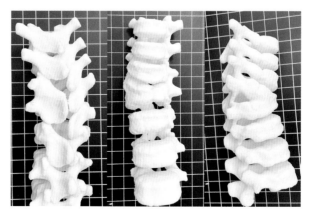

图2-12　CT及三维重建显示多发椎体畸形

图2-13　CT显示椎管内畸形（脊髓纵裂）

图2-14　先天性EOS 3D打印

图2-15　CTM显示脊髓纵裂

随着CT扫描技术的发展及计算机计算能力的提高，使得在获取数据的基础上进行组织结构重建成为可能，如脊柱三维重建。也有学者根据CT数据进行肺组织重建，计算肺容积，并分析CT肺容积重建与传统肺功能检查的相关性。EOS患儿的肺功能容易受到影响，肺功能测定对于判断病情与评估疗效有重要意义。有些患儿因年龄小而无法完成肺功能检查，可利用CT扫描测量肺容积。

五、磁共振成像

MRI是利用磁共振原理从人体获得电磁信号，并重建出人体相应结构的图像信息。它是一种断层成像，是继CT之后医学影像学又一重大进步，它可以很好地评价脊柱和脊髓结构。与X线和CT检查相比，MRI无放射辐射，因此，它已经部分取代了脊髓造影和CT脊髓造影这些具有侵袭性和辐射暴露的检查方式，以判断椎管内有无异常。

MRI检查并非EOS患儿的常规检查。对于可能存在椎管内异常（如脊髓空洞、脊髓拴系综合征、椎管内占位和脊髓纵裂等）的患儿，应进行MRI检查以确定是否存在椎管内异常（图2-16）。如果拟行手术治疗，应行全脊柱MRI检查，以避免遗漏椎管内异常而在矫形手术时发生神经并发症。

随着核磁技术的发展，有学者通过动态MRI评估膈肌在吸气和呼气期间的活动量，这种方法可以用来量化脊柱畸形对肺功能的影响以及肺功能对治疗的反应，还有助于进一步了解介入治疗对生长期脊柱肺发育和膈肌功能的影响。

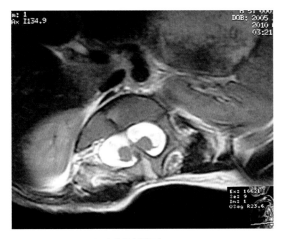

图2-16 MRI显示脊髓纵裂

六、超声检查

超声检查（ultrasonography）是利用超声波诊断仪器向人体发射超声波束，在人体内各种组织声阻抗不同的分界面上产生反射，反射回声被探头接受以后再形成声像图。超声检查并非EOS患儿的常规检查。对于一些先天性脊柱侧凸及综合征性EOS患儿，内脏超声检查可明确有无合并的内脏畸形，如肾脏畸形、胆道畸形等。有学者报道在孕妇妊娠超声检查中可以发现脊柱畸形，并根据具体畸形特点为是否终止妊娠提供意见。对于生长棒治疗后的评估，传统上多采用X线检查，近来有学者采用超声检查评估生长棒治疗后续撑开时的情况，从而避免了放射线暴露。

七、超声心动图

超声心动图（ultrasonic cardiography, UCG）也是利用超声波的特殊物理学特性来显示心脏结构及血流信息，具有无创性的优点。该检查随着技术的进步而迅速发展，现代UCG检查技术不仅有助于显示心脏结构，而且能揭示血管和心腔的血液特性、血流动力学状态，以及评价心脏功能。部分EOS患儿可能在罹患脊柱畸形的同时合并心脏及大血管发育异常：有些是结构性畸形，如房间隔缺损、室间隔缺损、法洛四联症、主动脉根部扩张等；也有些是功能性畸形，如二尖瓣脱垂、肺动脉高压等。这些异常可以通过UCG检查来发现，有些病例甚至需要在脊柱畸形矫形手术之前进行治疗。对于马方综合征性EOS患儿，UCG应列为常规检查。

（于　斌）

参考文献

[1] BASUDE S, MCDERMOTT L, NEWELL S, et al. Fetal hemivertebra: associations and perinatal outcome[J]. Ultrasound Obstet Gynecol, 2015, 45(4): 434-438.

[2] BUSH CH, KALEN V. Three-dimensional computed tomography in the assessment of congenital scoliosis[J]. Skeletal Radiol, 1999, 28(11): 632-637.

[3] CAMPBELL RM JR, SMITH MD, MAYES TC, et al. The characteristics of thoracic insufficiency syndrome associated with fused ribs and congenital scoliosis[J]. J Bone Joint Surg Am, 2003, 85(3): 399-408.

[4] CHEUNG JP, BOW C, SAMARTZIS D, et al. Clinical utility of ultrasound to prospectively monitor distraction of magnetically controlled growing rods[J]. Spine J, 2016, 16(2): 204-209.

[5] DUBOUSSET J, CHARPAK G, DORION I, et al. [A new 2D and 3D imaging approach to musculoskeletal physiology and pathology with low-dose radiation and the standing position: the EOS system] [J]. Bull Acad Natl Med, , 2005, 189(2): 287-297; discussion 97-300.

[6] GOLLOGLY S, SMITH JT, WHITE SK, et al. The volume of lung parenchyma as a function of age: a review of 1050 normal CT scans of the chest with three-dimensional volumetric reconstruction of the pulmonary system[J]. Spine (Phila Pa 1976), 2004, 29(18): 2061-2066.

[7] ILHARREBORDE B, STEFFEN JS, NECTOUX E, et al. Angle measurement reproducibility using EOS three-dimensional reconstructions in adolescent idiopathic scoliosis treated by posterior instrumentation[J]. Spine (Phila Pa 1976), 2011, 36(20): e1306-e1313.

[8] KOTANI T, MINAMI S, TAKAHASHI K, et al. An analysis of chest wall and diaphragm motions in patients with idiopathic scoliosis using dynamic breathing MRI[J]. Spine (Phila Pa 1976), 2004, 29(3): 298-302.

[9]　LIU YT, GUO LL, TIAN Z, et al. A retrospective study of congenital scoliosis and associated cardiac and intraspinal abnormities in a Chinese population[J]. Eur Spine J, 2011, 20(12): 2111-2114.

[10]　LUK KD, SAW LB, GROZMAN S, et al. Assessment of skeletal maturity in scoliosis patients to determine clinical management: a new classification scheme using distal radius and ulna radiographs[J]. Spine J, 2014, 14(2): 315-325.

[11]　MCMASTER MJ. Occult intraspinal anomalies and congenital scoliosis[J]. J Bone Joint Surg Am, 1984, 66(4): 588-601.

[12]　RISSER JC. The Iliac apophysis; an invaluable sign in the management of scoliosis[J]. Clin Orthop, 1958, 11: 111-119.

[13]　ROTHWELL CI, FORBES WS, GUPTA SC. Computed tomographic myelography in the investigation of childhood scoliosis and spinal dysraphism[J]. Br J Radiol, 1987, 60(720): 1197-1204.

[14]　SANDERS JO, KHOURY JG, KISHAN S, et al. Predicting scoliosis progression from skeletal maturity: a simplified classification during adolescence[J]. J Bone Joint Surg Am, 2008, 90(3): 540-553.

[15]　TROY MJ, MILLER PE, PRICE N, et al. The "Risser+" grade: a new grading system to classify skeletal maturity in idiopathic scoliosis [J]. Eur Spine J, 2019, 28(3): 559-566.

[16]　WILLIAMS BA, MCCLUNG A, BLAKEMORE LC, et al. MRI utilization and rates of abnormal pretreatment MRI findings in early-onset scoliosis: review of a global cohort [J]. Spine Deform, 2020, 8(5): 1099-1107.

合并系统畸形评估

一、先天性脊柱侧凸

1. 椎管内畸形　由于脊柱和脊髓之间存在密切的解剖学及胚胎学关系，先天性脊柱侧凸患者最常合并椎管内畸形。Ghandhari证实，先天性脊柱侧凸患者的椎管内畸形发病率较正常人群明显升高。先天性脊柱侧凸患者合并椎管内畸形发生率为15%～43%。Liu等对539例中国先天性脊柱侧凸患者进行评估，发现约24.5%患者存在椎管内畸形。Gupta等指出，在119例印度先天性脊柱侧凸患者中约47%具有椎管内畸形表现。先天性脊柱侧凸合并椎管内畸形中，最常见的是脊髓纵裂（图2-17A），其他还包括脊髓空洞（图2-17B）、脊髓拴系综合征、低位脊髓、Arnold-Chiari畸形（小脑扁桃体下疝畸形）、骶管囊肿（图2-17C）等。对于椎管内畸形易感性的研究证实，女性、椎体分节不良的先天性脊柱侧凸患者及伴有肋骨畸形的患者更易合并椎管内畸形，而患者年龄、肺功能、主弯Cobb角与椎管内畸形发生并无关联。Shen等在一项回顾性分析中证实，在胸椎半椎体和/或分节不良的先天性脊柱侧凸患者中，椎管内畸形的发生

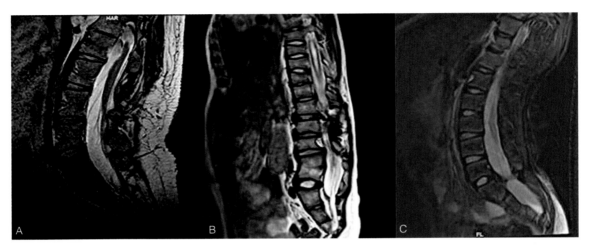

图2-17　MRI显示先天性脊柱侧凸患者的椎管内畸形

A. 脊髓纵裂；B. 脊髓空洞；C. 骶管囊肿

率更高。椎管内畸形常起病隐匿，且常引起严重后果。此外，在先天性脊柱侧凸患者中，脊髓正常的活动已受限，术中对脊柱侧凸的矫形可能导致脊髓的异常牵拉或多种神经功能并发症。因此，准确及时的诊断尤为重要。Shen等指出MRI应作为先天性脊柱侧凸患者的常规检查。MRI作为先天性脊柱侧凸患者术前常规检查之一，不仅有助于术前制订脊柱畸形的治疗方案，还可有效地对椎管内畸形进行诊断。Rajasekaran等通过MRI发现，约35%先天性脊柱侧凸患者存在椎管内畸形。因此，术前应对所有先天性脊柱侧凸患者常规进行全脊柱MRI检查，全面评估先天性脊柱侧凸患者椎管内畸形情况，指导进一步的临床治疗。

2. 心血管系统畸形　先天性脊柱侧凸患者常合并心血管系统畸形，这种现象的发生通常归因于心血管系统各器官发育过程中与中胚层发育的密切相关。与椎管内畸形相比，先天性脊柱侧凸患者合并心血管系统畸形的比例较低。在既往先天性脊柱侧凸合并心血管系统畸形的研究中，8%～26%先天性脊柱侧凸患者合并心血管系统畸形，包括瓣膜畸形、房间隔缺损、动脉导管未闭、心室扩张、肺动脉瓣狭窄、病态窦房结综合征和室间隔缺损。Liu等指出，在对539例中国先天性脊柱侧凸患者的队列研究中发现，心脏瓣膜异常最常见，其中尤以二尖瓣脱垂（7.2%）为著，还有房间隔缺损（2.5%）、室间隔缺损（1.7%）、主动脉瓣畸形（1.1%）和动脉导管未闭（0.8%）等。对于存在先天性心脏病的患者，约半数需要进行手术治疗。早在1975年Reckles等提出，对于临床上拟行手术治疗的先天性脊柱侧凸患者，进行UCG检查以明确是否有心血管系统畸形非常有必要。此外，还应由心内科医师指导下一

步远期治疗。Kadhim等通过一项回顾性分析指出，在合并先天性心脏病的先天性脊柱侧凸患者中，多种脊柱矫形手术（脊柱侧凸后路矫形融合术、生长棒技术、VEPTR技术）均对先天性心脏病的改善具有良好的临床效果。

3. 泌尿生殖系统畸形　泌尿生殖系统由中胚层发育而来。在发育过程中，任何遗传或非遗传因素均可对器官形成造成损害，最终导致泌尿生殖系统畸形。先天性脊柱侧凸常合并肾脏畸形，包括肾发育不全、马蹄肾（图2-18A）、肾囊肿（图2-18B）、孤立肾（图2-18C）、异位肾等；先天性脊柱侧凸合并尿路畸形主要集中在肾盂输尿管连接部梗阻、先天性巨输尿管症、后尿道瓣膜、尿道下裂等。研究证实，多种泌尿生殖系统畸形的发生与半椎体密切相关。早在20世纪80年代，Vitko指出，输尿管畸形与先天性脊柱侧凸以及先天性脊柱后凸密切相关。Basu等对126例先天性脊柱畸形患者研究后发现，20%～40%患者存在泌尿生殖系统畸形，且仅表现为泌尿生殖系统的解剖学异常，而无肾功能异常。尽管Basu等认为此类患者肾功能均正常，但Buckley等指出，肾脏超声检查结合MRI仍然是重要的辅助检查手段，对肾脏进行整体评估。除肾脏超声检查外，静脉尿路造影也是诊断泌尿生殖系统畸形的重要手段。MacEwen通过静脉尿路造影检查发现20%的先天性脊柱侧凸患者存在尿路畸形。Guerrero通过静脉尿路造影结合肾脏超声检查证实34%的先天性脊柱侧凸患者有尿路畸形表现。尽管多数泌尿生殖系统畸形无临床表现，但仍然有蛋白尿、高血压，甚至肾功能不全的潜在风险，还有一部分泌尿生殖系统畸形患者需接受手术治疗。因此，进行长期随访是必不可少的。

4. 腹部/消化道畸形　先天性脊柱侧凸患者还可伴发腹部/胃肠道等其他系统畸形。研究证实，EOS患儿腹股沟疝发生率显著高于正常儿童；先天性肛门闭锁、疝气、食管闭锁、内

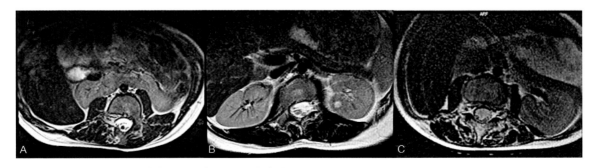

图2-18　MRI显示先天性脊柱侧凸患者的肾脏畸形
A. 马蹄肾；B. 肾囊肿；C. 孤立肾

脏异位等畸形均可见于先天性脊柱侧凸患者中。Beals在一项涉及228例先天性脊柱畸形患者的回顾性分析研究中指出，15.1%先天性脊柱侧凸患者合并消化道畸形，分别为先天性肛门闭锁、腹壁疝、食管闭锁。VACTERL综合征作为一种常见的临床综合征，除伴有先天性脊柱畸形临床表型外，常同时合并多种先天性消化道畸形，如肛门闭锁、气管–食管瘘等。

5. 骨骼肌肉系统畸形　先天性脊柱侧凸患者常见的骨骼肌肉系统畸形包括上/下肢发育不全、马蹄内翻足、Sprengel畸形（高位肩胛）以及多指等。Beals等研究显示，约35.3%先天性脊柱侧凸患者合并其他骨骼肌肉系统畸形，其中包括上/下肢发育不全、Sprengel畸形及先天性髋关节脱位等。而Shen等发现4.9%的先天性脊柱侧凸患者合并其他骨骼肌肉畸形。

6. 其他系统畸形　常见的先天性脊柱侧凸合并眼部畸形包括斜视和上睑下垂。Wu等对213例先天性脊柱侧凸患者进行统计，发现3例（1.4%）合并眼部畸形，包括2例斜视和1例上睑下垂。

二、特发性脊柱侧凸

1. 心血管系统畸形　在特发性EOS患者中，二尖瓣脱垂的发病率约为正常人群的4倍。二尖瓣脱垂常与脊柱胸段畸形的发生密切相关，患者常无明显临床表现。1997年，Dhuper等通过多普勒超声检查发现，二尖瓣脱垂在特发性脊柱侧凸患者中发病率为13.6%～24.4%，而在对照组中发病率约为3.2%。

2. 腹部/消化道畸形　特发性EOS患儿腹股沟疝的发生率较无脊柱侧凸的患儿高。此外，还发现乳糜泻、囊性纤维化和乳糖不耐受等也与EOS有关。

3. 骨骼肌肉系统畸形　特发性EOS患儿常表现为与侧凸同侧的头部扁平畸形，这种现象可能与患儿长期卧位姿势不良有关。此外，还常伴发骨盆倾斜与扁平畸形以及髋关节内收畸形。因此，Gillingham提出，婴幼儿期患儿的体位可能与EOS的发生有关。此外，EOS患儿髋关节发育不良的发生率也较正常患儿高。Colomina发现，峡部裂型椎体滑脱、遗传性骨软骨瘤、股骨头骺滑脱症等也与特发性EOS有关。

三、神经肌肉性脊柱侧凸

神经肌肉性脊柱侧凸是由一系列影响神经系统及肌肉的疾病引起。运动神经元损伤疾病如脊髓侧索硬化症、脊髓性肌萎缩等最终可导致肌力减弱。

1. 心血管系统畸形　神经肌肉性脊柱侧凸患者心血管系统畸形主要发生在各种肌肉病变，如进行性假肥大性肌营养不良（Duchenne muscular dystrophy, DMD）、贝克肌营养不良（Becker muscular dystrophy, BMD）、强直性肌营养不良（myotonic muscular dystrophy, MMD）、肢带型肌营养不良等。据统计，在DMD和BMD各年龄段患者中，心血管系统疾病发病率为60%~80%。其中，约30%的DMD患者表现出较严重的临床表型。此外，约30%的MMD患者表现为Ⅰ度房室传导阻滞，20%表现为电轴左偏。

2. 泌尿生殖系统畸形　由于神经肌肉性脊柱侧凸多伴肠道、膀胱等器官肌肉麻痹，因此常引起泌尿系感染。对于神经肌肉性脊柱侧凸患者，术后感染概率明显增高。

四、综合征性脊柱侧凸

由于本部分内容在其他章节有重点介绍，本部分只选择几种常见的综合征性EOS简单介绍。

马方综合征作为一种常染色体显性遗传病，30%~40%患者有心血管系统并发症，特别是心脏瓣膜异常和主动脉瘤。心血管病变也是马方综合征的主要死因。该病同时可能影响其他组织器官，如肺、眼、硬脊膜及硬腭等。

Turner综合征常表现为多痣、上睑下垂、耳大位低、肾发育畸形及主动脉狭窄等。约8%患者表现为主动脉狭窄，约33%患者表现为主动脉扩张。

Ehlers-Danlos综合征又称皮肤弹性过度综合征，常累及全身结缔组织。表现为薄的皮肤和皮下静脉凸起、动脉破裂或动脉夹层。

Loeys-Dietz综合征常表现为颅缝早闭、颧骨发育不全、动脉导管未闭、房间隔缺损等。研究表明，约98%患者伴主动脉瘤或主动脉夹层。

（吴　南）

参考文献

[1]　GHANDHARI H, TARI HV, AMERI E, et al. Vertebral, rib, and intraspinal anomalies in congenital scoliosis: a study on 202 Caucasians[J]. Eur Spine J, 2015, 24(7): 1510-1521.

[2]　LIU J, WU N, DECIPHERING DISORDERS INVOLVING SCOLIOSIS AND COMORBIDITIES (DISCO) STUDY, et al. TBX6-associated congenital scoliosis (TACS) as a clinically distinguishable subtype of congenital scoliosis: further evidence supporting the compound inheritance and TBX6 gene dosage model[J]. Genet Med, 2019, 21(7): 1548-1558.

[3]　SHEN J, WANG Z, LIU J, et al. Abnormalities associated with congenital scoliosis: a retrospective study of 226 Chinese surgical cases[J]. Spine (Phila Pa 1976), 2013, 38(10): 814-818.

[4]　FURDOCK R, BROUILLET K, LUHMANN SJ. Organ System Anomalies Associated with Congenital Scoliosis: A Retrospective Study of 305 Patients[J]. J Pediatr Orthop, 2019, 39(3): e190-e194.

[5]　KADHIM M, SPURRIER E, THACKER D, et al. Scoliosis surgery in children with congenital heart disease[J]. Spine (Phila Pa 1976), 2014, 39(3): e211-e218.

[6]　BASU PS, ELSEBAIE H, NOORDEEN MH. Congenital spinal deformity: a comprehensive assessment at presentation[J]. Spine (Phila Pa 1976), 2002, 27(20): 2255-2259.

[7]　Passias PG, Poorman GW, Jalai CM, et al. Incidence of Congenital Spinal Abnormalities Among Pediatric Patients and Their Association with Scoliosis and Systemic Anomalies[J]. J Pediatr Orthop, 2019, 39(8): e608-e613.

[8]　CHEN Y, LIU Z, CHEN J, et al. The genetic landscape and clinical implications of vertebral anomalies in VACTERL association[J]. J Med Genet, 2016, 53(7): 431-437.

[9]　MAYER OH. Scoliosis and the impact in neuromuscular disease[J]. Paediatr Respir Rev, 2015, 16(1): 35-42.

[10] VIALLE R, THEVENIN-LEMOINE C, MARY P. Neuromuscular scoliosis[J]. Orthop Traumatol Surg Res, 2013, 99(Sl1): S124-S139.

[11] MEESTER JAN, VERSTRAETEN A, SCHEPERS D, et al. Differences in manifestations of Marfan syndrome, Ehlers-Danlos syndrome, and Loeys-Dietz syndrome [J]. Ann Cardiothorac Surg, 2017, 6(6): 582-594.

[12] QIAO J, XU L, LIU Z, et al. Surgical treatment of scoliosis in Marfan syndrome: outcomes and complications [J]. Eur Spine J, 2016, 25(10): 3288-3293.

[13] ACOSTA AM, STEINMAN SE, WHITE KK. Orthopaedic Manifestations in Turner Syndrome[J]. J Am A cad Orthop Surg, 2019, 27(23): e1021-e1028.

[14] GRAVHOLT CH, VIUFF MH, BRUN S, et al. Turner syndrome: mechanisms and management[J]. Nat Rev Endocrinol, 2019, 15(10): 601-614.

[15] STERN CM, PEPIN MJ, STOLER JM, et al. Musculoskeletal Conditions in a Pediatric Population with Ehlers-Danlos Syndrome[J]. J Pediatr, 2017, 181: 261-266.

海外编者

仉建国，男，北京协和医院骨科主任，主任医师，教授，博士研究生导师。主要从事脊柱畸形和脊柱退变性疾病的研究，尤其是早发严重脊柱畸形的临床治疗及研究。目前已完成3000余例脊柱矫形手术，其治疗的患者病例资料构成了世界上最大的半椎体切除病例数据库，在全世界首次提出截骨联合生长棒技术治疗重度早发性脊柱侧凸。在*Journal of Bone and Joint Surgery*，*Spine*，*European Spine Journal*和*Spine Journal*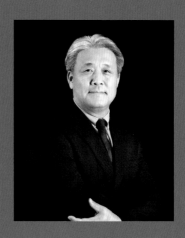
等杂志共发表论文30余篇。参与创立特发性脊柱侧凸协和分型（PUMC分型），2005年获得国家科技进步二等奖。在后路半椎体切除及先天性脊柱侧凸的治疗方面，曾多次在国际先进脊柱外科技术会议（IMAST）、国际脊柱侧凸研究学会年会（SRS）和国际早发性脊柱侧凸大会（ICEOS）等国际会议上做大会发言。作为项目负责人，主持三项国家自然科学基金面上项目，一项国家重点研发计划，一项北京市自然科学基金重点项目。

现任北京医学会骨科学分会副主任委员，中华预防医学会脊柱疾病预防与控制专业委员会副主任委员，中国康复医学会骨质疏松预防与康复专业委员会副主任委员，中华医学会骨科学分会委员，中国康复医学会脊柱脊髓损伤专业委员会常委，中华医学会骨科学分会脊柱学组委员，中国医师协会骨科住院医师规范化培训专业委员会总干事，中国医师协会骨科医师分会副总干事，中华预防医学会脊柱疾病预防与控制专业委员会脊柱畸形学组长，中国医师协会骨科医师分会脊柱学组、脊柱畸形学组副组长，《中国脊柱脊髓杂志》常务编委，《中华骨与关节外科杂志》常务编委，《脊柱外科杂志》常务编委。

主编简介

编委会

Early Onset Spinal Deformity

早发性脊柱畸形

主 编 仉建国

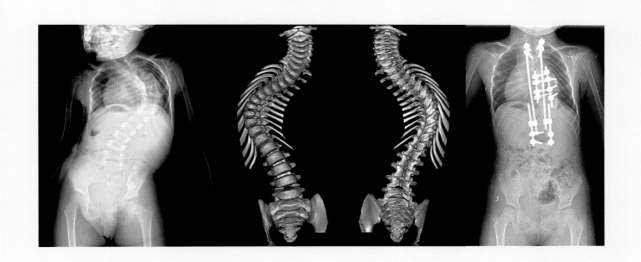

中国协和医科大学出版社
北 京

U0277049

第一章

早发性脊柱畸形基础

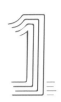

脊柱的胚胎发育与解剖

一、脊柱的发育

脊柱由交替排列的椎骨和椎间盘构成，相邻椎骨通过椎间盘、韧带和小关节相连接。相邻椎骨间稳定牢固的连接在维持结构稳定性的同时也会限制椎骨的活动度，但如果从整个脊柱来看，将所有有限的椎骨间活动相叠加，那么脊柱的活动范围则较大，可做出屈、伸、侧屈和旋转运动。脊柱活动和结构稳定性的维持依靠的不仅仅是椎骨与椎间盘之间软骨和滑膜关节所形成的力量，还需借助于由韧带和肌肉所提供的支撑力量。因此，完整的脊柱结构必须包括骨骼、肌肉、软骨和韧带。脊柱作为中轴骨在人体内起到3个重要作用：①保护脊髓和脊神经；②传递身体的重量；③为头部和躯干的运动提供轴线。椎骨自上而下分为颈椎、胸椎、腰椎和骶尾椎，这4种类型的椎骨会形成4个弯曲（图1-1）。通常弯曲在先天性缺陷和退行性疾病均会出现异常，如后凸、前凸或侧凸。在探寻脊柱侧凸的致病原因之前，应先深入了解脊柱发育与形态的细胞和遗传学基础，只有掌握了正常脊柱发育过程，才能发现导致疾病的异常发育过程。因此，接下来将详细介绍与脊柱相关的发育过程。

二、神经管的形成

神经管是由外胚层背侧上皮细胞所构成的管状结构。外胚层在原肠胚形成时期受中胚层诱导，会形成一块相对周围较厚的组织板——神经板。随后神经板的两侧会向上隆起，形成2个平行的神经褶，两褶之间的凹陷形成神经沟。两侧神经褶最终会向胚胎的背中线聚集并靠拢形成神经管，并与邻近的外胚层分离（图1-2）。神经管的延伸和闭合受Wnt信号通路调节，如果这条通路受到破坏，可能会引起神经管闭合不完整。最终神经管前部会发育成为大脑和躯干的中枢神经系统，后部会发育成为脊髓。

三、脊索的形成

脊索起源于中胚层，是一条位于消化道与神经管之间起支持体轴作用的纵行棒状结构。脊索前体来源于原结（primitive node）和原凹（primitive pit）（图1-3）。脊索形成于原肠期，其诱导神经板的形成，并在之后与神经管同步发育。脊索首先由内胚层结构发生轴向增厚所形成，后经历分化、外突，最终脱离内胚层，形成独立结构。成纤维细胞生长因子（fibroblast growth factor, FGF）可能是体内诱导脊索生成的重要因素，它可以在体外诱导

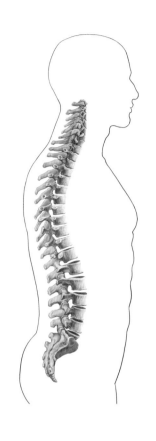

$$\frac{1}{2}$$

图1-1 脊柱的生理弯曲

图1-2 神经管的形成

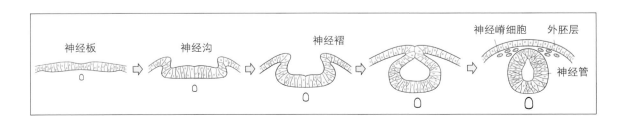

神经板　神经沟　神经褶　神经嵴细胞　外胚层　神经管

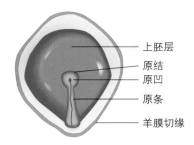

上胚层
原结
原凹
原条
羊膜切缘

图1-3　原结与原凹

脊索的形成，且实验发现，在早期胚胎中阻断FGF的信号传递会破坏脊索的形成。Macho-1对于脊索的形成同样也很重要，缺乏Macho-1的胚胎会使得脊索取代间充质，而胚胎中Macho-1的过度表达会使脊索前体转变为间充质。

四、体节的形成

椎骨、与脊柱相关的肌肉和肌腱都起源于原肠期神经管旁的轴旁中胚层。轴旁中胚层在受精后的第20天会开始对间充质细胞进行自头端到尾侧的分节，通过分节形成的块状细胞被称为体节（somite）。分节会一直持续到受精后的第5周，整个过程共生成42～44对体节。进一步对这42～44对体节进行分类，可分为4个枕骨体节，8个颈椎骨体节，12个胸椎骨体节，5个腰椎骨体节，5个骶骨体节和8～10个尾骨体节。除第1个枕骨体节和最后5～7个尾骨体节会在胚胎发育过程中消失之外，其余的每个体节都会形成4个部分：①生骨节（形成椎骨和肋骨）；②联合节（形成肌腱）；③生肌节（形成骨骼肌）；④生皮节（形成真皮和骨骼肌祖细胞）。因此，体节的形成奠定了胚胎细胞生长发育成中轴骨的基础，如果体节的形成过程受到干扰或破坏，可能会导致中轴骨的畸形。掌握体节的正常发育过程是发现异常体节发育过程的前提，因此，接下来将详细地介绍体节形成过程。

体节的形成过程可以分为4个步骤：①体内特殊调控程序启动体节的形成；②相邻体节之间边界的形成；③间充质细胞-上皮细胞转化（mesenchymal-epithelial transition, MET）；④体节头端和尾侧空间位置的确定。实验证明，破坏脊椎动物（小鼠和鸡）体节发育过程中任意一个环节，都将会导致实验动物出现与脊柱侧凸表型一致的骨骼畸形。体节形成过程中会受到Notch、Wnt和FGF信号通路的相互作用和共同调节，下面将着重讲述在体节边界形成、MET、头端和尾侧空间位置确定过程中与轴旁中胚层（paraxial mesoderm, PSM）细胞形态发生变化相关的信号通路。

五、体节边界的形成

体节边界形成于体节细胞从PSM中分离出来的瞬间。不同种类动物所形成的边界可能会存在不同，如非洲爪蛙形成的边界首先出现在PSM的中央，而斑马鱼的边界却首先出现于PSM的边缘。实验证明，胚胎在去除与PSM相邻的外胚层和内胚层之后，仍会形成边界，这说明边界形成是PSM的固有属性，但其具体机制仍不明。目前通过鸡胚胎的研究发现：激活的Notch受体会激活边界的形成过程，细胞中的Lfng会稳定边界的形成过程。实验还发现转录因子Mesp2（其鸡同源物cMeso1）和Tbx18在边界形成过程中也同样起到重要的作用，在鸡胚胎中异位表达的cMeso1或Tbx18会引起PSM边界的形成。来自腹侧PSM的信号会调节背部边界的形成，但目前对这个过程的了解仍甚少。

六、体节的上皮化

新生成体节在经历细胞数目增多、密度增大和细胞外蛋白表达增强之后，间充质细胞团会发育成外周由上皮细胞包裹、中心由间充质细胞填充的细胞球，又称体节膨大（somitocoele）。上皮化是一个渐进的过程，其起始于边界形成时（图1-4），位于边界后方–体节头端的间充质细胞首先开始进行MET，随后这个过程会向尾侧蔓延，并在下一个边界形成时完成整个体节MET。

体节细胞的MET需要转录因子paraxis和Pax3的调控。实验发现，paraxis失活不会对边界形成造成影响，表明MET并不是边界形成的必要条件。但即使如此，边界形成与MET之间仍存在发生时间的先后关系，连接这两者的正是snail1和snail2基因。snail基因能抑制paraxis基因表达，snail2基因在体节细胞中过度表达也会阻止细胞的上皮化。因此，抑制snail基因的表达或许是MET进行的必要条件。

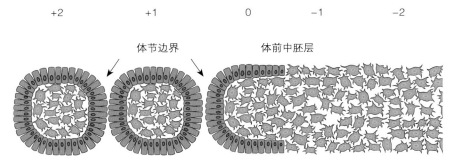

图1-4 体节的上皮化

七、头端和尾侧空间位置确定

体节自形成起，便确定了其头端和尾侧的位置。在脊柱形成过程中，头端和尾侧空间位置的确定是生骨节进行再分节（re-segmentation）的必要前提。位置确定过程受正在形成的体节头端和尾侧细胞所组成的复杂反馈环调控，其中激活的Notch信号通路起核心调控作用。破坏胚胎中的*Notch1*、配体*Dll1*和*Dll3*、修饰基因肽-O-岩藻糖基转移酶1（Pofut1）和早老蛋白1（presenilin-1），不但会引起胚胎头端和尾侧特异性基因表达的缺失，还会导致胚胎出现椎骨融合和周围神经节段性损伤等。头端空间位置的确定需要*Mesp2*基因的参与，最新形成的体节的大部分细胞都在进行*Mesp2*转录，但正在形成的体节中*Mesp2*的转录则被限制于体节头端（rostral half）的细胞中。缺乏*Mesp2*基因的小鼠胚胎在发育过程中会出现尾侧特异基因表达的上调和椎体融合等问题。由*Tbx6*-依赖方式（*Tbx6* dependent manner）激活的Notch通路会促进*Mesp2*转录，*Mesp2*的转录会促进转录抑制因子*Ripply2*的生成，而生成的Ripply2会抑制头端*Dll1*配体转录。在体节的尾侧，会通过早老蛋白1依赖的方式（presenilin-1-dependent manner）来抑制*Mesp2*的转录。与体节上皮化相关的转录因子*paraxis*还起到维持已生成体节头端和尾侧的空间位置，使头端和尾端空间位置不会发生变化的作用。在敲除*paraxis*基因的胚胎发育过程中，正在形成与新形成的体节细胞中*Mesp2*的转录模式和Notch信号通路的组成没有发生变化，但在新形成的体节中出现了*Dll1*和*Uncx4.1*等尾侧特异基因转录的增加。依据这个结果，学者们认为*paraxis*参与了起稳定头端和尾端空间位置作用的黏附-独立机制（adhesion-dependent mechanism）。

八、椎骨的形成

中轴骨起源于体节内的生骨节。生骨节结构首先出现在胚胎发育第4周——体节腹侧/内侧象限上皮细胞发生上皮细胞-间充质转化（epithelial-mesenchymal transition, EMT）时。椎骨形成过程可以简单地概述为：①生骨节内间充质细胞先分化形成软骨细胞系；②软骨细胞系进一步生成椎骨软骨前体；③椎骨软骨前体会通过软骨内成骨的方式将软骨逐步替换为骨，最终生成椎骨。相关教材已详细讲述了椎骨形成过程，因此，在这一小节中将更多地关注与椎骨形成相关的信号通路。

按椎骨细胞起源和遗传调节进行分类，椎骨的形成可以分为2类：①腹侧结构（椎体和椎间盘）的形成；②背侧结构（椎弓根、椎弓板、棘突和横突）的形成。腹侧结构与背侧结构之间的界线受到由脊索和覆盖在神经管上的外胚层所分泌生成物质的浓度梯度调控。脊索分泌的音猬因子（Sonic hedgehog, Shh）、骨形态生成蛋白（bone morphogeneticprotein, BMP）抑制剂和noggin会促进体节中*Pax1*、*Pax9*和*Mfh1*转录因子的表达。*Pax1*和*Pax9*是维持生骨节细胞稳定性的关键因素，敲除这2种基因的小鼠会出现椎体和肋骨的缺失。*Pax1*和*Pax9*的转录除受到来自脊索的信号的调控之外，还受*polycomb*基因（*Pbx1*和*Pbx2*）及*bHLH*基因（*paraxis*和*Mesp2*）的调节。*Meox1*和*Meox2*基因在脊椎发育过程中也起到至关重要的作用：通过与*Pax1*和*Pax2*结合，可以激活与软骨生成相关的转录抑制因子Nkx3.2的表达。软骨细胞的分化与生骨节细胞中*Pax1*表达下调有关，虽然*Pax1*是体节间充质细胞分化所必需的因素，但其同时也是维持体节细胞处于间充质状态的重要因素，*Pax1*会通过抑制Sox9、Nkx3.2、印度豪猪蛋白（Indian hedgehog）和聚蛋白多糖（aggrecan）来限制软骨的生成，使得一部分体节细胞处于间充质细胞状态。通过*Pax1*的双重作用才使得生骨节可以形成更精细的结构，如其在使生骨节的一部分间充质细胞发育生成椎间盘的同时，还能让另一部分生骨节细胞维持于间充质细胞状态。椎体形成依赖于生骨节细胞向中线的靠拢和沿头/尾轴方向的迁移。在EMT发生后的不久，生骨节腹侧/内侧的细胞开始向脊索移动，这个过程在一定程度上受细胞外基质网络的调控，基质基因的表达受Sox5和Sox6基因的调控。*Pax1*阳性的生骨节细胞会生成一个包裹在脊索四周且不分段的鞘层，这个鞘层将在之后的发育过程中形成椎体和椎间盘。鞘层中部分细胞会逐渐聚集并受到压缩形成独立的椎间盘，位于椎间盘之间相对疏松的细胞则逐渐发育形成椎体。Pax1在鞘层的发育过程中起重要作用：椎间盘细胞会保留*Pax1*基因的表达，使一部分椎间盘细胞仍处于间充质细胞状态；而椎体细胞则会抑制*Pax1*基因的表达来促进软骨细胞的生成。背侧结构（椎弓根、椎板、棘突和横突）的形成较腹侧结构形成更为复杂，因为椎弓根和横突起源于生骨节的中央，而椎板和棘突起源于生骨节的背侧/内侧。椎弓根和横突的形成依赖于*Pax1*基因，而椎板和棘突的形成却依赖于*Msx1*和*Msx2*基因。*Msx1*和*Msx2*基因的转录则受到神经管和外胚层表面*BMP2*和*BMP4*的调控。

体节头端和尾侧的形成也与椎骨的形成密切相关。如前文所述Notch信号通路和*Mesp2*的相互作用决定了体节头端和尾侧的空间位置。*Mesp2*的失活可以导致椎体和椎弓沿脊柱长度方向的融合，Notch信号通路的破坏会导致椎体融合和椎弓根消失。因此，如果参与Notch信号通路和*Mesp2*相互作用这一过程的某种基因发生突变，则有可能会引起机体发生严重的中轴骨畸形疾病——脊椎肋骨发育不全。

九、椎间盘的形成

椎间盘由外周纤维环和中心髓核构成，起连接相邻椎体和承受椎体间压力的作用。最初学者们认为椎间盘起源于体节的生骨节，但随着研究的深入，学者们发现髓核其实是由脊索发育而来。因此，描述椎间盘发育过程的信号通路一定是一个可包含多个信号通路的复杂网络。脊索是贯穿胚胎腹中线的杆状结构，是调节中枢神经系统、肠道和脊椎生成的信号中心。脊索由高度空泡化的细胞组成，包裹在由胶原蛋白、聚蛋白聚糖、纤维结合蛋白、层粘连蛋白、细胞角蛋白和硫酸糖胺聚糖的鞘中。组成脊索鞘的聚蛋白多糖和糖胺聚糖同时也出现在髓核中，并在髓核中起到维持渗透压的作用。虽然目前对于髓核形成相关的信号通路了解很少，但与*Shh*相关的研究可以给予一些启示。脊索鞘结构完整性的维持和细胞的增殖都需要*Shh*的参与。脊索鞘结构的稳定性和脊索最终形态的维持都依赖于*Sox5/Sox6*和*Foxa1/Foxa2*的表达。但是*Sox*或*Foxa*基因的单一突变并不会导致脊索缺陷，表明在它们姐妹基因上（sister gene）仍存在功能的冗余。*Foxa*基因生成的蛋白会与*Shh*启动子结合来调节Shh信号通路。纤维环由体节膨大的细胞发育而来，但是体节膨大的细胞不会被生骨节细胞取代，其会形成一个独特的谱系——关节原基（arthrotome）。纤维环胚胎时期的发育及成年后形态的维持都依赖于转化生长因子β（transforming growth factor-β, TGF-β）超家族成员（members of the TGF-β superfamily）。Ⅱ型胶原表达细胞（type Ⅱ collagen expressing cells）中TGF-βⅡ型受体（Tgfbr2）的失活会引起*Pax1/Pax9*表达的增加，从而导致椎间盘丢失。生长分化因子5（growth differentiation factor-5, GDF-5）和BMP-2的表达会促进椎间盘细胞中软骨基因的表达。

十、肌肉的形成

脊柱的肌肉源于生肌节背侧，起稳定和伸展脊柱的作用。学者们发现肌肉的祖细胞其实是起源于生皮节背侧边缘的高度有丝分裂的肌源性祖细胞群（myogenic progenitor cell, MPC）。MPC在发育过程中会迁移到位于生皮节和生骨节之间，并在该处分化形成单核的肌细胞。生骨节通过接收来自于生皮节MPC迁移所产生的细胞"波纹"，沿着内/外侧轴和背/腹侧轴的方向进行扩张。肌细胞之间会相互融合形成肌小管，进一步完成向成熟脊柱肌肉形态的转变。

骨骼肌的发育遗传基础一直是人们研究的热点。肌源性碱性螺旋-环-螺旋（basic

helix-loop-helix, bHLH）转录因子家族：肌分化因子（MyoD）、生肌决定因子（myf-5）、肌细胞生成素（myogenin）和生肌调节因子（MRF4）是肌细胞形成所必需的因素。单个和复合缺失突变体表型可将这些因子分为2类：一类是特定亚类（myf-5和MyoD），另一类是分化亚类（myogenin和MRF4）。肌源性bHLH因子与肌细胞增强因子2（myocyte enhancer factor-2, MEF2）家族成员之间的相互作用可以提高DNA结合亲和力，增加目标基因数量，促进细胞向骨骼肌细胞分化。起促进肌肉特异性转录功能作用的染色质重塑蛋白——组蛋白乙酰转移酶（histone acetyltrans-ferases, HATs）和起抑制肌肉特异性转录功能的组蛋白脱乙酰基酶（histone deacetylases, HDAC）会在一定程度上控制Mef-2和肌源性因子的活性。HDAC5的Ca^{2+}-钙调蛋白依赖性蛋白激酶（Ca^{2+}/calmodulin-dependent protein kinase, CaMK）-依赖性磷酸化会导致其与MEF分离，并被转移出细胞核。p300或PCAF通过乙酰化MyoD和myf-5，增强转录因子对其DNA靶点的亲和力，引起myogenin和MRF4转录增加，导致细胞周期停滞。体节内MPC分化形成轴旁肌的过程受邻近组织分泌的旁分泌因子调控。这些因子具有控制细胞肌源性程序启动和促进生皮节祖细胞增殖的能力。脊索分泌的Shh和背侧神经管及表面外胚层分泌的Wnt信号也参与了脊柱肌肉的形成过程。*Wnt1*在体外实验中能够诱导*Myf5*的转录。为明确*Shh*在肌肉形成过程中的作用，学者们构建了*Shh*基因敲除的胚胎模型，发现了胚胎生肌节中*Myf5*表达的缺失，并由此预测了*Shh*的功能。此外，传递Shh信号的Gli转录因子的突变也会引起*Myf5*表达的缺陷。胚胎时期肌肉生长发育迅速，肌细胞团块在早期会通过分裂、融合、定向生长和运动这几个过程来建立新生儿正确的肌肉形状、位置和纤维走向。此外，肌肉的发育与分化还必须与肌腱、韧带、结缔组织和骨的发育与分化相互关联起来，以保证肌肉在骨骼上的起始和终止的位置不会出现异常。

十一、脊髓的形成

　　神经管后部会分化形成脊髓。后部神经管的管腔会形成脊髓中央管，边缘层会形成脊髓白质，套层会形成脊髓灰质。神经管腹侧部因成神经细胞和成神经胶质细胞的增生而增厚，形成左右两个基板。神经管背侧部因成神经细胞和成神经胶质细胞的增生而增厚，形成左右两个翼板。神经管的顶部和底部相对较薄，形成顶板和底板。基板和翼板的增厚会使神经管的内表面出现2条左右对称的纵行界沟。由于成神经细胞和成神经胶质细胞的增生和基板向腹侧的突出，使得脊髓的腹侧正中部出现一条纵行深沟——正中裂。左右翼板也增大，但主要是向内侧方向移动并在中线融合，使神经管管腔的背侧份消失。左右两翼板在中线处融合呈一隔膜——正中隔。基板形成脊髓灰质的前角，其中成神经细胞分化为躯体运动神经元。翼板形成脊髓灰质的后角，其中成神经细胞分化为中间神经元。部分成神经细胞聚集于基板和翼板之间形成脊髓侧角，其内的成神经细胞分化为内脏传出神经元。边缘层因灰质内神经细胞突起的深入和神经胶质细胞的产生而增厚，发育形成白质。

十二、椎骨的解剖结构

幼年时椎骨分为32块或33块，其中颈椎7块，胸椎12块，腰椎5块，骶椎5块，尾椎3～4块。生长发育过程中骶椎和尾椎各自发生融合，5块骶椎合成块骶骨，3～4块尾椎合成尾骨。椎骨由前方的短圆柱形椎体和后方板状的椎弓构成。椎体（vertebral body）构成椎骨的前半部分，是身体的主要承重结构，腔内由骨松质填充，腔表面由密质骨包裹，上下表面平坦而粗糙，为椎体间的椎间盘提供附着位置。椎体后端向前轻度凹陷，与椎弓共同构成椎孔（vertebral foramen）。相邻椎骨间椎孔相连，形成走行脊髓的椎管（vertebral canal）。椎弓（vertebral arch）构成椎骨的后半部分，是一个弓形骨板，由一对椎弓根和一对椎板构成。椎弓紧贴椎体的压缩部分成为椎弓根（pedicle of vertebral arch），与上缘和下缘各有一切迹。相邻椎体椎弓根的下切迹和上切迹构成其内有神经和血管穿行的椎间孔（intervertebral formina）。椎弓根后方板状凸起称为椎板（lamina of vertebral arch），椎板最终在中线汇合。椎弓发出7个突起，包含4个关节突（articular process）即上关节突和下关节突，2个横突（transverse process）和1个棘突（spinous process）。

1. 颈椎 颈椎（cervical vertebra）共7块，其中第1、第2、第7颈椎为特殊颈椎。颈椎切面呈椭圆形，其椎体是所有椎骨中最小的。颈椎的特殊结构是其横突上的横突孔（transverse foramen），椎动脉和椎静脉走行于孔内。横突孔是颈椎所特有的结构，可以用来与其他椎体进行区分。第3～7颈椎椎体上面侧缘向上的骨性凸起称为椎体钩（uncus of vertebra），椎体钩与上位椎体侧缘相连接形成钩椎关节，又称Luschka关节。第2～6颈椎棘突较短，末端分叉。

（1）寰椎（atlas）：是第1颈椎，与枕骨相邻，外观呈环形，无椎体、棘突和关节突，由前后弓和两侧块组成。前弓后正中处存在可以与枢椎齿突相结合的齿突凹。侧块位于寰椎前

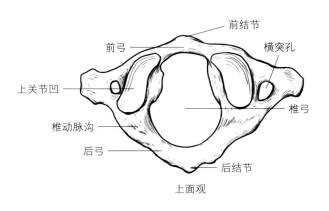

上面观

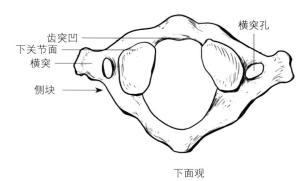

下面观

后弓两侧，连接前后弓，其上为一椭圆形关节面，与枕踝形成关节；其下为近似圆形的关节面与踝椎上关节面形成关节（图1-5）。寰椎横突相对于第2~6颈椎较长，为保持头部平衡的肌肉提供强而有力的杠杆。

（2）枢椎（axis）：是第2颈椎，为颈椎骨中坚固者，形态与一般的颈椎骨相似，特点是椎体向上伸出齿突，与寰椎前弓后面齿突凹形成关节（图1-6）。齿突原是寰椎椎体，在生长发育过程中脱离寰椎，融入枢椎。

（3）隆椎（vertebra prominens）：是第7颈椎，特点是棘突特长且呈水平位，末端不分叉而呈结节状，活体易触及，常作为计数辨认椎骨序数的标志。

2. 胸椎 胸椎（thoracic vertebra）共12节。胸椎椎体的横切面呈心形且自上而下逐渐变大。在椎体侧面后方上下缘存在肋凹即上肋凹和下肋凹，与肋骨头形成关节。横突末端前面有横突肋凹，与肋结节形成关节。上关节突和下关节突的关节面几乎呈冠状面，上关节突关节面平坦朝向后，下关节

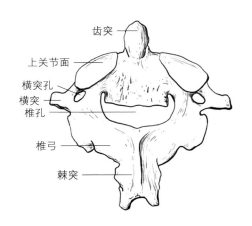

图1-5 寰椎上面观（左）与下面观（右）

图1-6 枢椎

突关节面轻度凹陷朝向后。胸椎的棘突较长，向斜下方伸长，以类似叠瓦状的形态相互叠加排列（图1-7）。

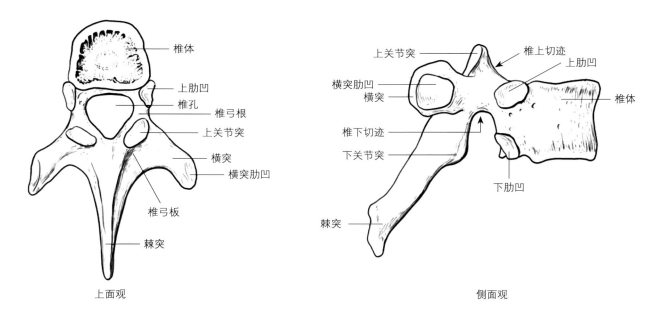

上面观

侧面观

图1-7　胸椎上面观（左）与侧面观（右）

3. 腰骶椎

（1）腰椎（lumbar vertebra）：共5块。腰椎椎体高大粗壮，呈肾形。椎孔呈三角形。上下关节突粗大，上关节突关节面凹，呈矢状位，朝向后内侧；下关节突关节面凸，呈矢状位，朝向前外侧。棘突短而宽，水平地伸向后方。横突短而薄，伸向后外方（图1-8）。

（2）骶骨（sacrum）：发育过程中5块骶椎融合形成一块骶骨，呈倒三角形，盆面凹陷上缘中份向前隆凸，称岬（promontory）。骶骨盆面中部有4条横线，横线两端有两排骶前孔，每端各4个。骶骨背面粗糙，正中线上有由骶椎的棘突连接形成的骶正中嵴，每侧骶正中嵴的外侧各有4个骶后孔。骶前、后孔均与骶管相通，有骶神经前后支通过。骶管上端连接椎管，下端开口于骶管裂孔，裂孔两侧有向下突出的骶角。骶骨外侧部上宽下窄，两侧上部粗糙，为上3个骶椎横突相愈合所致，该部呈耳郭状，称耳状面，与髂骨相应的关节面形成骶髂关节，耳状面后方骨凹凸不平，称骶粗隆（图1-9）。

$$\frac{8}{9}$$

图1-8　腰椎上面观（左）与侧面观（右）

图1-9　骶骨（左）与尾骨（右）

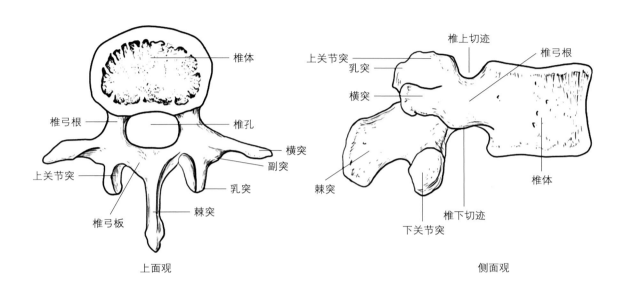

椎体

椎弓根

椎孔

横突

副突

上关节突

乳突

椎弓板

棘突

上面观

椎上切迹

椎弓根

上关节突

乳突

横突

椎体

棘突

椎下切迹

下关节突

侧面观

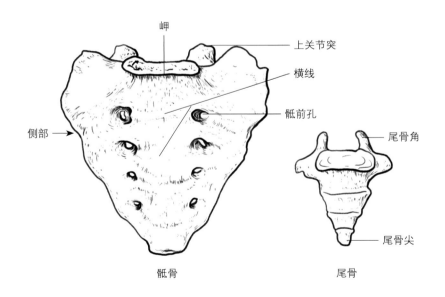

岬

上关节突

横线

骶前孔

侧部

尾骨角

尾骨尖

骶骨

尾骨

（3）尾骨（coccyx）：尾骨通常是由4（3~5）块尾椎融合构成，尾骨是人类进化后尾巴的残留物。第1尾椎较后面尾椎大，其上关节突是底向上伸的尾骨角与骶角形成关节。上端接骶骨下端游离为尾尖（图1-9）。

十三、椎间盘的解剖结构

椎间盘（intervertebral discs）是位于相邻两个椎体之间的纤维软骨盘，共23个（寰椎和枢椎之间无椎间盘）。椎间盘由外围的纤维环和中心的髓核构成（图1-10）。纤维环由按照同心圆排列的纤维软骨环组成，将相邻椎体连接在一起，富有弹性和韧性，在承受压力时被压缩，除去压力后恢复，具有"弹性垫"样作用，除承受压力外，还起到保护髓核并防止髓核向周围膨出的作用。髓核位于中央，由胚胎时期脊索退化形成，是柔软而富有弹性的胶状物质。23个椎间盘厚度各不相同，其中腰部最厚，胸部最薄，导致腰椎的活动度相对于颈椎和胸椎的活动度大。

十四、韧带的解剖结构

韧带（图1-11）起稳定椎骨和椎间盘结构的作用。

1. 前纵韧带（anterior longitudinal ligament）为人体中最长的韧带，是位于椎体前面的坚固纤维束，宽而坚韧，上起自枕骨大孔前缘的枕骨咽结节，下至第1或第2骶椎椎体，牢固地附着在椎体和椎间盘上，起到限制脊柱过度后伸和防止

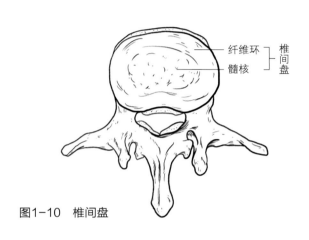

图1-10　椎间盘

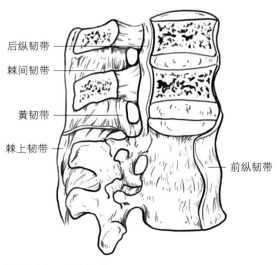

后纵韧带
棘间韧带
黄韧带
棘上韧带
前纵韧带

图1-11　后方韧带

椎间盘前脱位的作用。

2. 后纵韧带（posterior longitudinal ligament） 位于椎管内椎体的后面，窄而坚韧。起自枢椎并与覆盖枢椎椎体的覆膜相续，下达骶骨（图1–11）。与椎间盘纤维环及椎体的上下缘紧密连接，起到限制脊柱过度前屈的作用。

3. 黄韧带（ligamenta flava） 位于椎管内（图1–12），连接相邻椎体、椎弓板的弹性纤维，协助围成椎管，起到限制脊柱过度前屈的作用。

4. 棘间韧带（interspinal ligament） 连接相邻椎体棘突间的薄层纤维，附着于棘突根部到棘突尖。向前与黄韧带相移行，向后与棘上韧带相移行（图1–12）。起到限制脊柱过度前屈的作用。

5. 棘上韧带和项韧带（supraspinal ligament and ligamentum nuchae） 棘上韧带是连接胸、腰、骶椎各棘突尖之间的纵行韧带，前方与棘间韧带相融合，起自隆椎棘突，向下至 L_3 或 L_5（图1–11）。纤维成束，被近乎横行的胸腰颈膜的纤维分割包围。项韧带是在颈部从颈椎棘突间向后扩展成三角形板状的弹性膜层（图1–12），被认为是棘上韧带的同源，向上附着于枕外隆突及枕外嵴，向下达隆椎棘突，是颈部肌肉附着的双层致密弹性纤维隔，起到限制脊柱前屈的作用。

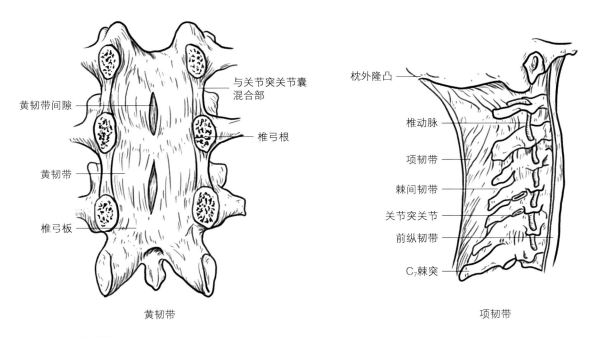

图1-12 黄韧带与项韧带

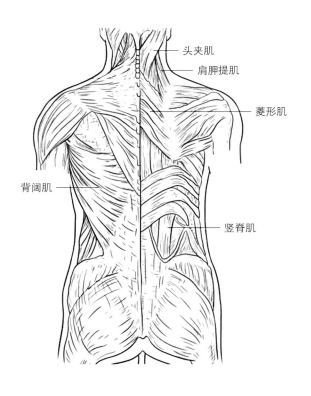

头夹肌
肩胛提肌
菱形肌
背阔肌
竖脊肌

图1-13　背肌

十五、肌肉的解剖结构

1. 斜方肌（trapezius） 位于颈部和背上部的浅层，是三角形的阔肌，起自上项线、枕外隆凸、项韧带、隆椎及全部胸椎棘突（图1-13），纤维分为上、中、下3部分，上部分肌束斜向外下方，中部分肌束平行向外，下部分肌束斜向外上方，终止于锁骨外侧1/3、肩胛冈和肩峰。作用：近固定时斜方肌上部分纤维收缩，使肩胛骨上提，下部分纤维收缩，使肩胛骨下降。

2. 背阔肌（latissimus dorsi） 位于背的下半部及胸的后外侧，是全身最大的扁肌，上内侧部被斜方肌遮盖，以腱膜起自下6个胸椎棘突、全部腰椎棘突、骶正中嵴和骶嵴后部等处，肌束向外上方集中以扁腱止于肱骨小节嵴（图1-13）。作用：肱骨内收、旋内和后伸。

3. 肩胛提肌（levator scapulae） 位于颈项两侧，斜方肌的深面，起自第1～4颈椎的横突，止于肩胛骨的上角（图1-13）。作用：上提肩胛骨，并使肩胛骨下角转向内，如肩胛骨固定，可使颈向同侧屈曲。

4. 菱形肌（rhombodies） 位于斜方肌的深面，呈菱形，起自第6～7颈椎和第1～4胸椎的棘突，止于肩胛骨的内侧缘（图1-13）。作用：牵拉肩胛骨移向内上方并向脊柱靠拢。

5. 竖脊肌（erector spinae） 起自骶骨背面和髂嵴的后部，向上分出三群肌束，止于椎骨、肋骨和颞骨乳突（图1-13）。为背肌中最长、最大的肌肉。作用：使脊柱后伸和仰头，一侧收缩使脊柱侧屈。

6. 夹肌（splenius）位于斜方肌、菱形肌的深面，起自项韧带下部、第7颈椎棘突和上部胸椎，向上外止于颞骨乳突和第1～3颈椎横突（图1-13）。作用：单侧收缩，头偏向同侧，双侧收缩，头后仰。

（吴　南）

参考文献

[1] HUBAUD A, POURQUIÉ O. Signalling dynamics in vertebrate segmentation[J]. Nat Rev Mol Cell Biol, 2014, 15(11): 709-721.

[2] JIANG YJ, AERNE BL, SMITHERS L, et al. Notch signalling and the synchronization of the somite segmentation clock[J]. Nature, 2000, 408(6811): 475-479.

[3] FLEMING A, KISHIDA MG, KIMMEL CB, et al. Building the backbone: the development and evolution of vertebral patterning[J]. Development, 2015, 142(10): 1733-1744.

[4] POURQUIE O. The segmentation clock: converting embryonic time into spatial pattern[J]. Science, 2003, 301(5631): 328-330.

[5] KULESA PM, FRASER SE. Cell dynamics during somite boundary formation revealed by time-lapse analysis[J]. Science, 2002, 298(5595): 991-995.

[6] SAGA Y, HATA N, KOSEKI H, et al. Mesp2: a novel mouse gene expressed in the presegmented mesoderm and essential for segmentation initiation[J]. Genes Dev, 1997, 11(14): 1827-1839.

[7] BURGESS R, RAWLS A, BROWN D, et al. Requirement of the paraxis gene for somite formation and musculoskeletal patterning[J]. Nature, 1996, 384(6609): 570-573.

[8] DALE JK, MALAPERT P, CHAL J, et al. Oscillations of the snail genes in the presomitic mesoderm coordinate segmental patterning and morphogenesis in vertebrate somitogenesis[J]. Dev Cell, 2006, 10(3): 355-366.

[9] DE ANGELIS MH, MCLNTYRE J, GOSSLER A. Maintenance of somite borders in mice re-

quires the Delta homologue Dll1[J]. Nature, 1997, 386(6626): 717-721.

[10] KUSUMI K, SUN E, KERREBROCK AW, et al. The mouse pudgy mutation disrupts Delta homologue Dll3 and initiation of early somite boundaries[J]. Nat Genet, 1998, 19(3): 274-278.

[11] FAN CM, TESSIER-LAVIGNE M. Patterning of mammalian somites by surface ectoderm and notochord: evidence for sclerotome induction by a hedgehog homolog[J]. Cell, 1994, 79(7): 1175-1186.

[12] SIVAN SS, HAYES AJ, WACHTEL E, et al. Biochemical composition and turnover of the extracellular matrix of the normal and degenerate intervertebral disc[J]. Eur Spine J, 2014, 23(3): 344-353.

[13] CHIANG C, LITINGTUNG Y, LEE E, et al. Cyclopia and defective axial patterning in mice lacking Sonic hedgehog gene function[J]. Nature, 1996, 383(6599): 407-413.

[14] ORDAHL CP, BERDOUGO E, VENTERS SJ, et al. The dermomyotome dorsomedial lip drives growth and morphogenesis of both the primary myotome and dermomyotome epithelium[J]. Development, 2001, 128(10): 1731-1744.

[15] MCKINSEY TA, ZHANG CL, LU J, et al. Signal-dependent nuclear export of a histone deacetylase regulates muscle differentiation[J]. Nature, 2000, 408(6808): 106-111.

[16] PURI PL, SARTORELLI V, YANG XJ, et al. Differential roles of p300 and PCAF acetyltransferases in muscle differentiation[J]. Mol Cell, 1997, 1(1): 35-45.

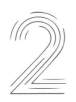

脊柱及胸廓发育

一、脊柱的发育

人类脊柱的胚胎发育是一个极其复杂的过程，人们对这个过程只是部分了解，具体可参考本章第一节。本节重点阐述出生后脊柱的发育，以及出生前后胸廓的发育。

（一）出生后脊柱发育

脊柱在子宫内开始发育，出生后随着婴儿的成长和发育，在矢状面慢慢形成成人特有的S形曲线。

1. 发育解剖学 脊柱发育可分为上颈椎与其他椎体的发育。

（1）上颈椎：第1颈椎（寰椎，atlas）椎体有3个骨化中心：前弓和2个后弓。1岁时前弓骨化的比例约为50%，两后弓于3~4岁时在中线融合，前弓和后弓在6~8岁时融合。"未融合的神经弓"可能被误诊为骨折（16~20岁）。当第1颈椎（C_1）初级骨化中心不发育，神经弓试图向前融合，导致边缘硬化，此为与骨折鉴别点之一（图1-14）。

第2颈椎（枢椎，axis）椎体有多个骨化中心。齿状突骨化开始于2个独立的骨化中心，于出生时融合。神经弓在2~3岁融合。齿状突的尖端通常在12岁时融合，融合前在X线片上易与Ⅰ型齿状突骨折（撕脱骨折）混淆。C₂椎体与齿状突间的基底软骨在6岁时融合，直至11岁仍可见生长板。神经弓于2~3岁时向后融合，在3~6岁时与齿状突的体部融合（图1-15）。

（2）下颈椎和胸腰椎：各椎体（C₁和C₂除外）均由透明软骨形成，发育模式基本类似。每个椎体（C₁和C₂除外）包含3个骨化中心。前弓和后弓于3~6岁时融合。此外，在横突和棘突的尖端也有相对独立的骨化中心，融合前易与撕脱骨折混淆（图1-16）。新生儿椎间盘主要由髓核组成，至成人时髓核变小而纤维环增多。

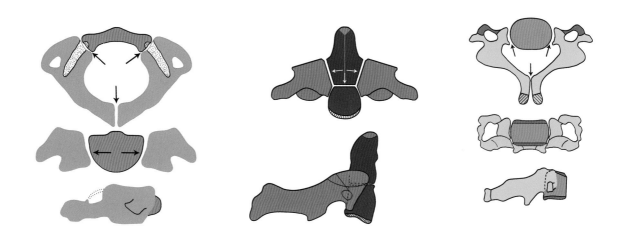

图1-14　C₁椎体轴位（上）、冠状位（中）、矢状位（下）示意
箭头提示骨化中心

图1-15　C₂椎体冠状位（上）、矢状位（下）示意
箭头提示骨化中心

图1-16　C₃椎体轴位（上）、冠状位（中）、矢状位（下）示意
箭头提示骨化中心

（3）脊髓与椎管的相对位置变化：胎儿时期，脊髓占据椎管全长。椎管和脊髓生长速度的差异导致脊髓圆锥在发育过程中向头侧迁移。脊髓圆锥在出生后2个月时大约齐L₁-L₂水平，并维持在该位置（图1-17）。

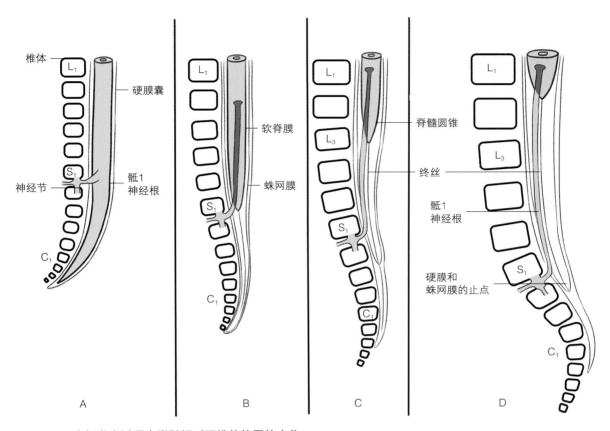

图1-17　生长发育过程中脊髓相对于椎体位置的变化

A. 出生时；B、C. 出生后脊髓逐渐上移；D. 出生后2个月最终维持在大约L_1-L_2水平

2. 新生儿脊柱发育　C形到S形的演变。

（1）初级C形曲线：子宫内胎儿脊柱仅有单一后凸，柔韧性较大，矢状面呈C形，被称为初级曲线，于子宫内发育时形成，在母体受到创伤时可以保护胎儿（图1-18）。出生后新生儿被抱起时，新生儿的下肢缩成蛙腿姿势，大腿向上贴近胸部，这种胎式拉腹可以维持新生儿初级曲线，减少脊柱和臀部的压力。还可以减少氧耗，保存能量，这也是调节体温的最佳姿势。

（2）颈曲与腰曲形成次级曲线：出生后数月内，婴儿开始与其周围环境互动，抬头或望向噪声、灯光等。当婴儿开始抬头时（出生后第3个月开始），其颈部肌肉收缩，第1个次级曲线即颈曲逐渐形成。当婴儿开始蠕动和爬行时，腰曲和周围肌肉开始发育。一旦开始直立行走，婴儿将于出生后12~18个月完成脊椎发育，第2个次级曲线即腰曲逐渐形成。因此，若婴儿大部分时间保持平躺姿势，其脊椎的发育可能受到影响。

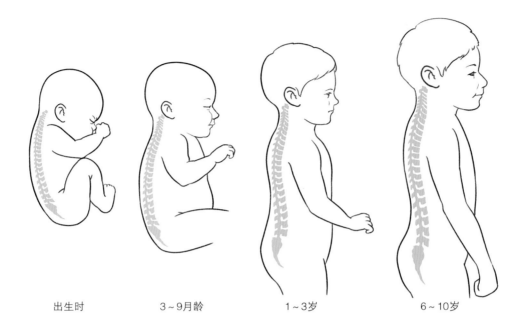

| 出生时 | 3~9月龄 | 1~3岁 | 6~10岁 |

图1-18　脊柱初级和次级弯曲的发育

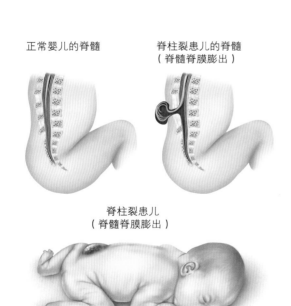

图1-19　脊髓脊膜膨出示意

在婴儿出生时，脊膜和脊神经突出，在婴儿的背部形成一个囊性肿物

（二）常见的发育异常

1. 脊柱裂　在胎儿发育过程中，神经管未闭可能会导致脊柱裂，脊髓可突出于椎管之外。脊柱裂是世界上发病率最高的先天性疾病之一，发病率约为1/1000，我国北方的某些省份，每1000个新生儿，就有4~5个患有脊柱裂。根据缺损的严重程度和位置，脊柱裂的症状各不相同。轻微缺陷可能无明显临床症状，而严重缺陷可能导致神经损伤，包括大小便功能异常或瘫痪（图1-19）。

（1）病因：脊柱裂的具体病因仍未知，可能与基因突变有关。此外，妊娠前和妊娠期间饮食中叶酸不足会增加胎儿脊柱裂和其他神经管缺陷的风险。因此，女性在妊娠期间应摄入足量的叶酸。妊娠期间高热也可能增加胎儿脊柱裂的风险。孕妇服用药物丙戊酸控制癫痫发作会增加生育脊柱裂婴儿的风险。

（2）类型：分为隐性脊柱裂（spina bifida occulta）和显性脊柱裂（spina bifida aperta）。

隐性脊柱裂严重程度较低，易被忽略。脊柱上方皮肤偶可见毛发或胎记，或于臀沟上方可见酒窝。但在椎管内，脊髓可固定于周围组织，而非松散漂浮。

显性脊柱裂包括2种类型：①脊膜膨出（meningocele），硬脊膜从脊椎的裂孔中突出，形成一个充满液体的囊，大小不一，通常由薄薄的皮肤覆盖。脊膜膨出可见于脊柱的任何部位或颅底。如果并发神经损伤，患儿可出现相应的神经症状，例如，若控制肠道或膀胱的神经受到影响，患儿可能出现大小便功能紊乱。还可能出现肌力减低或者瘫痪。瘫痪的程度取决于脊膜突出的位置，位置越高，瘫痪越严重。②脊髓型脊膜膨出（myelomeningocele），是脊柱裂最严重的类型，即脊髓与脊膜一起膨出，于背部形成明显的囊状凸起。若分娩时囊破裂，脊髓和神经可暴露于体外，并发严重神经损伤。

2. 脊髓拴系综合征　脊髓拴系综合征是一种牵张性功能障碍，与无弹性组织对脊髓尾部的固定（拴系）作用有关。这种异常的固定可使脊髓逐渐伸展而张力增加，最终导致各种神经系统症状。由于脊髓和椎管生长速度的差异，神经症状和体征的进展高度变异。部分患者于出生时即患有脊髓拴系综合征（先天性）。而大部分患者于婴儿期或幼儿期出现症状（发育性），可能与终丝中过量纤维结缔组织（纤维化）的进行性发展有关。

脊髓拴系综合征主要由无弹性、增粗的终丝机械固定脊髓圆锥所引起。终丝由神经胶质组织（神经细胞的支持结构）和软脑膜所覆盖，是连接脊髓尖端和骶骨（尾骨）的一束纤细拴系组织，其高黏弹性允许脊髓运动。如果异常纤维组织增生，取代神经胶质组织，终丝便失去弹性，反常固定（拴系）脊髓，成为脊髓拴系综合征的机械原因。脊髓拴系综合征的次要原因包括肿瘤、感染或与脊髓相连的瘢痕组织的发展等。

3. 脊髓纵裂　脊髓纵裂是一种先天性疾病，通常位于腰椎，表现为脊髓纵向劈裂，女性发病率较高。椎管中央存在骨性（骨）、软骨性或纤维性间隔，导致脊髓完全或不完全分裂，成为两个半脊髓。当分裂的脊髓未在间隔远端融合，这种情况被称为脊髓分节。

虽然脊髓纵裂通常在儿童时期诊断，其症状和体征可出现于生命的任一阶段。脊柱受累区域可出现特征性皮肤病变（或柱头），如多毛斑块、凹陷、血管瘤、皮下肿块、脂肪瘤或畸胎瘤。神经系统症状通常不典型，可并发脊髓拴系综合征。儿童患者的症状可能包括下肢无力、腰痛、脊柱侧凸和尿失禁。成年患者的症状和体征通常包括进行性感觉和运动障碍，以及排便和排尿失控。

二、 胸廓的发育

（一）胸廓的解剖

胸廓是胸部骨骼围绕呼吸器官和主要循环器官的骨性和软骨性骨架。其上口较窄，下口宽阔，前后径扁平，且后部更长，水平切面上呈肾形。

胸廓前方是胸骨、肋骨远侧部和相关肋软骨，此面稍向前凸，胸廓后方包括椎体和肋骨后外侧部。由于肋骨从肋头到肋角是向后外侧弯曲，与椎骨间在脊柱两侧形成明显的凹陷，即椎旁沟。胸廓两侧凸起，单独由肋骨形成。肋骨和肋软骨由11个肋间隙隔开，其内有肋间肌和筋（腱）膜、神经血管束和淋巴管等。

胸廓上口狭窄呈肾形，前后径约5cm，横径约10cm，其平面向前下倾斜，后界是第1胸椎椎体，前界是胸骨柄上缘，两侧是第1肋骨内缘。胸廓下口宽阔，后界是第12胸椎椎体，后外侧是第11肋和第12肋，前外侧界是第7肋到第10肋，并上升形成胸骨下角。下口的横径较宽，且向后下方倾斜，由膈肌封闭成胸腔底。

胸廓的首要功能是参与呼吸，但也具有明显的保护功能。许多肌肉附着于胸廓帮助呼吸，然而并非全都与呼吸有关。上肢肌肉，尤其是作用于肩带和肱骨的肌肉以及作用于腹壁和脊柱的肌肉，均广泛地附着于胸廓。

1. 胸壁　胸壁围绕成胸腔，皮肤和软组织覆盖了由12对肋骨组成的肌肉骨骼框架，这些肋骨通过肋软骨与后方12个胸椎和前方胸骨（最后2对肋骨除外）相连，连接胸壁、上肢和脊柱内在的肌肉，同时为肌肉骨骼骨架、被覆的皮肤和乳房组织提供大量血管、淋巴管和神经。

2. 膈肌　膈肌是分隔胸、腹腔的扁平肌，可于胚胎期第28~32周辨认出，在发育过程中，它会随着头向尾的方向发育，而一直附着于膈的壁层，心包也因此被向下拖行移动。

3. 膈膜　膈膜是一组起源于心包腔尾侧的体腔壁间充质细胞。随着数量增加，它形成间充质聚集，位于心包腔的尾部，并从体壁的腹侧和外侧延伸至前肠，背向它的两侧是相对狭窄的胸膜腹膜管。

横膈的背缘最初位于第2颈椎的对面，随着胚胎的生长和心脏的增大向尾部移动。开始时，腹侧缘的移动速度比背侧缘快，但当胚胎长到5mm时，背侧缘的移动速度更快。直到第2个月底，横膈的背侧边缘才开始与最后一段胸椎节段和第1腰椎节段相对应。

4. 新生儿胸部和膈肌　新生儿和成人胸部与膈肌的差异在出生后的早期生活中十分明

显，尤其是早产儿。足月新生儿的胸廓呈圆形，而成人的胸廓呈背腹侧扁平。成人胸壁和肺的顺应性大致相等，但新生儿胸壁的顺应性是肺的5倍，因此，很容易变形，而胸壁内收是新生儿呼吸功能增加的重要标志。新生儿膈肌表现出夸张的不对称运动，其中，后部比前部有更大的偏移。新生儿为了呼吸做更多的功，与成人相比，更容易发生呼吸肌疲劳和衰竭。

（二）肋骨、胸骨的发育

1. 肋骨的形成和发育 肋骨由原始椎弓的腹侧或肋突形成，这些突起延伸到肌板之间。在脊柱的胸部区域，肋突向外生长，形成一系列拱形的、原始的肋弓。横突生长在每个肋弓的椎体末端，最初由连续的中胚层与肋突相连，肋突与横突尖端之间通过吸收形成肋横韧带。肋中央关节的发育使肋突与脊椎弓分离。在颈椎中，横突形成横突孔的后界，而与肋头颈部相对应的肋突与椎体融合，形成横突孔的前外侧边界。原始肋弓的远侧部分仍未发育，偶尔第7颈椎的椎弓会有较大的发育，并因肋骨关节的形成而分离成肋骨。在腰部，原始肋弓的远端部分退化，近端部分与横突融合，形成描述性解剖学的横突。有时，在第1腰椎可发现与之相连的肋骨。在骶骨区域，肋突仅与上3个或4个椎体相连时发育，相邻节段的突起相互融合，形成骶骨的外侧部分。尾椎没有肋突。

2. 胸骨的发育 胸骨发育于前8个或9个背侧节段之间腹正中线的中胚层。它由两部分发育而来——右侧胚体壁（外胚层和体壁中胚层）和左侧胚体壁。左右两半纤维性胸骨棒在中线逐渐融合，融合过程从胸骨前开始，并向后方扩展。在其发育过程中，胸骨经历了3个阶段，即纤维性、软骨性和骨性。

（三）胸廓的发育

胸廓的背侧部分发育自胚胎各段体节，体节的生骨节部分形成胸椎和肋骨。先天性脊柱侧凸（congenital scoliosis, CS）患者可伴胸壁发育不良，如Jeune综合征（窒息性胸廓发育不良症，属常染色体隐性遗传，伴有短肢畸形和多指/趾畸形）。胸廓结构异常也会出现在如致死性侏儒症、软骨发育不全、软骨外胚层发育不良、巨型脐膨出等先天性疾病。上述疾病在婴儿出生后即足以致命，较轻者日后或有改善可能，但患者仍需呼吸支持。

常见的胸廓发育异常包括：①漏斗胸。漏斗胸是一种遗传性疾病，通常在出生时即出现。在漏斗胸患儿中，部分肋骨和胸骨生长异常并向内转，在胸廓中央形成一个凹陷。轻症者外观畸形可不明显，重症者可严重影响心脏和肺部功能。②鸡胸。鸡胸是一种影响肋骨软骨和胸骨的疾病，导致胸部前凸。鸡胸患者心脏和肺发育正常。鸡胸并非总在出生时即出现，它会随着孩子年龄的增长而发展、恶化，尤其是在快速生长期。女性较男性更常见。鸡胸可以单独出现，也可伴发其他疾病，包括18三体综合征、唐氏综合征（21三体综合征）、马方综合征。

三、心脏与大血管的发育

（一）心脏解剖

心脏是一个复杂的、螺旋状三维空间构筑的器官，与身体正中剖面相比，其长轴明显倾斜。

心脏的重量为200～425g，比自身的拳头稍微大一些。心脏平均每天跳动10万次，泵出约7571L血液。出生时的心脏相对较大，重约20g，心输出量约为550ml/min，血压为80/46mmHg（1mmHg=0.133kPa）。临近分娩时胎儿的心率约为150次/分，出生时为180次/分，出生后10分钟则下降为170次/分，出生后15分钟至1小时为120～140次/分。胎儿处于危险的明显指征是心跳加速。心率随年龄的增长而下降，从6月龄至1岁为113～117次/分，1岁末约为100次/分。

心脏位于胸腔中部双肺之间，由心包包裹。心包的外层包裹大血管的根部，并通过韧带连接到脊柱、膈膜和其他部位。心包的内层附着于心肌，一层液体将两层膜分开，让心脏在跳动的同时也可发生移动。

（二）心脏的发育

心脏发育（又称心发生）是指心脏的产前发育。这开始于2个心内膜管的形成，它们合并形成管状心脏，也被称为原始心脏管。人类的心脏大约在胚胎发育的第4周出现自动跳动，管状心脏迅速分化为动脉干、心球、原始心室、原始心房和静脉窦。动脉干分为升主动脉和肺动脉干，心球是心室的一部分，静脉窦与胎儿循环相连。心房和心室内形成隔膜，将心脏的左右心房/心室分开。

心脏的功能解剖：①心脏瓣膜。4个瓣膜调节流经心脏的血液流量。三尖瓣调节右心房和右心室之间的血液流量，肺瓣膜控制着从右心室到肺动脉的血液流动，肺动脉将血液输送到肺部获取氧气，二尖瓣让肺部富含氧气的血液从左心房进入左心室，主动脉瓣为富氧血液从左心室进入主动脉打开了通道。②传导系统。来自心脏肌肉（心肌）的电脉冲导致心脏收缩。这种电信号始于右心房顶部的窦房结，即心脏的"天然起搏器"。电脉冲穿过心房和心室的肌肉纤维，使它们收缩。虽然窦房结以一定的频率发送电脉冲，但心率仍可能因生理需求、压力或激素等因素而改变。③循环系统。心脏和循环系统组成心血管系统。心脏作为动力泵，将血液输送到身体的各个器官、组织和细胞。血液向每个细胞输送氧气和营养物质，并清除细胞产生的二氧化碳和废物。血液通过由动脉、微动脉和毛细血管组成的复杂网络从心脏输送到身体的其他部位，然后通过小静脉和静脉回流到心脏。如果身体中所有的血管首尾相连，它们将延伸约60 000英里（超过96 500千米），足以绕地球2圈以上。

（三）大血管解剖

大血管主要有肺动脉干、胸主动脉及其分支、上下腔静脉及其分支。肺动脉干或肺动脉将去氧血液从右心室输送到肺部，它长约5cm，直径约3cm，是心脏血管的最前部，起源于右心室底部、室上嵴左侧、动脉圆锥顶端的肺动脉环。它向后上方倾斜，首先在升主动脉前面，然后向左倾斜，在第5胸椎水平，主动脉弓的下方，分为左肺动脉和右肺动脉，大小几乎相等。肺动脉干分叉位于气管分叉及其伴行的气管支气管下部淋巴结和心深丛的前下方和左侧。在胎儿时期，肺动脉通过动脉导管与主动脉弓相连。

升主动脉通常长5cm，它起自左心室底部，与左侧第3肋软骨下缘水平，斜行向上，向前、向右弯曲，由胸骨后向左半侧穿至左侧第2肋软骨上缘水平。在儿童中，胸主动脉的直径与体表面积关系最为密切。

主动脉弓从升主动脉延伸，其起点略偏右，与右第2胸肋关节上缘水平。该主动脉弓首先向左斜行、向后上升，越过气管前面，然后向后越过其左侧，最后下降到第4胸椎体的左侧，继续下降移行为胸主动脉，其末端与左侧第2肋软骨的胸骨末端水平，因此完全位于上纵隔内。它绕左肺门弯曲，向上延伸至胸骨柄中部。主动脉弓的直径最初与升主动脉一致，但在大血管分支起始处的远端明显缩小。主动脉峡部是降主动脉交界处的一个小狭窄，随后可能会扩张；胎儿的主动脉峡部位于主动脉弓和胸主动脉起始处之间（第4动脉弓和第6动脉弓结合点）。

头臂（无名）动脉（干）是主动脉弓最粗大的分支，全长4～5cm。它从胸骨柄中心后方起自主动脉弓的凸起，向右后方上升，先在气管前方，然后在其右侧。头臂动脉和左颈总动脉通常具有共同的起源，它分为右侧颈总动脉和锁骨下动脉，与右侧胸锁关节上缘水平。

降主动脉是限制在后纵隔的胸主动脉段。起于第4胸椎下缘水平，与主动脉弓连续，止于主动脉裂孔内第12胸椎下缘前方，它在脊柱的左侧；当它下降时，到达并终止于中线。

右锁骨下动脉起自头臂干，起于右胸锁关节上缘后方。它升至锁骨内侧上方，后至前斜角肌，然后向外侧下降至第1肋骨的外缘，在锁骨后方移行为腋动脉。

在大多数个体中，左锁骨下动脉起于头臂动脉和左颈总动脉之后，单独起自主动脉弓。它在前斜角肌内侧缘偏外侧上升到颈部，在该肌的后方交叉，然后向第1肋骨的外缘下降，移行为左腋动脉。

左右颈总动脉的长度和起始点不同。右侧完全位于颈部，从右侧胸锁关节后方的头臂干发出。左侧直接起于头臂干正后外侧的主动脉弓，因此分为胸段和颈段。

（四）大血管的发育

大血管是血管系统的一部分，在中胚层/外胚层来源的血管生成细胞发育的第3周中期首次出现。动脉由外胚层（神经嵴的细胞）和中胚层（咽中胚层）结合而成。

发育的第1动脉为左、右原主动脉，是心内膜心管的延续。这些原始的主动脉在第1个咽弓向后弯曲，行于前肠的前部，然后继续向后成为2条背主动脉。这2条主动脉也在靠近心脏的位置融合，形成主动脉囊。主动脉囊位于弓动脉的起始部。2条背主动脉位于原始肠的背侧，从尾部通过并在远端融合形成共同主动脉，而头部保持分离。

主动脉囊和2条背主动脉在腹侧与6对动脉的主动脉弓相连。主动脉弓在咽弓中沿咽壁走行。在咽弓的发育过程中，主动脉囊向每个咽弓发出1对分支，环绕在相应的咽弓上，最终止于背主动脉。这6对动脉产生的结构如下。①第1主动脉弓：除一小部分形成上颌动脉外，其余部分退化。②第2主动脉弓：除一小部分形成镫骨动脉外，其余部分退化。③第3主动脉弓：主动脉弓是颈总动脉和颈内动脉近端的来源，颈外动脉也起自此弓。④第4主动脉弓：右第4主动脉弓是右锁骨下动脉近端的起源；左第4主动脉弓位于主动脉弓的内侧。⑤第5主动脉弓：在发展初期就完全退化。⑥第6主动脉弓：主动脉弓第6节分为腹侧节和背侧节，因此，它们的衍生物也分为这2节。右第6主动脉弓：腹侧产生右肺动脉，背侧完全退化，失去与背主动脉的联系；左第6主动脉弓：腹侧产生左肺动脉并通向左肺芽，背侧在子宫内左肺动脉与主动脉弓之间形成了重要的联系，即动脉导管。

主动脉囊有左、右2个角。右角产生头臂动脉，它与右锁骨下动脉干和右颈总动脉相连；左角和主动脉囊的茎位于主动脉弓的近端。

四、呼吸系统的发育

呼吸系统的发生开始于胚胎发育第26天。此时，将来衍变成肺、胃、肝和背胰的前肠的内胚层开始急剧增生。未来的呼吸上皮向腹侧突入周围的脏壁中胚层，然后向尾侧生长，呈一球形管。接下来管的尾端不对称分支形成初级支气管，右初级支气管主要向尾侧继续生长，而左初级支气管则主要呈横向延伸。而后气管逐渐清晰可辨。气管原基一直贴近未来的食管，同时气管的纵向生长使未来的气管隆嵴下降。如果气管未与食管分离，则形成气管食管瘘。如果前肠背侧壁过度向腹侧移位，也可形成气管食管瘘。这可导致食管上段与细的瘘管分离，而瘘管常与食管下段相连通。伴有这种畸形的婴儿，出生时唾液分泌过多，或伴有呼吸窘迫。

肺是呼吸系统的重要器官，两肺位于心脏和纵隔其他器官的两侧，负责吸收血液中的氧气和排出二氧化碳。胸腔的功能促进了这一复杂的过程。呼吸肌和膈肌共同作用，增加胸腔内容积，在胸膜腔内产生负压，导致肺扩张，由此产生的肺泡内压力降低促使空气通过上呼吸道、气管、支气管和细支气管传导，最后进入肺泡，在肺泡内发生气体交换。除了有效的氧气从肺泡空气扩散到血液之外，肺部还必须提供一种低效的二氧化碳转移，从而维持体内稳定的二氧化碳压和组织压。维持二氧化碳压力的临界动态平衡比精确控制氧气更为重要，因为许多基本新陈代谢依赖于执行这些功能的自由氢离子浓度[H^+]。

呼吸的过程会使肺暴露在有毒物质中，包括气体、尘埃颗粒、细菌和病毒，使其脱水和冷冻。黏膜屏障（包括其细胞和免疫球蛋白因子）、黏液纤毛摆动、气管的分支模式和咳嗽反射都是对这些污染物的解剖学防御。呼吸功能可能因解剖缺陷（如胸壁异常）或呼吸肌瘫痪而受损。

（一）气管与支气管解剖

1. 气管　气管（trachea）是一条由软骨和纤维肌膜构成的管道，内衬黏膜。长10～11cm，上端起自喉，由第6颈椎水平向下延伸至第4胸椎上缘，分为左、右主支气管。气管几乎位于矢状面上，但分叉处略偏向右。气管是一个能活动的器官，因此其长度可改变，深吸气时，气管杈可下降至第6胸椎水平。其后面呈扁平的圆柱状，因此横断面上呈字母"D"字形。成年男性气管的外横径约为2cm，成年女性为1.5cm。儿童气管较小，位置更深，活动度较大。活体成人气管腔的横径约为12mm，死后由于其后面的平滑肌松弛，故管腔横径增大。在出生后第1年，气管内径不超过3mm，而从儿童后期开始，气管内径每年约增加

1mm。管腔横断面的形状变化较大，从圆形、半月形到扁圆形。

2. 支气管　右主支气管较左主支气管粗短而陡直，平均长度为2.5cm。它先发出第1个分支，即右肺上叶支气管，然后在第5胸椎水平进入右肺。右主支气管的管径较粗且走向陡直，所以异物更易进入右主支气管。奇静脉弓从上方绕过右主支气管，右肺动脉初居其下方，后转至其前方。右主支气管发出右肺上叶支气管，跨过右肺动脉后方进入右肺门，分为右肺中叶和下叶支气管。右肺上叶支气管起自右主支气管的外侧部，向外上方走行进入肺门。右肺中叶支气管在右肺上叶支气管下方2cm处由右主支气管前壁发出，行向前外侧，立即分为外侧段支气管和内侧段支气管，分别走行于右肺中叶的外侧部和内侧部。右肺下叶支气管为右主支气管发出右肺中叶支气管后的直接延续。

左主支气管较右主支气管细长，长约5cm，在第6胸椎高度进入左肺门。它向左走行至主动脉弓下方，从前方跨过食管、胸导管和降主动脉；左肺动脉初居其前方，后位于其上方。进入肺门后，左主支气管分为左肺上叶和下叶支气管。左肺上叶支气管起自左主支气管前外侧壁，向外侧弯曲，分为上叶和下叶支气管。左肺下叶支气管向后外侧走行1cm后，从其后壁上分出上段（尖段）支气管，其分布方式与右肺下叶上段支气管相同。

（二）肺泡的功能与简介

肺泡为薄壁囊泡，为气体交换提供呼吸面。该面内覆细胞非常薄，因此空气与毛细血管内血液之间的气体交换屏障薄弱。肺泡由2种上皮细胞构成，外包一层结缔组织，行使气体交换功能的毛细血管散在其中。相邻肺泡常彼此紧靠，结缔组织和毛细血管夹在2层上皮之间。因此，两肺泡腔之间的组织层被称为肺泡间隔。迁入肺泡的巨噬细胞位于肺泡腔内，分布于上皮表面。

人的两肺均含有3亿~5亿个肺泡，总表面积为70~100m^2。这些值在正常年轻人之间差异很大；随着年龄的增长和退行性变化的结果，差异变得更加明显。肺泡的数量从出生时的大约1000万增加到成人水平主要发生在出生后8年内；此后，肺体积的增加是通过增加肺泡体积来实现的。其充气直径随肺位置不同而不同，由于肺底重力压力增加，上肺区域大于下肺区域。虽然肺在吸气过程中向各个方向增大，但体积变化主要是由肺泡管的延长和扩张，以及进入气囊的开口的大小决定的。用于气体交换的肺泡和毛细血管联合表面积为60~80m^2。静息状态下毛细血管通过时间为0.75秒，运动时减少一半。

（三）产前肺泡的发育

肺泡期开始的具体时间尚无统一定论，可能在妊娠的最后几周会形成新的囊泡，并由此形成第一个肺泡。出生时，大约3亿个肺泡中约有1/3发育完全。然而，肺泡仅以初始形态存在，它们之间有双层毛细血管形成的实质，在肺泡囊之间形成初级隔膜。

肺泡由肺泡囊的末端形成，随着时间的推移，肺泡直径增大。与其他器官的发育相比，肺在产前发育中占有特殊的地位。在胎儿时期，不需要肺作为呼吸器官来进行呼吸。然而，它们必须发育到出生后就能立即发挥作用的程度。这就解释了为什么肺的发育需要从胚胎期到胎儿期一直延伸到出生（甚至未来）。胎儿在子宫内时期，肺还是羊水的一个重要的来源。每天，每千克体重约有15ml的尿液通过气管和口腔流出或被吞下。

（四）产后肺泡的发育

新生儿的肺与成人相比相对较短而宽，足月新生儿的呼吸频率为40～44次/分（正常成年男性休息时为12次/分），出生时的肺仍处于肺泡发育阶段，包括新生儿时期和儿童时期，可能要持续到8岁。肺泡数量在出生时约为成人的15%，但肺泡数量大约在5岁时即达到或接近成人的水平。肺泡数量及胸廓容积的变化如图（图1-20）。

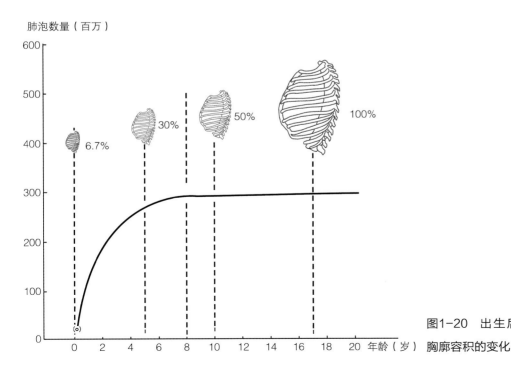

图1-20　出生后肺泡数量和胸廓容积的变化

在产前，胎儿的呼吸系统并不执行其生理功能（气体交换），并保持完全充满液体直到出生。

出生时，上呼吸道的液体被耗尽，肺泡中的液体被迅速吸收，这种情况又称"肺脱水"。此时肺上皮细胞必须迅速地从其产前分泌功能转变为液体吸收功能。肺血管阻力下降，肺血流增加，肺动脉变薄（随着肺变大而扩张）；血液充满肺泡毛细血管。新生儿呼吸频率（30~60次/分）高于成人（12~20次/分）。

（张延斌）

参考文献

[1] BONO CM, PARKE WW, GARFIN SR. Development of the spine[M]//HERKOWITZ HN, GARFIN SR, EISMONT FJ, et al. Rothman-Simeone: the spine. 6th ed. Philadelphia: Saunders, 2011: 2-14.

[2] STANDRING SD. Development of the back[M]//STANDRING S. Gray's anatomy. 41th ed. Amsterdam: Elsevier, 2016: 751-761, 905-934, 994-1021.

[3] APAYDIN M. Tethered cord syndrome and transitional vertebrae[J]. Surg Radiol Anat, 2020, 42(2): 111-119.

[4] DIMEGLIO A, BONNEL F, CANAVESE F. Normal growth of the spine and thorax[M]//AKBARNIA BA, YAZICI M, THOMPSON GH. The growing spine management of spinal disorders in young children. New York: Springer, 2011: 13-40.

[5] PHILLIPS LA, BURTON JM, EVANS SH. Spina bifida management[J]. Curr Probl Pediatr Adolesc Health Care, 2017, 47(7): 173-177.

[6] SACK AM, KHAN TW. Diastematomyelia: split cord malformation[J]. Anesthesiology, 2016, 125(2): 397.

[7] PRENDERGAST M, RAFFERTY GF, DAVENPORT M, et al. Three-dimensional ultrasound fetal lung volumes and infant respiratory outcome: a prospective observational study[J]. BJOG,

2011, 118(5): 608-614.

[8]　SEFTON EM, GALLARDO M, KARDON G. Developmental origin and morphogenesis of the diaphragm, an essential mammalian muscle[J]. Dev Biol, 2018, 440(2): 64-73.

[9]　OCHSNER JL, OCHSNER A. Funnel chest (chonechondrosternon)[J]. Surg Clin North Am, 1966, 46(6): 1493-1500.

[10]　RIDLEY LJ, HAN J, RIDLEY WE, et al. Pectus carinatum: chest deformity[J]. J Med Imaging Radiat Oncol, 2018, 62 (Sl 1): S147.

[11]　MURPHY MC, DE ANGELIS L, MCCARTHY LK, et al. Comparison of infant heart rate assessment by auscultation, ECG and oximetry in the delivery room[J]. Arch Dis Child Fetal Neonatal Ed, 2018, 103(5): F490-F492.

[12]　YAMADA S, ITOH H, UWABE C, et al. Computerized three-dimensional analysis of the heart and great vessels in normal and holoprosencephalic human embryos[J]. Anat Rec (Hoboken), 2007, 290(3): 259-267.

[13]　SMITH LJ, MCKAY KO, VAN ASPEREN PP, et al. Normal development of the lung and premature birth[J]. Paediatr Respir Rev, 2010, 11(3): 135-142.

[14]　MASSARO GD, MASSARO D. Formation of pulmonary alveoli and gas-exchange surface area: quantitation and regulation[J]. Annu Rev Physiol, 1996, 58: 73-92.

[15]　VOLLSAETER M, ROKSUND OD, EIDE GE, et al. Lung function after preterm birth: development from mid-childhood to adulthood[J]. Thorax, 2013, 68(8): 767-776.

脊柱的生物力学

一、概述

生物力学是应用力学原理和方法对生物体中的力学问题进行定量研究的生物物理学分支。脊柱生物力学是脊柱外科基础研究的重要领域，由于脊柱的生物学特点，脊柱生物力学的变化在脊柱疾病的形成、发生和治疗过程中贯穿始终。作为支撑人体的中轴结构，脊柱与骨盆共同构成人体的躯干，在人体耗能经济学中，通过经济锥的概念，将身体于冠状位、矢状位维持在一个稳定的区域内（图1-21），在增加躯干稳定及灵活的同时，减少肌肉耗能，同时也减少韧带及关节突关节等应力集中，避免退变。

脊柱侧凸是由于各种原因导致的脊柱在冠状面、矢状面以及横断面出现的三维空间构型失常，其病理改变及机制非常复杂，同时产生的力传导异

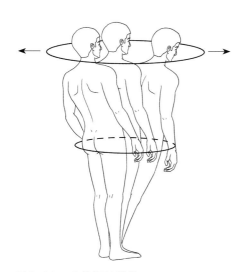

图1-21　人体经济锥的图示

常在脊柱侧凸的始动、进展、加速过程中也相互作用，互为因果。

二、脊柱的生物学表现

1. 脊柱的生长潜能

早发性脊柱侧凸（early onset scoliosis, EOS）是按照年龄进行划分的。虽然脊柱侧凸在病因方面包括先天性脊柱侧凸（congenital scoliosis，CS）、神经肌肉性脊柱侧凸（neuromuscular scoliosis, NMS）、综合征性脊柱侧凸以及特发性脊柱侧凸（idiopathic scoliosis, IS）等，但其突出表现之一是脊柱巨大的生长潜能以及疾病对患儿心肺发育的影响，这也是EOS治疗中特别需要关注，以及为了患儿发育在矫形方面不得已需要妥协的方面。

从出生到成年，人体躯干的高度将增加350%，体重将增加2倍。除二维身高生长外，躯干的三维容积也逐渐增加：出生时胸廓容积仅为最终容积的6.7%，而腰椎骨骼成熟时的体积是5岁时的6倍（图1-22）。胸廓容积与肺密切相关。严重的脊柱侧凸和早期脊柱融合对脊柱的生长有负面影响，它不仅影响身高特别是坐高，更重要的是会导致心肺发育异常，严重影响呼吸循环系统。

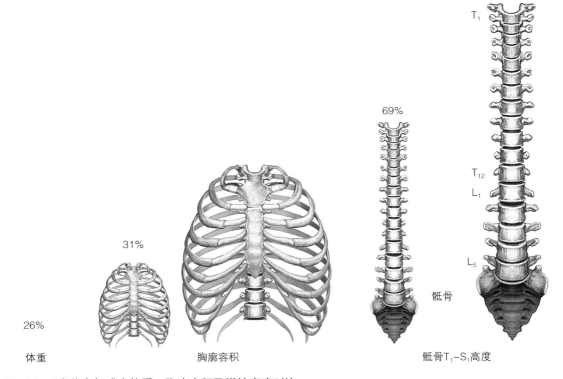

图1-22 5岁儿童与成人体重、胸廓容积及脊柱高度对比

　　骨骼有2个快速生长期——从出生到5岁以及青春期。出生时脊柱占坐高的60%，而头部占20%，骨盆占20%。脊柱的长度从出生到成年几乎增加了3倍。T_1–S_1段长度代表49%的坐高和64%的脊柱长度。此段长度出生时测量约19cm，5岁时测量约28cm，骨骼成熟时测量约45cm（图1-23）。在出生后的头5年，其生长速度每年大于2cm，5～10岁为每年0.9cm，青春期为每年1.8cm。

　　出生时，颈椎长3.7cm。到6岁时，颈椎的长度将几乎翻倍。而到成人时将增加9cm，长度达12～13cm。在青春期的快速生长期，颈椎长度将增加3.5cm。颈椎长度代表了C_1–S_1段22%的高度和坐高的15%～16%。胸椎出生时长约11cm，5岁时长约18cm，10岁时长约22cm，骨骼成熟时男性长约28cm，女性长约26cm。出生时腰椎长约7cm，成年男性长约16cm，成年女性长约15.5cm。与胸椎一样，其生长也不是线性的：0～5岁快速增长（增加约3cm）；5～10岁缓慢生长（增加约2cm）；10～18岁再次快速生长（增加约3cm）。从出生到骨骼成熟时，腰椎的高度加倍。

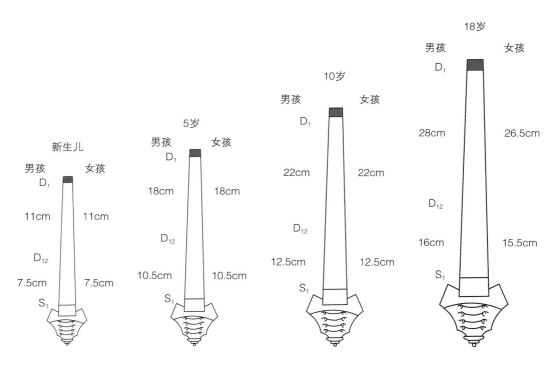

图1-23　不同年龄T_1–S_1高度比较

胸椎长度对肺的发育至关重要。胸椎的最终长度与骨骼成熟时获得的肺容积密切相关。如果T_1–T_{12}长度在骨骼成熟时达到18cm（5岁时的正常值），则肺容积（肺活量）约为正常值的45%，患者能够生存。然而，正常T_1–T_{12}长度应达到22cm（10岁时的正常值），以获得正常成人的肺活量。

EOS患者脊柱具有巨大生长潜能，治疗时必须考虑手术方式对患儿身高、坐高、脊椎形态、椎管容积、肺发育程度等多方面的影响。因此，矫正脊柱畸形不是EOS治疗的主要目的，控制畸形进展，同时保留脊柱、胸廓以及胸、腹腔脏器的生长发育才是最终目标。

2. 内置物对于椎体生长发育的影响

EOS传统的治疗方法包括支具矫形、石膏矫形以及手术治疗。其中支具及石膏矫形根据三点或四点矫形力的原则对脊柱侧凸进行控制，矫形力需通过胸廓、肋骨等进行传递施压于脊柱。通常应用于3岁以下儿童，在获得矫形的同时常影响胸廓发育，且由于患儿年龄较小，耐受性不佳，加之手术技术的进步，目前EOS的治疗越来越优选手术治疗。临床通常采用非融合技术，在控制侧凸的同时维持脊柱的生长潜能。其中手术治疗中锚定点内置物的固定牢固性以及对脊柱椎体生长的潜在影响受到关注。

目前对于脊椎锚定点的固定主要采用椎板钩、肋骨钩、椎弓根螺钉等。既往生物力学研究表明，椎弓根螺钉具有最佳的矫形及抗拔出力，且其在婴幼儿患者中应用的安全性及有效性已经得到了验证，但其会穿过椎弓根与椎体交界处的中央神经骺板（neurocentral sychondrosis, NCS）。NCS为双向生长软骨板，对于椎体与椎管的生长发育至关重要，其闭合时间可能为3～16岁。对NCS的损伤，可能会对椎管的发育造成一定的干扰而导致医源性椎管狭窄，有术者对此较为担心，仉建国团队回顾性分析2000～2016年行双侧椎弓根螺钉固定、年龄≤5岁的CS患儿13例，随访至少5年，应用CT检查分别测量患儿胸椎、腰椎固定椎和邻近非固定椎椎体及椎管相关参数，包括椎体及椎管前后径、横径，椎管面积及双侧椎弓根长度，计算各项参数的生长值及生长百分比，并对胸椎及腰椎进行了比较。结果发现，纳入的69个椎体中，包括43个固定椎和26个非固定椎，固定椎椎管前后径生长值及椎管面积明显大于非固定椎，固定椎椎体前后径生长值及生长百分比明显小于非固定椎（图1-24），且差异均有统计学意义。作者认为椎弓根螺钉系统固定可能会减缓椎体的生长发育，间接加速椎管的生长发育，可能阻止或减缓腰椎椎管形状的演变，但影响较小，在≤5岁的CS患者中应用椎弓根螺钉系统固定对椎体生长发育并无严重影响。该结论与Zhang及Zhou等动物实验

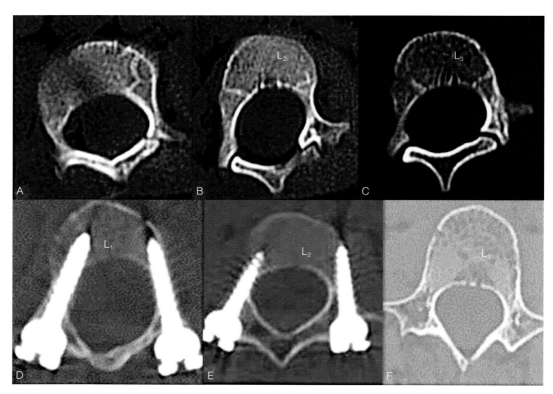

图1-24 椎弓根螺钉内固定对椎体前后径及椎管前后径、面积的影响

A～C. 患儿，女性，4岁。T$_{12}$/L$_1$半椎体畸形，行半椎体切除、T$_{12}$-L$_2$椎弓根螺钉固定，术后随访106个月。术前明显可见NCS；D～F. 末次随访时，L$_1$、L$_2$和L$_3$的椎体前后径生长值分别为2.36mm、2.92mm和9.06mm，L$_1$和L$_2$明显小于L$_3$。椎管后径生长值分别为9.31mm、4.57mm和4.20mm，椎管面积生长值分别为190.86mm^2、151.20mm^{2}和88.98mm^2，L$_1$和L$_2$明显大于L$_3$。L$_3$椎管可见明显圆形至三叶草形变（C、F），L$_1$（A、D）和L$_2$（B、E）椎管则无明显形变

结果不同，与Ruf及Olgun等临床观察结论相一致。

三、脊柱的力学性能

1. 脊柱结构及其受力

脊柱的功能单位又称脊柱的运动节段或活动节段，包括相邻2个椎体及其之间的连接结构。其中椎体由致密皮质骨包裹其内多孔疏松松质骨构成，皮质骨与松质骨具有不同弹性模量，且与年龄和发育状态存在一定的联系。在脊柱侧凸矫形过程中，由矫形力产生的椎体形

变可以忽略不计。椎间盘由纤维环和髓核组成，髓核作为不可压缩黏弹性物质由纤维环进行包绕，脊柱的运动如前屈后伸、左右侧屈、扭转等活动主要是由椎间盘及后方关节实现的。在假设不考虑脊柱周围软组织影响的情况下，对于脊柱的三维矫形主要由脊柱运动单元的调整来获得。

脊柱的受力主要来自轴向的压力、侧方以及前后方的剪切力，其中椎间盘是主要的载荷承受体，而关节突只有在下腰椎才作为主要的承重结构。在下腰椎关节突至多能承受20%的压力负荷，这种作用在伸展运动时最为明显，在轴向扭转和前后方及侧向运动时，产生的剪切力及扭转力主要由椎间盘纤维环及前纵韧带来分散。脊柱中最坚韧的韧带是前纵韧带及关节突关节的关节囊，棘突间韧带及棘上韧带复合体具有中等强度，后纵韧带是最为薄弱的环节，黄韧带含有大量的弹性纤维，它的主要功能是拉伸。

脊柱除其固有的椎体、椎间盘、前纵韧带、后纵韧带、黄韧带、棘上韧带、棘突间韧带等静力性稳定结构以外，其周围包覆大量的核心肌群如竖脊肌、夹肌、腰大肌、腰方肌，以及外周的斜方肌、背阔肌、腹外斜肌、腹内斜肌、腹横肌等，构成脊柱运动的动力来源，同时也成为脊柱的动力性稳定结构，对称性分布的肌肉所产生的张力是保持躯干体位的必需条件。

许多学者对脊柱不同结构松解后的生物力学改变进行了详细的研究，Merter等对羊的4组脊柱标本进行了生物力学测试，分别为胸椎和腰椎完整、切断棘上韧带、切断棘间韧带/黄韧带、切断小关节囊，结果发现在胸椎和腰椎的每个后韧带复合结构中，对压缩力的抵抗程度均存在显著差异。其中棘突间韧带和黄韧带的复合体是抵抗压缩力的最有效结构，而棘上韧带在胸椎和腰椎的作用与棘突间韧带和黄韧带联合作用相似，最弱的结构是关节囊。Anderson等分析了胸椎在不同结构松解下的相关力矩改变，结果表明，棘上韧带和棘间韧带切除、完全后方软组织松解、Ponte截骨或Smith-Petersen截骨可分别减少6.59%、44.72%和67.71%的屈曲矫形力矩。而Oda等利用人尸体标本进一步全面评估了椎间盘、肋骨头、肋横突关节、椎板及小关节突切除后对脊柱前屈后伸、侧屈和旋转活动的影响，表明后纵韧带复合体可避免术后脊柱畸形不稳，完全切除者需要进行后路重建，而椎间盘是胸椎最重要的稳定结构，肋椎关节同样也很重要。而Yao和Takeuchi等对人尸体标本生物力学研究结果表明，肋椎关节和肋横突关节松解可有效减少轴向旋转和侧方屈曲力矩。

2. 早发性脊柱侧凸的生物力学分类

正常脊柱的形态和功能的保持依赖于各脊柱运动单元良好的功能状态和机体精确的动力学平衡，脊柱侧凸是由于脊柱的骨性结构、椎间盘、韧带或肌肉等的精密平衡机制被打破。由于脊柱对称性偶联结构的特点，单一平面如冠状面、矢状面以及横断面的畸形均可导致另外2个平面的失衡，从而导致脊柱的偶联运动出现三维空间的改变，最终导致侧凸的产生。

从生物力学的角度，脊柱侧凸可以大致分为以下几类：①骨性椎体结构异常导致失衡的侧凸，包括先天性发育异常，如半椎体、楔形椎、并肋、分节不良等；后天获得性，如脊柱骨折、结核、医源性创伤导致等；②椎间盘源性失衡导致的脊柱侧凸，如成人脊柱退行性侧凸；③肌源性以及韧带结构异常导致的侧凸（动力性或静力性稳定结构失衡），如多发性关节挛缩、脊髓性肌萎缩（spinal muscular atrophy, SMA）、马方综合征、脊髓灰质炎、脑性瘫痪等。

四、矫形力的构成分类及作用机制

脊柱侧凸是脊柱的三维畸形，在冠状面、矢状面及横断面（轴面）方向均存在空间序列异常，对于侧凸的矫正，根据矫形力施加的方式分为以下几种（图1-25）：①纵向应力。从侧凸脊柱的头尾端施加的纵向牵引力、撑开及加压力等。②横向应力。从侧凸脊柱凸侧横向施加的压力或者顶椎施加的压力或者牵引力。③旋转应力。脊柱在横断面通过顶椎区域单个椎体或节段性旋转，将冠状面弯曲转变为矢状面弯曲（将侧凸转化为生理性前凸或后凸）。

不同的矫形力在侧凸的矫形效果是不同的（图1-25）。有学者对此专门进行了较为深入的研究，长海医院李明等通过脊柱有限元模型进行分析，使用不同的牵引力和推压力组合模型，对脊柱侧凸柔韧性畸形进行评估，并将测量数据与牵引力和推压力大小进行相关分析和回归分析，结果表明上胸椎侧凸Cobb角与推压力存在显著线性回归关系，而与牵引力无显著线性回归关系。该课题组分析该模型主胸椎侧凸小于60°，因此对其实施牵引力的矫形作用小于推压力，此外推压力借助肋骨的传导，可以将力量直接传递到椎体，从而能够提供更好的矫形力。

在脊柱侧凸的矫形中，Schultz等提出了侧凸矫正的弯曲力矩（bending moment）理论，也就是说不论以何种方法施加矫形力，侧凸的矫形都是由作用于椎间盘的弯曲力矩来达到的。在脊柱侧凸矫形力的作用模型中，可以将脊柱视为具有弹性的圆弧，根据力矩=力×力臂，在冠状面上，从中线到侧凸上任何一点的距离，随着侧凸的矫正，Cobb角减小而缩短。在纵向撑开矫正时，有效力臂随着侧凸矫正而变小，而横向的力臂是沿着脊柱轴向的，并随着侧凸的矫形而增大（图1-26）。

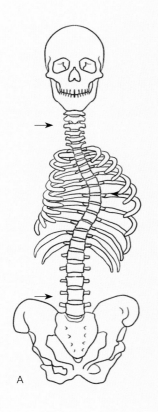 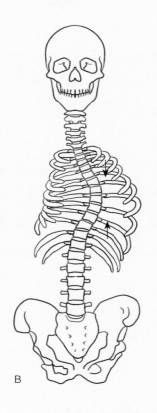 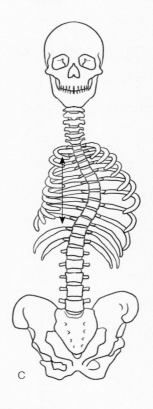

图1-25 不同作用力对脊柱畸形矫形的影响

A. 横向推挤矫形力；B. 凸侧加压矫形力；C. 凹侧撑开矫形力

$$\frac{25}{26}$$

图1-26 不同类型侧凸与矫形力力臂示意

D：纵向牵引矫形力力臂；L：横向推压矫形力力臂；M：力矩；

$M1=F（推压力）\times L_1$；$M2=F（推压力）\times L_2$；

$M1=F（牵引力）\times D_1$；$M2=F（牵引力）\times D_2$

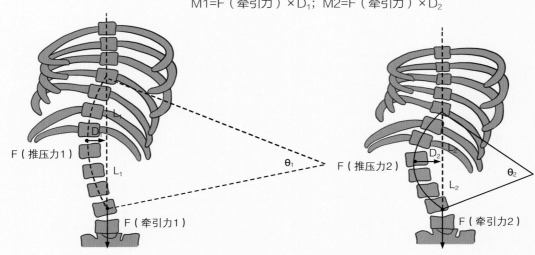

对于两个侧凸加载同样的牵引力和推压力，可以看到：当侧凸角度较小时，M1 >M2（推压力），当侧凸角度较大时，M2 >M1（牵引力），这与既往研究结果一致。

所以在理论上有一个角度，在该角度2种方法提供的矫形力是等效的。大于该角度，纵向矫形力效果好；小于该角度，横向矫形力效果好（图1-27）。White和Panja计算得出该角度为53°，而Wenger的计算结果为44°。

当然在侧凸矫形过程中，无法像模型一样单一控制变量，术者通常采用综合的方法来施加矫形力以获得最佳的矫形效果。矫形力作用于人体如果希望产生形变，需要有相应的力进行平衡，如同石膏矫形固定中三点固定的原理。在脊柱侧凸矫形过程中，无论是冠状面的横向推挤力，还是纵向牵引力，必须有固定着力点来对抗，其中顶椎是其中一点。另外，头尾施力点在冠状位及矢状位均应位于脊柱稳定区内，在横断面轴向去旋转的施力过程中，还应该在中位椎处进行反向去旋转，避免在矫正顶椎旋转时矫形力传递到作用区域外（代偿弯）而加重侧凸（图1-28）。

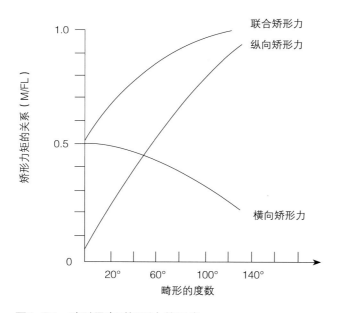

图1-27　畸形程度对矫形力的反应

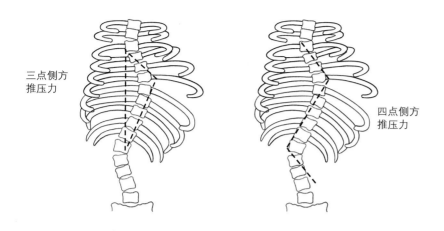

三点侧方
推压力

四点侧方
推压力

图1-28　脊柱三点固定或四点固定矫形策略

具体操作时需要注意：①凹侧撑开凸侧加压，但每一个作用力应该终止于一个弯曲的端椎，而不要延伸至另外一个弯曲的椎体，否则作用力会进一步扩大本来已经扩大的椎间隙，导致脊柱的失平衡；②撑开总是产生绝对的或相对的脊柱后凸，加压总是产生绝对的或相对的前凸，因此撑开力不宜作为腰椎矫形的第一个作用力，在处理胸腰交界段脊柱侧凸时更应慎用撑开力；③恢复矢状面平衡的矫形尤为重要，第1根矫形棒将建立矢状面序列，而第2根矫形棒对矢状面的影响非常小；④重视关节突及相关后方软组织松解，可以获得更好的矫形效果；⑤严重侧后凸矫形侧在凸侧，通过压棒技术及双棒去旋转可以很好地控制剃刀背畸形及后凸，而对于60°以下的侧凸以凹侧为矫形侧，同时在凸侧做顶椎区去旋转控制；⑥近端椎体适当撑开加压，以获得较好的双肩平衡。

此外，在矫形力施加的过程中，不同的系统产生的力量是不同的。从椎板钢丝、钩棒系统、钩钉混合以及目前常规的钉棒系统，对脊柱的控制力以及矫形力也是不同的。因此，在钩棒时代提出选择性融合的理念虽然仍具有非常强的生命力，但其矫形过程中对于选择侧凸的矫正率需要与时俱进，重新做出评估和选择。

（边焱焱）

参考文献

[1] LABROM RD. Growth and maturation of the spine from birth to adolescence[J]. J Bone Joint Surg Am, 2007, 89 (Sl 1): S3-S7.

[2] DIMEGLIO A. Growth in pediatric orthopaedics[J]. J Pediatr Orthop, 2001, 21(4): 549-555.

[3] DIMEGLIO A, CANAVESE F. The immature spine: growth and idiopathic scoliosis[J]. Ann Transl Med, 2020, 8(2): 22.

[4] CHARLES YP, DIMEGLIO A, MARCOUL M, et al. Influence of idiopathic scoliosis on three-dimensional thoracic growth[J]. Spine (Phila Pa 1976), 2008, 33(11): 1209-1218.

[5] CHARLES YP, MARCOUL A, SCHAEFFER M, et al. Three-dimensional and volumetric thoracic growth in children with moderate idiopathic scoliosis compared with normal[J]. J Pediatr Orthop B, 2017, 26(3): 227-232.

[6] CANAVESE F, DIMEGLIO A. Normal and abnormal spine and thoracic cage development[J]. World J Orthop, 2013, 4(4): 167-174.

[7] DIMEGLIO A, CANAVESE F. The growing spine: how spinal deformities influence normal spine and thoracic cage growth[J]. Eur Spine J, 2012, 21(1): 64-70.

[8] KAROL LA, JOHNSTON C, MLADENOV K, et al. Pulmonary function following early thoracic fusion in non-neuromuscular scoliosis[J]. J Bone Joint Surg Am, 2008, 90(6): 1272-1281.

[9] CANAVESE F, DIMEGLIO A, BONNEL F, et al. Thoracic cage volume and dimension assessment by optoelectronic molding in normal children and adolescents during growth[J]. Surg Radiol Anat, 2019, 41(3): 287-296.

[10] KAROL LA. The natural history of early-onset scoliosis[J]. J Pediatr Orthop, 2019, 39(Issue 6, Sl 1): S38-S43.

[11] MERTER A, KARACA MO, YAZAR T. Biomechanical effects of sequential resection of the posterior ligamentous complex on intradiscal pressure and resistance to compression forces[J]. Acta Orthop Traumatol Turc, 2019, 53(6): 502-506.

[12] VITALE MG, MATSUMOTO H, BYE MR, et al. A retrospective cohort study of pulmonary function, radiographic measures, and quality of life in children with congenital scoliosis: an evaluation of patient outcomes after early spinal fusion[J]. Spine (Phila Pa 1976), 2008, 33(11): 1242-1249.

[13] TIS JE, KARLIN LI, AKBARNIA BA, et al. Early onset scoliosis: modern treatment and results[J]. J Pediatr Orthop, 2012, 32(7): 647-657.

[14] 仇建国，张延斌，王升儒，等. 椎弓根螺钉系统固定对椎体生长发育的影响[J]. 中国脊柱脊髓杂志，2018，28（12）：1060-1066.

[15] ANDERSON AL, MCIFF TE, ASHER MA, et al. The effect of posterior thoracic spine anatomical structures on motion segment flexion stiffness[J]. Spine (Phila Pa 1976), 2009, 34(5): 441-446.

[16] AKBARNIA BA, YASZAY B, YAZICI M, et al. Biomechanical evaluation of 4 different foundation constructs commonly used in growing spine surgery: are rib anchors comparable to spine anchors?[J]. Spine Deform, 2014, 2(6): 437-443.

早发性脊柱侧凸的遗传学

一、遗传学基础

1. 染色体与DNA　人有23对染色体，其中22对为常染色体，1对为性染色体（男性为XY，女性为XX）。人属于二倍体生物，体细胞中含有2个染色体组，这2个染色体组分别来自父亲和母亲，其中来自一方的染色体组被称为单倍体。染色体由DNA组成，DNA是由脱氧核苷酸所组成的大分子聚合物。脱氧核苷酸组成包括碱基、脱氧核糖和磷酸。其中碱基含有4种：腺嘌呤（A）、胞嘧啶（C）、鸟嘌呤（G）和胸腺嘧啶（T）。脱氧核苷酸之间通过一个脱氧核苷酸分子的脱氧核糖和另一个脱氧核苷酸分子的磷酸所形成的磷酸二酯键，使脱氧核苷酸彼此相连形成长链，DNA双链的反向平行排列和双链之间A与T、C与G碱基的互补配对使DNA呈现双螺旋结构。DNA与组蛋白之间进一步的相互作用使DNA紧密地与组蛋白缠绕在一起形成染色体（图1-29）。

DNA是人体结构生成的蓝图，其序列中储存着所有的遗传信息。基因指的是具有遗传效应的DNA片段，其中包含编码信息的序列为外显子，相邻外显子之间的非编码序列为内含子。细胞会通过一系列的步骤来转录和翻译基因中所含有的信息，将之转换为人体所必需的蛋白质。在转录过程中，细胞会以单条DNA链为模板，生成与之互补的核糖核酸链[信使RNA（messenger RNA, mRNA）]。生成的RNA链除了与DNA内在的化学差异外，其与DNA的本质区别在于RNA链中的尿嘧啶（U）会取代DNA中的T。新生成mRNA含有基因中所有内含子和外显子区域的信息，尽管在之后的修饰过程中内含子会从mRNA上被剪切掉，但内含子仍在转录过程中起到调节作用。新生成mRNA在经历转录后修饰–剪接时，会剪切掉内含子区域，将外显子区域连接在一起，形成成熟的mRNA。成熟的mRNA会从细胞核内转移到细胞质，并在细胞质中进行翻译。在mRNA序列中，每3个相邻的碱基（密码子）会对应一个特定的氨基酸，所以随着翻译的进行，细胞质中就会生成以mRNA为模板具有一定氨基酸顺序的多肽链和蛋白质（图1–30）。转录后形成的蛋白质会进一步通

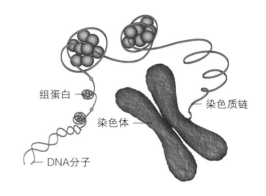

图1–29　染色体与DNA

图1–30　基因的转录与翻译

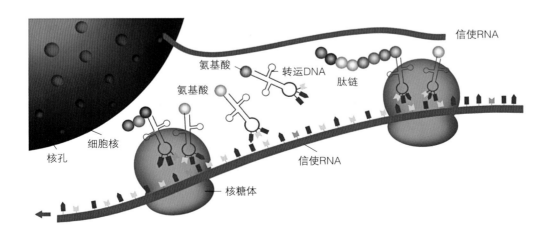

过折叠和与其他蛋白质相互作用来形成蛋白质二级、三级、四级结构，以激活其功能。蛋白质具有多种多样的功能：①构成组织结构的一部分；②参与形成细胞外基质中的蛋白多糖；③成为在组织中起调节作用的酶。值得注意的是，一些RNA其本身也是基因的功能产物，如核仁小RNA（small nucleolar RNA, snoRNA）、长链非编码RNA（long non-coding RNA, lncRNA）和通过与靶向mRNA结合来抑制mRNA翻译的微小RNA（microRNAs, miRNA）。

2. 基因突变与多态性　单倍体基因组长度约为30亿个碱基对（base pairs, bp），其中基因约为30 000个。大部分基因组序列在人体内相同，只有一小部分会在人体内出现突变。最先发现的突变是微观和亚微观结构突变，包括较大的缺失突变/插入突变（large deletions/insertions）、倒位突变（inversions）以及易位（translocations）。缺失突变指的是导致遗传信息丢失的突变，与缺失突变相反的插入突变指的是一种引起遗传信息增加的突变。缺失突变/插入突变可以是只涉及几个碱基较小的突变——插入缺失标记（insertion-deletion, InDel），也可以是涉及染色体大片段的较大突变。大概一半的InDel比较"简单"，因其只涉及2个等位基因；剩下一半的InDel则涉及多对等位基因，相对"复杂"。涉及多对等位基因的InDel又称微卫星标记（microsatellites）。Microsatellites是一个由2～8bp组成的串联重复序列，不同的串联重复序列数量会引起染色体片段上不同位置等位基因的突变，使微卫星具有高度多态性（polymorphic）。较大的缺失突变/插入突变会导致拷贝数变异（copy number variation, CNV），CNV涉及的大小从1000bp到数百kb不等。较小的CNV与大部分InDels相同，只涉及2个等位基因，较大的CNV因其拷贝数（copy number）的不同通常会涉及多对等位基因。就个体基因组而言，CNV所涉及的遗传物质数量远高于单核苷酸多态性（single nucleotide polymorphism, SNP）。结构突变还包括拷贝数中性突变（copy-number neutral variants），如易位与倒位突变。易位指的是在不改变遗传信息总量的情况下，一段或多段染色体片段发生位置上的重排。倒位突变指的是染色体某一片段发生断裂，断裂后产生的染色体片段在发生180°颠倒后重新连接回断裂位置所产生的变异。目前已知的人类基因组SNPs/indels已经超过1000万个。按照SNPs所造成的后果进行分类，可分为：①同义cSNP（synonymous coding SNPs），即SNP所致的编码序列的改变并不影响其所翻译的蛋白质的氨基酸序列，突变碱基与未突变碱基的含义相同；②非同义cSNP（non-synonymous coding SNPs），指碱基序列的改变使以其为模板进行翻译的蛋白质序列发生改变，从而影响蛋白质的功能；③基因间SNPs（intergenic SNPs），指的是SNP没有发生在基因上，而发生在基因间的突变。④内含子间SNPs（intronic SNPs），指的是SNP所致的编码序列改变可能会导致错误的剪接。虽然单个的SNP/InDel不像微卫星那样具有多态性，但由于其整体的数量极其庞大，导致其仍具有很高的多样性。随着高通量基因分型技术（high-throughput genotyping technology）的发展与逐渐成熟，SNP/InDel标记已经被广泛地应用于基因分析。目前将发生在群体、频率≤1%的SNP/InDel定义为变异（variant）。不同的变异可能会导致不同的结果：无义突变（nonsense mutation）会使一个氨基酸转变为终止密码子；控制基因转录启动子的突变可能引起基因表达水平的改变；InDels会导致移码突变，从而引起蛋白质产物功能的改变。变异与SNP相比，其对蛋白质产物和疾病表型具有更大的意义。这种类型变异的高外显率会导致疾病以经典孟德尔方式进行共同分离。

3. 孟德尔疾病与复杂疾病　孟德尔疾病是最简单的遗传性疾病，指通过经典孟德尔遗传模式获得的疾病，包括常染色体显性遗传病（autosomal dominant, AD）、常染色体隐性遗传病（autosomal recessive, AR）、X连锁遗传（X-linked inheritance, XL）和线粒体遗传病（mitochondrial inheritance）。罕见突变（rare variants）、小的InDels和CNVs是引起孟德尔疾病的主要原因，例如，Prader-Willi综合征和Angelman综合征由CNVs所引起；马方综合征则主要是由罕见突变所引起。由CNVs所引起的综合征与单基因疾病相比通常具有更严重的表型，这可能是因为CNVs对多个基因之间的协同作用造成了影响。研究孟德尔遗传机制有助于提高我们对人类罕见疾病的基因组病因学和分子机制的理解。截至目前，美国孟德尔基因组学中心（Centers for Mendelian Genomics, CMG）已报道了3617个疾病基因，并且其发现新疾病基因的速度仍处于很高水平——保持在每年263个左右。最近研究还揭示了以双分子诊断、双基因遗传或寡基因遗传为特征的非典型性孟德尔疾病。双分子诊断指的是个体存在两种由两个不相关联罕见突变所引起的孟德尔疾病，其组合有多种，如AD+AD、AD+AR或者是AR+AR，其中分子诊断阳性患者发现双诊断的概率为5%。双基因遗传的表达需要在2个不同位点上出现变异，与之原理相类似的寡基因遗传则涉及多个位点上的变异。寡基因遗传通常是由不完全外显（incomplete penetrance）的罕见突变所致，例如，*SLCO1B1*和*SLCO1B3*等位基因功能的丧失会导致以原发性结合高胆红素血症为主要特征的综合征。

复杂疾病如骨关节炎、高血压和糖尿病通常是由基因和环境因素相互作用共同造成的。与复杂疾病关系最为密切的是SNP，目前全基因组关联研究（genome-wide association study, GWAS）是发现与复杂性状相关SNP最有效的方法。GWAS技术依赖并利用连锁不平衡（linkage disequilibrium, LD），LD指的是2个或2个以上基因座位的等位基因同时出现在一条染色体上的概率高于随机出现的概率。GWAS分析结果受到研究对象数量、突变、重组率和自然选择的影响。GWAS通过对大量遗传标记的检测，来明确病例组和对照组之间显著富集的程度或与数量性状的相关性。研究者在过去的10年内发现了上万个与复杂疾病有强关联的SNP，但其中绝大部分SNP对疾病造成的影响并不大，这就对复杂疾病风险的预测和相关治疗管理提出了挑战。为解决这个问题，学者提出应用多基因风险评分（polygenic risk score, PRS）来更好地预测疾病风险。

二、早发性脊柱侧凸的遗传学

1. 先天性脊柱侧凸的遗传学 先天性脊柱侧凸（CS）是由胚胎期脊椎发育异常导致的脊柱向侧方弯曲，分为形成障碍型（CS Ⅰ型）、分节不良型（CS Ⅱ型）或混合型（CS Ⅲ型）。

CS通常散发，发病率为（0.5～1）/1000。一项回顾87个早发特发性和CS家族的研究表明：虽然脊柱侧凸的复发风险很低，但是CS家族成员出现神经管畸形的概率较正常人高。另一项研究对1250例CS的患者进行了回顾性分析，发现其中只有13例患者的一级或二级家属存在脊柱畸形。因此，CS可能是由遗传和环境因素共同作用所造成。常见的环境因素包括缺氧、高热、一氧化碳中毒和乙醇摄入，这些因素都有可能导致胎儿在发育过程中出现脊柱的异常。实验还表明基因-环境的相互作用，如遗传易感小鼠妊娠期缺氧会导致异常FGF信号的产生，从而引起CS。

胚胎时期体节在经历一系列的信号通路如FGF、Wnt和Notch信号通路相互作用和共同调节后会生成椎体。一些Notch通路基因，如*MESP2*、*LFNG*、*HES7*和*JAG1*，在正常体节分割和椎体发育中起重要作用。这些基因的突变与脊椎肋骨发育不良（spondylocostal dysostosis, SCD）与Alagille综合征相关，并且这2种疾病都与先天性脊柱畸形和CS存在一定关联。随后的关联分析发现*PAX1*、*DLL3*和*TBX6*等候选基因的SNP与CS的发生有关。之前一项研究对254名汉族人（127例CS患者和127例对照者）进行了分析，发现在*TBX6*基因中存在2个与CS密切相关的SNP（ID：rs2289292和rs3809624），这表明*TBX6*基因很可能在脊柱侧凸形成过程中起到重要作用。

除候选基因中SNP之外，CNV也可以导致CS。近期一项对161例汉族和6例多民族CS患者的研究发现，12例患者的染色体存在16p11.2缺失。在16p11.2区域包含的所有基因中，*TBX6*与体节发育密切相关，它是最有可能引起CS的基因。随后的测序发现CS患者的*TBX6*存在显著无效突变，这进一步证明了*TBX6*与CS存在一定的关联。但单纯的16p11.2缺失或*TBX6*无效突变的杂合度还不足以发生CS，CS的发生需与上述引起*TBX6*轻微破坏的*TBX6* SNPs（ID：rs2289292、rs3809624和rs3809627）相结合。同时，SNP的统计分析亦可因CNV的存在而造成偏倚。

该研究结果在法国和日本人群中得到验证。因为与*TBX6*相关患者和小鼠的脊柱下段均存在半椎骨或蝶形椎骨，于是北京协和医院科研团队将这一类与*TBX6*相关的脊柱侧凸归为一类全新类型的CS——*TBX6*相关CS（*TBX6*-associated congenital scoliosis, TACS）。目前学界认为剂量依赖性致病模型是解释与*TBX6*相关骨骼疾病的基础：人体*TBX6*表达量稍低于单倍体中*TBX6*的表达量会引起TACS，*TBX6*表达量进一步减少将会导致更严重的脊柱畸形。相反，*TBX6*的表达量增多会引起颈椎的融合畸形。

随着外显子测序技术的发展，更多基因被发现与CS相关，如*SOX9*、*MYF5*及*MYH3*等。因此，CS还有大量未知的遗传学病因待研究与发掘。

2. 神经肌肉性脊柱侧凸的遗传学　脊柱侧凸常见于各种神经肌肉疾病，如肌营养不良、脑性瘫痪和脊髓发育不良。脊柱侧凸通常出现在患者幼年时期，在发育过程中迅速加重，还有一些脊柱侧凸会出现在患者骨骼成熟之后。

NMS并发症发生率和治疗费用较特发性脊柱侧凸更高。支具治疗是目前NMS唯一的非手术治疗方式，糖皮质激素可延缓除由进行性假肥大性肌营养不良（Duchenne muscular dystrophy, DMD）所引起的脊柱侧凸外其他脊柱侧凸的进展。因此，研究NMS的遗传机制是诊断和治疗NMS的关键。

DMD（MIM：310200）是一种由*DMD*基因（一种位于X染色体上编码dystrophin基因）功能丧失所引起的疾病。DMD会引起机体肌萎缩蛋白的消耗，导致肌肉出现萎缩和假性肥大。若病情进一步加重，机体可能还会出现严重的肌无力和进行性的脊柱侧凸。大量研究表明，糖皮质激素治疗会在短期内改善肌肉的力量和功能，延缓脊柱侧凸进展，达到推迟脊柱手术的目的。随着对DMD突变基因的深入理解，专家已通过大量动物研究和临床试验，研发出了一些应用于DMD的靶向治疗药物和基因治疗药物。近期美国食品药品监督管理局（Food and Drug Administration, FDA）首次批准了治疗DMD的药物——Vyondys 53（golodirsen）。

Vyondys 53是吗啉寡聚体反义寡核苷酸，用于治疗因*DMD*突变导致第53外显子跳跃的患者，根据目前已有的信息来看，大约8%的DMD患者具有这种突变。另一典型单基因疾病是中央轴空病（MIM：117000），由*RYR1*基因突变引起，临床表现为肌无力。中央轴空病会增加患者全身麻醉后恶性高热（malignant hyperthermia, MH）发生率。MH通常会危及生命，但如果患者在术前进行了分子诊断，则可通过非传统麻醉方式来替代常规麻醉方式以避免患者出现MH。

除了肌病，许多神经系统疾病也伴有EOS。例如，1/3的腓骨肌萎缩症（Charcot-Marie-Tooth disease, CMT）患者会出现脊柱侧凸。目前发现的与CMT相关的基因已经超过40个，但导致EOS出现的基因只占其中一部分（如纯合子*CMT1A*）。

3. 综合征性脊柱侧凸的遗传学 除了CS和NMS外，许多早发性孟德尔综合征也会出现EOS，如马方综合征、Ehlers-Danlos综合征（EDS）、神经纤维瘤病和Prader-Willi综合征。

马方综合征（MIM：134797）是常染色体显性遗传性疾病，临床表现为骨骼改变（身材高大、四肢和手指超长、轻度到中度关节松弛、胸前壁畸形和脊柱侧凸）、心血管异常（主动脉根部扩张）和眼部改变（晶状体异位）。马方综合征通常由*FBN1*基因突变引起。值得注意的是，除马方综合征外还存在着一种罕见的多发性脂肪营养不良综合征——马方综合征早衰脂肪代谢障碍综合征（Marfanoid-progeroid-lipodystrophy syndrome, MPLS, MIM：616914），其除了具有典型的马方综合征表型外，还存在严重的脂肪营养不良。从遗传学角度来看，MPLS是由对*FBN1*基因上第65/66外显子造成影响的突变所引起。

EDS是一种结缔组织病，其特征为皮肤过度伸展、关节过度活动和组织易损伤。根据国际EDS协会的数据，EDS被分为13个亚型。EDS亚型的明确诊断很大程度上依赖于基因检测。在EDS的所有亚型中，后凸畸形型EDS（kyphoscoliotic EDS, kEDS）与EOS关联性最强，kEDS由*PLOD1*基因功能丧失引起，*PLOD1*是编码赖氨酰羟化酶的基因，在胶原蛋白正常的形成过程中起到关键作用。

除了单基因疾病外，EOS还出现在许多染色体疾病和微小缺失症/微小扩增症（microdeletion/microduplication syndromes）中，如唐氏综合征（21三体综合征）、DiGeorge综合征（22q11.2缺失）和Prader-Willi综合征（15q11-13缺失），这说明脊柱形态可能受多个基因相互作用的影响。

4. 特发性脊柱侧凸的遗传学 特发性脊柱侧凸（idiopathic scoliosis, IS）占脊柱侧凸的80%以上。根据患者的发病年龄，IS可为3种类型：婴儿型（0～3岁，infant idiopathic scoliosis），少儿型（4～10岁，juvenile idiopathic scoliosis），青少年型（>10岁，adolescent idiopathic scoliosis）。其中婴儿型和少儿型IS被统称为特发性早发性脊柱侧凸（idiopathic early onset scoliosis, IEOS）。不同类型的IEOS具有不同的特点，婴儿型更常见于男孩，且多为左侧胸部受累；而青少年型更常见于女孩，多为右侧胸部受累。IEOS患者除脊柱侧凸之外还多伴有智力低下、癫痫和先天性心脏病，这表明胚胎发育过程中的某些核心发育过程可能受到破坏。截至目前，与IEOS基因突变相关的文章和报道仍很少。

值得注意的是，一些综合征性脊柱侧凸患者在初次就诊时易被诊断为IS，即使是经验丰富的医师也很难通过临床常规检查来区分这两种疾病。随着全外显子组测序技术的不断进步，当医师无法利用临床常规检查确诊IS或者综合征性脊柱侧凸时，可以采用全外显子组测序。最近的一项研究对全外显子组测序技术在中国EOS人群（*n*=447）和美国IEOS人群（*n*=13）的诊断价值进行了探讨。研究人员通过全外显子测序技术在447例中国EOS患者中检测出92例患者的基因变异，在美国13例IEOS患者中诊断出1例由*NSD1*突变所致的Sotos综合征。Sotos综合征是一种神经发育障碍性疾病，临床表现为身材高大、先天性心脏病、大脑异常和脊柱侧凸。中国队列的1例CS患者亦经分子诊断为Sotos综合征，进一步证实了不同分型的EOS患者可具有相同的遗传病因，提示遗传检测对于EOS的分子分型起到至关重要的作用。

现阶段全外显子组测序技术在IEOS诊断中的应用还十分有限。IEOS的诊断目前仍需要骨科、儿科医师和临床遗传学专家的多学科参与。但随着样本和测序数据的积累，未来有很大概率会发现更多的与IEOS相关的致病基因，从而进行更好的临床诊治。

（吴　南）

参考文献

[1] EICHLER EE. Genetic variation, comparative genomics, and the diagnosis of disease[J]. New Engl J Med, 2019, 381(1): 64-74.

[2] POSEY JE, HAREL T, LIU P, et al. Resolution of disease phenotypes resulting from multilocus genomic variation[J]. New Engl J Med, 2017, 376(1): 21-31.

[3] VISSCHER PM, WRAY NR, ZHANG Q, et al. 10 years of GWAS discovery: biology, function, and translation[J]. Am J Hum Genet, 2017, 101(1): 5-22.

[4] LIU J, ZHOU Y, LIU S, et al. The coexistence of copy number variations (CNVs) and single nucleotide polymorphisms (SNPs) at a locus can result in distorted calculations of the significance in associating SNPs to disease[J]. Hum Genet, 2018, 137(6-7): 553-567.

[5] CONNOR J, CONNER A, CONNOR R, et al. Genetic aspects of early childhood scoliosis[J]. Am J Med Genet, 1987, 27(2): 419-424.

[6] INGALLS TH, CURLEY FJ. Principles governing the genesis of congenital malformations induced in mice by hypoxia[J]. New Engl J Med, 1957, 257(23): 1121-1127.

[7] SPARROW D, CHAPMAN G, WOUTERS M, et al. Mutation of the LUNATIC FRINGE gene in humans causes spondylocostal dysostosis with a severe vertebral phenotype[J]. Am J Hum Genet, 2006, 78(1): 28-37.

[8] POURQUIÉ O. Vertebrate segmentation: from cyclic gene networks to scoliosis[J]. Cell, 2011, 145(5): 650-663.

[9] WHITTOCK NV, SPARROW DB, WOUTERS MA, et al. Mutated MESP2 causes spondylocostal dysostosis in humans[J]. Am J Hum Genet, 2004, 74(6): 1249-1254.

[10] LI L, KRANTZ I D, DENG Y, et al. Alagille syndrome is caused by mutations in human Jagged1, which encodes a ligand for Notch1[J]. Nat Genet, 1997, 16(3): 243-251.

第三章

早发性脊柱畸形分类分型

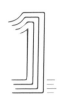

EOS分型

EOS最初指5岁以前因各种原因导致的脊柱侧凸。根据国际脊柱侧凸研究学会（Scoliosis Research Society, SRS）的最新定义，10岁以前因各种原因导致的脊柱侧凸均称为EOS，包括先天性脊柱侧凸、神经肌肉性脊柱侧凸、综合征性脊柱侧凸及特发性脊柱侧凸等。

一、常用分型

目前最常用的分型是2014年发表于《骨与关节外科杂志》（*The Journal of Bone and Joint Surgery*）的EOS分型（Classification of Early Onset Scoliosis, C-EOS）。该分型包括5个维度，即年龄、病因、主弯角度、后凸角度及进展情况。C-EOS主要用于疾病描述和医师间交流，其对手术的指导意义有限。

（一）病因

EOS按病因分为先天性脊柱侧凸、神经肌肉性脊柱侧凸、综合征性脊柱侧凸和特发性脊柱侧凸。

1. 先天性脊柱侧凸　主要指在子宫内椎体发育不正常导致的一类EOS，通常包括椎体形成障碍、椎体分节不良及混合型。患者常伴

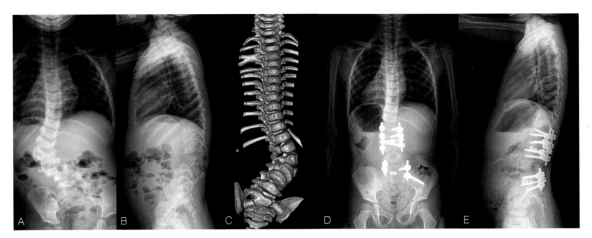

图3-1　先天性脊柱侧凸影像学表现

A、B. 术前全脊柱正、侧位X线片；C. 全脊柱CT三维重建；D、E. 术后全脊柱正、侧位X线片

有心脏和肾脏异常，评价时需要包含心脏和肾脏方面的检查（图3-1）。

2. 神经肌肉性脊柱侧凸　指继发于神经肌源性疾病的脊柱侧凸，包括Arnold-Chiari畸形（小脑扁桃体下疝畸形）、脊髓空洞症、脊髓性肌萎缩、脑性瘫痪、脊柱裂、脑或脊髓损伤、脊髓纵裂等。这些患者侧凸通常持续进展，多数需要预先处理神经系统异常。

3. 综合征性脊柱侧凸　指继发于综合征的早发性脊柱侧凸，包括马方综合征、Ehlers-Danlos综合征和其他结缔组织病、神经纤维瘤病、Prader-Willi综合征、脊柱发育不良、软骨发育不全、骨发育不全、Ellis-van Creveld综合征、21三体综合征、Goldenhar综合征、Klippel-Feil综合征等（图3-2）。

4. 特发性脊柱侧凸　无明显原因或相关潜在病因的脊柱侧凸（图3-3）。

上述病因存在判断顺序的优先级，从最高到最低分别为先天性、神经肌肉性、综合征性和特发性。如果EOS患者多个病因共存，需要按照上述优先顺序确定最主要的病因用于分型。

（二）主弯角度

主弯角度根据度数分为4度：1度为小于20°，2度为20°～50°，3度为51°～90°，4度为大于90°。

（三）后凸角度

后凸角度根据度数分为3型：（－）型为小于20°，N型为21°～50°，（＋）型为大于50°。

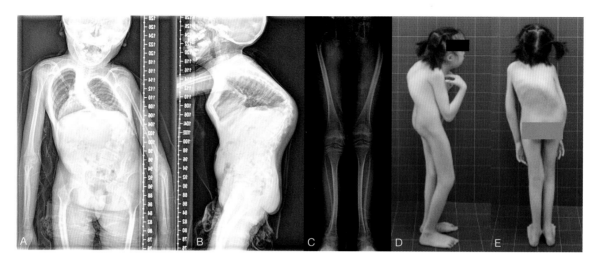

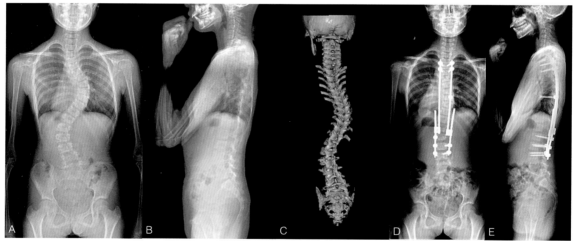

$$\frac{2}{3}$$

图3-2 综合征性脊柱侧凸影像学表现

A、B. 术前全脊柱正、侧位X线片；C. 下肢全长X线片；D、E. 正、侧位外观

图3-3 特发性脊柱侧凸影像学表现

A、B. 术前全脊柱正、侧位X线片；C. 全脊柱CT三维重建；D、E. 术后全脊柱正、侧位X线片

（四）进展情况

进展情况根据主弯角度年平均进展度数分为3度：P0为小于10°，P1为10°～20°，P2为大于20°。

二、EOS分型可靠性评估

在Williams等的研究中，15位外科医师参与了30例EOS患者的分型评估。结果显示：主弯角度、后凸角度的观察者间可靠性均非常好，平均*Kappa*值分别为0.95（0.769～1.000）及0.93（0.795～1.000）；病因的平均*Kappa*值为0.64（0.364～0.900）；进展情况的平均*Kappa*值为0.495（0.199～1.000）。Cyr等共纳入36例EOS患者，使用EOS分型进行评估，结果显示：观察者间可靠性的总体Fleiss k系数分别为病因0.84、主弯角度0.93、后凸角度0.96；观察者内可靠性的Cohen k值分别为病因0.92、主弯角度0.96、后凸角度0.98。

（庄乾宇）

参考文献

[1] WILLIAMS BA, MATSUMOTO H, MCCALLA DJ, et al. Development and initial validation of the Classification of Early-Onset Scoliosis (C-EOS)[J]. J Bone Joint Surg Am, 2014, 96(16): 1359-1367.

[2] CYR M, HILAIRE TS, PAN Z, et al. Classification of Early Onset Scoliosis has Excellent Interobserver and Intraobserver Reliability. [J]. J Pediatr Orthop, 2017, 37(1): e1-e3.

[3] DRAGSTED C, OHRT-NISSEN S, HALLAGER DW, et al. Reproducibility of the classification of early onset scoliosis (C-EOS)[J]. Spine Deform, 2020, 8(2): 285-293.

[4] PARK HY, MATSUMOTO H, FEINBERG N, et al. The Classification for Early-onset Scoliosis (C-EOS) Correlates With the Speed of Vertical Expandable Prosthetic Titanium Rib (VEPTR) Proximal Anchor Failure[J]. J Pediatr Orthop, 2017, 37(6): 381-386.

[5] WHITE K, VIVIANA B, RAMIREZ N, et al. Paper #2: Classification of Early Onset Scoliosis (C-EOS) and Pulmonary Function Outcomes[J]. Spine Deform, 2017, 5(6): 440-441.

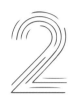

特发性早发性脊柱侧凸

特发性早发性脊柱侧凸（idiopathic early onset scoliosis, IEOS）指在10岁以前即脊柱进入第2个生长发育高峰之前发病，无明确病因的脊柱侧凸，包括婴儿型特发性脊柱侧凸（infantile idiopathic scoliosis, IIS）和少儿型特发性脊柱侧凸（juvenile idiopathic scoliosis, JIS）。对IEOS进行诊治需要对正常脊柱发育、病因学、自然史、临床评估及婴儿脊柱侧凸可行的非手术和手术治疗有深入了解。

一、自然史

1. 生长发育及疾病进展　根据Dimeglio和Bonnel的描述，婴幼儿从出生到5岁脊柱生长速度最快，平均每年生长超过2cm。6～10岁时，生长速度下降到每年0.5cm，11～18岁时生长速度又增加到每年1.3cm。胸腔生长发育最简单的评估标准为胸廓容积，胸廓容积与脊柱的生长趋势相似。婴儿出生时其胸廓容积是成人的5%；5岁时则已达30%，共增长6倍；10岁时肺容积为成人的50%；15岁时达到成人大小。此外，肺泡体积和数目的变化是衡量肺发育的最佳指标。据估计，新生儿有2000万个肺泡，到4岁时增加到2.5亿个，到8岁时发育完全。支气管数量也从出生时的20支增加到8岁时的23支。

2. 流行病学　在美国，婴儿型特发性脊柱侧凸占特发性脊柱侧凸的比例不到1%。据报道，欧洲婴儿型特发性脊柱侧凸的发病率略高。与青少年特发性脊柱侧凸（adolescent idiopathic scoliosis, AIS）不同，IEOS多见于男性，男女比例为3：2，侧凸更多见于左侧。75%~90%的病例侧凸出现于胸椎中下段。

少儿型特发性脊柱侧凸占报道的特发性脊柱侧凸的12%~21%。多见于女性，男女比例为1：（2~4）。男性通常在5岁时确诊，女性在7岁时确诊，这种差异以及骨骼成熟的年龄差异导致男性患者更易出现病情进展。少儿型特发性脊柱侧凸主要为右胸弯和双主弯。

3. 预后　James在1951年报道33例婴儿型特发性脊柱侧凸患儿，其中18例（55%）侧凸是进展性的，11例（33%）侧凸是稳定的，4例（12%）侧凸自发矫正。1954年，他的研究纳入52例患儿，这些患儿接受了物理治疗、石膏和支具矫形治疗，其中43例（83%）患儿侧凸进展，到10岁时侧凸均>70°，部分患儿进展超过100°。其余9例（17%）患儿侧凸未经治疗自行消失。1959年，James等报道了来自2个不同机构的212例婴儿型特发性脊柱侧凸病例。其中，77例（31%）患儿侧凸自发矫正，其余患儿侧凸进展（135/212）。这135例患儿中，47例年龄为0~5岁，其中23例侧凸>70°；37例年龄为5~10岁，其中27例侧凸>70°，14例侧凸>100°；在23例11岁及以上的儿童中，12例侧凸>100°，2例骨骼成熟的患儿侧凸>150°。

Scott等报道了28例婴儿型特发性脊柱侧凸患者，其中14例随访至骨骼成熟，这些患儿均患有严重的脊柱侧凸，平均Cobb角120°。其余14例侧凸仍在进展中。6岁时，这些患儿的平均Cobb角为65°，其中最大为112°。在20~30岁，3例患者死于心肺并发症。这28例患者都存在胸腔容积受限，并伴有心肺功能降低。诊断时年龄偏小和侧凸进展是预后较差的预测因素。

Fernandes和Weinstein总结了非进展性和进展性婴儿型特发性脊柱侧凸的数据。573例非进展性患者中，男女比例接近3：2，90%为胸弯，80%最大Cobb角为20°~48°。绝大多数在子宫内即出现侧凸畸形。非进展组确诊平均年龄为5.5个月，而进展组确诊平均年龄为12个月。此外，与以往文献相比，进展组表现出更大的变异性，男女比例接近1.2：1，胸弯占81%，左侧弯占75%。右胸弯女童预后可能较差，同时其自发矫正率可能与传统自发矫正率不同。

少儿型特发性脊柱侧凸与婴儿型特发性脊柱侧凸的自然病程不同。少儿型特发性脊柱侧凸以缓慢到中等的速度进展。由于比青少年特发性脊柱侧凸，发病年龄更早，少儿型特发性脊柱侧凸通常会导致更严重的畸形。Tolo等报道了59例少儿型特发性脊柱侧凸患儿，其中42例（71%）侧凸进展到需要手术干预的程度。Figueiredo和James发现98例少儿型特发性脊柱侧凸患者中55例（56%）侧凸进展。

对于未经治疗的婴儿型特发性脊柱侧凸来说，出现肺部并发症是最可怕的结果。如前所述，脊柱、胸壁和呼吸系统在0~5岁迅速发育。若上述任何一项出现发育异常，则可能同时会对其他2项的发育造成负面影响。出现和发展于这一时期的脊柱侧凸发生心肺并发症的风险更高。婴儿型特发性脊柱侧凸干扰肺泡和肺血管的正常发育，导致肺功能缺陷。肺受累的严重程度与脊柱侧凸的发病年龄直接相关。肺功能障碍通常表现为肺总量和肺活量减少以及残气量增加的限制性通气功能障碍。胸壁和双肺顺应性的丧失是导致限制性通气功能障碍的原因。持续性限制性通气功能障碍可导致肺动脉高压和肺心病。这些患儿的换气功能正常，因此，低氧血症可能与潮气量减少有关。同时因为这些患儿的肺储备功能较强，呼吸衰竭通常出现得较晚。

二、临床评估

1. 病史　诊断婴儿型和少儿型特发性脊柱侧凸时，体格检查前必须全面系统地了解病史。详细的病史询问将有助于引导脊柱外科医师进行进一步的诊断及检查。因为特发性脊柱侧凸是一种排除性诊断，需要竭尽所能来进行准确诊断。鉴别诊断包括神经肌肉性脊柱侧凸、脊髓空洞症、脊柱肿瘤、先天性脊柱侧凸、椎管内异常、神经纤维瘤病、综合征性脊柱侧凸和脊柱感染。患者需要仔细筛查其他的伴发畸形，包括心脏缺陷、髋关节发育不良、认知缺陷、先天性肌肉性斜颈和其他外形异常。

在记录病史时，应注意母亲的产前病史，包括健康问题、妊娠史和药物治疗史。分娩史应包括妊娠时间、分娩类型（经阴道顺产或剖宫产）、体重和并发症。婴儿型特发性脊柱侧凸与臀位分娩之间也存在关联，在早产、低出生体重的男性中更为常见。此外，还应该仔细注意儿童生长发育和认知情况。

2. 体格检查　对于EOS患儿，应该进行系统的体格检查，尤其要注意皮肤、头部、脊柱、骨盆、四肢和神经系统的检查。皮肤检查应包括仔细检查常见于神经纤维瘤病的牛奶咖啡斑和腋窝下色素斑。沿脊柱生长的多毛斑块可能提示脊柱裂，瘀斑可能提示外伤。

　　脊柱检查应首先进行视诊、触诊，并仔细评估患儿的姿态以及头、肩、躯干和骨盆的对称性。若因患者年龄无法进行Adams前屈试验，可以让儿童凸侧朝下侧卧在检查者膝盖上，通过侧方压力来评估脊柱的柔韧性。侧凸越僵硬，其进展的可能性越高。胸部或侧腹不对称以及胸部扩张受限提示可能存在综合征性脊柱侧凸。发现腹壁反射异常后应进行更彻底的神经系统检查。在Arnold-Chiari畸形合并脊柱侧凸患者中，腹壁反射消失可能为唯一的客观阳性体征，通常出现在凸侧，需要行全脊柱MRI检查以进一步明确。此外，还应注意检查是否存在骨盆倾斜和发育性髋关节发育不良。最后，必须排除下肢不等长导致的脊柱侧凸。

三、诊断性检查

　　1. X线检查　婴儿型特发性脊柱侧凸通常在出生后6个月至1岁时确诊，因此早期识别和治疗至关重要。X线评估应包括脊柱（包括颈椎和骨盆）正、侧位X线片。对于年龄太小还不能站立的儿童，可以仰卧摄片。应特别注意有无颈椎异常、腰骶交界处的脊柱裂，以及骨盆和髋部，以确保髋关节处于复位的状态。X线片上Cobb角和肋椎角差（rib-vertebrae relationship, RVAD）对于预测侧凸进展有意义（图3-4）。

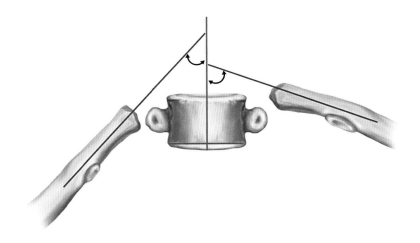

图3-4　肋椎角差

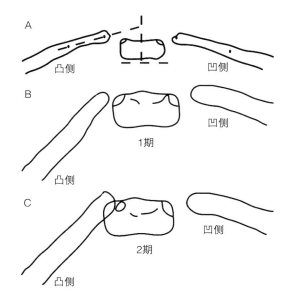

图3-5 肋头分期

A. 肋椎角差（RVAD）；B. 肋头分期1期；

C. 肋头分期2期

肋椎角是胸椎顶椎终板的垂线和凹侧及凸侧肋骨中心线的夹角。RVAD是凹侧肋椎角减去凸侧肋椎角得到的差值。RVAD＜20°表示侧凸有可能缓解（85%～90%），而RVAD≥20°提示侧凸可能进展。肋头分期也有助于预测侧凸进展，其主要体现在脊柱凸侧顶点处肋头和肋颈与椎体的关系。在1期，顶椎未与肋骨、肋头或肋颈重叠，在这类患者中，应该测量RVAD以帮助判断畸形是否有进展的可能。在2期，肋头或肋颈与顶椎重叠。Mehta认为2期肋头是确切的病情进展预测因素，不需要再计算RVAD。Mehta报道了46例1期肋头脊柱侧凸的婴儿病情自发缓解的病例。该组83%的患儿RVAD＜20°；在其他RVAD≥20°的患儿中，随访发现其侧凸角度持续下降。RVAD的减小也先于Cobb角的减小。在脊柱畸形持续加重的患者中，84%的患者初始RVAD在20°以上（18°～30°）（图3-5）。

2. 全脊柱MRI及CT　10岁以下脊柱侧凸患儿常伴有神经系统发育异常。Lewonowski等对26例10岁以下特发性脊柱侧凸患儿进行了MRI检查。结果发现其中5例（19%）患儿有神经病变，一例4月龄男童有晚期脂肪瘤，一例3岁女童有脊髓空洞症。Dobbs等在多中心研究中发现46例婴儿型特发性脊柱侧凸患儿中有11例神经结构异常。所有患儿均无临床症状，侧凸均≤20°。5例患儿有Arnold-Chiari Ⅰ型畸形，3例有脊髓空洞症，1例有低位圆锥，1例有脑瘤。其中8例需要手术治疗。因此，我们建议所有侧凸在20°或以下的婴儿型特发性脊柱侧凸或少儿型特发性脊柱侧凸患儿应同时进行脑和全脊柱MRI检查。

CT有助于术前评估患儿椎弓根解剖和骨骼的异常畸形，并有助于固定节段的选择。此外，CT还可以用来评估三维肺容积，其结果也可以作为治疗的指征。

四、治疗

1. 随访观察 婴儿特发性脊柱侧凸的疾病管理是基于对预期或实际的侧凸进展的随访观察。RVAD < 20°和Cobb角 < 25°的侧凸进展风险较低，这些患者可通过随访观察得到安全的治疗，每4~6个月随访1次以确定病情进展情况。一旦病情稳定，随访时间可延长至1~2年。我们建议随访这些患者至其骨骼成熟，以确保侧凸在青春期生长高峰期间不会复发（图3-6）。

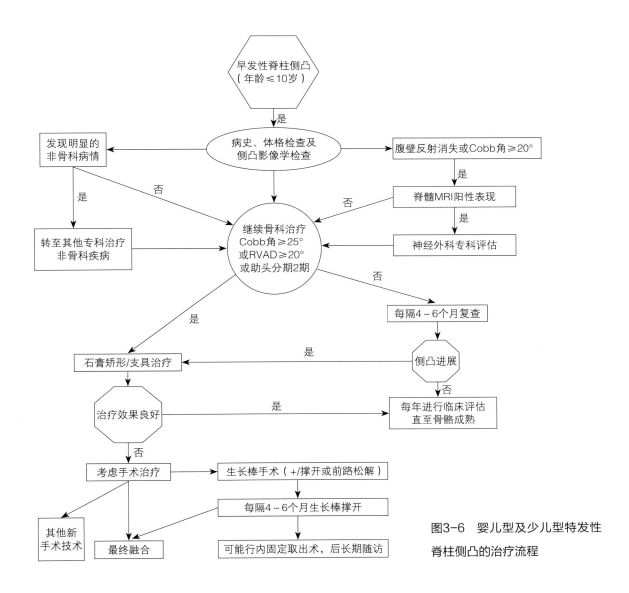

图3-6 婴儿型及少儿型特发性脊柱侧凸的治疗流程

对于RVAD≥20°，或2期肋头，Cobb角为20°～35°的婴儿，其病情进展风险较高。这组患者应每隔3～4个月密切随访，以进行临床和影像学评估。若Cobb角1年内进展在5°或以上，则应开始积极治疗，包括石膏和支具矫形治疗等，这些内容将在本书相应的章节中详细讨论。

2. 系列去旋转石膏矫形治疗 去旋转石膏矫形治疗的最佳适应证是特发性脊柱侧凸，主弯角度>20°，RVAD>20°，且侧凸有进展。对于婴儿期（<3岁）特发性脊柱侧凸，石膏起始使用年龄<2岁，侧凸角度<50°，如实施足够长时间（石膏更换>5次，总共时间>1年）的石膏矫形治疗，脊柱侧凸最终可以治愈，治愈率达39%～68%。石膏矫形治疗起始应用年龄>3岁、侧凸角度>50°的特发性脊柱侧凸，石膏矫形治疗可以阻止侧凸进展或推迟手术介入的时间。用于矫形治疗EOS的石膏有2种：一种是应用三点弯力矫正原理的Risser石膏；另一种是去旋转矫正原理的Mehta石膏。由于婴幼儿的肋骨柔软，Risser石膏容易造成肋骨的挤压和胸廓的压迫，进而使肺容积减小，影响呼吸功能。因此，Risser石膏已逐渐被去旋转石膏替代。

3. 支具矫形治疗 支具是石膏矫形治疗过程中非常好的替代和补充（图3-7）。主要应用于以下3种情况：①对于一些应用系列石膏"治愈"的患者，可用支具维持和加强；②一些无法耐受石膏的患者；③在EOS非手术的"拖延"治疗策略中，可通过"石膏-支具-石膏-支具"的交替达到延期手术的目的。理论上讲，每天佩戴支具的时间越长越好。胸弯顶椎偏低、胸腰弯或腰弯的患儿佩戴胸腰骶矫形（thoracic-lumbar-sacral-orthotic, TLSO）支具。顶椎偏高的上胸弯畸形可考虑使用Milwaukee支具（图3-7）。

4. 头环重力牵引 头环重力牵引是一种安全的、非常有效的针对重度脊柱畸形产生部分矫正的治疗方法。其不仅能够部分矫正重度脊柱畸形，还可以改善患儿的心肺功能及营养状态，降低手术神经损伤并发症的发生率。对于重度畸形，应用头环重力牵引可使脊柱畸形获得一定程度的初步矫正，为随后的生长棒等非融合手术的实施或石膏、支具矫形治疗创造条件。

5. 手术治疗 对于Cobb角≥45°且侧凸进展的儿童，建议手术治疗。婴儿特发性脊柱侧凸手术治疗的目标：在控制脊柱畸形的同时，尽最大可能保证心脏及呼吸系统的发育，并允许脊柱生长并达到尽可能正常的长度。成年后胸腔脊柱高度未能达到18cm与呼吸系统发病明显相关，因此，手术治疗的目标之一是尽可能达到18cm以上的胸腔脊柱高度，从而最大限度地实现胸腔生长和内部器官三维立体发育。

手术方法大致可分为以下3类：①撑开技术。包括传统生长棒技术、磁控生长棒技

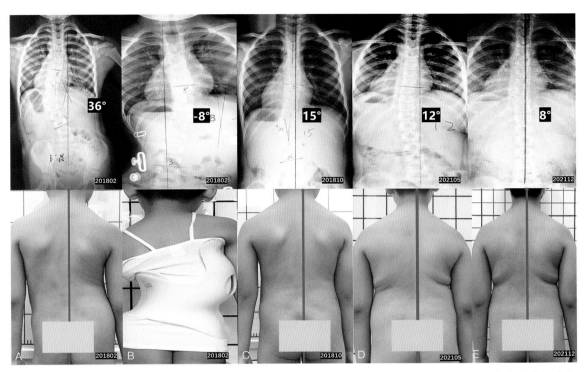

图3-7　患儿，男性，9岁，诊断为EOS，支具矫形治疗（本病例信息由国家康复辅具研究中心赵立伟高级技师提供）

佩戴支具前全脊柱正位X线片显示T_8-L_3侧凸36°，大体相见躯干偏移明显，佩戴定制支具进行矫正。佩戴支具8个月后第一次复查，侧凸明显好转，裸背体表改善明显，基本对称，躯干明显回正；佩戴支具39个月后复查，矫形效果稳定；佩戴支具46个月后复查，侧弯基本矫正。A. 佩戴支具前X线及大体相；B. 佩戴支具后即刻X线及大体相；C. 佩戴支具8个月后X线及大体相；D. 佩戴支具39个月后X线及大体相；E. 佩戴支具46个月后X线及大体相

术、Hybrid（截骨+生长棒）技术（图3-8）、纵向可撑开人工钛肋（vertical expandable prosthetic titanium rib, VEPTR）手术及脊柱肋骨混合撑开等。②生长引导技术。最早起源于Luque棒的理念，后经Shilla技术改良。其原则在于通过最小的手术干预来引导脊柱沿着提前设定好的"路径"生长，从而矫正脊柱畸形。这种手术包括有限的内固定和使用特殊的多轴Shilla螺钉对顶椎附近进行矫形，这种螺钉可容纳2个内固定棒，并允许这些内固定棒在其结构内滑动。其概念是希望通过引导脊柱沿着新的路径（内固定棒）自然生长以改善脊柱畸形。McCarthy等报道了10例患者的2年随访结果。其中3例为婴儿型特发性脊柱侧凸或少儿型特发性脊柱侧凸。术后第6周时，侧凸角度从平均70.5°（40°~86°）改善至27°（5°~52°），第

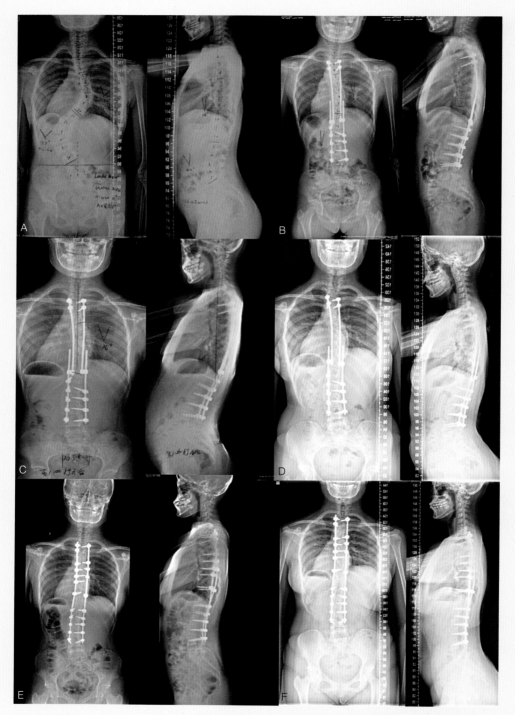

图3-8　患儿，女性，9岁，诊断为IEOS，接受Hybrid技术（腰椎截骨融合+生长棒技术）

A. 术前全脊柱正、侧位X线片；B. 生长棒置入术后站立位全脊柱正、侧位X线片；

C. 第1次撑开术后全脊柱正、侧位X线片；D. 第5次撑开术后全脊柱正、侧位X线片；

E. 最终融合术后即刻全脊柱正、侧位X线片；F. 最终融合术后2年全脊柱正、侧位X线片

2年随访时侧凸角度为平均34°（18°～57°）。2例患者接受了分期前路顶椎区域松解手术。其并发症包括因脊柱生长致内固定棒滑出而需要进行内固定棒翻修、因内固定棒隆起而需要换成更短的固定棒，以及断棒和切口感染。若采用生长棒撑开手术，这组患者还需要接受49次额外的手术。③前路拴系系统。包括Tethering、Staple等，通过在椎体生长板表面放置非融合器械，从而发挥固定作用。其目的是阻止脊柱凸侧生长，期望凹侧能够追赶上由于侧凸导致的不对称生长。

6. 总结与展望　尽管对于IEOS的理解和治疗取得了重大进展，但目前仍有许多未知的领域待探索，其中包括遗传病因学研究、对于疾病进展的精确而科学的预测、对侧凸的个性化治疗，以及外科手术技术的发展。

婴儿型和少儿型特发性脊柱侧凸如不及时治疗，可引起毁灭性的、危及生命的并发症的发生。因此，早期识别和及时治疗至关重要。令人振奋的是，新技术的出现和手术技术的改进将进一步降低并发症的发生率，避免疾病随其自然病程发展，并最终改善患者的预后。

（庄乾宇）

参考文献

[1] BALSANO M, SPINA M. Idiopathic early-onset scoliosis treated with magec rods: What to do after the lengthening period is over?[J]. Int J Spine Surg, 2020, 14(5): 847-851.

[2] AHMAD AA. Minimal invasive surgery techniques for patients with adolescent idiopathic and early onset scoliosis[J]. J Clin Orthop Trauma, 2020, 11(5): 830-838.

[3] Romberg K, Fagevik Olsen M, Kjellby-Wendt G, et al. Thoracic mobility and its relation to pulmonary function and rib-cage deformity in patients with early onset idiopathic scoliosis: A long-term follow-up[J]. Spine Deform, 2020, 8(2): 257-268.

[4] BACHABI M, MCCLUNG A, PAWELEK JB, et al. Idiopathic early-onset scoliosis: Growing rods *versus* vertically expandable prosthetic titanium ribs at 5-year follow-up[J]. J Pediatr Orthop, 2020, 40(3): 142-148.

[5] EL-HAWARY R, CHUKWUNYERENWA CK, GAUTHIER LE, et al. Distraction-based sur-

geries increase thoracic sagittal spine length after ten lengthening surgeries for patients with idiopathic early-onset scoliosis[J]. Spine Deform, 2020, 8(2): 303-309.

[6] ZHUANG Q, ZHANG J, WANG S, et al. How to select the lowest instrumented vertebra in lenke type 5 adolescent idiopathic scoliosis patients?[J]. Spine J, 2021, 21(1): 141-149.

[7] VERGARI C, BOCAHUT N, HERNANDEZ T, et al. Trunk growth in early-onset idiopathic scoliosis measured with biplanar radiography[J]. Spine Deform, 2019, 7(6): 962-970.

[8] AKBARNIA BA. Management themes in early onset scoliosis[J]. J B Joint Surg AmVolume, 2007, 89 (Sl 1): 42-54.

[9] FERNANDES P, WEINSTEIN SL. Natural history of early onset scoliosis[J]. J Bone Joint Surg Am, 2007, 89(Sl 1): S21-S33.

[10] JAMES JIP. Two curve patterns in idiopathic structural scoliosis[J]. J Bone Joint Surg Br,1951, 33-B(3): 399-406.

[11] SCOTT JC, MORGAN TH. The natural history and prognosis of infantile idiopathic scoliosis[J]. J Bone Joint Surg Br, 1955, 37-B(3): 400-413.

[12] TOLO VT, GILLESPIE RJB, JOURNAL J. The characteristics of juvenile idiopathic scoliosis and results of its treatment[J]. J Bone Joint Surg Br, 1978, 60-B(2): 181-188.

先天性早发性脊柱侧凸

先天性脊柱侧凸是一种由脊椎畸形引起的脊柱的侧向弯曲（图3-9）。脊柱的先天性畸形在出生时即已存在，但一些患者脊柱侧凸畸形是随着脊柱的纵向生长而逐步发展而产生的。先天性脊柱侧凸是由于脊柱早期胚胎发育障碍所致。椎体形成障碍或椎体分节不良均可导致脊柱发育异常。这些畸形既可能仅导致轻度脊柱侧凸，不影响脊柱平衡，也可能具有高度恶化倾向并影响脊柱平衡。先天性脊柱侧凸的发病率尚不明确。而其患病率约为每1000个活产婴儿中出现1个。男女比例为1∶（1~2.5）。

一、病因

先天性脊柱侧凸的病因尚未明确，通常被认为是多因素的。患者可能仅出现椎体畸形，也可能并发其他如心脏、肾脏和椎管内畸形。这些畸形也可能是潜在的染色体异常或综合征的部分临床表现，如先天性肝内胆管发育不良征（Alagille syndrome）、Jarcho-Levin综合征、Klippel-Feil综合征、Goldenhar综合征、18三体综合征、糖尿病胚胎病变和VACTERL综合征等（脊柱、心脏、肾脏、肢体异常，肛门闭锁，气管–食管瘘）。妊娠期间摄入抗癫痫药物也是一种可能的病因。

　　一氧化碳（CO）和缺氧是2种最常见的致畸因素，是可能造成先天性脊椎畸形的原因。CO是众所周知的致畸剂。它是一种无色、无味的气体，对血红蛋白的亲和力是氧气的200～300倍。因此，CO很容易在肺部与血红蛋白结合，且不会在外周组织中解离，从而干扰组织细胞的正常氧合过程。有研究证实，雌性小鼠和兔子暴露于CO之后，其后代可出现脊柱和肋骨畸形。在母鼠接触600ppm的CO后的妊娠第9天，70%的后代小鼠出现脊柱畸形。在动物模型中，缺氧被认为是一个致畸因素。相关研究显示了缺氧时间和程度与脊柱和肋骨畸形之间的关系。动物模型中出现的畸形主要是椎体分节或形成不良，与在人类中发现的畸形相似。

　　根据针对小鼠的研究，现已发现一系列可能导致椎体畸形的候选基因。*Wnt3a*、*PAX1*、*DLL3*、*Sim2*基因被认为与小鼠模型的椎体畸形有关。这些基因的突变可能会影响早期体节发育，导致肋骨融合和脊柱前柱发育不良，以及背侧神经弓形成不良。

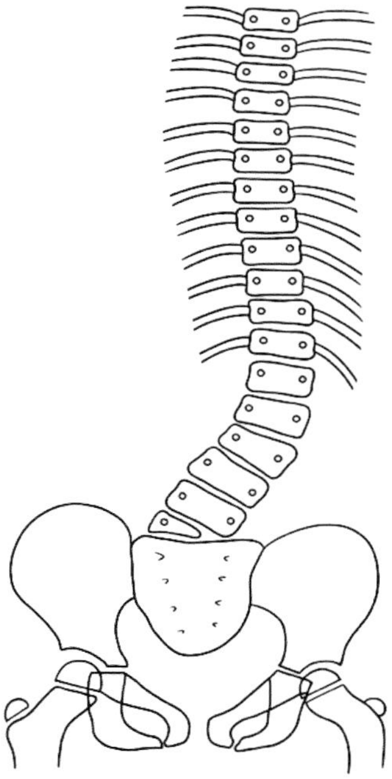

二、Winter分型

　　先天性脊柱侧凸Winter分型如下：①不可分类。同时存在多种类型的椎体分节不良，没有主要的形态。②肋骨融合。③单侧椎体部分形成不良。导致楔形或梯形椎形成，可能出现退化的椎弓根。④单侧椎体完全形成不良：导致半椎体形成。⑤双

图3-9　先天性EOS

侧椎体分节不良：指相邻椎体之间没有椎间盘。⑥单侧椎体分节不良：导致骨桥形成，可能累及2个或2个以上椎体，可能只累及椎体或后柱结构。

　　形成不良由脊椎的部分缺失引起，前、前外侧、后、后外侧和椎环外侧区域可能受到影响。形成不良可能是完全的或者部分的。楔形椎属于部分形成不良，其有2个椎弓根，但椎体的一侧发育不良。半椎体是完全形成不良，异常脊椎只有1个椎弓根，且只有半个椎骨。半椎体有3种类型：完全分节、部分分节和未分节（图3-10）。完全分节的半椎体具有头侧和尾侧的生长板，因此其在头侧和尾侧都能持续纵向生长，且对脊柱平衡有很大影响。而未分节的半椎体没有与头侧与尾侧脊椎分节，因此它具有较低的生长潜能，且对脊柱平衡的影响较小。部分分节的半椎体只有一侧有正常的椎间盘，而另一侧与邻近椎体有融合。在同一患者的复杂畸形中，可同时包括分节和形成不良，此类患者的快速进展风险很高。

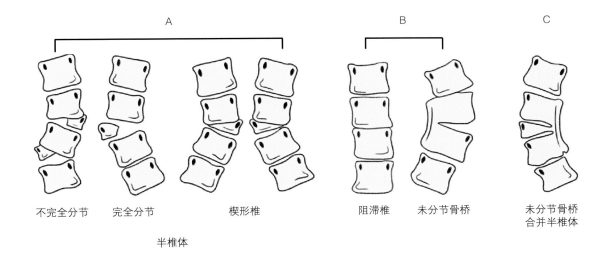

图3-10　先天性脊柱畸形分型系统图解

A. 椎体形成障碍型：包括多种类型的半椎体（不完全分节、完全分节、楔形椎）；

B. 椎体分节不良型：包括阻滞椎、未分节骨桥；C. 混合型：未分节骨桥合并半椎体

　　先天性脊柱侧凸的分类系统还包括Nasca分型、Kawakami分型等，本书相应章节将有详述，此处不再赘述。

三、自然史

　　脊柱的纵向生长主要来自上终板和下终板。畸形进展是由脊柱的不平衡生长引起的。形态良好和正常的椎间盘表明健康的生长板和对称生长的潜力。而椎体分节不良或并肋则可能引起单侧生长受限，并进一步导致进行性畸形。因此，畸形类型、畸形部位和生长潜能是预测先天性EOS进展风险的最重要因素。

　　研究发现，胸腰段侧凸比颈胸段和腰椎侧凸进展得更快。轻度的颈胸段侧凸可能会因为头倾斜、颈部突出和单肩下垂而导致严重的外观畸形。研究发现，进展率与侧凸的严重程度并无明确相关。当胸椎有多个单侧分节或形成异常时，进展风险最大。对于不同部位畸形，上胸椎进展相对较缓，中胸段更迅速，胸腰段最迅速。阻滞椎和双侧分节不良是进展风险最小的畸形类型，每年的进展速度 <2°。而楔形椎、半椎体和单侧椎体分节不良则可导致更严重的畸形。单侧分节不良伴对侧半椎体进展风险最高，其每年的进展速度为5°~10°。

四、临床表现

（一）体格检查

　　对先天性脊柱侧凸患者的评估主要集中在体格检查，包括详细的脊柱神经系统检查和相关异常的评估。

　　1. 记录患儿坐姿、站立高度和体重。

　　2. 监测儿童的成长状态，因为正如自然史部分所讨论的那样，生长和畸形进展之间有密切的关系。

　　3. 记录脊柱矢状面和冠状面的平衡、骨盆平衡、头倾斜和肩部平衡。

　　4. 初步评估畸形的僵硬程度。

　　5. 记录胸廓畸形情况。通过肺功能试验评估肺通气功能，以发现限制性肺疾病。

　　6. 详细记录神经学检查结果，包括肌力、皮肤感觉、腹部和深部肌腱反射。

　　7. 仔细检查患儿背部是否有局部毛发增多、脂肪瘤、皮肤凹陷和异常色素沉着，这可能提示椎管内病变及神经结构异常。

　　8. 详细检查下肢，不对称小腿、高足弓、马蹄内翻足和垂直距骨等也可能是脊柱闭合不全的表现。

（二）影像学检查

对患者进行评估时应该选择合适的影像学检查，以明确病理解剖，对畸形进行分类，从而制定合理的手术方案。

1. X线检查 X线检查对评估脊柱畸形至关重要。婴儿的X线片可仰卧拍摄。当孩子长大后能够独立站立时，应拍摄站立位后前位和侧位片。Cobb角的测量在先天性脊柱侧凸患者中通常更为困难，因为这些患者的终板和椎弓根常常扭曲变形。然而，高质量的X线片可以确定畸形的类型、弯曲的大小和畸形椎体的生长潜能。X线检查也是一种随访过程中评估侧凸进展的可靠方法。通过直接观察和测量X线片，可从是否存在椎间盘间隙和其相对大小来判断畸形椎体的生长潜能。如果椎间隙狭窄且界限不清，则说明这些脊椎生长潜能较低。反之，如果椎间盘清晰可见，且椎间隙宽、外观正常，则说明畸形脊椎的生长潜能和侧凸进展的可能性较高。X线检查是评估先天性脊柱侧凸的传统方法，但其难以用于评估身材较小、脊柱畸形被其他身体组织遮挡或畸形较为复杂的患者。对于需要手术的患者，有必要使用成像能力更为细致的影像学技术。

2. 三维计算机断层扫描（three-dimensional computed tomography, 3D-CT） 3D-CT是诊断和评估骨骼发育异常及异常骨骼之间关系的最佳方法。它主要用于复杂的脊柱畸形，但不用于常规随访观察或连续随访观察。Hedequist等将先天性脊柱侧凸患者的X线片和3D-CT扫描结果与术中的观察结果进行比较，发现所有患者的术中解剖结果与CT表现相符合。对于颈胸段畸形患者，还应当对颈部血管进行CT血管成像（computed tomography angiography, CTA）以帮助了解颈部血管尤其是双侧椎动脉的走行以及变异情况，以便指导术中操作，防止误伤椎动脉。

3. 全脊柱MRI MRI以其无创且敏感的特点成为评估椎管内病变的标准诊断工具。进行MRI检查的指征包括患者有神经系统症状，如无力、感觉丧失、肠或膀胱功能障碍、脊柱表面皮肤异常如凹陷，以及毛斑或痣、腿或背部疼痛、腰骶段后凸、椎弓根间隔增宽。

（三）伴发畸形

脊柱的发育与脊髓密切相关，因此，神经系统畸形和脊椎畸形常并存。这些畸形可引起神经系统损伤。然而，没有神经系统损伤的表现并不能排除椎管内病变。脊椎的形成源于中胚层，而泌尿生殖系统、呼吸系统和循环系统亦起源于中胚层。先天性脊椎畸形也可以伴发这些系统的畸形。因此，一定要使用合适的影像学检查方法对患者进行系统性评估。

McMaster等的一项研究中对患者进行了X线检查和脊髓造影检查，发现在251例先天性脊柱侧凸患者中，18.3%存在椎管内病变。当使用MRI对先天性脊柱侧凸进行评估时，有研究发现神经结构异常的发生率高达30%～38%。

最常见的脊髓畸形是脊髓纵裂，即脊髓或马尾部分或完全被骨性或纤维性结构分隔成两半。约20%的先天性脊柱侧凸患者存在脊髓纵裂。在脊髓纵裂患者中，脊髓的正常活动受到限制。当脊柱纵向生长时，脊髓随之拉伸。任何脊柱矫形操作都可能导致脊髓进一步拉伸，从而导致神经系统症状恶化。因此，在所有矫形手术前对脊柱进行整体评估是非常重要的。其他与先天性脊柱侧凸相关的先天性椎管内异常包括表皮样囊肿、皮样囊肿、肠源性囊肿、脊髓拴系综合征、脂肪瘤和畸胎瘤。

一些回顾性研究显示先天性脊柱侧凸患者肺功能减退。由于脊柱、胸骨和肋骨之间存在复杂的连接，脊柱侧凸时椎体的移位和旋转对胸腔的形状有着深远的影响。先天性脊柱侧凸合并胸廓畸形会导致胸腔畸形，从而限制肺的生长发育，同时肋骨畸形会导致胸腔不稳定和呼吸机制的改变。由于肋骨的运动受到阻碍，胸腔的扩张受到限制，进而降低了胸壁的顺应性，使呼吸困难更加明显，尽管此时患者没有任何肺部疾病。脊柱侧凸患者身体发育和形态上的改变可导致肺功能的变化，这种变化更加符合限制性通气功能障碍。

18%～40%的先天性脊柱侧凸患者可合并泌尿系统异常。这些异常可影响肾脏、输尿管、膀胱和尿道。单侧肾脏发育不全、重复肾和输尿管梗阻是先天性脊柱侧凸患者最常合并的泌尿系统异常。10%～26%的患者患有先天性心脏病。房间隔和室间隔缺损是最常见的心脏畸形。先天性脊柱侧凸患者也可出现法洛四联症和大血管移位等复杂心脏畸形。此外，先天性脊柱侧凸患者还经常伴发多种运动系统畸形，如马蹄内翻足、Sprengel畸形、Klippel-Feil综合征、髋关节发育不良。

五、治疗

患者一旦被诊断为先天性脊柱侧凸，记录其年龄、脊柱平衡和对畸形进行分类都是非常重要的。如果患者存在病情恶化潜力较大的椎体异常，如单侧半椎体合并对侧分节不良，无论年龄大小，都应开始治疗。对于病情恶化潜力较小的患者，应仔细随访X线检查，并在每次随访时测量Cobb角，以判断侧凸是否有进展。先天性脊柱侧凸的治疗方案多种多样，应综合考虑患者的年龄、畸形分类、术者水平和手术室条件的限制以选择最合适的治疗方案。由于所有治疗方法将在后续相应章节分别讨论，在此仅进行简要总结。

（一）随访观察

对于存在脊椎畸形但脊柱平衡良好、存在未分节、部分分节半椎体或阻滞椎的患者，可每隔4~6个月进行X线检查。需要注意患者的脊柱平衡和侧凸Cobb角的变化。最新的X线片应与患者最早的X线片进行比较，以便发现所有的病情进展。

（二）石膏/支具矫形治疗

石膏矫形治疗在先天性脊柱侧凸中的应用存在争议。石膏矫形虽然不能对先天性脊柱侧凸中的致畸脊椎起任何作用，但它有可能减缓侧凸的进展速度，控制代偿弯的形成，推迟手术介入的时间。有研究报道在先天性脊柱侧凸中应用石膏矫形治疗，可以推迟手术介入的时间平均26个月。支具矫形治疗对短而僵硬的侧凸很少能起作用。对于长而柔韧的侧凸以及近端或远端代偿弯，可考虑使用支具矫形治疗。

总之，对于多发脊柱畸形所致脊柱侧后凸畸形不严重、柔韧性较好的婴幼儿脊柱畸形或者原发畸形轻微但代偿畸形明显、柔韧性尚可的患儿，可采用石膏或支具矫形等保守治疗，控制主弯的进展，延缓代偿弯的出现及进展，可帮助推迟手术的年龄。

（三）手术

1. 调节脊柱生长　通过不使用内置物的原位融合（凸侧生长阻滞）抑制畸形凸侧的生长，或使用椎弓根螺钉或Staple来抑制畸形凸侧的生长是一种可选的治疗方案，特别是对于凹侧具有正常生长潜能的脊柱畸形。年龄在5岁及以下、脊柱侧凸不超过70°且无前凸/后凸畸形的患者是生长调节手术的理想治疗对象。对于非骨骼发育晚期的脊柱侧凸患者，抑制凸侧生长似乎是一种有效的手术方案，它能在阻止侧凸进展的同时逐步获得预期的矫形效果。这种治疗方案的主要问题是矫形结果具有不可预测性。

2. 保留/刺激脊柱生长

（1）生长棒技术：生长棒技术最早主要用于特发性或类特发性脊柱畸形，在脊椎解剖正常的情况下，通过撑开手法对脊柱畸形进行矫形重建。然而，对过去几年发表的脊柱生长系列研究进行详细调查后可以发现，该方法也被用于先天性脊柱畸形患者。2011年Elsebai等报道应用生长棒技术治疗19例先天性脊柱侧凸患者。患儿平均6.2岁（3.2~10.7岁），侧凸的矫正率为31.8%，T_1-S_1每年增长11.7mm。胸廓生长指标——坎贝尔空间供肺比值（Campbell space available for lung ratio, SAL）从术前的0.81提高到末次随访时的0.96。北京协和医院仉建国教授团队在2012年报道应用双生长棒技术治疗30例先天性脊柱侧凸患儿的临床效果：

患儿平均7.2岁（2～13岁），侧凸术前平均为72.3°，初次术后为34.9°，末次随访时为36.2°；T₁-S₁每年增长1.49cm；SAL术前为0.81，初次术后为0.95，末次随访时为0.96。

（2）胸廓扩张技术：生长棒技术是一种针对脊柱畸形的内固定方法，因此被应用于主要问题在脊柱的患者。如果患者有肋骨融合和/或胸廓功能不全综合征，则最好采用治疗胸廓畸形的手术，即胸廓扩张技术。

3. 截骨重建

（1）半椎体切除术：半椎体切除术可以直接去除病因，早期手术可以达到去除病因、短节段融合的效果，对于单发半椎体畸形，可以达到"治愈"的效果。因此，该手术已经成为半椎体所致先天性畸形的主流术式。北京协和医院仉建国教授等首先开展半椎体切除术矫正半椎体导致的先天性脊柱畸形。2000年他们率先报道了15例完全分节型半椎体导致的先天性脊柱侧凸畸形接受前后路一期半椎体切除手术的治疗效果，术后即刻冠状面节段性侧凸矫正率为68.9%，矢状面节段性后凸矫正率为48.4%，经过平均17个月随访矫形效果无明显丢失。2006年他们又总结了18例患者接受后路一期半椎体切除的治疗效果，术后即刻冠状面节段性侧凸矫形率为66.40%，矢状面节段性后凸术后即刻矫形率为69.98%，经过平均13.5个月的随访，末次随访时冠状面节段性侧凸丢失5.14°，矢状面节段性后凸无明显丢失。

（2）全椎体切除术：在一些复杂病例中，先天性脊柱畸形可能源于比单发半椎体更加复杂的畸形。单纯半椎体切除术并不能应对多发半椎体和分节不良所导致的多节段的脊柱畸形。全椎体切除术在技术上极具挑战性，耗时很长，还存在出血量大的风险。此外，这种手术还可能会出现严重的手术并发症，包括严重的神经功能损伤。尽管存在这些风险，但全椎体切除术仍在经验丰富的脊柱治疗中心中被广泛采用。如今，它正逐步成为治疗可能引起严重躯干失衡的复杂脊柱畸形的标准手术方案。

4. 截骨+生长棒技术（Hybrid技术） 对于严重的先天性早发性脊柱侧凸患儿，传统生长棒技术的矫形率有限，且畸形区强大的致畸力量会导致内置物的应力过大，最终导致相关并发症的出现。为应对传统生长棒技术在治疗严重EOS方面的不足，仉建国教授提出应用截骨短节段融合联合双生长棒技术来治疗此类畸形。早期随访结果证明此类技术可提高严重僵硬畸形的矫正率，并可有效地降低生长棒技术并发症的发生率。该术式适用于：①畸形累及范围长，顶椎区畸形严重，顶椎偏距以及旋转严重，可能存在矢状面短节段后凸，顶椎区不对称生长潜能巨大；②严重的短锐畸形伴发头侧或者尾侧的结构性代偿畸形，如颈胸段半椎体伴严重的胸弯；③存在双主弯的EOS。相关技术细节及要点请参考后续相应章节。

六、总结

先天性脊柱侧凸病情的进展主要取决于畸形的类型。

对先天性脊柱侧凸患者的评估应包括详细的脊柱和神经系统的体格检查、影像学评估以及对其他伴发畸形的评估。

先天性脊柱侧凸的治疗方案多种多样，应根据患者的年龄、畸形类型、外科医师和手术室的条件限制等综合因素选择最合适的治疗方案（图3-11～图3-13）。

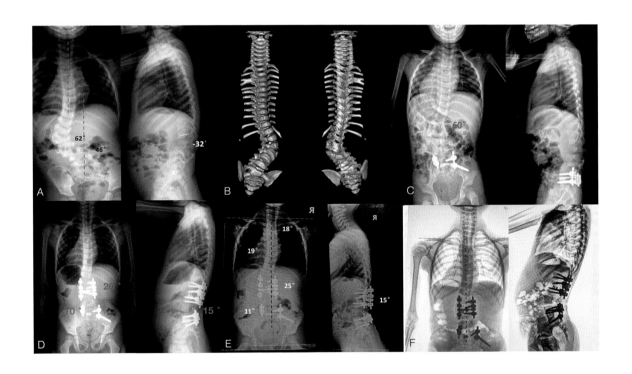

图3-11　患儿，男性，2岁，先天性脊柱侧凸

A. 术前全脊柱正、侧位X线片显示腰骶段侧凸46°，腰部侧凸62°，躯干明显冠状面失代偿；

B. 术前全脊柱CT三维重建显示腰骶段半椎体及腰椎半椎体呈跳跃性分布；

C. 一期腰骶段半椎体切除术后全脊柱正、侧位X线片；

D. 二期腰椎半椎体切除术后即刻全脊柱正、侧位X线片；

E. 术后6个月全脊柱正、侧位X线片；F. 术后4年全脊柱正、侧位X线片

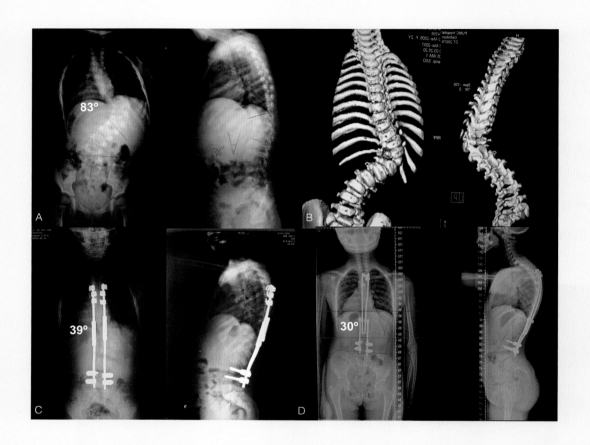

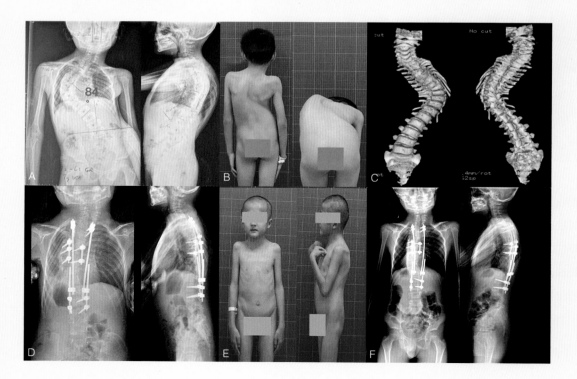

图3-12　患儿，女性，2岁，先天性脊柱侧凸

A. 术前全脊柱正、侧位X线片显示严重脊柱侧凸83°；

B. 术前全脊柱三维CT重建显示多节段椎体形成不良及分节不良；

C. 生长棒置入术后即刻全脊柱正、侧位X线片显示侧凸矫正至39°；

D. 术后9年第12次撑开术后全脊柱正、侧位X线片

图3-13　患儿，男性，7岁，先天性脊柱侧凸

A. 术前全脊柱正、侧位X线片显示严重脊柱侧凸84°；

B. 术前大体相显示严重剃刀背畸形；

C. 术前全脊柱三维CT重建显示多节段椎体形成不良及分节不良；

D. 截骨+生长棒术后即刻全脊柱正、侧位X线片显示侧凸矫正至38°，同时保留躯干生长潜力；

E. 术后大体相显示外观矫形满意；

F. 术后2年第4次撑开术后全脊柱正、侧位X线片

（庄乾宇）

参考文献

[1] ZHANG YB, ZHANG JG. Treatment of early-onset scoliosis: techniques, indications, and complications[J]. Chin Med J (Engl), 2020, 133(3): 351-357.

[2] MA L, ZHANG J, SHEN J, et al. Predictors for blood loss in pediatric patients younger than 10 years old undergoing primary posterior hemivertebra resection: a retrospective study[J]. BMC Musculoskelet Disord, 2019, 20(1): 297.

[3] WANG S, ZHANG J, QIU G, et al. Posterior-only Hemivertebra Resection With Anterior Structural Reconstruction With Titanium Mesh Cage and Short Segmental Fusion for the Treatment of Congenital Scoliokyphosis: The Indications and Preliminary Results[J]. Spine (Phila Pa 1976), 2017, 42(22): 1687-1692.

[4] GUO J, ZHANG J, WANG S, et al. Risk factors for construct/implant related complications following primary posterior hemivertebra resection: Study on 116 cases with more than 2 years' follow-up in one medical center[J]. BMC Musculoskelet Disord, 2016, 17(1): 380.

[5] ZHUANG Q, ZHANG J, WANG S, et al. Multiple cervical hemivertebra resection and staged thoracic pedicle subtraction osteotomy in the treatment of complicated congenital scoliosis[J]. Eur Spine J, 2016, 25(Sl 1): S188-S193.

[6] ZHANG J, SHENGRU W, QIU G, et al. The efficacy and complications of posterior hemivertebra resection[J]. Eur Spine J, 2011, 20(10): 1692-1702.

[7] ELSEBAI HB, YAZICI M, THOMPSON GH, et al. Safety and efficacy of growing rod technique for pediatric congenital spinal deformities[J]. J Pediatr Orthop, 2011, 31(1): 1-5.

[8] MCMASTER MJ, OHTSUKA K. The natural history of congenital scoliosis. A study of two hundred and fifty-one patients[J]. J Bone Joint Surg,1982, 64(8): 1128-1147.

[9] DING LX, QIU GX, WANG YP, et al. Simultaneous anterior and posterior hemivertebra resection in the treatment of congenital kyphoscoliosis[J]. Chin Med Sci J, 2005, 20(4): 252-256.

[10] ABERG A, WESTBOM L, KÄLLÉN B. Congenital malformations among infants whose mothers had gestational diabetes or preexisting diabetes[J]. Early Hum Dev, 2001, 61(2): 85-95.

[11] AKBARNIA BA, MARKS DS, BOACHIE-ADJEI O, et al. Dual growing rod technique for the treatment of progressive early-onset scoliosis: a multicenter study[J]. Spine, 2005, 30(17 Sl): S46-S57.

[12] MACEWEN GD, WINTER RB, HARDY JH, et al. Evaluation of kidney anomalies in congenital scoliosis. 1972[J]. Clin Orthop Relat Res, 2005(434): 4-7.

[13] HEDEQUIST D, EMANS J. Congenital scoliosis[J]. J Am Acad Orthop Surg, 2004, 12(4): 266-275.

[14] ARLET V, ODENT T, AEBI M. Congenital scoliosis[J]. Eur Spine J, 2003, 12(5):456-463.

[15] HEDEQUIST DJ, EMANS JB. The correlation of preoperative three-dimensional computed tomography reconstructions with operative findings in congenital scoliosis[J]. Spine (Phila Pa

1976), 2003, 28(22): 2531-2534; discussion 1.

[16] BASU PS, ELSEBAIE H, NOORDEEN MH. Congenital spinal deformity: a comprehensive assessment at presentation[J]. Spine, 2002, 27(20): 2255-2259.

[17] FACANHA-FILHO FA, WINTER RB, LONSTEIN JE, et al. Measurement accuracy in congenital scoliosis[J]. J Bone Joint Surg Am, 2001, 83(1): 42-45.

[18] SHAWEN SB, BELMONT PJ, KUKLO TR, et al. Hemimetameric segmental shift: a case series and review[J]. Spine, 2002, 27(24): E539-E544.

[19] GIAMPIETRO PF, BLANK RD, RAGGIO CL, et al. Congenital and idiopathic scoliosis: clinical and genetic aspects[J]. Clin Med Res, 2003, 1(2): 125-136.

[20] JASKWHICH D, ALI RM, PATEL TC, et al. Congenital scoliosis[J]. Curr Opin Pediatr, 2000, 12(1): 61-66.

神经肌肉性早发性脊柱侧凸

一、概述

神经肌肉性脊柱侧凸是指由神经肌肉疾病相关因素导致或者合并神经肌肉疾病的脊柱侧凸，主要病因类型如下：①脑性瘫痪；②脊髓脊膜突出；③脊髓性肌萎缩（spinal muscular atrophy, SMA）；④脊髓小脑性共济失调；⑤脊髓损伤；⑥肌营养不良。目前从主要诊断可以分为上运动神经元性疾病、下运动神经元性疾病和肌源性疾病三大方面。神经肌肉性脊柱侧凸可以出现在任何年龄，早发性患者较多，在许多情况下进展缓慢，但可能导致严重的神经系统、肌肉骨骼系统以及全身损害。这些进行性的疾病可能限制患者行动和坐姿，并可能影响心肺功能。此类患者可能需要终身照料，而且手术和非手术治疗均存在不小的挑战。

本节将重点选取SMA、脑性瘫痪和肌源性疾病合并EOS，对神经肌肉性脊柱侧凸的疾病特点、基因状况、非手术治疗和手术治疗及管理的特点进行阐述。

二、脊髓性肌萎缩合并早发性脊柱侧凸

（一）概述

SMA是由于脊髓运动神经元变性导致肢体和躯干进行性肌无力和肌萎缩的遗传性神经肌肉疾病。该病呈常染色体隐性遗传，男女患病率无明显差异。患者临床表现多样，分型较多，主要因运动神经元存活基因1（survival motor neuron 1, SMN1）突变所导致。随着病情进展，肌无力可进一步导致呼吸系统、骨骼系统、消化系统及其他系统异常，严重时可导致呼吸衰竭，这是最常见的死亡原因。

（二）流行病学与发病机制

SMA居婴幼儿致死性常染色体隐性遗传病第二位，发病率为1/10 000～1/6000，人群携带率为1/60～1/40，且具有种族差异性，携带率高加索人种最高，而西班牙和非洲裔人种最低。中国台湾地区人群发病率为1/9000，大陆地区尚无大规模研究数据。

SMA的主要致病基因是位于染色体5q11.2–q13.3的SMN1基因，SMN1基因突变引起编码的运动神经元存活蛋白表达水平下降或功能丧失。我国90%～95%的SMA患者为SMN1基因第7或第7、第8外显子纯合缺失突变。极少部分为SMN1基因第7外显子杂合缺失合并杂合点位突变，即1个SMN1基因缺失伴随另1个SMN1基因内的微小突变，约占5%。因SMA的修饰基因SMN2与SMN1基因相似度高，仅能表达少量有正常功能的SMN蛋白，故SMN2基因拷贝数通常与SMA表型严重程度呈负相关，SMN2基因拷贝数在严重的1型患儿中多为2个拷贝，而在2型患儿中多为3个拷贝。

（三）临床表现及分类

临床疑为SMA的患者，表现为躯干和四肢近端肢体为主的进行性、对称性肌无力和肌萎缩。体征包括智力正常、肌束震颤、腱反射减弱或消失、胸廓畸形、脊柱侧凸等。

因该病临床表现差异较大，根据患者起病年龄和所获得的最大运动功能，将SMA由重到轻分为4型。

1. 1型 又称Werdnig-Hoffman病，即婴儿型，约占全部SMA病例的45%，为最常见、最严重的类型。患儿通常在出生至出生后6个月内发病，表现为严重肌张力减退，对称性、弛缓性肌无力以及运动发育障碍。无法控制头部运动，无法独坐和行走，膝关节通常可见轻度挛缩，肘关节偶尔出现。患儿吸吮和吞咽困难，导致生长发育障碍和反复误吸。大多数患儿有舌肌束颤，由于肋间肌受累比膈肌更重，导致矛盾呼吸，胸廓呈现特征性"钟形"畸

形。患儿因呼吸肌无力，多数在2岁内死于呼吸衰竭。

2. 2型　又称Dubowitz病，即中间型，占30%～40%。患儿多在出生后6～18个月起病，进展较1型慢，出生早期肌张力低下，随年龄增长可缓慢获得运动能力，最大运动能力可达到独坐，少数可借助支持站立，但无法行走。患儿通常伴有手指震颤和肌肉松弛，肌无力以近端为著，下肢重于上肢，面肌及眼外肌不受累，舌肌萎缩伴肌束颤，四肢腱反射消失。随着病程进展，出现吞咽困难、咳嗽无力、呼吸功能不全、脊柱侧凸、关节挛缩等合并症。通常寿命缩短，但多数可以活到成年。

3. 3型　又称Kugelberg-Welander病，即青少年型，约占20%。患儿多在出生后18个月起病，下肢重于上肢。患儿在发病早期可独立行走，但可能会出现反复跌倒和上下楼困难。随着年龄增长，将逐渐丧失行走的能力，逐渐依赖轮椅。随着病情进展，可出现肢体肌束颤、足部畸形，部分患者因脊柱侧凸、呼吸功能不全等影响日常生活，预期寿命通常不缩短或轻度下降。

4. 4型　晚发型，即成人型，多于20岁或30岁之后发病，通常仅有轻微的运动障碍，呼吸系统不受影响，进展缓慢，预期寿命不受影响。

（四）诊断方法

临床表现怀疑SMA的患者可行基因检测。如果疑诊其他神经肌肉疾病、诊断指向不明者，可同时行血清肌酸激酶（creatine kinase, CK）检测、肌电图或肌肉活体组织检查，而此类检查不能确诊SMA，但有助于鉴别诊断。基因检测推荐采用实时荧光定量聚合酶链反应（real-time quantitative polymerase chain reaction, RT-qPCR）等检测SMN1拷贝数。SMN1基因第7外显子或第7、第8外显子纯合缺失（0拷贝）即可诊断SMA。若患者为SMN1基因杂合缺失（即1个拷贝），而临床表型与SMA相符，则进行SMN1基因序列测定，确定是否存在微小突变，以明确符合杂合SMA的诊断。

辅助检查包括血清CK、肌电图、肌肉活体组织检查等。

血清CK检测：1型SMA和2型SMA均无明显变化或仅见轻度升高。

肌电图：表现为广泛性神经源性损害、运动单位时限延长、平均波幅增高、神经感觉传导速度正常、运动传导速度正常或轻度损害、肌肉符合动作电位（compound muscle action potential, CAMP）波幅减低等。

肌肉活体组织检查：可见大部分肌纤维呈束性萎缩，在萎缩肌群中还可见肥大肌纤维。

免疫组化染色显示1型和2型肌纤维簇集，2种肌纤维均萎缩，以2型为主。

（五）影像学表现

1. 脊柱畸形 60%～90%的1型和2型SMA患者在儿童早期即出现脊柱侧凸并持续发展，故应常规行全脊柱正、侧位X线检查。Granata等回顾性分析了2型和3型SAM合并脊柱侧凸患者，其中2型的Cobb角为10°～165°，而3型的为10°～45°，70%的患者脊柱侧凸是典型的长弧形单弯，通常呈C形，其中胸腰段侧凸最常见，约占80%。Evans等回顾分析了43例1型、2型或3型SMA患者，这些患者的脊柱侧凸发生率为95%，大多数位于胸腰段，1型患者SMA脊柱侧凸的平均度数为74°，而2型和3型SMA脊柱侧凸的平均度数分别为54°和23°，双弯仅7例（17%）患者可见。回顾性分析发现1型和2型SMA患者脊柱侧凸角度通常比3型患者更大，进展更迅速，同时1型和2型患者大部分伴有不同程度的骨盆倾斜和胸椎后凸畸形。

2. 髋关节脱位或半脱位 髋关节脱位在1型和2型SMA患者中较为常见，Sporer和Smith报道在约60%的2型SMA患者伴有髋关节脱位或半脱位。

（六）治疗

1. 治疗研究进展 SMA病因治疗研究近年来进展较为迅速。基于SMA遗传学基础，治疗的目标是增加具有完整功能的SMN蛋白的含量，主要方法包括：通过调节基因表达，促进SMN2基因第7外显子的转录，如反义寡核苷酸药物诺西那生（Nusinersen）治疗1型、2型SMA，已完成Ⅲ期临床试验，并获得美国食品药品监督管理局（Food and Drug Administration, FDA）和欧洲药品管理局批准，2019年2月该药获得中华人民共和国国家药品监督管理局正式批准，用于治疗SMA患者。因该药无法透过血脑屏障，需要鞘内注射给药；由于该药随时间降解，需要每4个月给药1次，终身治疗。此外，还有通过重组腺相关病毒递送外源SMN1cDNA以恢复受累细胞中SMN蛋白表达的药物scAAV9-SMN（AVXS-101），美国FDA已批准上市。同时避免鞘内注射的脑渗透小分子药物和其他治疗方法也在研制中。北京协和医院于2019年10～11月在国内首次为2例SMA患者顺利实施SMA基因治疗药物诺西那生的鞘内注射治疗。

2. 非手术治疗与手术治疗 SMA患者应常规进行全脊柱正、侧位X线片，如脊柱侧凸角度>20°，应每6个月复查1次，至骨骼发育成熟后每年复查1次。脊柱侧凸角度>20°，可考虑使用脊柱矫形器。但Evans等通过回顾性分析发现，支具矫形治疗对SMA患者脊柱侧凸角度进展的控制不是十分理想，佩戴支具后通常侧凸还会进展。因此，目前对支具矫形治疗SMA

脊柱侧凸还未达成共识，大部分患者佩戴支具并不能减缓脊柱侧凸的进展，同时还可能会影响呼吸功能，不过坐立位支具有助于改善患者的日常生活。

因呼吸衰竭是SMA最常见的死亡原因，而脊柱畸形会加重患者的呼吸功能障碍，Robinson等发现肺功能测试分数与脊柱侧凸严重程度成反比，Cobb角每增加10°，预测肺活量下降4.7%，峰值流量下降3.3%。因此控制脊柱畸形的发展是十分必要的。是否采用手术干预主要取决于脊柱侧凸程度（Cobb角≥50°）和进展速度（每年≥10°）。其他因素如呼吸功能减弱、肋骨变形、脊柱后凸、活动受限、骨盆倾斜和躯干失衡也应考虑。肺功能检查应作为术前评估的一部分，以确定手术风险和术后呼吸管理方案。对于骨骼未发育成熟的年龄小于8岁的患者，可以选择在稳定和改善脊柱畸形的同时还能允许脊柱继续生长的术式。理想的脊柱融合时间是10岁之后。VEPTR可以促进患儿肺生长发育和增加胸廓顺应性。对于年幼的患儿来说，可以考虑采用生长棒和VEPTR进行治疗。目前传统生长棒需要经过再次手术进行撑开，并且存在置入部位感染、手术麻醉（特别是SMA患者）等相关风险。而磁控生长棒可以减少手术次数及麻醉造成的相关风险，是目前相对较好的术式。对于8~12岁患者，术式选择取决于骨骼成熟度和脊柱发育水平。12岁以上骨骼发育几近成熟的患者，应当采用脊柱后路融合术（图3-14）。是否延长至骨盆取决于骨盆是否参与构成侧凸，因SMA患者通常合并骨盆倾斜，故大部分手术需融合至骨盆。手术时可在中线位置保留1~2个中节段腰椎，以便腰椎穿刺给药使用如诺西那生反义寡核苷酸等无法透过血脑屏障的药物。

髋关节脱位在1型和2型SMA患者中常见。早期研究认为手术治疗后易出现再脱位，且髋关节病变很少引起疼痛，不建议进行外科干预。对于不能行走的患者建议采用石膏固定，但固定时间应<4周，以避免加重肌萎缩和失用性骨质疏松。

由于生存率较低，目前尚无系统针对1型SMA患者的脊柱管理经验。可以在不影响患者肺功能的前提下考虑使用保持患者稳定坐姿的硬支具，仰卧位或使用支具后的坐位Cobb角度可用于后续的跟踪随访。新治疗方法如基因治疗等延长了1型SMA患者的生存期，改善了患者运动功能，脊柱管理新方案可能会逐渐完善。由于骨骼废用、骨质疏松和低维生素D水平，1型和2型SMA患者易发生骨折。应定期进行骨密度检查及血清钙、维生素D_3测定，必要时提供充足的钙和维生素D摄入。

3. 围手术期管理　SMA为神经源性疾病，同时患者大多数存在较严重的呼吸功能障

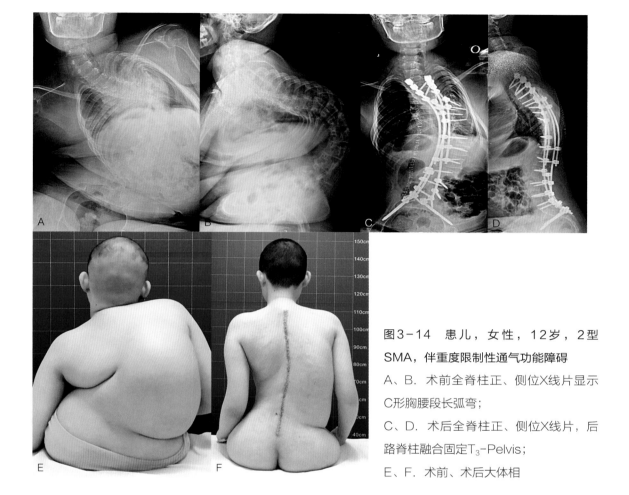

图3-14　患儿，女性，12岁，2型SMA，伴重度限制性通气功能障碍

A、B. 术前全脊柱正、侧位X线片显示C形胸腰段长弧弯；

C、D. 术后全脊柱正、侧位X线片，后路脊柱融合固定T₃-Pelvis；

E、F. 术前、术后大体相

碍，故术中出现恶性高热和气道问题的风险较高，同时应注意围手术期肌溶解及高钾性心搏骤停等相关并发症，术前应进行详尽的多学科会诊讨论，尤其是麻醉评估，对困难气道插管、呼吸道问题及可能出现的恶性高热提前做好预案，以减少围手术期相关并发症的发生，同时围手术期使用辅助咳痰机和康复训练尽早介入有助于术后恢复。

（唐　宁　沈建雄）

参考文献

[1] WANG CH, FINKEL RS, BERTINI ES, et al. Consensus statementfor standard of care in spinal muscular atrophy[J]. J Child Neurol, 2007, 22(8): 1027-1049.

[2] SUCATO DJ. Spine deformity in spinalmuscular atrophy[J]. J Bone Joint Surg Am, 2007, 89(S1 1): S148-S154.

[3] CHIEN YH, CHIANG SC, WENG WC, et al. Presymptomatic Diagnosis of Spinal Muscular Atrophy Through Newborn Screening[J]. J Pediatr, 2017, 190: 124-129.e1.

[4] LEFEBVRE S, BURGLEN L, REBOULLET S, et al. Identification and characterization of a spinal muscular atrophy-determining gene[J]. Cell, 1995, 80(1): 155-165.

[5] KRASZEWSKI JN, KAY DM, STEVENS CF, et al. Pilot study ofpopulationbased newborn screening for spinal muscularatrophy in New York state[J]. Genet Med, 2018, 20(6): 608-613.

[6] 中华医学会医学遗传学分会遗传病临床实践指南撰写组，潘建延，谭虎，等. 脊髓性肌萎缩症的临床实践指南[J]. 中华医学遗传学杂志，2020, 37（3）：263-268.

[7] GRANATA C, MERLINI L, MAGNI E, et al. Spinal muscular atrophy: Natural history and orthopaedictreatment of scoliosis[J]. Spine (Phila Pa1976), 1989, 14(7): 760-762.

[8] EVANS GA, DRENNAN JC, RUSSMAN BS, et al. Functional classification and orthopaedic management of spinal muscular atrophy[J]. J Bone Joint Surg Br, 1981, 63(4):516-522.

[9] FINKEL RS, MERCURI E, DARRAS BT, et al. Nusinersen versussham control in infantile-onset spinal muscular atrophy[J]. N Engl J Med, 2017, 377(18): 1723-1732.

[10] 北京医学会罕见病分会，北京医学会医学遗传学分会，北京医学会神经病学分会神经肌肉病学组，等. 脊髓性肌萎缩症多学科管理专家共识[J]. 中华医学杂志，2019, 99（19）：1460-1467.

[11] ROBINSON D, GALASKO CS, DELANEY C, et al. Scoliosis and lung function in spinal muscular atrophy[J]. Eur Spine J, 1995, 4(5): 268-273.

[12] MERCURI E, BERTINI E, IANNACCONE ST, et al. Childhood spinal muscular atrophy: controversies and challenges[J]. Lancet Neurol, 2012, 11(5): 443-452.

[13] LUNN MR, WANG CH. Spinal muscular atrophy[J]. Lancet, 2008, 371(9630): 2120-2133.

[14] MESFIN A, SPONSELLER PD, LEET AI. Spinal muscular atrophy: manifestations and management[J]. J Am Acad Orthop Surg, 2012, 20(6): 393-401.

[15] MCELROY MJ, SHANER AC, CRAWFORD TO, et al. Growing rods for scoliosis in spinal muscular atrophy: structural effects, complications, and hospital stays[J]. Spine, 2011, 36(16): 1305-1311.

[16] FUJAK A, RAAB W, SCHUH A, et al. Operative treatment of scoliosis in proximal spinal muscular atrophy: results of 41 patients[J]. Arch Orthop Trauma Surg, 2012, 132(12): 1697-1706.

[17] SWARUP Ⅰ, MACALPINE EM, MAYER OH, et al. Impact of growth friendly interventions on spine and pulmonary outcomes of patients with spinal muscular atrophy[J]. Eur Spine J, 2020, 30(3): 768-774.

[18] LORENZ HM, BADWAN B, HECKER MM, et al. Magnetically Controlled Devices Parallel to the Spine in Children with Spinal Muscular Atrophy[J]. JB JS Open Access, 2017, 2(4): e0036.

[19] STRAUSS KA, CARSON VJ, BRIGATTI KW, et al. Preliminary safety and tolerability of a novel subcutaneous intrathecal catheter system for repeated outpatient dosing of nusinersen to children and adults with spinal muscular atrophy[J]. J Pediatr Orthop, 2018, 38(10): e610-e617.

[20] BEKMEZ S, DEDE O, YATAGANBABA A, et al. Early Results of a Management Algorithm for Collapsing Spine Deformity in Young Children (Below 10-Year Old) With Spinal Muscular Atrophy Type Ⅱ[J]. J Pediatr Orthop, 2020, 40(6): e413-e419.

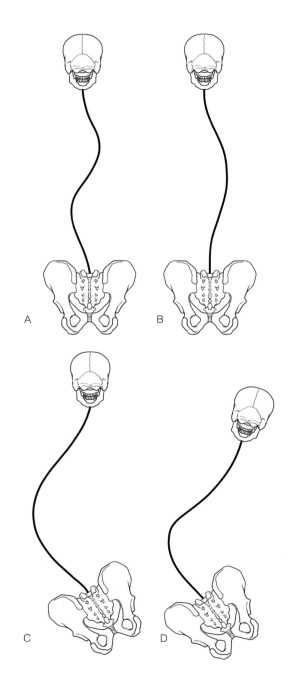

图3-15　脑性瘫痪脊柱侧凸的分类

A、B. 无明显骨盆倾斜，A为平衡型，B为非平衡型；

C、D. 伴有明显骨盆倾斜的脑性瘫痪脊柱侧凸

三、脑性瘫痪脊柱侧凸

（一）概述

脑性瘫痪是自受孕开始至婴儿期非进行性脑损伤和发育缺陷所致临床综合征，主要表现为运动障碍和姿势异常，发病率约为7/100 000活胎。脑性瘫痪的一个重要特点是运动发育迟缓，某些严重受累者会在生长过程中出现脊柱侧凸。在神经肌肉性脊柱侧凸中，脑性瘫痪是最常见的病因。

（二）流行病学和发病机制

脑性瘫痪患者脊柱侧凸的发病率为20%～25%。在瑞士666例4～18岁脑性瘫痪儿童的调查中，17%有轻度脊柱侧凸，11%有中到重度脊柱侧凸。重症患者例如痉挛性四联症中，脊柱侧凸的发病率更高。Madigan和Wallace报道脑性瘫痪人群总体脊柱侧凸患病率达64%。脑性瘫痪患者脊柱侧凸发病年龄早，成年后脊柱侧凸仍然会继续进展。Saito报道脑性瘫痪患者脊柱侧凸多数胸弯或胸腰弯为右弯，多数腰弯为左弯。Lonstein和Akbarnia将脑性瘫痪脊柱侧凸分为两大类（图3-15）：第一大类为由胸弯和腰弯组成的双弯（S弯）；第二大类为大的腰弯或胸腰弯一直延伸到骶骨并且继发骨盆倾斜（C弯）。

脑性瘫痪脊柱侧凸的发病机制尚不明确。有部分学者认为，非对称痉挛和重力作用是导致脑性瘫痪患者脊柱侧凸的原因。椎旁肌肉肌力降低、肌肉协调性下降、本体感觉丧失等导致躯干平衡的调节功能紊乱，影响脊柱的动力性稳定。

（三）临床表现

神经肌肉性脊柱侧凸发病年龄较早。脑性瘫痪的严重程度差异很大，而其严重程度与脊柱侧凸的严重程度有相关性。长期依赖轮椅脑部支撑不足的患儿脊柱侧凸发生率接近90%。脊柱侧凸的进展速度存在差异，＜50°的侧凸每年平均进展约0.8°，＞50°之后每年平均进展约1.4°。在生长发育高峰期，脊柱侧凸进展速度可能会加快。脊柱侧凸的进展会导致畸形加重、躯干失代偿以及功能障碍。脑性瘫痪脊柱侧凸由于骨盆倾斜，患儿坐位困难，会导致严重的疼痛以及压疮。

当发现脑性瘫痪脊柱侧凸时，应该进行查体和临床评估。如果条件允许，必须拍摄站立位全脊柱正、侧位X线片。如果无法站立则拍摄坐位脊柱正、侧位X线片。对于病情严重的患儿，若无法控制躯干，必要时给予外力辅助。拍摄卧位弯曲像用来评估侧凸的柔韧性。也可以通过双肩下的牵引来评估侧凸的柔韧性。重点评估侧凸角度的大小、脊柱在冠状位和矢状位的平衡、骨盆倾斜、侧凸柔韧性及进展速度。如果侧凸进展特别快或出现神经系统体征改变，怀疑存在椎管内畸形，通常预示着可能存在脊髓拴系综合征，需要进行MRI检查。确诊的脊柱侧凸脑性瘫痪患儿至少每年进行1次随访，评估侧凸有无进展。如果侧凸严重或者患者处于生长发育高峰期，每年需要进行2次随访。

（四）治疗

脑性瘫痪患者治疗的总体目标是延缓侧凸进展、改善躯干姿势、提高肺功能、降低痉挛引起的疼痛、减少肋骨与髂嵴的撞击、提高床上及轮椅上的转移能力、如厕等其他日常生活活动的能力。脑性瘫痪患儿的治疗是个体化的，需要医师、康复师、父母或者监护人共同商议决定。

1. 保守治疗　支具矫形治疗在脑性瘫痪脊柱侧凸患儿中的应用存在争议。Olafsson等应用Boston支具对91例神经肌肉性脊柱侧凸患儿进行3.5年的矫形治疗，最终25%的患儿在终止矫形治疗或接受手术时侧凸进展低于10°。Miller等发现痉挛性四联症患儿每天佩戴23小时的支具，平均67个月的随访结果显示，与不配戴支具的患儿对比，支具矫形治疗对侧凸的大小、形态、进展速度没有影响。部分学者认为，支具矫形治疗可以改善坐姿，提供躯干支撑，改善头颈部的控制，加强上肢的使用。

2. 手术治疗　对于持续进展的脊柱侧凸，后路融合手术仍然是最常见、最有效的方法（图3-16）。脑性瘫痪患儿如有下列情况可考虑进行脊柱融合手术：①脊柱侧凸阻碍坐位平衡；②脊柱矫形器不能协助保持坐位，或者不能耐受佩戴矫形器；③即使应用矫形器，侧凸

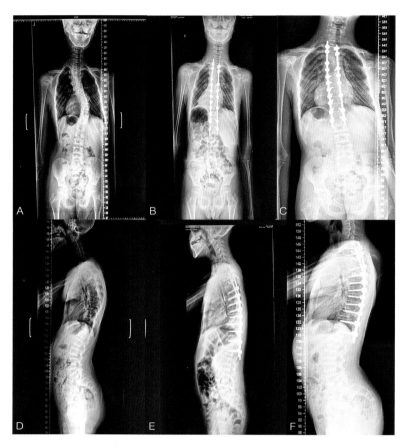

图3-16　患儿，男性，10岁，脑性瘫痪脊柱侧凸

孕7月时发现脐带绕颈，未处理。产后发现漏斗胸畸形，头颅血肿，诊断为缺血缺氧性脑病。1月龄发现双手外翻，3月龄双足外翻。3岁时诊断为精神发育迟缓。5岁时发现脊柱侧凸，逐渐加重。查体：呈痉挛步态，双下肢肌张力升高，肌力正常。行后路T_2-L_1矫形椎弓根螺钉内固定植骨融合术

A、D. 术前全脊柱正、侧位X线片；

B、E. 术后全脊柱正、侧位X线片；

C、F. 术后1年随访的全脊柱正、侧位X线片

仍然进展；④出现由侧凸或者矫形器导致的疼痛、呼吸功能不全和腹部问题。手术治疗的决策需要进行个体化综合考虑。通常，手术指征是侧凸角度＞40°或者50°，功能逐渐下降。很多证据显示这类侧凸会进行性加重，即使孩子已经生长发育完成。手术的目标是矫正脊柱畸形，重建冠状面和矢状面平衡，改善骨盆倾斜，达到坚固融合。

　　脑性瘫痪患儿的生长评估充满困难，因为很多脑性瘫痪患儿生长发育和骨龄的发育会延

迟。除身高、体重外，三角软骨闭合程度及数字骨龄也是重要的参考指标。如果侧凸很柔韧，可以随访观察，侧凸角度到90°再考虑进行手术。这样通过一期后路手术仍可以完成畸形矫正。

脑性瘫痪患儿是否可以使用生长棒进行治疗，目前文献的证据仍然较少。McElroy等报道了27例脑性瘫痪患儿接受生长棒手术，4例为单棒，23例为双棒，15例固定到骨盆。末次随访时，Cobb角和骨盆倾斜均有明显改善，T_1–S_1平均增加7.9cm。固定到骨盆对改善骨盆倾斜的效果更好。然而，深部感染发生率高达30%。

对于EOS的脑性瘫痪患儿接受脊柱融合手术，Sitoula等报道了长期随访的结果。33例平均年龄8.3岁的脑性瘫痪患儿接受脊柱融合手术，平均随访9.8年。随访结果显示，矫形效果得到了维持。1例患儿出现深部感染。值得注意的是，28.2%的患儿在术后10年死亡。

对于僵硬的侧凸，或者＞90°的侧凸，前路顶椎区松解可能是必要的。然而，前路手术会增加手术并发症，分期手术还是同期手术目前仍不明确。Beckmann等对比了后路和前后路手术治疗严重脑性瘫痪脊柱侧凸患儿，结论：单纯后路手术的矫形效果与前后路手术相当，而手术时间、重症监护病房（intensive care unit, ICU）停留时间、住院时间都明显缩短。手术时间与并发症发生率相关，因此，单纯后路手术并发症发生率明显较低（23%比46%）。随着椎弓根螺钉等坚强内固定的使用，前路手术的比例正在减少。

历史上，使用哈灵通棒进行融合的假关节发生率高达18%～27%。Luque棒提高了融合率，避免术后使用石膏固定。Galveston技术固定到骨盆取到了较为满意的融合率。但是，由于2根Luque棒对旋转控制差，容易出现骨盆倾斜加重、假关节和内置物失败。Bell发明的U形棒改进了Luque棒的一些缺点。U形棒通过近端连接的2个棒，增加了对旋转的控制。最初U形棒的矫正率为54.6%，2年随访矫形丢失率为6.5%。近年来，随着椎弓根螺钉的使用，脊柱的融合率大大提高。Tsirikos等报道了45例严重脑性瘫痪使用全椎弓根螺钉进行矫形的病例，平均随访3.5年，没有出现假关节，满意率100%。Fuhrhop等对比了全椎弓根螺钉与U形棒治疗脑性瘫痪脊柱侧凸的效果，结果显示全椎弓螺钉的矫正率更高（86.5% vs 65.7%），出血量更少，平均住院时间更短。

脑性瘫痪患儿脊柱融合是否需要固定到骨盆取决于患儿行走能力及骨盆倾斜程度。很多专家都建议，没有行走能力的患儿要固定到骨盆。对于具有行走能力的患儿，传统认为应该避免固定到骨盆，原因在于固定到骨盆会影响患儿的活动能力。Modi等研究结果表明，骨盆倾斜达15°以上时才需要固定到骨盆。对于骨盆倾斜＜15°或者痉挛较轻的患者，选择融合至$L_{4/5}$即可。

3. 围手术期注意事项　脑性瘫痪脊柱侧凸的治疗非常复杂。风险和并发症与神经系统病情直接相关。Lipton等报道，不能经口进食、精神发育迟缓、不能说话、癫痫发作、不能独立坐等因素是发生并发症的高危因素。癫痫发作、呼吸问题、胃食管反流以及活动能力、营养状态都是围手术期需要关注的问题。标准的术前实验室检查包括血常规、代谢指标、尿液分析、凝血功能以及营养状况分析。但是不能依赖于实验室检查。手术失血量较多，术前交叉配血应该达到患儿血液总量的1.0~1.5倍。失血量较多时，凝血因子的补充以及核心体温的维持也非常重要。抗纤溶药物的使用也可以降低术中出血量。

术中主刀医师应该随时与麻醉医师保持沟通。术中液体补充不足可能导致低血压。后凸矫形时可能会影响回心血流量从而导致低血压。出现这种情况时，应当适当放松矫形，加快补液或者输血速度。血压稳定5~10分钟后再逐步进行矫形，给软组织牵拉充分的适应时间。

术中应用经颅运动诱发电位和感觉诱发电位进行脊髓监测是必要的。对于病情严重的患儿，脊髓监测信号可能较弱或者缺失，这样术中的神经电生理监测不可靠。对于能够站立和行走或者下肢有部分运动功能的患儿，应该使用脊髓监测进行神经功能的保护。

术后应在ICU密切监护24~48小时。血容量及尿量要密切监测，血红蛋白水平维持在90g/L以上，保证足够的灌注。很多脑性瘫痪患儿存在凝血功能异常，术后要注意监测凝血功能和血小板计数，并及时纠正。预防性使用抗生素24小时。对于营养状况较差的患儿，术后给予营养支持。术后鼓励患儿尽快开始活动，可以从床上移动到轮椅上。患儿的轮椅应当调整至适应矫形后的躯干和骨盆位置。术后3~4周患儿可以耐受坐姿、不需要严格限制活动或佩戴支具时就可以返回学校。

4. 并发症　据文献报道，脑性瘫痪脊柱侧凸术后并发症发生率为44%~70%。围手术期死亡率为0~7%。侧凸>70°、神经系统受累严重程度、医疗合并症的严重程度与术后并发症的发生率相关。呼吸系统并发症包括肺不张和通气支持延长等较常见。术后肠梗阻、胰腺炎、肠系膜上动脉综合征、肺功能损伤、胆石症也会发生。因此，术后需严密观察。术后切口感染也需要重点关注。感染率文献报道为2%~15%。多数的深部感染通过早期引流、清创或者负压吸引延迟关闭切口联合应用静脉抗生素都能够保留内置物。

5. 预后　脑性瘫痪脊柱侧凸矫形效果满意。通过坚强的内置物，脊柱融合率较高。超过85%的监护人对手术效果满意。在一系列病例报道中，虽然包含了非常严重的病例，11年随访时生存率>70%。最近的文献报道证实，脑性瘫痪患儿术后健康相关生存质量（health-

related quality of life, HRQoL）评分明显改善，手术获益超过并发症的发生风险。

总之，脊柱侧凸在脑性瘫痪患儿中非常常见。多数侧凸是进展性的，会影响患儿的坐姿和其他功能。手术可以稳定脊柱、改善护理。虽然围手术期并发症发生率较高，但多数是可以干预的，手术效果及预后比较令人满意。

（董玉雷　赵　宏）

参考文献

[1] PERSSON-BUNKE M, HAGGLUND G, LAUGE-PEDERSEN H, et al. Scoliosis in a total population of children with cerebral palsy[J]. Spine, 2012, 37(12): E708-E713.

[2] IMRIE MN, YASZAY B. Management of Spinal Deformity in Cerebral Palsy[J]. Orthop Clin North Am, 2010, 41(4): 531-547.

[3] SAITO N, EBARA S, OHOTSUKA K, et al. Natural history of scoliosis in spastic cerebral palsy [J]. Lancet, 1998, 351(9117): 1687-1692.

[4] LONSTEIN JE, AKBARNIA A. Operative treatment of spinal deformities in patients with cerebral palsy or mental retardation. An analysis of one hundred and seven cases[J]. J Bone Joint Surg Am, 1983, 65(1): 43-55.

[5] I TSIRIKOS A. Development and treatment of spinal deformity in patients with cerebral palsy [J]. Indian J Orthop, 2010, 44(2): 148-158.

[6] OLAFSSON Y, SARASTE H, AL-DABBAGH Z. Brace treatment in neuromuscular spine deformity[J]. J Pediatr Orthop, 1999, 19(3): 376-379.

[7] MILLER A, TEMPLE T, MILLER F. Impact of orthoses on the rate of scoliosis progression in children with cerebral palsy[J]. J Pediatr Orthop, 1996, 16(3): 332-335.

[8] TERJESEN T, LANGE JE, STEEN H. Treatment of scoliosis with spinal bracing in quadriplegic cerebral palsy[J]. Dev Med Child Neurol, 2010, 42(7): 448-454.

[9] KOOP SE. Scoliosis in cerebral palsy[J]. Dev Med Child Neurol, 2010, 51(Sl 4): S92-S98.

[10] MCELROY MJ, SPONSELLER PD, DATTILO JR, et al. Growing rods for the treatment of scoliosis in children with cerebral palsy: a critical assessment[J]. Spine, 2012, 37(24): 1504-1510.

[11] SITOULA P, HOLMES LJ, SEES J, et al. The Long-term Outcome of Early Spine Fusion for Scoliosis in Children with Cerebral Palsy[J]. Clin Spine Surg, 2016, 29(8): E406-E412.

[12] BECKMANN K, LANGE T, GOSHEGER G, et al. Surgical correction of scoliosis in patients with severe cerebral palsy[J]. Eur Spine J, 2016, 25(2): 506-516.

[13] BELL DF, MOSELEY CF, KORESKA J. Unit rod segmental spinal instrumentation in the management of patients with progressive neuromuscular spinal deformity[J]. Spine (Phila Pa 1976), 1989, 14(12): 1301-1307.

[14] TSIRIKOS AI, MAINS E. SURGICAL Correction of Spinal Deformity in Patients With Cerebral Palsy Using Pedicle Screw Instrumentation[J]. J Spinal Disord Tech, 2012, 25(7): 401-408.

[15] FUHRHOP SK, KEELER KA, OTO M, et al. Surgical Treatment of Scoliosis in Non-Ambulatory Spastic Quadriplegic Cerebral Palsy Patients: A Matched Cohort Comparison of Unit Rod Technique and All-Pedicle Screw Constructs[J]. Spine Deform, 2013, 1(5): 389-394.

[16] MODI HN, SUH SW, SONG HR, et al. Evaluation of pelvic fixation in neuromuscular scoliosis: a retrospective study in 55 patients[J]. Int Orthop, 2010, 34(1): 89-96.

[17] LIPTON GE, MILLER F, DABNEY KW, et al. Factors predicting postoperative complications following spinal fusionsin children with cerebral palsy[J]. J Spinal Disord, 1999, 12(3): 197-205.

[18] SZOKE G, LIPTON G, MILLER F, et al. Wound infection after spinal fusion in children with cerebral palsy[J]. J Pediatr Orthop, 1998, 18(6): 727-733.

[19] MIYANJI F, NASTO LA, SPONSELLER PD, et al. Assessing the Risk-Benefit Ratio of Scoliosis Surgery in Cerebral Palsy: Surgery is Worth It[J]. J Bone Joint Surg Am, 2018, 100(7): 556-563.

四、肌营养不良性早发性脊柱侧凸

肌源性疾病，特别是肌营养不良，是神经肌肉性脊柱侧凸的重要病因之一。肌营养不良包括一系列引发细胞膜中糖蛋白不足或缺失的遗传性疾病，进而导致进行性、广泛性肌肉病变。肌营养不良的临床特征呈现异质性，表现为不同的遗传模式、发病期和不同程度的肌肉损害。特定基因的变异导致不同的表现。解剖学研究已经证实，中轴肌肉、骨盆以及肢带肌肉均可受到影响。患者可出现足马蹄内翻畸形、骨盆倾斜、全身肌肉痉挛、脊柱前凸和侧凸畸形等病变。眼部可出现白内障和双侧上睑下垂。根据疾病的自然史，患者通常在30～40岁发病，但也可能更早发病，并在临近30岁时甚至婴儿期疾病即加速恶化。体格检查可见患者小腿肌肉相对肥大，但合并上下肢近端肌无力。检查结果可能包括无症状的血清CK水平升高、扩张型心肌病、恶性高热、语言发育迟缓和Turner综合征。对于一些亚临床肌营养不良患者，最初的诊断是有家族史或肝酶水平升高。由于肌营养不良的遗传可能与X染色体相关，绝大多数患者是男性。通常，女性患者更容易在婴儿期出现近端肌肉无力。据报道，成年后最初的病变表现为虚弱、肌炎、痉挛和嗜睡。脊柱侧凸和持续的肺泡通气不足会对患有肌营养不良的儿童造成严重的问题。导致肌营养不良的基因模式可由许多基因的突变引起，并可以X连锁、常染色体显性或常染色体隐性方式进行遗传。进行性假肥大性肌营养不良（Duchenne muscular dystrophy, DMD）和贝克肌营养不良（Becker muscular dystrophy, BMD）系X连锁隐性遗传病，是由于抗肌萎缩蛋白（dystrophin）基因突变所致的肌源性损伤。基因突变主要是缺失突变。在基因5'端和3'端分别存在一个缺失高发区，尤其后者，以外显子51为高峰区域，中国病例近80%的缺失突变发生在此区域。其中大范围（1个或数个外显子）缺失型占60%，重复型突变占6%，还有缺失区域不连续或同一患者既有缺失又有重复的复杂突变、微小缺失占3%，单核苷酸改变占29%。这取决于蛋白质缺乏的程度。DMD和BMD较常在儿科和神经内科确诊，如果合并严重脊柱畸形，常需要进行处理。本章则根据北京协和医院骨科既往收治患者经验，再介绍一类少见而又具有代表性的肌营养不良——面肩肱型肌营养不良（facio-scapulo-humeral muscular dystrophy, FSHD），为临床肌营养不良性EOS提供诊疗思路。

（一）概述

FSHD最早于1882年由法国神经病学家Louis Landouzy和Joseph Dejerine首次报道，又称

Landouzy-Dejerine型肌营养不良。是继进行性假肥大性肌营养不良和强直性肌营养不良、发病率居第3位的遗传性神经肌肉疾病，发病率为1/20 000～1/15 000。其临床特点为累及面部、肩胛部、上臂肌肉的进行性肌无力和肌萎缩，也可累及下肢远端和骨盆带肌肉，预后较好。

（二）病因及发病机制

FSHD呈常染色体显性遗传，同时存在着大量散发病例，20岁时外显率达95%，30%患者为新发突变。目前普遍认为位于4q35的D4Z4串联重复序列的拷贝数缺失与FSHD的发生相关，约95%的FSHD患者存在D4Z4串联重复序列的拷贝数缺失，这类患者被称为FSHD-1型（FSHD-1）。然而，5%的FSHD患者存在相应临床表型，但是并无4q35的D4Z4串联重复序列的拷贝数缺失，称为FSHD-2型（FSHD-2），目前认为FSHD-2型的致病基因为SMCHD1（structural maintenance of chromosomes flexible hinge domain containing 1）基因。近年来研究发现，DUX4（double homeobox 4）、DUX4C（double homeobox 4c）、FRG1（FSHD region gene 1）、FRG2（FSHD region gene 2）、ANT1（adenine nucleotide translocator 1）等基因也与FSHD的发生相关。

目前公认的FSHD的发病机制是4q35区域D4Z4串联重复序列的拷贝数缺失导致DNA甲基化水平降低，在表观遗传效应的调控下，染色质的构象改变失去稳定性，导致DUX4基因在骨骼肌细胞中表达，而产生的DUX4蛋白对骨骼肌细胞可以产生毒性作用。DUX4基因是反转录基因，其编码DUX4蛋白在人类生殖细胞和早期胚胎干细胞中表达，此后则处于沉默状态。但在FSHD患者的骨骼肌中，DUX4基因呈异常表达。根据研究报道，DUX4蛋白通过诱导骨骼肌细胞凋亡，可以激活CD4+T细胞和CD8+T细胞，引起血管周围炎性细胞浸润，导致骨骼肌细胞损害，可以抑制骨骼肌细胞分化、再生等。目前普遍认为DUX4基因异常表达是FSHD的分子机制，但其中具体的分子机制仍然尚不明确，需要进一步研究。

（三）临床表现

FSHD可在婴幼儿期发病。随着生长发育和活动的增加，通常于青少年期出现较明显的症状，主要表现为对称性或不对称性肌无力和肌萎缩，累及面肌、肩胛带肌和上臂肌群，逐渐向下进展累及躯干肌群、盆肌和下肢肌群，20%～36%患者最终依靠轮椅。病程进展缓慢，预后相对较好，一般不直接影响寿命。

FSHD首先影响面部和肩胛带的肌肉，面部表情肌虽然常在早期受累但未引起注意，患者主诉的首发症状常为上肢抬举无力。面肌受累明显者呈特殊肌病面容（不能蹙眉、皱额、鼓腮、吹哨、露齿，闭眼不全，口轮匝肌假性肥大）。吞咽困难在FSHD患者中很少见，但部分患者也会由于下颌肌及舌肌无力出现吞咽困难。肩胛带肌肉的受累以冈上肌、冈下肌、菱形肌、前锯肌为著，上肢以三角肌、肱二头肌、肱桡肌先受影响，而前臂肌肉受累较少，检查可见"翼状肩"。胸肌受累也会导致明显的肌无力和肌萎缩。腹部肌肉无力也经常在FSHD中出现，可以导致腹部隆起、腰椎过度前凸以及Beevor征阳性。累及盆带肌和下肢肌肉者行走无力，可表现为肌病步态（俗称鸭步），小腿肌肉受到不同程度的影响，可导致患者出现足下垂。FSHD累及呼吸肌的可能性较小，绝大数患者的呼吸功能不会受到显著影响。有研究报道，FSHD合并呼吸功能不全且需要夜间通气支持的患者仅约1%。

除典型的临床表现（累及面肌、肩胛带肌和上臂肌群的对称性或不对称性肌无力和肌萎缩）外，FSHD还存在众多其他的非典型表现，如婴儿型（早发性）、无面部肌肉累及、肢带型肌营养不良、远端肌肉受累、仅单侧下肢或上肢受累等。约4%的FSHD患者表现为婴儿型，此类患者多为散发类型。在婴幼儿期即可发病，大多数病例病情进展迅速，12岁时或更早即丧失独立行走能力而需要依赖轮椅活动。婴儿型的FSHD患儿早期即可出现面部肌肉无力，表现为闭眼不能、不能微笑或面部无表情，肌无力及肌萎缩很快会累及肩胛、盆带肌肉，进而导致严重的腰椎前凸和骨盆前倾。婴儿型的FSHD患儿通常伴有严重的四肢无力和功能障碍，但也存在面部肌无力严重而四肢肌力轻微受累、能够独立行走的罕见病例。此外，婴儿型FSHD患儿还可合并癫痫及智力障碍等神经系统异常。FSHD患者存在高度家系间和家系内临床异质性，包括无症状携带者、仅面部轻微受累者和四肢瘫痪者。FSHD临床表型异质性被认为与D4Z4串联重复序列的拷贝数、表观遗传效应以及众多调控基因等因素相关。

55%～80%的FSHD患者主诉慢性疼痛，而约23%的患者主诉严重疼痛。最常见的疼痛部位包括颈部、肩颈部、腰部和小腿。其疼痛的原因是多方面的，可能与肌无力、脊柱前凸、脊柱后凸等生物力学因素相关。FSHD还常合并其他系统病变，25%～75%伴随无症状视网膜血管病变，其特征在于视网膜毛细血管扩张和微血管瘤。部分FSHD患者表现为视网膜毛细血管扩张和渗出，进而发展为视网膜剥脱和视力丧失，这种情况称为Coats病，约1%的患者出现视力丧失。15.5%～32.0%患者出现听力障碍，智力障碍、癫痫和心肌病变也有报道。部分患者可并发漏斗胸、脊柱畸形，以脊柱前凸畸形多见。

（四）辅助检查

血清CK水平多正常或轻中度增高，但极少超过正常值上限的5倍，如果持续性CK水平升高，应注意排除其他神经肌肉疾病。肌电图多提示肌源性损害，运动和感觉神经传导速度正常。肌肉活体组织检查结果呈非特异性肌病特征。骨骼肌MRI可以显示受累肌肉萎缩及脂肪浸润。

（五）诊断

FSHD诊断的金标准是基因诊断，即基因水平证实D4Z4串联重复序列拷贝数减少。但是，对于一级亲属也确诊为FSHD且具有典型临床表型的患者，基因诊断并不是必需的。对于临床表型不典型，或无明确家族史的患者，基因诊断是与其他类型肌病区别的重要依据。

FSHD临床诊断标准必须包括以下3点：①常染色体显性遗传；②面肌（额肌、眼轮匝肌或口轮匝肌）萎缩无力；③肩带肌、上臂肌或足背屈肌萎缩无力。

必须除外以下7点：①上睑下垂或眼肌麻痹；②明显的肘关节挛缩；③仅仅一侧肢体无力；④皮肌炎表现出的皮疹；⑤肢体远端对称性感觉缺失；⑥肌肉活体组织检查有线粒体肌病、慢性失神经支配、皮肌炎、包涵体肌炎或先天性肌病表现；⑦肌电图有肌强直、肌束颤动或神经源性运动电位表现。

（六）合并脊柱畸形的治疗

目前，鲜见对合并脊柱畸形的FSHD患者进行手术治疗的报道。FSHD合并脊柱畸形被认为由躯干肌受累、躯干肌无力等因素导致，手术治疗应当针对脊柱畸形导致的躯干失衡、端坐困难、端坐疼痛等。由于脊柱畸形的矫形手术并不能直接改善患者的肌力，反而可能因破坏椎旁肌肉而进一步影响患者的行走、站立，因此手术治疗应慎重。

（七）典型病例及治疗经验

北京协和医院脊柱外科于2016年1月诊治了1例以脊柱侧前凸畸形为主要临床表现的FSHD患者，行一期后路内固定、植骨融合术，术后随访恢复良好。

1. 临床资料　患者，女性，15岁，因"脊柱前凸进行性加重4年，双下肢无力1年"入院。患者4年前因"漏斗胸"就诊外院，行全脊柱正、侧位X线检查发现脊柱侧前凸，当时无静息、活动后胸腰背部疼痛，智力发育正常，心肺功能正常，四肢肌力正常，日常活动及体育运动后无明显异常。于外院行"漏斗胸矫形术"。术后半年，患者家属发现其出现躯干前倾，进行性加重，无其他特殊不适表现。3年前就诊外院，诊断为"脊柱侧前凸"，建议支具治疗，患者坚持佩戴支具3年（20小时/天），脊柱前凸仍进行性加重。1年前无明显诱因出现双下肢无力，左侧较重，当时行走、上下楼尚可，无双下肢疼痛、麻木等不适，无二便失禁、尿潴留等；自述肌无力进行性加重，于5个月前不能独自站立、行走（图3-17），伴有站立后左大腿外侧麻木伴疼痛，平卧后消失，端坐2小时后腰骶部疼痛明显，二便无明显异常。查体：轮椅入室，躯干前倾，不能蹙眉、皱额、鼓腮、吹哨、露齿，双侧闭眼不全，双侧咀嚼肌肌力正常。双侧"翼状肩"，肩胛下角高起约4cm。脊柱胸段右侧凸，形成剃刀背高约1cm，双肩等高，右侧髂嵴较左侧高1cm。腰椎前屈、后伸等活动受限。左大腿外侧刺痛觉敏感，余刺痛觉无明显异常。四肢肌张力正常，肌力检查：双侧肩胛提肌3级，三角肌3级，肱二头肌4-级，肱三头肌3级，腕屈肌3级，腕伸肌3级；髂腰肌左侧2级，右侧4-级；股四头肌左侧2级，右侧4级；腘绳肌左侧2级，右侧3级；双侧胫骨前肌4-级，跖屈肌4-级，踇背伸肌4-级，踇屈肌4-级。Beevor征（＋），四肢腱反射减弱，双侧病理征（－）。患者母亲同样存在表情肌（不能蹙眉、皱额、鼓腮、吹哨、露齿，双侧闭眼不全）、肩胛部及上臂肌肉无力，诊断为FSHD。根据患者面部、肩胛部、上臂肌肉进行性肌无力的FSHD典型临床表现，以及患者一级亲属（母亲）的FSHD家族史，诊断患者FSHD。全脊柱正、侧位X线片：T_9-S_1前凸畸形，Cobb角116°，T_5-L_2右侧凸畸形，Cobb角44°（图3-18）。

  2. 治疗方法及结果　考虑到FSHD的本质是肌营养不良，手术并不能直接改善患者的肌

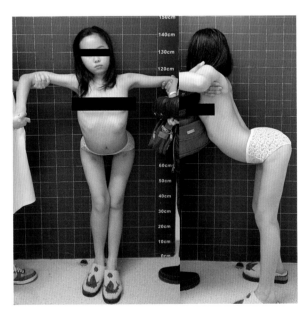

图3-17　患者不能独自站立、行走，脊柱前凸畸形严重

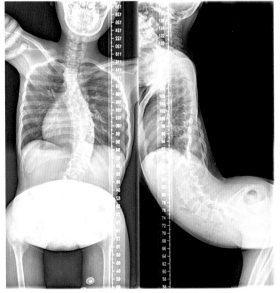

图3-18　术前全脊柱正、侧位X线片

T_9-S_1前凸畸形，Cobb角116°，T_5-L_2右侧凸畸形，Cobb角44°

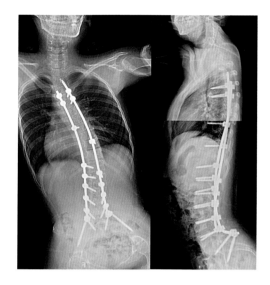

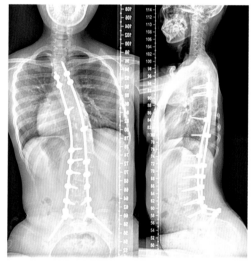

19
—
20

图3-19 术后全脊柱正、侧位X线片
T_9-S_1前凸角72°，T_5-L_2右侧凸Cobb角35°
图3-20 术后1年随访全脊柱正、侧位X线片
T_9-S_1前凸角70°，T_5-L_2右侧凸Cobb角29°

力情况，因此手术旨在防止前凸畸形进一步加重，改善患者坐姿，减轻、缓解久坐后疼痛，遂行一期后路内固定、植骨融合术，融合节段T_4-髂骨。

术中需要注意：①由于FSHD是众多肌营养不良症的一种，而肌营养不良的患者在接受全身麻醉手术时存在发生恶性高热的风险，因此术前应请麻醉医师会诊评估患者的麻醉风险，术中使用全凭静脉麻醉，避免使用吸入性麻醉药（如七氟烷）及去极化肌松药（琥珀酰胆碱）等诱发恶性高热的药物，做好恶性高热急症应对预案；②由于FSHD患者肌肉组织收缩能力差且脂肪浸润严重，术中椎旁肌创面渗血较多，且患者融合范围较长，术中预计出血量大，术前需充分评估患者的营养状况及血红蛋白水平，充足备血，术中充分利用Cellsaver进行自体血回输，结合电凝、压迫等操作充分止血；③FSHD患者可能由于长期依靠轮椅、不能行走而导致失用性骨质疏松，可能给术中椎弓根螺钉的置入带来困难，远期可能增加内固定松动、失败等风险，术前可根据具体情况评估患者的骨密度，充分规划手术融合节段，术中选择合适型号的椎弓根螺钉，术后合适的支具辅助固定，以减少内固定失败风险。

术后全脊柱正、侧位X线片：T_9-S_1前凸角72°，T_5-L_2右侧凸Cobb角35°（图3-19）。术后1年随访时，患者一般情况良好，端坐时无须双上肢辅助支持，且端坐时间显著延长，端坐后疼痛减轻，全脊柱正、侧位X线片：T_9-S_1前凸角70°，T_5-L_2右侧凸Cobb角29°（图3-20）。

（八）小结

FSHD是一种罕见的遗传性神经肌肉疾病，主要表现为肌无力和肌萎缩，累及面肌、肩胛带肌和上臂肌群，逐渐向下进展累及躯干肌群、盆肌和下肢肌群。FSHD患者可合并脊柱前凸，但矫形手术并不能直接改善患者的肌力。因此，手术治疗应当针对脊柱畸形导致的躯干失衡、端坐困难、端坐疼痛等。对于尚能站立、行走的患者，手术可能会破坏椎旁肌肉，导致患者站立、行走困难，因此矫形手术治疗应慎重。

（陈　峰　胡建华）

参考文献

[1] SORREL-DEJERINE Y, FARDEAU M. Birth and metamorphosis of Landouzy-Dejerine progressive atrophic myopathy[J]. Rev Neurol (Paris), 1982, 138(12): 1041-1051.

[2] EVANGELISTA T, WOOD L, FERNANDEZ-TORRON R, et al. Design, set-up and utility of the UK facioscapulohumeral muscular dystrophy patient registry[J]. J Neurol, 2016, 263(7): 1401-1408.

[3] MOSTACCIUOLO ML, PASTORELLO E, VAZZA G, et al. Facioscapulohumeral muscular dystrophy: epidemiological and molecular study in a north-east Italian population sample[J]. Clin Genet, 2009, 75(6): 550-555.

[4] DEENEN JC, ARNTS H, VAN DER MAAREL SM, et al. Population-based incidence and prevalence of facioscapulohumeral dystrophy[J]. Neurology, 2014, 83(12): 1056-1059.

[5] WIJMENGA C, HEWITT JE, SANDKUIJL LA, et al. Chromosome 4q DNA rearrangements associated with facioscapulohumeral muscular dystrophy[J]. Nat Genet, 1992, 2(1): 26-30.

[6] LEMMERS RJ, TAWIL R, PETEK LM, et al. Digenic inheritance of an SMCHD1 mutation and an FSHD-permissive D4Z4 allele causes facioscapulohumeral muscular dystrophy type 2[J]. Nat Genet, 2012, 44(12): 1370-1374.

[7] FERRI G, HUICHALAF CH, CACCIA R, et al. Direct interplay between two candidate genes

in FSHD muscular dystrophy[J]. Hum Mol Genet, 2015, 24(5): 1256-1266.

[8] THIJSSEN PE, BALOG J, YAO Z, et al. DUX4 promotes transcription of FRG2 by directly activating its promoter in facioscapulohumeral muscular dystrophy[J]. Skelet Muscle, 2014, 4: 19.

[9] RICHARD AM, PETEK LM, MILLER DG. Endogenous DUX4 expression in FSHD myotubes is sufficient to cause cell death and disrupts RNA splicing and cell migration pathways[J]. Hum Mol Genet, 2015, 24(20): 5901-5914.

[10] RICCI G, RUGGIERO L, VERCELLI L, et al. A novel clinical tool to classify facioscapulohumeral muscular dystrophy phenotypes[J]. J Neurol, 2016, 263(6): 1204-1214.

[11] MUL K, VAN DEN BOOGAARD ML, VAN DER MAAREL SM, et al. Integrating clinical and genetic observations in facioscapulohumeral muscular dystrophy[J]. Curr Opin Neurol, 2016, 29(5): 606-613.

[12] LUTZ KL, HOLTE L, KLIETHERMES SA, et al. Clinical and genetic features of hearing loss in facioscapulohumeral muscular dystrophy[J]. Neurology, 2013, 81(16): 1374-1377.

[13] STATLAND JM, SACCONI S, FARMAKIDIS C, et al. Coats syndrome in facioscapulohumeral dystrophy type 1: frequency and D4Z4 contraction size[J]. Neurology, 2013, 80(13): 1247-1250.

[14] WOHLGEMUTH M, VAN DER KOOI EL, VAN KESTEREN RG, et al. Ventilatory support in facioscapulohumeral muscular dystrophy[J]. Neurology, 2004, 63(1): 176-178.

[15] LEE CS, KANG SJ, HWANG CJ, et al. Early-onset facioscapulohumeral muscular dystrophy-significance of pelvic extensors in sagittal spinal imbalance[J]. J Pediatr Orthop B, 2009, 18(6): 325-329.

[16] TAN H, FENG F, LIN Y, et al. Surgical correction of hyperlordosis in facioscapulohumeral muscular dystrophy: A case report[J]. BMC Surg, 2017, 17(1): 83.

[17] JANSSEN B, VOET N, GEUTS A, et al. Quantitative MRI reveals decelerated fatty infiltration in muscles of active FSHD patients[J]. Neurology, 2016, 86(18): 1700-1707.

[18] DAHLQVIST JR, VISSING CR, THOMSEN C, et al. Severe paraspinal muscle involvement in facioscapulohumeral muscular dystrophy[J]. Neurology, 2014, 83(13): 1178-1183.

[19] RIJKEN NH, VAN ENGELEN BG, DE ROOY JW, et al. Trunk muscle involvement is most critical for the loss of balance control in patients with facioscapulohumeral muscular dystrophy[J]. Clin Biomech (Bristol, Avon), 2014, 29(8): 855-860.

综合征性早发性脊柱侧凸

一、I型神经纤维瘤病合并早发性脊柱侧凸

（一）概述

I型神经纤维瘤病（neurofibromatosis I, NF1）是一种常染色体显性遗传病。1882年由皮肤科医师von Recklinhausen首先报道。经过近百余年的探索。1987年在美国国立卫生研究院（National Institutes of Health, NIH）的倡导下，学术界制定了关于NF1的临床诊断标准，并沿用至今。此后，随着分子生物学的发展，该病的致病基因逐渐确定，位于17q11.2的NF1肿瘤抑制基因突变是该病的病因学基础，分子诊断目前是重要的鉴别诊断工具。除了皮肤、视觉系统和神经系统方面的病理改变，26%～50%的NF1患者会伴随出现骨骼缺陷，包括骨质减少、脊柱侧凸、蝶骨翼发育不良、先天性胫骨发育不良等。

NF1合并脊柱侧凸可分为类特发性脊柱侧凸（nondystrophic scoliosis）和营养不良性脊柱侧凸（dystrophic scoliosis）两类。前者合并出现的脊柱侧凸畸形缺乏以上NF1特征性骨骼改变，其形态更接

近于特发性脊柱侧凸，在脊柱畸形的病情发展和外科手术治疗方面与特发性脊柱侧凸相似。营养不良性脊柱侧凸通常发生在胸椎，一般累及4~6个椎体，常伴椎体楔形变、椎体脱位、肋骨"铅笔样"变和肋椎关节脱位。侧凸发生的时间早于特发性脊柱侧凸，且表现出明显的骨骼发育不良、骨愈合能力欠佳、骨质条件较差的特点，导致该类脊柱侧凸患者在术后易出现融合失败、假关节形成等并发症，矫形手术失败率远高于先天性脊柱侧凸等其他类型脊柱侧凸患者。

对于NF1合并EOS，尤其合并营养不良性脊柱侧凸的患者，早发现、早干预至关重要。在NF1合并EOS的外科治疗方面，从强调早期行360°坚强融合已经逐渐向生长棒治疗过渡，侧凸严重、伴随椎体脱位、椎管内肋骨占位、椎旁或椎管内伴有肿瘤的患者的外科治疗仍然极具挑战。

（二）流行病学

NF1全球人群发病率为1/4000~1/3000，不分种族和性别。新生儿发病率为1/3000~1/2500。约有50%的患者无家族史，或者家族中的NF1患者并没有明显的临床体征。

10%~60%的NF1患者会同时出现肌肉骨骼方面的改变，脊柱侧凸和先天性胫骨假关节最为常见。约20%的NF1儿童会伴有脊柱侧凸。儿童脊柱侧凸患者中，约有2%合并NF1。

（三）发病机制

遗传学研究发现，NF1是由NF1肿瘤抑制基因突变所致。*NF1*基因位于17q11.2，转录编码产生神经纤维瘤蛋白。神经纤维瘤蛋白在全身各组织中均有表达，在中枢神经系统中表达最高。神经纤维瘤蛋白是一种抑瘤蛋白，在细胞内的Ras信号通路内起负向调节作用。各种原因引起的*NF1*基因突变导致神经纤维瘤蛋白功能失活，可能导致细胞水平Ras-GTP活化，进而导致细胞异常增殖形成肿瘤。尽管NF1相关骨骼改变的致病原因并不十分清晰，但以往一些研究推测，除了*NF1*基因突变导致的骨破坏能力增强，骨骼附近的神经纤维瘤所导致的骨骼微环境改变和骨细胞发生的体细胞突变，可能是骨骼病理改变的原因。

（四）临床表现

神经纤维瘤在身体各部位均可能发生，是NF1最常见的体征。皮下型肿瘤质地如大象皮，在儿童期开始发生，青春期和妊娠期数量增多。丛状型肿瘤出生时就有，对NF1的诊断很有意义（图3-21）。

皮肤色素斑又称牛奶咖啡斑，常在患者出生时就可以发现，也偶尔在患者出生1年内发生，散布在体表除掌跖外的各个部位，呈大小不一的卵圆形或不规则形，并且随着年龄的增

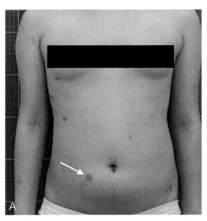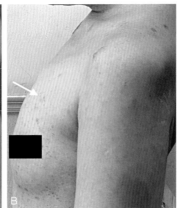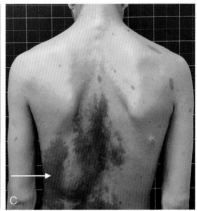

图3-21 NF1常见体征

A. 白色箭头所指为位于腹壁较大的牛奶咖啡斑;

B. 白色箭头所指为位于前胸壁的"雀斑样"色素沉着;

C. 白色箭头所指为位于左背肩胛下方的"丛状神经纤维瘤"

长而增多、增大。其颜色的变化从浅棕色至深棕色不等。位于腹股沟和腋窝区域的雀斑也是NF1常见的皮肤改变(图3-21)。

NF1患者罹患恶性周围神经鞘瘤的比例为8%～13%,发病年龄为20～35岁。

15%～20%的患者会伴发胶质瘤,大多数(80%)发生于视神经,也有部分(15%)发生于脑干。

对于NF1患者,认知功能障碍和行为困难是常见的神经系统并发症,通常会表现出较低的IQ值,但严重的智力障碍(IQ<70)少见。30%～60%的NF1儿童可能出现认知功能障碍。

Lisch结节是一种虹膜错构瘤,其发生率随着年龄的增长而增高,新生儿NF1患者中难以发现,但是在＞16岁的患者中,超过90%的患者可以发现Lisch结节。

在骨骼病变方面,2%的患者会出现长骨的改变,典型改变发生在胫骨。出生早期的骨形成缺陷会导致"弓状"胫骨的出现,患者还可能出现自发或微小创伤骨折和骨愈合缺陷。10%～30%的NF1儿童会出现脊柱畸形,发生在下颈椎和胸椎;相反,2%的儿童脊柱侧凸的病因为NF1。

在部分NF1患者中也会合并血管病变,包括先天性心脏病、高血压和肾动脉狭窄等。

（五）诊断

1987年由NIH召集专家根据临床表现制定的NF1临床诊断标准，在临床广泛应用。根据该标准，患者满足以下7项临床表现中的2项或2项以上，即可诊断为NF1：①皮肤上可见6个或以上牛奶咖啡斑，未成年者牛奶咖啡斑最大直径＞5mm，成年者牛奶咖啡斑最大直径＞15mm；②2个或以上神经纤维瘤或1个丛状神经纤维瘤；③腋窝或腹股沟区发现雀斑；④视神经胶质瘤；⑤在虹膜上可见2个或以上Lisch结节（虹膜错构瘤）；⑥特征性骨骼改变，如蝶骨发育不良或胫骨假关节形成；⑦一级亲属符合上述诊断标准被诊断为NF1。

由于很多临床表现是伴随年龄的增长才会出现，该临床诊断标准在对儿童的诊断方面存在不足。对于无一级亲属病史的患儿，大约有50%直到1岁才能达到诊断标准。仅皮肤上有6个或以上牛奶咖啡斑的患者需要密切随访，95%的患者会发展为NF1。许多临床表现在青年期才会出现。对疑似儿童进行常规裂隙灯显微镜检查有助于诊断。头颅MRI T_2加权像的高信号改变可能提示异常髓鞘或胶质增生，这是NF1的病理表现，但儿童对MRI检查的依从性较差，给该项检查的开展带来了困难。基因检测作为辅助手段，主要应用于诊断不清或外观表现不明确的婴幼儿。

（六）脊柱畸形和影像学表现

1. 胸腰段脊柱侧后凸畸形　胸腰段脊柱侧后凸畸形是NF1常见的骨骼畸形，根据骨骼畸形的形态特点分为营养不良性脊柱侧凸和类特发性脊柱侧凸2个亚型。

营养不良性脊柱侧凸畸形常发生在胸椎，除侧凸较为严重外，也伴随后凸畸形。典型的营养不良性脊柱侧凸表现具有较高的识别度：①扇贝样椎体（椎体后缘凹陷，胸椎椎体后缘凹陷至3mm，腰椎椎体后缘凹陷达到4mm）；②铅笔样肋骨（肋骨宽度比第2肋最窄处更窄），肋椎关节脱位；③纺锤样横突；④椎体楔形变；⑤椎旁软组织；⑥侧凸累及节段短（4～6个椎体）且锐利，椎体旋转严重，有时伴发脱位；⑦椎间孔扩张；⑧椎弓根发育不良，如细长甚至缺如；⑨椎弓根间距增宽；⑩椎管扩张，硬膜囊扩张，部分患者可见椎管内神经纤维瘤（图3-22）。值得注意的是，这些营养不良性骨骼畸形改变会持续进展、加重。

类特发性脊柱侧凸的椎体特点与特发性脊柱侧凸相似。

还有一些更为少见而凶险的畸形，如脱位的肋骨头甚至从扩大的椎间孔突入椎管内，危及胸髓，患者却没有神经症状。我们的研究认为，由于胸廓的自限作用，在脊柱矫形过程中，脊柱向中线回归，肋骨头会逐渐退出椎管；对于手术前没有明显神经损伤表现的患者，

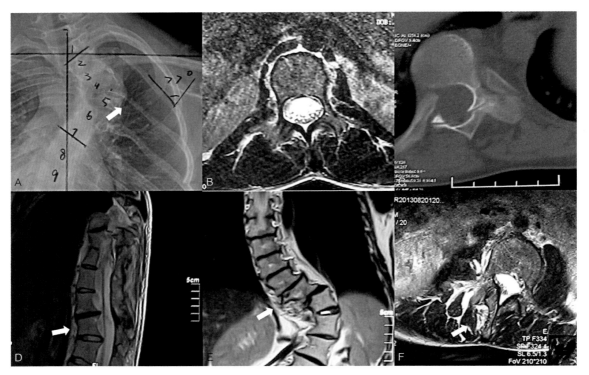

图3-22　NF1脊柱畸形影像学表现

A. 位于胸椎，短而锐利的侧凸；白色箭头示铅笔样发育不良的肋骨；B. 扩张的椎管，发育不良的椎弓根；

C. 扩张的椎间孔，脱位并进入椎管的肋骨头；D. 白色箭头示扇贝样椎体、椎体楔形变、椎管扩张；

E. 白色箭头示椎体侧方脱位；F. 白色箭头示椎旁肿瘤组织

不需要在矫形前切除椎管内胸髓旁的肋骨头。

2. 颈椎后凸畸形　Klose等最早报道了NF1合并颈椎后凸畸形，截至目前，关于合并颈椎后凸畸形的报道仍然较为零散。后凸的顶点一般在下颈椎，颈椎椎体同样可以有椎体发育不良、椎弓根纤细、椎管扩张、椎管内占位等表现。

通过全脊柱正、侧位X线检查可以了解脊柱畸形的全貌，通过CT可以进一步了解各椎体结构的细节，发现以上这些特异性骨骼改变。对于NF1合并脊柱畸形的患儿，全脊柱MRI检查是非常有意义的，通过MRI检查可以了解可能的椎旁或椎管内肿瘤，以及椎管内神经结构情况。

（七）治疗

1. 治疗特点和经验　对于类特发性脊柱侧凸的外科治疗，治疗原则与特发性脊柱侧凸相似。如果侧凸角度在20°～25°以下，可以每半年随访1次。侧凸角度为20°～40°的患儿可以采取支具矫形治疗。如患儿对支具的依从性不佳，侧凸进展，需要考虑手术治疗。

治疗营养不良性脊柱侧凸需要更加积极。尽管侧凸＜20°时可以选择密切随访（每6个月复查1次）观察患儿畸形进展，但随访观察和支具矫形治疗通常并不是恰当的选择。该类脊柱侧凸甚至在融合手术后也会持续进展。对于侧凸＞20°的患者即需要考虑手术干预。传统上，外科手术的目标是关注如何将病变节段的脊柱固定起来，希望给患儿一个"直而稳定"的脊柱。该类患者侧凸节段较短，即便选择略长的融合范围，对EOS患者躯干的影响也相对较小。一些学者提出，对侧凸为20°～40°，后凸＜50°的患者，可以考虑应用椎板钢丝、椎板钩或椎弓根螺钉和内固定棒进行后路固定融合。但实践证实，对骨骼尚未成熟的患者，在进行单纯后路融合手术后，畸形也会持续进展。部分患者还会出现曲轴现象等并发症。在我们中心，一组平均年龄为7.5岁的NF1合并营养不良性EOS的患儿，应用椎弓根螺钉进行单纯后路短节段融合，随访平均4.5年，尽管初始矫形效果较好（从平均66.1°矫形至31.1°），但随访过程中出现侧凸进展，曲轴现象等脊柱力线相关并发症发生率高达77.8%。为了限制前柱生长，同时通过前柱松解获得更好的矫形效果，也有学者提出对侧凸＞40°、后凸较为严重的患者，进行前后路联合融合或头颅牵引后前后路融合手术。Tauchi等对一组初次手术平均年龄为8岁、接受前后路融合的11例患儿进行了为期14年的随访，初次矫形效果良好（从平均71.2°矫形至24.1°），并得以维持（末次随访时为23.5°）。尽管初次手术术者就选择了较长的节段进行融合（平均为11.72个节段），以预防非融合节段失代偿等并发症，但由于矫形段和邻近段的脊柱骨骼病变依然在持续进展，平均每例患者在初次术后又平均接受了1.5次手术（0～6次）。

另外，伴随生长棒技术在特发性脊柱侧凸、先天性脊柱侧凸、神经肌肉性脊柱侧凸等EOS患儿中的应用越来越成熟，近年来全世界多个中心陆续报道了生长友好型技术在NF1合并EOS患者中的应用。个别学者报道了应用VEPTR治疗的成功经验，多数学者还是采用经典的双生长棒技术。在北京协和医院一项关于后路融合手术和生长棒技术的对照研究中，2组患者平均随访4.25年，初次手术矫形效果相似。以T_1-S_1距离作为躯干生长参数，生长棒组在保持生长潜能方面表现明显更好，但生长棒组患儿的手术节段明显更长[后路融合组（8.25±3.20）比生长棒组（13.00±1.60）]。从并发症的角度，生长棒技术可以明显减少曲轴现象、adding on等与矫形效果相关的并发症，但内置物相关并发症较后路融合手术更多。

独特的骨骼畸形，使得NF1合并营养不良性EOS的手术治疗与众不同：细长的椎弓根有可能阻碍椎弓根螺钉的使用；使用椎板钩时，应考虑菲薄的椎板存在断裂的可能；椎板钢丝

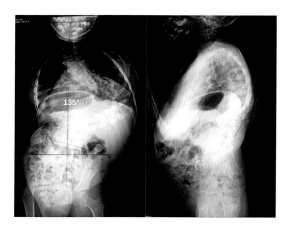

图3-23 患儿，女性，6岁，NF1合并脊柱侧凸
顶椎位于T₁椎体，顶椎偏距明显

在锚定点有可能无法提供足够的把持力。在手术前对内置物的选择和置入需要周密的思考。即便选择得当，初次手术效果良好，严重和持续的骨骼病变也是无法回避的问题，需要医师和患者做好多次手术的准备。联合应用靶向药物作用于NF1基因通路，有可能成为未来保障外科治疗效果的重要组成部分。

2. 生长棒手术病例举例 6岁女童，发现皮肤多发牛奶咖啡斑，腋窝及腹股沟发现雀斑，患儿合并脊柱胸腰段侧后凸畸形，顶椎位于T₁₁的胸椎侧凸达135°，顶椎偏距为11.5cm（图3-23）。我们应用以T₂、T₃及L₄、L₅椎体为锚定点，以椎弓根螺钉进行锚定，放置并联连接器双生长棒系统，经过间隔每8～12个月、9次撑开后，当患儿16岁时，生长棒出现断裂。术者最终为患儿施行了融合手术。患儿获得了较好的矫形（图3-24）。

（八）自然史与预后

NF1营养不良性脊柱侧凸的发病年龄早于特发性脊柱侧凸。营养不良性骨骼征象越多，畸形进展越快，也越严重。有文献报道，85%的营养不良征象达到3个或以上的患者，侧凸将会快速进展，同时铅笔样肋骨是侧凸进展的独立危险因素。

支具矫形治疗通常无效，多数需要手术治疗。非营养不良性脊柱侧凸的病情及转归与特发性脊柱侧凸较为相似，在处理上参照特发性脊柱侧凸。但是，在幼年阶段发现的非营养不良性脊柱侧凸也需要密切随访，其存在转变为营养不良性脊柱侧凸的可能。

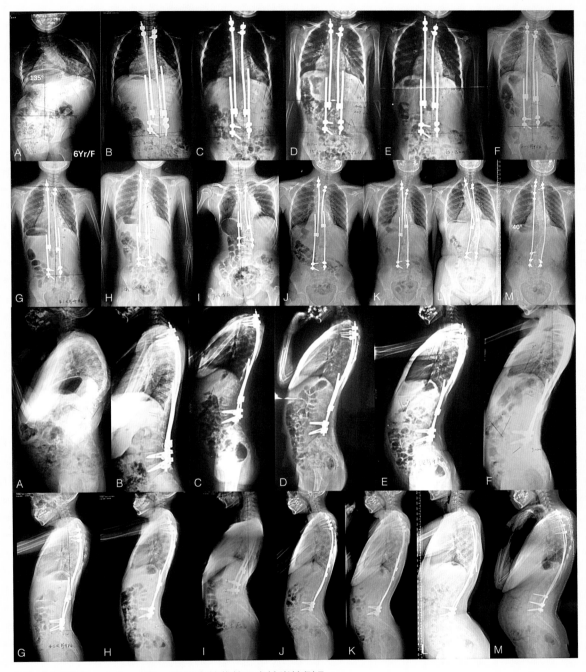

图3-24 患儿，女性，6岁，NF1合并营养不良性脊柱侧凸

平均撑开间隔10.9个月（8～12个月），10年间进行了9次，获得良好的矫形效果（上图为正位X线片，下图为侧位X线片）

A. 术前X线片；B. 生长棒置入术后X线片；C～K. 9次撑开，每次撑开术后X线片；L. 末次随访时发现内固定棒断裂；M. 行融合术后X线片

（九）总结

NF1通常依靠皮肤、眼、骨骼等特异性表现并结合患儿的家族史进行诊断。NF1合并脊柱侧凸分为2型：类特发性脊柱侧凸和营养不良性脊柱侧凸。类特发性脊柱侧凸解剖形态和自然病程与特发性脊柱侧凸相似。侧凸＞40°通常是后路融合手术的指征。营养不良性脊柱侧凸多合并包括铅笔样肋骨、肋椎关节脱位、椎间孔扩大、椎管扩张、椎体楔形变、椎体脱位等3种或以上特异性骨骼及神经结构畸形。该类畸形通常表现为胸椎侧后凸，短且锐利，即便发现时侧凸仅为20°也应高度重视，密切随访。支具矫形治疗一般无效。侧凸为20°～40°时，有学者推荐进行后路融合。对于更为严重、年龄更小的患者，不少学者建议在后路融合的同时联合前路松解和融合。近年来，随着生长棒技术在NF1合并EOS的广泛应用，越来越多的学者报道了该技术在控制畸形进展、维持躯干平衡、保持生长潜能方面的优势。

（蔡思逸　田　野）

参考文献

[1]　HUSON SM, COMPSTON DA, CLARK P, et al. A genetic study of von Recklinghausen neurofibromatosis in south east Wales. Ⅰ. Prevalence, fitness, mutation rate, and effect of parental transmission on severity[J]. J Med Genet, 1989, 26(11): 704-711.

[2]　FERNER RE. Neurofibromatosis 1 and neurofibromatosis 2: a twenty first century perspective[J]. Lancet Neurol, 2007, 6(4): 340-351.

[3]　VITALE MG, GUHA A, SKAGGS DL. Orthopaedic manifestations of neurofibromatosis in children: an update[J]. Clin Orthop Relat Res, 2002(401): 107-118.

[4]　CAI S, YANG Y, JIA B, et al. Transcriptome-wide Sequencing Reveals Molecules and Pathways Involved in Neurofibromatosis Type Ⅰ Combined with Spinal Deformities[J]. Spine (Phila Pa 1976), 2020, 45(9): E489-E498.

[5]　NGUYEN R, DOMBI E, AKSHINTALA S, et al. Characterization of spinal findings in children and adults with neurofibromatosis type 1 enrolled in a natural history study using magnetic resonance imaging[J]. J Neurooncol, 2015, 121(1): 209-215.

[6] MARGRAF RL, VANSANT-WEBB C, MAO R, et al. NF1 Somatic Mutation in Dystrophic Scoliosis[J]. J Mol Neurosci, 2019, 68(1): 11-18.

[7] D'ANGELO F, CECCARELLI M, TALA, et al. The molecular landscape of glioma in patients with Neurofibromatosis 1[J]. Nat Med, 2019, 25(1): 176-187.

[8] EVANS DG, KING AT, BOWERS NL, et al. Identifying the deficiencies of current diagnostic criteria for neurofibromatosis 2 using databases of 2777 individuals with molecular testing[J]. Genet Med, 2019, 21(7): 1525-1533.

[9] EVANS DG, BASER ME, MCGAUGHRAN J, et al. Malignant peripheral nerve sheath tumours in neurofibromatosis 1[J]. J Med Genet, 2002, 39(5): 311-314.

[10] NORTH KN, RICCARDI V, SAMANGO-SPROUSE C, et al. Cognitive function and academic performance in neurofibromatosis. 1: consensus statement from the NF1 Cognitive Disorders Task Force[J]. Neurology, 1997, 48(4): 1121-1127.

[11] FRIEDMAN JM, ARBISER J, EPSTEIN JA, et al. Cardiovascular disease in neurofibromatosis 1: report of the NF1 Cardiovascular Task Force[J]. Genet Med, 2002, 4(3): 105-111.

[12] BOOTH C, PRESTON R, CLARK G, et al. Management of renal vascular disease in neurofibromatosis type 1 and the role of percutaneous transluminal angioplasty[J]. Nephrol Dial Transplant, 2002, 17(7): 1235-1240.

[13] DIPAOLO DP, ZIMMERMAN RA, RORKE LB, et al. Neurofibromatosis type 1: pathologic substrate of high-signal-intensity foci in the brain[J]. Radiology, 1995, 195(3): 721-724.

[14] CAI S, ZHANG J, SHEN J, et al. Posterior Correction without Rib-head Resection for Patients with Neurofibromatosis Type 1, Dystrophic Scoliosis, and Rib-head Protrusion Into the Spinal Canal[J]. Clin Spine Surg, 2017, 30(1): 32-37.

[15] HELENIUS IJ, SPONSELLER PD, MACKENZIE W, et al. Outcomes of Spinal Fusion for Cer-

vical Kyphosis in Children with Neurofibromatosis[J]. J Bone Joint Surg Am, 2016, 98(21): e95.

[16] KIM HW, WEINSTEIN SL. Spine update. The management of scoliosis in neurofibromatosis[J]. Spine (Phila Pa 1976), 1997, 22(23): 2770-2776.

[17] WINTER RB, Moe JH, Bradford DS, et al. Spine deformity in neurofibromatosis. A review of one hundred and two patients[J]. J Bone Joint Surg Am, 1979, 61(5): 677-694.

[18] DURRANI AA, CRAWFORD AH, CHOUHDRY SN, et al. Modulation of spinal deformities in patients with neurofibromatosis type 1[J]. Spine (Phila Pa 1976), 2000, 25(1):69-75.

[19] CALVERT PT, EDGAR MA, WEBB PJ. Scoliosis in neurofibromatosis. The natural history with and without operation[J]. J Bone Joint Surg Br, 1989, 71(2): 246-251.

[20] SAVINI RPP, CERVELLATI S, GUALDRINI G. Surgical treatment of vertebral deformities in neurofibro- matosis[J]. Ital J Orthop Traumatol, 1983, 9(1): 13-24.

[21] AH C. Neurofibromatosis[M]//SL W. The pediatric spine: principles and practice. Philadelphia, PA; Lippincott Williams & Wilkins, 2001: 20.

[22] CAI S, LI Z, QIU G, et al. Posterior only instrumented fusion provides incomplete curve control for early-onset scoliosis in type 1 neurofibromatosis[J]. BMC Pediatr, 2020, 20(1): 63.

[23] MEHLMAN CT, AL-SAYYAD MJ, CRAWFORD AH. Effectiveness of spinal release and halo-femoral traction in the management of severe spinal deformity[J]. J Pediatr Orthop, 2004, 24(6): 667-673.

[24] YAO Z, LI H, ZHANG X, et al. Incidence and Risk Factors for Instrumentation-related Complications After Scoliosis Surgery in Pediatric Patients With NF-1[J]. Spine (Phila Pa 1976), 2018, 43(24): 1719-1724.

[25] YAO Z, GUO D, LI H, et al. Surgical Treatment of Dystrophic Scoliosis in Neurofibromatosis

Type 1: Outcomes and Complications[J]. Clin Spine Surg, 2019, 32(1): E50-E55.

[26] CAI S, CUI L, QIU G, et al. Comparison between surgical fusion and the growing-rod technique for early-onset neurofibromatosis type-1 dystrophic scoliosis[J]. BMC Musculoskelet Disord, 2020, 21(1): 455.

[27] HEFLIN JA, CLEVELAND A, FORD SD, et al. Use of Rib-Based Distraction in the Treatment of Early-Onset Scoliosis Associated with Neurofibromatosis Type 1 in the Young Child[J]. Spine Deform, 2015, 3(3): 239-245.

二、马方综合征伴早发性脊柱侧凸

（一）概述

马方综合征是一种遗传性结缔组织病，由法国儿科医师Antoine Marfan命名。它主要累及中胚叶起源的各组织器官，包括骨骼、心血管、视觉系统、呼吸系统、皮肤及中枢神经系统等，临床表现复杂且多样。马方综合征的脊柱侧凸发生率为60%，其男女比例接近6∶1。

（二）发病机制

马方综合征的致病基因是*fibrillin-1*基因（*FBN1*基因，定位于15q21.1）。*fibrillin-1*基因突变导致弹性蛋白附着和分化的支架——fibrillin-1蛋白结构异常。fibrillin-1蛋白广泛分布于主动脉、软骨、晶状体以及皮肤等处的弹力纤维，因此临床也以这些器官受累为著。

（三）临床表现

马方综合征主要累及中胚叶起源的组织器官，其临床表现复杂多样。可累及心血管系统、视觉系统、骨骼系统，也可累及呼吸系统、皮肤以及中枢神经系统等。

1. 心血管系统　最常见的表现为升主动脉根部扩张，还包括升主动脉夹层动脉瘤、二尖瓣关闭不全或脱垂、主动脉瓣关闭不全等。

2. 视觉系统　主要表现为晶状体异位，还包括近视、视网膜剥离等。

3. 骨骼系统　骨骼系统的表现包括瘦长体型、细长脸、瘦长四肢、上下身比例失调、典型的蜘蛛指（趾）（图3-25）、扁平足、胸骨畸形（漏斗胸或鸡胸）（图3-26）、关节韧带松弛、Steinber征阳性、指征阳性（图3-27）、高腭弓、脊柱畸形等。75%的马方综合征患者有脊柱

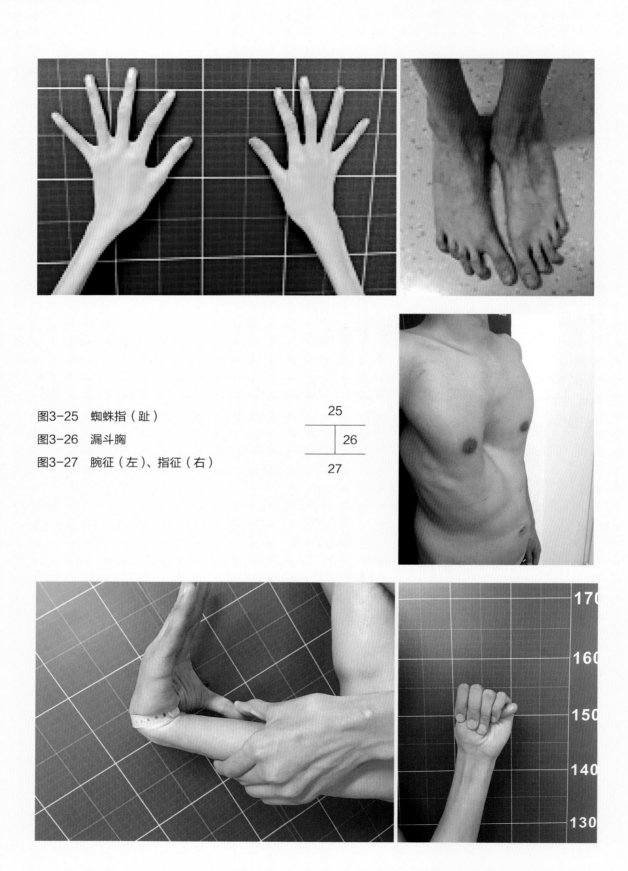

图3-25　蜘蛛指（趾）

图3-26　漏斗胸

图3-27　腕征（左）、指征（右）

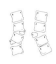

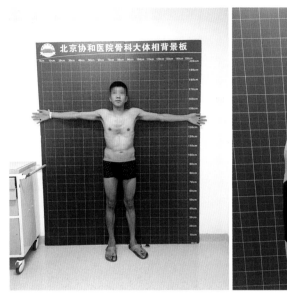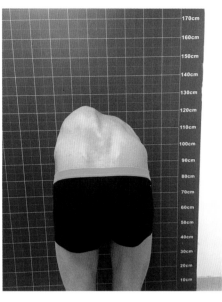

畸形，包括脊柱侧凸、颈椎前凸、胸椎前凸、腰椎滑脱、椎体发育不良、椎体压缩性骨折、椎体发育不良及骨软骨发育不良等，其中最常见的脊柱畸形是脊柱侧凸。马方综合征伴发的脊柱侧凸起病较早，进展较快，即使骨骼发育成熟也会继续进展。

4. 呼吸系统　易出现肺大疱、肺气肿、蜂窝肺、上肺叶纤维化、支气管扩张及肺部感染等表现。马方综合征患者常出现脊柱矢状面形态改变，出现胸椎前凸伴有漏斗胸畸形者易出现肺不张，合并肺大疱者更容易出现呼吸困难。

（四）影像学表现

马方综合征伴EOS有多种类型，最常见的是双主弯。除脊柱侧凸之外，胸椎前凸、胸腰段后凸畸形也可出现（图3-28）。X线片上还可见到椎体发育不良、椎体双凹征，椎体高度明显大于宽度；椎弓根变细，椎弓根间距变大（图3-29），椎板变薄；

图3-28　胸腰段后凸患者大体相

图3-29　脊柱CT检查示左椎弓根变细，间距增宽

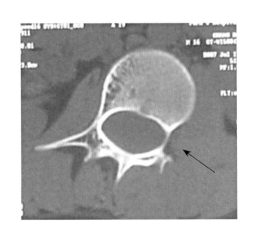

脊椎滑脱，鸡胸或漏斗胸，有些患者可见髋臼中心性穿透。CT可见椎弓根发育较细较窄、椎间孔扩大、椎管扩大；椎体扇贝形改变，椎板变薄破坏，重者椎弓根可缺如。MRI可见椎间孔扩大、椎管扩大；马方综合征患者脊膜强度下降，有时出现脊膜扩大膨出，脊髓可移位至椎间孔。可有骶骨前方或后方的脊膜膨出，还可出现神经根周围囊肿。

（五）诊断标准

马方综合征的诊断主要依靠典型的临床表现：骨骼、心血管、眼、肌肉、脂肪、皮肤、筋膜均有累及。现行国际公认的诊断标准为修订后的Ghent标准（Loeys B2010），具体内容如下。

1. 无家族史的患者，满足以下任一情况，可诊断马方综合征。

（1）主动脉根部Z评分≥2，晶状体异位，并排除Sphrintzene-Goldberg综合征、Loeyse-Dietz综合征和血管型Ehlers-Danlos综合征等类似疾病。

（2）主动脉根部Z评分≥2，并且检测到致病性*FBN1*基因突变。

（3）主动脉根部Z评分≥2，系统评分≥7，并排除Sphrintzene-Goldberg综合征、Loeyse-Dietz综合征和血管型Ehlers-Danlos综合征等类似疾病。

（4）晶状体异位，并且检测到与主动脉病变相关的*FBN1*基因突变。

2. 有家族史的患者，满足以下任一情况，可诊断马方综合征。

（1）晶状体异位，且有马方综合征家族史。

（2）系统评分≥7，有马方综合征家族史，并排除Sphrintzene-Goldberg综合征、Loeyse-Dietz综合征和血管型Ehlerse-Danlos综合征等类似疾病。

（3）主动脉根部Z评分≥2（20岁以上）或≥3（20岁以下），有马方综合征家族史，并排除Sphrintzene-Goldberg综合征、Loeyse-Dietz综合征和血管型Ehlers-Danlos综合征等类似疾病。

需注意：①"主动脉根部Z评分"是一种评价主动脉根部扩张程度的方式，评分值越高，主动脉根部扩张越严重；②"系统评分"是全面评价全身各器官、系统所表现出的马方综合征特征性症状的方式，总分20分，达到7分认为有诊断参考价值，评分标准：同时出现指征和腕征3分（只占其一计1分），出现鸡胸计2分，漏斗胸计1分，足跟畸形计2分（平足计1分），气胸病史计2分，硬脊膜膨出计2分，髋臼突出计2分，上部量/下部量减小、臂长/身高增加且无脊柱侧凸计1分，脊柱侧凸或后凸计1分，面征计1分，异常皮纹计1分，近视＞300°

计1分，二尖瓣脱垂计1分。

（六）鉴别诊断

1. Shprintzen-Goldberg综合征　表现为颅缝早闭、特殊面容以及与马方综合征相似的临床表型，部分患者可以检测到致病性*FBNI*基因突变，大部分患者无家族史。

2. Loeys-Dietz综合征　是一种遗传性结缔组织病，与马方综合征临床表现相似，但Loeys-Dietz综合征是由于*TGFBR1*或*TGFBR2*基因突变所致，与马方综合征有着不同的遗传背景。

3. 血管型Ehlers-Danlos综合征　是先天性结缔组织发育不全综合征，主要表现为皮肤弹性过强、关节活动度大、皮肤血管脆弱，也常有心血管系统和骨骼系统的改变。需要结合病史及遗传学检查帮助鉴别诊断。

4. 高胱氨酸尿症　是甲硫丁氨酸代谢异常的一种先天性疾病。此病临床上表现为蜘蛛足样指（趾）、脊柱侧凸、胸骨畸形及韧带松弛。同时有智力发育迟缓，并有骨质疏松。

5. 先天性挛缩性细长指（趾）　是一种胶原组织的遗传病。表现为四肢细长、蜘蛛足样指（趾）、脊柱侧凸，无眼部及心脏改变，但有关节挛缩及耳畸形。

（七）治疗

1. 非手术治疗　对某些侧凸角度较小的患者采取随访观察。很多学者认为马方综合征伴EOS的支具矫形治疗效果不明显。Sponseller等发现对于马方综合征伴20°～40°脊柱侧凸患者，支具矫形治疗的成功率仅为17%。但是对EOS患者，支具矫形治疗可以控制脊柱畸形的进展，推迟手术年龄。所以，对于马方综合征伴EOS患者，初期可选择支具矫形治疗，严格定期随访，根据随访情况决定采取保守治疗或手术治疗。

2. 手术治疗　大部分马方综合征伴脊柱侧凸患者需要行手术治疗。若主弯Cobb角>40°或者进展迅速（每年>10°），特别是伴有明显后凸的患者，应考虑尽早进行手术治疗。对于马方综合征伴EOS的患者，治疗时多选择非融合手术（如传统生长棒、磁控生长棒等技术），融合范围较特发性EOS长。手术方式应根据患者的年龄、生长潜能来选择。待骨骼发育成熟或接近成熟，可选择脊柱融合手术。

马方综合征患者在脊柱矫形手术前需完善各科会诊，如麻醉科、心外科、眼科及内科。合并未经治疗的主动脉夹层、严重的二尖瓣脱垂、严重的主动脉瓣关闭不全或严重的升主动脉扩张是脊柱矫形手术的禁忌证。

马方综合征患者常存在椎板发育不良，椎板钩常不能提供有效的矫形力，而椎弓根细小，尤其是横径变小，使得椎弓根螺钉易误置入椎管。因此，马方综合征患者术中出现脑脊液漏、术后出现深部感染的发生率显著提高；术后出现内置物相关并发症、假关节以及翻修手术的概率也较特发性EOS增高。对于椎弓根细小或者畸形的患者，可以采用术中三维导航辅助置钉，提高置钉的精确性和安全性。同时，马方综合征伴EOS患者的胸廓支撑力弱，置钉、置棒时可能挤压胸廓，造成射血分数下降，术中监测可发现动脉压下降或暂时消失，故矫形过程应缓慢进行。短暂的胸廓挤压引起的动脉压下降情况常在1~2分钟后恢复。此外，马方综合征患者术中肌肉渗血较多，输血指征应较青少年特发性脊柱侧凸更加宽松，可预防应用氨甲环酸以减少出血。

（梁锦前　沈建雄）

参考文献

[1] SPONSELLER PD, BHIMANI M, SOLACOFF D, et al. Results of brace treatment of scoliosis in Marfan syndrome[J]. Spine, 2000, 25(18): 2350-2354.

[2] SPONSELLER PD, ERKULA G, SKOLASKY RL, et al. Improving clinical recognition of Marfan syndrome[J]. J Bone Joint Surg Am, 2010, 92(9): 1868-1875.

[3] GJOLAJ JP, SPONSELLER PD, SHAH SA, et al. Spinal deformity correction in Marfan syndrome *versus* adolescent idiopathic scoliosis: learning from the differences[J]. Spine, 2012, 37(18): 1558-1565.

[4] JOSEPH KN, KANE HA, MILNER RS, et al. Orthopedic aspects of the Marfan phenotype[J]. Clin Orthop Relat Res, 1992(277): 251-261.

[5] HA HI, SEO JB, LEE SH, et al. Imaging of Marfan syndrome: multisystemic manifestations[J]. Radiographics, 2007, 27(4): 989-1004.

[6] QIAO J, XU L, LIU Z, et al. Surgical treatment of scoliosis in Marfan syndrome: outcomes and complications[J]. Eur Spine J, 2016, 25(10): 3288-3293.

[7] LIPTON GE, GUILLE JT, KUMAR SJ. Surgical treatment of scoliosis in Marfan syndrome: guidelines for a successful outcome[J]. J Pediatr Orthop, 2002, 22(3): 302-307.

[8] JONES KB, ERKULA G, SPONSELLER PD, et al. Spine deformity correction in Marfan syndrome[J]. Spine, 2002, 27(18): 2003-2012.

[9] SZNAJDER M, KRUG P, TAYLOR M, et al. Spinal imaging contributes to the diagnosis of Marfan syndrome[J]. Joint Bone Spine, 2010, 77(5): 445-450.

[10] KURUCAN E, BERNSTEIN DN, YING M, et al. Trends in spinal deformity surgery in Marfan syndrome[J]. Spine J, 2019, 19(12): 1934-1940.

[11] MEESTER JAN, VERSTRAETEN A, SCHEPERS D, et al. Differences in manifestations of Marfan syndrome, Ehlers-Danlos syndrome, and Loeys-Dietz syndrome[J]. Ann Cardiothorac Surg, 2017, 6(6): 582-594.

[12] BITTERMAN AD, SPONSELLER PD. Marfan Syndrome: A Clinical Update[J]. J Am Acad Orthop Surg, 2017, 25(9): 603-609.

[13] VANEM TT, BöKER T, SANDVIK GF, et al. Marfan syndrome: Evolving organ manifestations-A 10-year follow-up study[J]. Am J Med Genet A, 2020, 182(2): 397-408.

[14] CIPRIANO GF, PERES PA, CIPRIANO G, et al. Safety and cardiovascular behavior during pulmonary function in patients with Marfan syndrome[J]. Clin Genet, 2010, 78(1): 57-65.

[15] SPONSELLER PD, THOMPSON GH, AKBARNIA BA, et al. Growing rods for infantile scoliosis in Marfan syndrome[J]. Spine, 2009, 34(16): 1711-1715.

[16] LE PARC JM, PLANTIN P, JONDEAU G, et al. Bone mineral density in sixty adult patients with Marfan syndrome[J]. Osteoporos Int, 1999, 10(6): 475-479.

[17] SPONSELLER PD, SETHI N, CAMERON DE, et al. Infantile scoliosis in Marfan syndrome[J]. Spine, 1997, 22(5): 509-516.

[18] LIPSCOMB KJ, CLAYTON-SMITH J, HARRIS R. Evolving phenotype of Marfan's syndrome[J]. Arch Dis Child, 1997, 76(1): 41-46.

三、软骨发育不全

（一）概述

骨骼发育不良（skeletal dysplasias, SD）是一组严重影响骨和软骨生长、发育和维持的遗传性疾病。该组疾病在儿童期通常出现身材矮小，但对肌肉骨骼系统的影响程度差异较大，表现出一定的异质性。尽管每种骨骼发育不良均较为罕见，但整组疾病的总体出生发病率为1/5000，约占出生缺陷儿童的5%。目前，《国际遗传性骨病分类标准（2019版）》将该类疾病分为42组461种，常合并脊柱畸形的有软骨发育不全（achondroplasia, ACH）、先天性脊柱骨骺发育不良（spondyloepiphyseal dysplasia congenital, SEDC）、脊椎干骺端发育不良（spondylometaphyseal dysplasia, SMD）等（表3-1）。其中，ACH是最常见的一种类型。该病在1878年由Parrott首次报道，其患病率为1/30 000～1/25 000，影响全球约250 000人；儿童患者中，合并胸腰段后凸畸形的比例为79%。

（二）发病机制

ACH是由于成纤维细胞生长因子受体-3（fibroblast growth factor receptor-3, FGFR3）基因突变引起FGFR3蛋白的第380个氨基酸由甘氨酸突变为精氨酸（p.Gly380Arg），影响生长板中的软骨细胞成熟，导致软骨内骨化和膜内骨化异常，最终导致全身骨骼发育异常，其中c.1138G>A突变约占98%，c.1138G>C突变约占1%。

ACH是一种常染色体显性遗传病，显性率为100%。约80%的ACH患者的父母身高正常。ACH是由新产生的*FGFR3*基因突变导致，这种新的突变主要遗传自父亲，生育时年龄＞35岁是突变产生的一个危险因素；仅20%的ACH患者的父母中有一方患病。若ACH患者的父母身高正常，则他的兄弟姐妹患病概率非常低，但仍高于普通人群；若患者的父母有一方患病，则他的兄弟姐妹患病概率为50%。若ACH患者的配偶身高正常，则他的子女患病概率为50%；若患者的配偶也为ACH患者，则他的子女身高正常概率仅为25%，患普通型ACH的概率为50%，患致死型（纯合子）ACH的概率为25%。

在正常的胚胎发育过程中，脊柱的软骨内骨化从胸腰段开始，向头侧和尾侧两个方向发

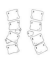

表3-1　部分合并脊柱畸形的骨骼发育不良

组别	疾病	缺陷基因/蛋白	遗传模式	临床特征
FGFR3组	软骨发育不全（ACH）	*FGFR3*/FGFR3	AD	肢根型短肢侏儒，常有大头畸形、前额突起、上颌骨发育不全、纽扣鼻、"三叉戟"手、胸腰段后凸畸形、腰椎前凸过大和膝内翻等。男性平均身高为130cm，女性为125cm。枕骨大孔狭窄在婴儿中可表现为中枢性或阻塞性睡眠呼吸暂停、出汗过多、肌张力低下和运动发育迟缓。在成人期，需要迅速识别和治疗椎管狭窄以预防截瘫。该病患者预期寿命和智力均正常。X线片可显示长骨短缩、干骺端呈喇叭样开口状，股骨远端骨骺呈V形。脊柱侧位X线片显示椎体后方扇贝形、胸腰段椎体楔形变、L₁–L₅椎弓根间距逐渐变窄
Ⅱ型胶原组	先天性脊柱骨骺发育不良（SEDC）	*COL2A1*/Ⅱ型胶原	AD	骨骺断裂伴有脊柱受累。常在2~3岁出现典型的躯干短小型侏儒的表现。典型特征包括进行性髋内翻、胫骨内翻伴内侧扭转、扁平椎、胸椎后凸畸形伴腰前凸过大、齿状突发育不良伴寰枢椎不稳，可导致脊髓病。需眼科检查排除视网膜病变
TRPV4组	脊椎干骺端发育不良（SMD）Kozlowski型	*TRPV4*/TRPV4	AD	主要表现为发育迟缓，躯干短小，脊柱进行性弯曲畸形、椎体扁平呈楔形、干骺端发育异常以及骨化延迟
多发性骨骺发育不良和假性软骨发育不良组	假性软骨发育不良组	*COMP*/COMP	AD	以肢体短小型侏儒为特征表现，伴有韧带松弛。临床表现与软骨发育不全相似，但患儿的面容正常。从出生开始，患儿表现为明显的扁平椎体。其他特征包括颈椎不稳、脊柱侧凸伴腰椎前凸增大、髋/膝/肘关节屈曲挛缩、弓形腿和扁平足。X线片显示干骺端开口凹陷呈喇叭状、骨骺断裂
成骨不全和骨密度减低组	成骨不全畸形进展型（OI3型）中度（OI4型）	多种基因相关	AD/AR AD/AR	成骨不全3型和4型构成严重变形的成骨不全。通常，患儿出生时正常。患儿有白色巩膜。出生后的多发性骨折常导致严重畸形，成年后可能需要使用轮椅。有明显的身材矮小和严重的肢体畸形，伴胸廓畸形和侧后凸畸形。异常的颅骨成型导致特征性三角形面容和前额凸起。胸廓和脊柱畸形引起的肺功能不全是导致死亡的主要原因
伴骨骼受累的溶酶体贮积症（脂肪软骨营养不良）	黏多糖贮积症Ⅰ型（Hunter综合征）	*IDA*/α-1-异丁烯酸酶	AR	· 黏多糖贮积症常致患者表现为对称型侏儒，伴有尿糖升高。新生儿出生时可常无表现。Ⅰ型为该病的严重形式，患儿常在6~18月龄出现生长和智力发育迟缓，行走等发育节点明显延迟 · 患儿可出现严重的关节僵硬、明显的学习障碍、膝外翻、胸腰段后凸畸形、特征性面容和角膜混浊。还可有齿状突发育不良。在儿童期，患者常因呼吸或心脏并发症导致死亡。骨髓移植可提高患者生存率。在尿液中检出硫酸皮肤素或硫酸肝素可确诊
	黏多糖贮积症Ⅳ型（Morquio综合征）	*GALNS*/半乳糖胺-6-硫酸盐硫酸酶	AR	· 黏多糖贮积症Ⅳ型是该病最常见的类型，表现为躯干短小型侏儒。患者可智力正常，有角膜混浊，面容常正常。可有短颈、齿状突发育不良、寰枢椎不稳，胸椎后凸畸形、膝外翻、桶状胸和鸡胸。常在2~3岁出现非特异性症状，如爬楼梯困难、运动耐力受损和腿部酸痛。脊柱X线片显示扁平椎体和侧后凸畸形。尿液中检出硫酸角质素可确诊
骨骼组分发育混乱	Ⅰ型神经纤维瘤病（NF1）	*NF1*/神经纤维蛋白	AD	如≥2条，则可确诊NF1：①儿童有5个≥5mm牛奶咖啡斑或成人有5个≥15mm的牛奶咖啡斑；②有胫骨假关节、楔骨发育不良、脊柱侧后凸畸形等骨骼发育不良；③有单发的丛状神经纤维瘤或1个以上任何类型的神经纤维瘤；④一级亲属家族史；⑤有2个或以上Lisch结节（虹膜错构瘤）；⑥有视神经胶质瘤；⑦有腋窝或腹股沟雀斑；⑧有*NF1*基因突变（17号染色体）

注：AD为常染色体显性遗传；AR为常染色体隐性遗传。参考Sewell MD, Chahal A, Al-Hadithy N, et al. Genetic skeletal dysplasias: a guide to diagnosis and management[J]. J Back Musculoskelet Rehabil, 2015, 28(3): 575–590.

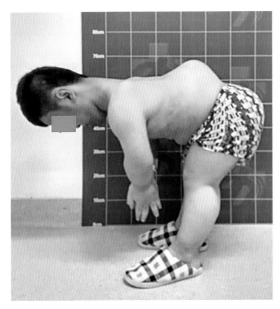

图3-30 ACH患者表现为肢根型肢体短缩、巨颅、短指、"三叉戟"畸形和胸腰段后凸畸形

展，初始的骨化中心位于椎体和双侧椎弓根前方，在椎体侧块区域发生融合。因此，随着脊柱的生长发育，椎体的大小和椎管的宽度都会随之增长。至6~8岁时，交界区发生融合，椎管的宽度停止增长，脊柱后柱停止纵向生长；而脊柱前柱纵向生长可持续至18~20岁。ACH患者由于软骨内骨化出现异常，脊柱发育过程中这种前后柱纵向生长的平衡被打破，从而出现胸腰段椎体楔形变形成局部后凸畸形，同时可有椎弓根短小和椎管宽度减小。

（三）临床表现

ACH患者在脊柱上主要表现为胸腰段后凸畸形、代偿性腰椎前凸增大和椎管狭窄。其他还可表现为肢根型肢体短缩、巨颅、前额突起和面中部后缩、肘关节伸直和旋转受限、弓形腿、短指和"三叉戟"畸形等（图3-30）。

1. 胸腰段后凸畸形　绝大多数ACH患者在1岁以内会出现暂时性胸腰段后凸畸形，并且学会坐起之后表现得更为明显，但这种畸形不是先天性畸形，不存在脊柱的解剖结构异常。因此，大多患者的胸腰段后凸畸形在学会站立和行走后会自发缓解，仅10%~15%患者的胸腰段后凸畸形保留至成人期发展成为固定的角状后凸，常伴有一个或多个椎体楔形变（图3-32）。这种固定的胸腰段角状后凸容易使脊髓出现拉伸导致张力增加，造成脊髓损伤，出现神经系统功能障碍，大约一半的青少年和成人角状后凸患者可有下肢无力、麻木、膀胱或直肠功能障碍等症状。后凸顶点的椎体楔形变或破坏伴随着椎体前柱支撑丢失是后凸固定的征象。同时，绝大多数ACH患者在学会坐起和行走后会逐渐出现腰前凸过大，但通常都没有症状，部分患者可有水平骶骨（图3-31）。

2. 椎管狭窄 ACH患者的椎管狭窄最常累及腰椎，且以中央型椎管狭窄为主。正常人L_1-L_5的椎弓根间距呈逐渐增大趋势，而ACH患者L_1-L_5的椎弓根间距呈逐渐减少趋势；同时，ACH患者椎弓根的前后径从L_1-L_5亦呈逐渐缩短趋势，两者共同导致可容纳脊髓和马尾神经等神经结构的椎管面积缩小（图3-32），引起中央型椎管狭窄。20%～30%成人ACH患者有间歇性跛行，肢体疼痛、麻木和感觉异常，以及二便功能障碍等腰椎管狭窄的症状，多在30岁之前开始出现症状，并迅速进展。随着患者年龄的增大，腰椎的增生退行性变会进一步加重椎管狭窄，因此，随着年龄增大有症状患者的比例会明显升高。

3. 生长 ACH患者由于*FGFR3*基因突变导致软骨内骨化障碍引起四肢长骨生长缓慢，因而表现为四肢短小的肢根型侏儒。出生时，患者身高通常无明显异常，随后出现明显的生长过缓；成年时，男性患者的平均身高为130cm（120～140cm），女性患者的平均身高为125cm（115～137cm），低于正常人平均身高的6～7个标准差。需要注意的是，ACH患者的坐高接近正常。

ACH患者在早期由于呼吸急促、胃食管反流等原因导致喂养困难。但ACH患者中肥胖的比例远高于正常人群，并且肥胖呈现非典型特征，主要表现为腹部肥胖。成人期，肥胖会加

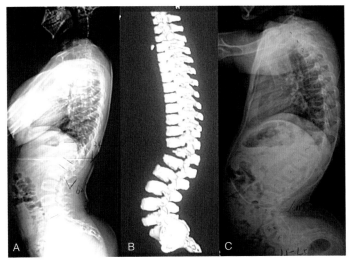

图3-31 ACH患者的胸腰段后凸畸形伴顶椎楔形变（图A和图B）和腰前凸过大及水平骶骨（图C）

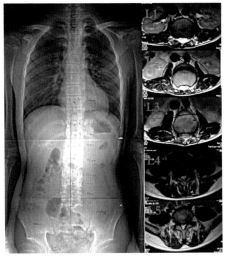

图3-32 ACH患者腰椎椎弓根间距和椎管截面积逐渐缩小

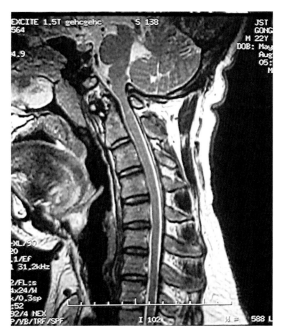

图3-33　ACH患者枕骨大孔狭窄

重ACH患者的腰椎管狭窄、非特异性关节疼痛和呼吸睡眠暂停等。

4. 发育　ACH患者早期常有发育迟缓，尤其是运动功能，但后期无明显的发育差异，其认知功能（智力）绝大多数均正常，除非受脑积水、脑缺氧等病变影响。婴儿期，ACH患者常表现为肌张力低下，同时由于其头部巨大，通常难以支撑，运动时常表现为"雪犁样"（snowplowing，用前额和双脚着地支撑身体运动）或"反雪犁样"。ACH患者可以独立行走的中位年龄为18月龄或19月龄，部分患者甚至2岁时仍不能独立行走。ACH患者的精细运动与正常人存在一定差异，这与他们的手指过短、"三叉戟"畸形和小关节过度活动等发育异常相关。ACH患者的语言表达也存在一定的发育迟缓，绝大多数在5岁或6岁时可正常。

5. 巨颅　大多数ACH患者都表现为巨颅，额部和顶部都比较突出，可能与FGFR3基因突变直接影响脑的形成相关，不需要特殊治疗。仅有不足5%的患者因脑积水需要治疗干预。脑积水可能与颈静脉孔狭窄导致颅内静脉压力升高和枕骨大孔狭窄有关。患者的前囟门通常较大且闭合较晚，常需到5~6岁时才能闭合。

6. 枕颈交界区狭窄　颅骨基底部是软骨来源的，因此，ACH患者可由于颅骨基底部生长缓慢引起枕骨大孔缩窄和形态异常，呈"键孔样"（key holed）（图3-33）。枕颈交界区狭窄是ACH患者1岁之前发生猝死的主要原因，如无评估和干预，这种猝死的比例将高达7.5%。1岁之后，尽管不会导致患者猝死，但枕颈交界区狭窄仍有导致患者发生急性或隐匿性脊髓损伤的风险，引起高位颈椎病。在幼儿时期，患者可表现为长期持续的肌张力减低、两侧肌力不对称、两侧腱反射不对称、踝阵挛或巴宾斯基征阳性。患者直立行走后可有直立行走易疲劳、活动耐量下降、上肢或下肢一过性疼痛、精细运动能力下降或二便功能障碍等典型颈椎病的表现。

7. 肺限制性疾病　部分ACH的婴幼儿患者胸腔体积较小，导致有效的肺容积减少，表现为限制性通气功能障碍，但大多患儿症状较轻，仅有小部分患儿表现为慢性低氧血症。

8. 睡眠呼吸暂停　ACH的年长患儿和成人患者由于面中部后缩导致气道容积减少、淋巴环肥大、气道软化和气道周围肌肉组织的神经分布异常，常引起睡眠呼吸暂停，可表现为晨起行走困难、白天睡眠过多、睡眠时呼吸暂停、鼾声较大、喘息、睡眠时叹息声较大、白天不能集中精神、易激惹、疲劳、抑郁、尿床等。婴儿患者可表现为可观察到的呼吸暂停或周期性呼吸过度、努力呼吸、喂养困难、咳嗽、难以躺平、喂养困难、咳嗽和易醒。

9. 中耳发育异常　中耳发育异常也是ACH患者的一个常见问题，如不治疗，可能导致听力下降，影响语言发育，超过一半的患儿需要放置压力均衡管治疗。

10. 弓形腿　弓形腿也是ACH患者的常见临床表现之一。如不治疗，90%的成人患者会有不同程度的弓形腿（图3-34）。弓形腿是由胫骨侧方弯曲、内侧胫骨平台磨损和膝关节侧方不稳等综合导致的结果。

（四）影像学表现

1. X线检查

（1）脊柱：表现为腰椎椎体不规则变扁，后缘凹陷，部分患者胸腰段椎体楔形变，局部后凸畸形（图3-31）；部分患者腰椎椎弓根间距从L_1到L_5逐渐缩小，L_5/L_1比值＜1（图3-32）。

（2）颅骨：表现为颅-面比例增大、面骨发育小、前额和下颌突出、颅底短缩、枕大孔狭窄和斜坡变深（图3-35）。

（3）骨盆：表现为骨盆扁平、髂骨呈方形、坐骨切迹小而深呈鱼嘴状、髋臼浅平且不规则、髋臼角明显变小和股骨颈粗短（图3-36）。

（4）长骨：儿童患者表现为干骺端增宽不规则呈倾斜喇叭状，中心凹陷，部分骺核包埋其中（图3-37）。

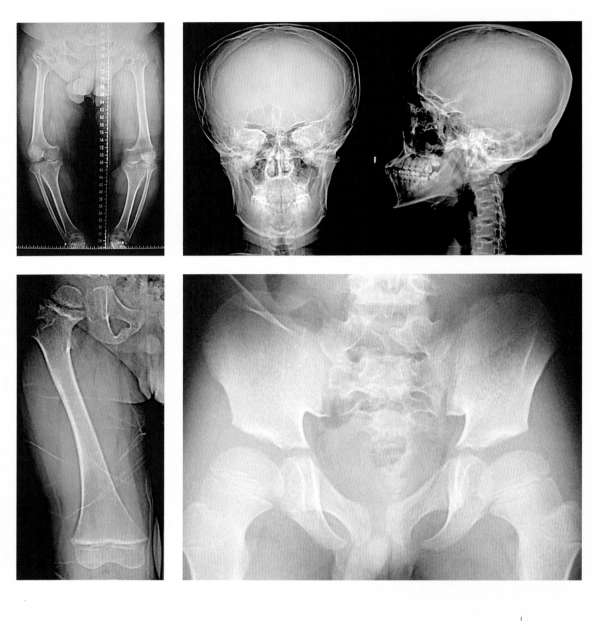

34	35
37	36

图3-34　ACH患者双下肢弓形腿

图3-35　ACH患者颅骨X线片

图3-36　ACH患者骨盆X线片

图3-37　ACH患者股骨X线片

（5）指骨：表现为手掌指骨粗短且近等长、手指不能并拢呈"三叉戟"。

2. CT检查 ACH患者脊柱CT可同X线片一样表现为腰椎椎体扁平、后缘凹陷、胸腰段后凸、顶椎椎体可前缘萎缩呈子弹样、椎板增厚；从L_1-L_4腰椎椎弓根长度逐渐短缩，L_1-L_5椎弓根横径逐渐增大，L_1-L_4椎弓根间距逐渐缩小，L_1-L_4椎管截面积逐渐缩小（图3-38）。

3. MRI检查 脊柱MRI表现类似CT。如患者有明显的胸腰段后凸，MRI上还可表现为胸腰段硬膜囊和脊髓受压（图3-39）。部分患者可显示枕骨大孔狭窄，相应水平的蛛网膜下腔缩窄（图3-33），合并脑积水患者还可显示有侧脑室和第三脑室的扩张。

（五）诊断

ACH患者的诊断主要依据临床表现和影像学表现，表现典型的患者不需要依赖分子生物学结果。

（六）鉴别诊断

1. 软骨发育低下（hypochondroplasia, HCH）该病是由*FGFR3*基因c.1620C>A或C>G突变致使蛋白产生p.Asn540Lys突变所致。临床特征主要表现为身材矮小、肢根短缩和短指（趾），但无巨颅，影像学表现与ACH相似。

2. 致死性骨发育不全（thanatophoric dysplasia）该病是由*FGFR3*基因的细胞内、外结构域突变引起。临床特征与ACH相似，表现为极短的四肢、短而窄的胸廓、巨颅伴额部隆起和眼距增宽，以

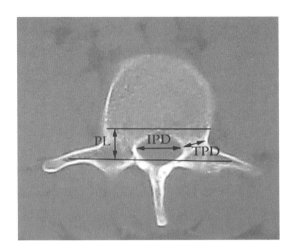

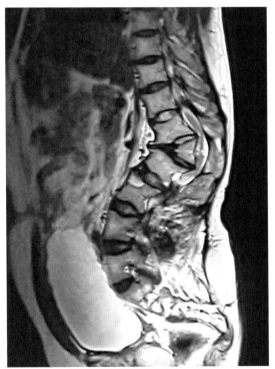

38
———
39

图3-38 ACH患者腰椎CT横截面
PL为椎弓根长度；TPD为椎弓根横径；IPD为椎弓根间距

图3-39 ACH患者MRI矢状位T_2加权像

及颈髓受压，但均更为严重，通常在围生期死亡。Ⅰ型：股骨弯曲短小，颅缝早闭不常见；Ⅱ型：股骨直而短小，伴中重度颅缝早闭，头颅常呈三叶草型。

3. SADDAN（severe achondroplasia with developmental delay and acanthosis nigricans）综合征　SADDAN意为伴有发育迟缓和黑棘皮病的严重ACH。它是由*FGFR3*基因突变致使蛋白产生p.Lys650Met突变所致。在出现发育迟缓和黑棘皮病之前，与ACH的鉴别主要依靠基因诊断。

4. 软骨毛发发育不全（cartilage-hair hypoplasia, CHH）-贫血发育不良（anauxetic dysplasia, AD）谱系疾病　该谱系疾病包括3个表型，即无少毛症的干骺端发育不良（metaphyseal dysplasia without hypotrichosis, MDWH）、CHH和AD。临床特征表现为严重的不成比例的（短肢）矮小身材、关节活动过度、头发丝滑、免疫缺陷、贫血、恶性肿瘤风险增加、胃肠功能障碍和精子发生受损等，与ACH比较容易鉴别。

5. 假性软骨发育不全（pseudoachondroplasia）　该病主要是脊柱骨骺发育不良，除肢根型侏儒外，与ACH无其他相似表现，影像学表现差异也较大。

（七）胸腰段后凸的自然史及预后

1岁之前，94%的ACH患儿可表现为胸腰段后凸畸形，但这种畸形不是先天性畸形，它没有任何椎体结构的异常。患儿坐起后，胸腰段后凸畸形会变得更为明显。当患儿学会站立和行走后，大部分胸腰段后凸畸形会自发缓解。1~2岁，ACH患儿合并胸腰段后凸的比例为87%；2~5岁，这一比例可下降至39%；5~10岁，可进一步下降至11%；10~15岁，合并胸腰段后凸的比例会出现反弹，约20%；20~50岁，这一比例进一步升高至35%。约30%的早期胸腰段后凸畸形患者会残留，其中1/3患者会进展为严重的后凸畸形。运动发育迟缓、顶椎水平移位和顶椎楔形变是胸腰段后凸持续存在的独立危险因素。胸腰段后凸畸形在婴幼儿期和儿童期通常无临床症状，直到青少年期或成人期才开始出现症状。早期临床表现主要包括腰骶部疼痛和/或下肢放射痛。后期可出现间歇性跛行、肢体无力、二便功能障碍等其他神经系统损害的症状。大部分胸腰段后凸畸形（61%）不会进展至重度（Cobb角≥40°），不会出现神经系统后遗症，不需要手术干预。出现神经系统后遗症的患者常有胸腰段固定的角状后凸畸形。

（八）胸腰段后凸的治疗

ACH患者的胸腰段后凸治疗需要根据患者的年龄、后凸严重程度以及相关合并症综合考

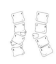

虑，治疗手段包括行为干预、支具矫形治疗（图3-40）和手术治疗。

1. 行为干预　适用于婴儿患者，应避免无支撑的坐姿，必要时可联合支具矫形治疗。

2. 支具矫形治疗　对于ACH婴幼儿和年轻儿童患者的中、重度胸腰段后凸（Cobb角≥30°），应尽早采用支具矫形治疗（尽可能在3岁以前，8~18月龄开始效果最佳），可有效地改善后凸畸形、恢复顶椎形态，多采用胸腰骶矫形（TLSO）支具。对于Cobb角≥40°的重度胸腰段后凸畸形，支具矫形治疗效果不佳。

3. 手术治疗　一般认为手术治疗适用于10~12岁以上的ACH合并胸腰段后凸患者，但也有少数学者认为保守治疗失败后应在4~8岁尽早进行手术干预。对于Cobb角<30°的胸腰段后凸畸形，如合并神经系统症状，则可行椎管减压内固定植骨融合术。对于Cobb角≥30°并持续存在的胸腰段后凸畸形，无论是否合神经系统症状，都应建议行胸腰段后凸矫形术，以避免后期出现神经系统损害或损害进一步加重，并根据神经系统症状和椎管狭窄的范围决定椎管减压的范围。对于Cobb角≥40°的重度胸腰段后凸畸形，可选择合适的截骨方式进行矫形，如合并顶椎前柱明显萎缩，可选择VCR截骨以获得良好的矫形效果（图3-41）。

（王　海　王以朋）

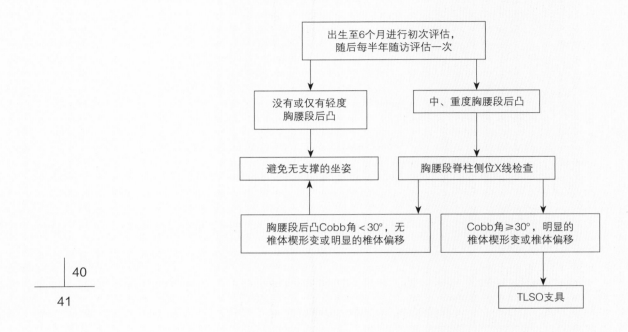

$\dfrac{40}{41}$

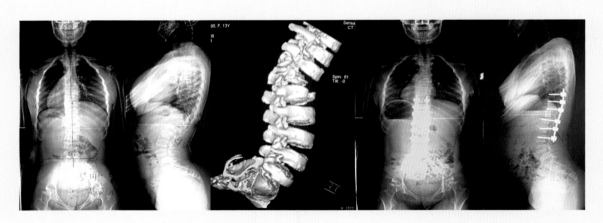

图3-40　ACH婴幼儿患者胸腰段后凸畸形的临床评估和治疗流程

图3-41　患儿，女性，13岁，ACH合并胸腰段后凸畸形（T_{12}椎体前柱明显萎缩），接受pVCR截骨矫形手术治疗

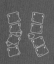

参考文献

[1]　SEWELL MD, CHAHAL A, AL-HADITHY N, et al. Genetic skeletal dysplasias: a guide to diagnosis and management[J]. J Back Musculoskelet Rehabil, 2015, 28(3): 575-590.

[2]　MORTIER GR, COHN DH, CORMIER-DAIRE V, et al. Nosology and classification of genetic skeletal disorders: 2019 revision[J]. Am J Med Genet A, 2019, 179(12): 2393-2419.

[3]　PAULI RM. Achondroplasia: a comprehensive clinical review[J]. Orphanet J Rare Dis, 2019, 14(1): 1.

[4]　KHAN BI, YOST MT, BADKOOBEHI H, et al. Prevalence of Scoliosis and Thoracolumbar Kyphosis in Patients with Achondroplasia[J]. Spine Deform, 2016, 4(2): 145-148.

[5]　DI ROCCO F, BIOSSE DUPLAN M, HEUZE Y, et al. FGFR3 mutation causes abnormal membranous ossification in achondroplasia[J]. Hum Mol Genet, 2014, 23(11): 2914-2925.

[6]　PAULI RMLJ. Achondroplasia. [M]. GeneReviews® [Internet]. Seattle (WA): University of Washington, Seattle, 1998 Oct 12 [Updated 2018 May 10].

[7]　AHMED M, EL-MAKHY M, GREVITT M. The natural history of thoracolumbar kyphosis in achondroplasia[J]. Eur Spine J, 2019, 28(11): 2602-2607.

[8]　FREDWALL SO, MAANUM G, JOHANSEN H, et al. Current knowledge of medical complications in adults with achondroplasia: A scoping review[J]. Clin Genet, 2020, 97(1): 179-197.

[9]　DEL PINO M, FANO V, ADAMO P. Growth velocity and biological variables during puberty in achondroplasia[J]. J Pediatr Endocrinol Metab, 2018, 31(4): 421-428.

[10]　DEL PINO M, RAMOS MEJIA R, FANO V. Leg length, sitting height, and body proportions references for achondroplasia: New tools for monitoring growth[J]. Am J Med Genet A, 2018, 176(4): 896-906.

[11] UNGER S, BONAFE L, GOUZE E. Current Care and Investigational Therapies in Achondroplasia[J]. Curr Osteoporos Rep, 2017, 15(2): 53-60.

[12] IRELAND PJ, DONAGHEY S, MCGILL J, et al. Development in children with achondroplasia: a prospective clinical cohort study[J]. Dev Med Child Neurol, 2012, 54(6): 532-537.

[13] SWIFT D, NAGY L, ROBERTSON B. Endoscopic third ventriculostomy in hydrocephalus associated with achondroplasia[J]. J Neurosurg Pediatr, 2012, 9(1): 73-81.

[14] FRENCH T, SAVARIRAYAN R. Thanatophoric Dysplasia[M]//ADAM MP, ARDINGER HH, PAGON RA, et al. GeneReviews((R)). Seattle (WA). 1993–2020. 2004 May 21 [updated 2020 Jun 18].

[15] FARMAKIS SG, SHINAWI M, MILLER-THOMAS M, et al. FGFR3-related condition: a skeletal dysplasia with similarities to thanatophoric dysplasia and SADDAN due to Lys650Met[J]. Skeletal Radiol, 2015, 44(3):441-445.

[16] MAKITIE O, VAKKILAINEN S. Cartilage-Hair Hypoplasia-Anauxetic Dysplasia Spectrum Disorders[M]//ADAM MP, ARDINGER HH, PAGON RA, et al. GeneReviews((R)). Seattle (WA). 1993-2020. 2012 March 15 [updated 2018 May 24].

[17] MARGALIT A, MCKEAN G, LAWING C, et al. Walking out of the Curve: Thoracolumbar Kyphosis in Achondroplasia[J]. J Pediatr Orthop, 2018, 38(10): 491-497.

[18] XU L, LI Y, SHENG F, et al. The Efficacy of Brace Treatment for Thoracolumbar Kyphosis in Patients with Achondroplasia[J]. Spine, 2018, 43(16): 1133-1138.

[19] QI X, MATSUMOTO M, ISHII K, et al. Posterior osteotomy and instrumentation for thoracolumbar kyphosis in patients with achondroplasia[J]. Spine, 2006, 31(17): E606-E610.

四、黏多糖贮积症

黏多糖贮积症（mucopolysaccharidosis, MPS）属于溶酶体贮积症（lysosomal storage disorders, LSD），是一种由于溶酶体酶缺乏造成黏多糖（glycosaminoglycans, GAG）在体内异常沉积的罕见遗传代谢性疾病，总发病率为（1.0~16.9）/10万。GAG在11种特定溶酶体酶的参与下，通过依次去除单糖和硫酸盐基团达到降解目的，上述过程主要发生在溶酶体中。GAG的中间代谢产物包括硫酸皮肤素（dermatan sulfate, DS）、硫酸乙酰肝素（heparan sulfate, HS）、硫酸角质素（keratan sulfate, KS）以及硫酸软骨素（chondroitin sulfate, CS）等。未降解或部分降解的GAG会影响细胞自噬、氧化应激、信号转导，并沉积在细胞外基质（extracellular matrix, ECM）、多种组织及血液循环中，造成多个系统的异常表现。临床表现涉及骨骼系统、神经系统、心血管系统、呼吸系统、消化系统等多个系统，包括面部畸形、多发性骨发育不良、智力低下、角膜混浊、心脏瓣膜病、呼吸道感染、肝脾大、复发疝等。

（一）病因及分型

除MPS Ⅱ型外的所有MPS亚型均为常染色体隐性遗传病，且致病基因较为明确，属于单基因遗传病，当父母双方均为致病基因突变携带者时，子女为患者的可能性约为25%。MPS Ⅱ型为X连锁隐性遗传病。目前文献中已报道多种致病性突变，包括无义突变、错义突变、移码突变、剪接位点突变、大片段缺失及基因重组等，其中大多数为无义和/或错义突变。突变可能造成氨基酸改变或翻译终止，影响蛋白质的结构和功能。MPS的基因型-表型关联分析仍不明确，部分学者认为某些特殊位点的突变与疾病严重程度、发病时间及疾病进展相关。

一般根据致病基因的不同将MPS分为7型，依次为MPS Ⅰ型、Ⅱ型、Ⅲ型、Ⅳ型、Ⅵ型、Ⅶ型、Ⅸ型。MPS Ⅴ型在后续研究中被认为是MPS Ⅰ型的亚型之一，MPS Ⅷ型也被证实为已被发现的类型，上述2种已基本不再使用。其中，MPS Ⅰ型根据临床表现的轻重又可分为3种亚型，即表型最重的Hurler综合征（MPS IH）、表型最轻的Scheie综合征（MPS IS）以及介于二者之间的Hurler-Scheie综合征（MPS IH-S）。MPS Ⅲ型又可分为4种亚型，均表现为HS在体内蓄积，但分别来源于不同的酶以及致病基因突变。MPS Ⅳ型可分为临床表现较重的MPS ⅣA型和临床表现较轻的MPS ⅣB型，二者的致病基因不同。关于MPS的具体分型如下表所示（表3-2）。

表3-2 MPS分型及特点

分型	亚型	其他名称	缺乏的溶酶体酶	致病基因	基因位置	积蓄的代谢产物	与其他类型鉴别点
MPS I 型	IH	Hurler综合征	α-L-艾杜糖醛酸酶	IDUA	4p16.3	DS, HS	典型MPS症状：多发骨发育不良、关节挛缩、不成比例的身材矮小、GAG面容、肝脾大、心脏瓣膜病、发育迟缓、智力低下等
	IS	Scheie综合征		IDUA	4p16.3	DS, HS	症状明显较IH型轻
	IH/S	Hurler-Scheie综合征		IDUA	4p16.3	DS, HS	症状轻重介于IH型与IS型之间
MPS II 型	—	Hunter综合征	艾杜糖醛酸-2-硫酸酯酶	IDS	Xq28	DS, HS	X连锁隐性遗传病
MPS III 型	ⅢA	Sanfilippo A综合征	硫酸酰胺酶	SGSH	17q25.3	HS	显著表现为神经认知功能障碍及精神行为异常，但身材矮小、骨骼畸形等不明显
	ⅢB	Sanfilippo B综合征	α-N-乙酰葡萄胺酶	NAGLU	17q21.2	HS	
	ⅢC	Sanfilippo C综合征	N-乙酰基转移酶	HGSNAT	8p11.21-p11.1	HS	
	ⅢD	Sanfilippo D综合征	葡糖胺-6-硫酸酯酶	GNS	12q14.3	HS	
MPS IV 型	IVA	Morquio A综合征	N-半乳糖-6-硫酸酯酶	GALNS	16q24.3	KS, CS	以骨骼表型最为显著，唯一表现为关节松弛及活动度增加的亚型
	IVB	Morquio B综合征	β-D半乳糖酶	GLB1	3p22.3	KS	
MPS VI 型	—	Maroteaux-Lamy综合征	N-乙酰半乳糖胺-4-硫酸酯酶	ARSB	5q13-14	DS, CS	普遍合并有心脏瓣膜病
MPS VII型	—	Sly综合征	葡萄糖醛酸酶β	GUSB	7q11.21	DS, HS, CS	合并胎儿水肿
MPS IX型	—	Natowicz综合征	透明质酸酶1	HYAL1	3p21.3	HA	最为罕见，可合并关节周围多发软组织肿块

注：DS为硫酸皮肤素；HS为硫酸乙酰肝素；KS为硫酸角质素；CS为硫酸软骨素；HA为透明质酸。

（二）临床表现

MPS是累及多系统的早发性代谢性疾病，多数患者在2岁前发病，智力受损、脊柱后凸等症状可能出现更早。重型患者进展迅速，预后较差，未经系统治疗者平均生存期不足10年，轻型患者如及时治疗基本不影响生存期。

重型MPS患者多具有典型的GAG面容，表现为前额膨隆、鼻背扁平、面中部后缩、眼距宽、厚唇，部分患者可有皮肤增厚、多毛症以及口腔异常（巨舌、牙列稀疏、牙龈增生）等。此外，由于矢状缝早期闭合及GAG在颅骨及颅内沉积，患者可有巨颅畸形、颅骨增厚、鞍结节扁平呈J形等表现。多发性骨发育不良是MPS的特征性表现，以MPS Ⅳ型表型最重，MPS Ⅲ型最轻。骨骼发育不良及病理性形态异常常见于颅骨（巨颅、鞍结节畸形）、胸廓（锁骨扁平、肋骨呈桨形）、脊柱（椎体扁平或呈椭圆样、子弹样、楔形或扇贝样改变，齿状突发育不良）、四肢骨（长骨骨干短缩、干骺端形态不规则、胫骨扁平、指骨呈子弹样改变）、骨盆（髋臼扁平、股骨头骨骺坏死、股骨头变形）。除MPS Ⅳ型外，关节及韧带受累均表现为不同程度的关节僵硬挛缩及活动范围受限，呈对称性、进行性发展，主要累及肩、肘、腕、掌指及指间关节，典型者表现为"爪形手"、狭窄性腱鞘炎（扳机指）以及腕管综合征。而MPS Ⅳ型则表现为关节活动性增加，可与其他类型进行鉴别。下肢关节以外翻畸形为主，以膝外翻最为常见（图3-42）。

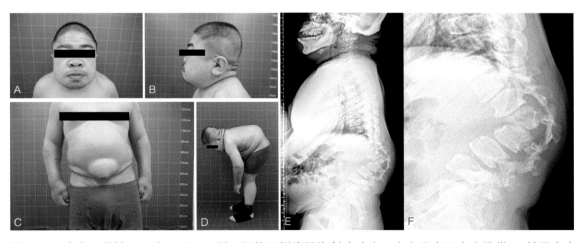

图3-42　患者，男性，25岁，MPS Ⅱ型。既往双侧腹股沟斜疝病史，患者母亲及本人携带*IDS*基因突变（ChrX: 14856646, c.22C>T）。脊柱及胸廓X线片可见脊柱角状后凸，椎体形态呈MPS典型改变
A、B. 黏多糖面容；C. 脐疝；D. 脊柱角状后凸大体相；E. 脊柱角状后凸X线像；F. MPS椎体典型形态改变

发育迟缓主要表现为不成比例的身材矮小及智力低下。重型者多在2岁出现身高增长缓慢，最终呈现为类似侏儒体态，轻型者最终身高与同龄人差异不大。中到重度的智力低下多见于重型MPS患者，在早期神经功能缓慢发育后于幼儿至儿童期出现神经退行性变，逐渐丧失语言及行走功能，可合并症状性脑积水、继发癫痫、步态障碍、反射亢进等。其他神经系统受累表现包括角膜混浊、反复渗出性中耳炎，可能造成视力及听力损伤。

心肺功能障碍是影响MPS患者生存期的主要因素。心脏瓣膜多呈病理性增厚，主要累及二尖瓣及主动脉瓣，继发心室肥厚、肺动脉高压，最终可发展为心力衰竭。如同时合并解剖性上气道梗阻及心功能不全，可出现反复呼吸道感染。腹部异常表现包括肝脾大、腹股沟疝及不明原因的腹泻等，肝脾大多与疾病严重程度相关，但基本不影响肝脾功能，经过系统治疗后脏器体积多有缓解。

（三）诊断

明确的MPS诊断依赖临床表现、查体、影像学检查、超声检查、专科检查以及实验室检查。部分临床表现能够为MPS早期识别提供帮助，如典型的GAG面容、关节松弛、累及多指的狭窄性腱鞘炎以及幼儿腕管综合征。实验室检查包括尿排泄GAG（uGAG）、酶活性测定以及基因诊断。其中酶活性测定是诊断的金标准，绝大多数患者相关酶活性表现为完全缺失或仅残存极低活性，但临床表现严重程度与酶活性之间无明确相关性。少数患者由于酶活性不明确，需要通过基因分析确诊。

（四）治疗

1. 全身系统性治疗　目前MPS尚无根治方法，酶替代治疗（enzyme replacement therapy, ERT）和造血干细胞移植（hematopoietic stem cell transplantation, HSCT）是两类常见的全身系统性治疗方法，在MPS Ⅰ型、Ⅱ型、ⅣA型、Ⅵ型以及Ⅶ型患者中普遍应用。ERT是向机体通过静脉注射缺失酶进行替代，能够有效降低uGAG水平，缓解肝脾大，改善心肺功能和活动耐量，但对于乏血供组织效果有限，且静脉注射的酶难以透过血脑屏障，因此难以缓解骨骼、心肺疾病以及神经认知系统症状。接受ERT治疗的患者有50%以上会产生抗药物抗体（anti-drug antibody, ADA）。由于替代酶在血液循环中快速降解，患者需每周或每月定期接受治疗。

HSCT是指将供体来源的正常造血干细胞通过静脉途径输入患者体内，以替代原有的病理性造血干细胞并稳定表达的缺失酶，能够延长患者生存期、降低uGAG水平、缓解肝脾大、增加活动耐量。与ERT相比，HSCT的疗效更为持久，患者住院次数明显减少，在部分患者中能够改善角膜混浊、上气道梗阻、关节挛缩等症状或延缓进展。早期进行HSCT是目前唯一已知的能够减缓发育迟缓和神经认知功能的治疗方法。HSCT的主要风险是移植物抗宿主病（graft versus host disease, GVHD），也是造成移植失败的主要原因。由于移植后患者需终身受免疫抑制治疗，肺部及其他部位感染的风险也随之提高。

其他新型治疗方法包括基因治疗、底物还原疗法（substrate reduction therapy, SRT）、药物伴侣（pharmacological chaperone therapy, PCT）以及底物降解酶疗法（substrate degradation enzyme therapy, SDET）等，但在安全性和有效性上还有待进一步研究。此外，支持治疗旨在改善患者一般状况，包括疼痛管理、心理咨询、睡眠管理等。

2. 手术治疗　手术治疗主要改善患者的局部症状，包括症状性脑积水（脑室-腹腔分流术）、听力损伤（鼓膜切开、人工耳蜗置入术）、上气道梗阻（气管造瘘及重建）、心脏瓣膜病（瓣膜置换术）、复发疝（疝修补术）以及多发性骨发育不良。狭窄性腱鞘炎、腕管综合征及关节活动范围受限可通过手术切除病理性增厚的韧带组织获得改善。而下肢关节畸形手术除考虑病情及进展外，还需结合患者年龄选择术式，在改善症状和外观的同时尽可能保留生长潜能。儿童患者的髋关节发育不良和髋外翻多通过髋关节重建矫正，青年期生长潜能较低的患者可以考虑全髋关节置换术。约50%以上的MPS患者因膝外翻接受手术治疗，在胫股角＞7°时应引起警惕并密切观察，15°以上者需考虑手术治疗。在畸形早期进行干预能够获得更好的疗效，胫骨侧骨骺阻滞术能够尽量保留生长潜能，对于畸形较重、生长潜能较低的患者可采用膝关节截骨矫形手术。

（五）黏多糖贮积症与脊柱侧凸

骨关节病理性发育多伴随继发改变，由于椎体的前、中柱发育异常，导致患儿椎体形态趋于扁平，脊柱畸形以后凸为主，多呈角状畸形，在MPS Ⅰ型、Ⅱ型、Ⅳ型、Ⅵ型中较为典型。临床多在患儿18～24月龄时发现脊柱畸形，早发者可在12月龄左右出现，而影像学异常多在患儿出生后12个月内出现。除胸腰段后凸外，MPS患者也常伴发多种颈椎发育畸形，以齿状突发育不全和寰枢椎不稳定较为常见。此外，齿状突发育不良、寰枢椎半脱位及周围组织增厚还可能导致椎管狭窄和脊髓受压，造成不同程度的神经压迫症状，以下肢或四肢瘫最为常见，多继发于颈髓压迫，也是MPS患者接受手术治疗的主要原因之一。

治疗方面，全身系统性治疗虽然能够改善预后，但对于骨骼畸形及神经压迫症状效果甚微，多通过手术进行治疗。由于MPS患儿脊柱后凸发病年龄小，且随畸形进展可能出现神经压迫症状，应尽早进行干预。支具矫形治疗在MPS中应用尚无充分有效证据，一般认为支具矫形治疗可能延缓轻度脊柱侧后凸畸形进展，但无法进行矫正，当后凸角 > 40°或持续进展时应考虑手术进行矫正。手术多采用后路，进行内固定矫正畸形并植骨融合，目的是延缓脊柱畸形进展并对由脊柱畸形产生的神经压迫尽可能予以减压。文献报道，在术前已经存在神经压迫症状的患者中，约有30%可在术后获得症状改善，尤其是在神经压迫早期进行手术减压效果更佳。对于存在寰枢椎不稳定及颈髓压迫的患者，是否使用内固定器械进行颈椎关节融合存在争议。Remondino等研究认为，使用内固定器械对于手术技术和术前规划要求更高，但能够有效减少术后支具佩戴时间、达到更好的融合效果而不增加术后并发症的发生率。此外，对于存在神经损害隐患的患儿，可考虑4~5岁进行预防性枕颈融合。麻醉及手术过程中应特别注意患者的颈椎保护，术中进行神经监测，在插管及改变体位时应避免颈椎过度屈伸，尤其当患者合并颈椎和/或气道的解剖学异常及颈髓压迫时。术后应定期随访，关注患者的生长发育状况以及是否存在下肢运动感觉功能异常，MPS脊柱畸形患者术后近端交界性后凸（proximal junctional kyphosis, PJK）较为常见，必要时应进行翻修重建手术。

（六）mucopolysaccharidosis-plus综合征（mucopolysaccharidosis-plus syndrome，MPSPS）

通常认为MPS是一类由于溶酶体酶缺乏导致GAG降解不完全或未降解的代谢性疾病。2014年，Gurinova等描述了一种体内存在GAG异常蓄积但没有发现已知溶酶体酶缺乏的常染色体隐性遗传病，并在2017年正式命名为MPSPS。致病性变异来自空泡分选蛋白33A（vacuolar protein sorting 33A, VPS33A）基因的p.Arg498Trp突变。MPSPS患者与MPSI临床表现基本一致，但先天性心脏病如动脉导管未闭（patent ductus arteriosus, PDA）及房间隔缺损（atrial septal defect, ASD）、肾脏受累以及造血系统异常（三系减低）也是MPSPS的特征性表现。实验室检查可发现尿液中以硫酸乙酰肝素（HS）水平升高为主，但溶酶体酶活性正常，需结合分子诊断以确诊。MPSPS治疗以对症及支持治疗为主。近期Pavlova等认为蛋白酶体抑制剂与葡萄糖苷酰鞘胺醇抑制剂联合使用可能具有潜在的治疗价值，但该研究仍处于体外实验阶段。

（粟　喆　邱正庆）

参考文献

[1] 赵小媛，黄永兰，盛慧英，等. 溶酶体贮积病24种高危筛查及疾病谱分析[J]. 中华实用儿科临床杂志，2018，33（20）：1537-1540.

[2] VASILEV F, SUKHOMYASOVA A, OTOMO T. Mucopolysaccharidosis-Plus Syndrome [J]. Int J Mol Sci, 2020, 21(2): 421.

[3] KUBASKI F, DE OLIVEIRA POSWAR F, MICHELIN-TIRELLI K, et al. Mucopolysaccharidosis Type Ⅰ[J]. Diagnostics (Basel), 2020, 10(3): 161.

[4] ZHANG W, XIE T, SHENG H, et al. Genetic analysis of 63 Chinese patients with mucopolysaccharidosis typeⅡ: Functional characterization of seven novel IDS variants[J]. Clin Chim Acta, 2019, 491:114-120.

[5] SQUERI G, PASSERINI L, FERRO F, et al. Targeting a Pre-existing Anti-transgene T Cell Response for Effective Gene Therapy of MPS-Ⅰin the Mouse Model of the Disease[J]. Mol Ther, 2019, 27(7): 1215-1227.

[6] REMONDINO RG, TELLO CA, NOEL M, et al. Clinical Manifestations and Surgical Management of Spinal Lesions in Patients with Mucopolysaccharidosis: A Report of 52 Cases[J]. Spine Deform, 2019, 7(2): 298-303.

[7] PAVLOVA EV, SHATUNOV A, WARTOSCH L, et al. The lysosomal disease caused by mutant VPS33A[J]. Hum Mol Genet, 2019, 28(15): 2514-2530.

[8] MARTINS C, DE MEDEIROS PFV, LEISTNER-SEGAL S, et al. Molecular characterization of a large group of Mucopolysaccharidosis typeⅢC patients reveals the evolutionary history of the disease[J]. Hum Mutat, 2019, 40(8): 1084-1100.

[9] DOHERTY C, STAPLETON M, PIECHNIK M, et al. Effect of enzyme replacement therapy on the growth of patients with Morquio A[J]. J Hum Genet, 2019, 64(7): 625-635.

[10] AMINZADEH M, MALEKPOUR N, GHANDIL P. Identification of arylsulfatase B gene mutations and clinical presentations of Iranian patients with Mucopolysaccharidosis Ⅵ[J]. Gene, 2019, 706: 1-5.

[11] WHITLEY CB, CLEARY M, EUGEN MENGEL K, et al. Observational Prospective Natural History of Patients with Sanfilippo Syndrome Type B[J]. J Pediatr, 2018, 197: 198-206.e2.

[12] RIGOLDI M, VERRECCHIA E, MANNA R, et al. Clinical hints to diagnosis of attenuated forms of Mucopolysaccharidoses[J]. Ital J Pediatr, 2018, 44(Sl 2): 132.

[13] POLETTO E, PASQUALIM G, GIUGLIANI R, et al. Worldwide distribution of common IDUA pathogenic variants[J]. Clin Genet, 2018, 94(1): 95-102.

[14] NICOLAS-JILWAN M, ALSAYED M. Mucopolysaccharidoses: overview of neuroimaging manifestations[J]. Pediatr Radiol, 2018, 48(10): 1503-1520.

[15] GHAZIKHANIAN SE, DORFMAN CS, SOMERS TJ, et al. Cognitive problems following hematopoietic stem cell transplant: relationships with sleep, depression and fatigue[J]. Bone Marrow Transplant, 2017, 52(2): 279-284.

[16] DVORAKOVA L, VLASKOVA H, SARAJLIJA A, et al. Genotype-phenotype correlation in 44 Czech, Slovak, Croatian and Serbian patients with mucopolysaccharidosis type Ⅱ [J]. Clin Genet, 2017, 91(5): 787-796.

[17] YASIN MN, SACHO R, OXBORROW NJ, et al. Thoracolumbar kyphosis in treated mucopolysaccharidosis 1 (Hurler syndrome)[J]. Spine, 2014, 39(5): 381-387.

[18] HOLT JB, POE MD, ESCOLAR ML. Natural progression of neurological disease in mucopolysaccharidosis type Ⅱ [J]. Pediatrics, 2011, 127(5): e1258-e1265.

[19] RANSFORD AO, CROCKARD HA, STEVENS JM, et al. Occipito-atlanto-axial fusion in Morquio-Brailsford syndrome. A ten-year experience[J]. J Bone Joint Surg Br, 1996, 78(2): 307-313.

五、Ehlers-Danlos综合征

Ehlers-Danlos综合征（Ehlers-Danlos syndrome, EDS）是一类罕见的遗传性结缔组织病，主要临床特征包括关节过度活动、皮肤弹性增高以及反复血肿。此类疾病最先由Tschernogobow于1892年报道，而后丹麦皮肤科医师Ehlers及法国皮肤科医师Danlos分别于1901年及1908年对此病进行了更详细报道，并发现此病是由于结缔组织异常所导致。EDS的总发病率为1/25 000～1/5000，男性发病率高于女性，常有家族遗传史，遗传方式多样，多为常染色体显性遗传。

（一）病因及分型

EDS主要是由合成或加工胶原纤维的基因异常所致，而胶原纤维是构成骨骼、皮肤、韧带、脉管系统以及眼的基本结构。EDS具有基因和临床异质型，根据异常基因的种类不同可分为多种类型。1988年，Beighton等根据临床表现及遗传方式将EDS分为11型，并应用罗马数字进行分型。1998年采用的EDS Villefranche分型根据临床特征、遗传模式将其分为6个亚型，并明确了不同亚型EDS的诊断标准，但有一些患者由于涵盖多种亚型的症状而无法分类。随着分子生物学诊断技术的进步，2017年Fransiska等制定的国际分型（表3-3）取代了旧的Villefranche分型，该分型将EDS分为13型，较前更加全面，为临床应用及研究奠定基础。

表3-3　EDS 2017国际分型

临床分型	遗传方式	分子缺陷	蛋白缺陷
经典型EDS（classical EDS, cEDS）	AD	主要：COL5A1 罕见：COL1A1 c.934C>T, p.（Arg312Cys）	V型及I型胶原
类经典型EDS（classical EDS, clEDS）	AR	TNXB	肌腱蛋白XB
心脏瓣膜型EDS（cardiac-valvular EDS, cvEDS）	AR	COL1A2[导致COL1A2 NMD和pro a2（I）型胶原链缺失的双等位基因突变]	I型胶原
血管型EDS（vascular EDS, vEDS）	AD	主要：COL3A1 罕见：COL1A1 c.934C>T, p.（Arg312Cys）c.1720C>T, p.（Arg574Cys）c.3227C>T, p.（Arg1093Cys）	III型及I型胶原

续表

临床分型	遗传方式	分子缺陷	蛋白缺陷
关节过度活动型EDS （hypermobile EDS, hEDS）	AD	未知	未知
关节松弛型EDS （arthrochalasia EDS, aEDS）	AD	COL1A1，COL1A2	Ⅰ型胶原
皮肤脆裂型EDS （dermatosparaxis EDS, dEDS）	AR	ADAMTS2	ADAMTS-2
脊柱侧后凸型EDS （kyphoscoliotic EDS, kEDS）	AR	PLOD1 FKBP14	LH1 FKBP22
脆性角膜型EDS （brittle cornea syndrome, BCS）	AR	ZNF469 PRDM5	ZNF469 PRDM5
脊柱发育不良型EDS （spondylodysplastic EDS, spEDS）	AR	B4GALT7 B3GALT6 SLC39A13	β4GalT7 β3GalT6 ZIP13
肌肉挛缩型EDS （musculocontractural EDS, mcEDS）	AR	CHST14 DSE	D4ST1 DSE
肌病型EDS （myopathic EDS, mEDS）	AD或AR	COL12A1	Ⅻ型胶原
牙周型EDS （peridontal EDS, pEDS）	AD	C1R C1S	C1r C1s

注：AD为常染色体显性遗传；AR为常染色体隐性遗传。

（二）临床表现及诊断标准

不同亚型的EDS临床表现各异，但基本的临床特征包括皮肤弹性过高、反复血肿以及关节过度活动。EDS患者的皮肤较为光滑，可在轻微外力下伸展（图3-43）；皮肤弹性过高的标准是中性部位皮肤（如颈部或前臂掌侧皮肤）在外力下拉伸至少4cm才感受到阻力。由于皮肤及血管质地较为脆弱，EDS患者可在凝血功能正常的情况下，轻微损伤即造成瘀血、瘀斑，甚至血肿，痊愈后通常会继发萎缩性瘢痕（图3-44）。关节过度活动或关节松弛是所有类型EDS均可出现的临床症状（图3-45），且通常伴随关节疼痛、关节习惯性扭伤及脱位，严重影响患者日常生活。关节过度活动通常会累及远端关节，但也可同时累及近端关节及远端关节，可依据Beighton关节活动度评分判断活动度异常增加的程度（表3-4），＞5分即可诊断关节过度活动。此外，EDS患者常有特征性面容，表现为前额宽大、内眦赘皮、眼距及鼻背增宽（图3-41A）。

图3-43　EDS患者皮肤弹力过高

图3-44　EDS患者双侧胫前皮肤萎缩性瘢痕

图3-45　EDS患者腕关节过度活动

43 | 44 | 45

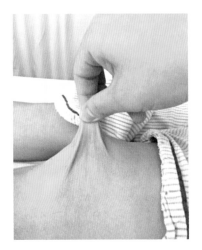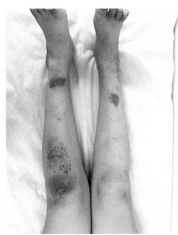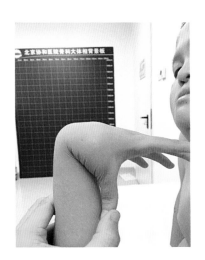

表3-4　Beighton关节活动度评分

动作	单侧评分	双侧评分
前臂水平时第5指被动背伸 > 90°	1	2
拇指被动背伸可触碰到前臂	1	2
肘关节背伸 > 10°	1	2
膝关节过伸 > 10°	1	2
膝关节伸直时，弯腰可使双手掌触地	1	2

除上述3类典型症状外，不同类型EDS具有各自特征性的临床表现，表3-5罗列了2017年Fransiska等制定的国际分型对几种常见类型EDS的诊断标准。

表3-5　EDS 2017年国际分型诊断标准

分型	主要诊断标准	次要诊断标准	基因检测方法
cEDS	皮肤弹性过高，萎缩性瘢痕，关节过度活动	易发瘀斑，柔软面团样皮肤，皮肤质脆，软疣样假瘤，皮下球状结节，疝气，内眦赘皮，关节过度活动相关并发症，一级亲属阳性家族史	可通过COL5A1和COL5A2基因测序确诊
clEDS	皮肤弹性过高，皮肤柔软，无萎缩性瘢痕，关节过度活动，皮肤易发/自发瘀斑	足部畸形（宽大脚掌，短脚趾，脚趾皮肤过多，扁平足，蹈外翻，压力性胼胝），下肢非心源性水肿，轻度近端及远端肌力下降，轴突性多发神经病，手足肌肉萎缩，手掌畸形（杂技手，槌状指，手指弯曲，短指征），阴道/子宫/直肠脱垂	可通过TNXB基因测序确诊
hEDS	同时具备以下3项： 1. 广泛的关节过度活动 2. 符合①、②或③中的2项及以上： ①符合以下至少5项：皮肤柔软，轻度皮肤弹性过高，非体重剧烈变化而出现"妊娠纹"样皮肤条纹，双侧压力性足跟丘疹，反复或多发腹部疝气，至少2处萎缩性瘢痕，盆底、直肠或子宫脱垂，牙列拥挤和高上颚，蜘蛛指（腕征或拇指征阳性），臂展/身高比>1.05，二尖瓣脱垂，主动脉根部扩张（直径Z值＞2个标准差）；②一级亲属阳性家族史；③骨骼肌肉并发症：2个以上肢体骨骼肌肉疼痛（持续3个月以上），持续3个月以上的慢性疼痛，非创伤性关节脱位及关节不稳 3. 无异常皮肤脆性增加，排除其他结缔组织疾病		尚无可用基因检测方法
vEDS	已知COL3A1基因突变阳性家族史，年轻患者出现动脉破裂，无诱因乙状结肠自发穿孔，妊娠中期子宫破裂（无剖宫产及会阴撕裂史），颈动脉-海绵窦瘘	非创伤性皮肤瘀斑（背部、面颊等部位），纤薄及透明样皮肤（可见皮下静脉），特征性面容，自发气胸，马蹄内翻足，先天性髋关节脱位，小关节过度活动，肌肉及肌腱撕裂，圆锥角膜，牙龈萎缩/脆弱，早发性静脉曲张（30岁以下男性或未生育女性）	COL3A1基因测序和缺失/重复突变检测。成纤维细胞进行Ⅲ型前胶原分析
cvEDS	严重进展性心脏瓣膜病（二尖瓣、主动脉瓣），皮肤受累（皮肤弹性过高、萎缩性瘢痕、皮肤纤薄、易发瘀斑），关节过度活动	腹股沟疝，鸡胸，漏斗胸，关节脱位，足部畸形（扁平足、外翻平足、蹈外翻）	COL1A2基因测序
kEDS	先天性肌张力低下，先天性或早发性脊柱侧后凸（进展性或非进展性），关节过度活动导致关节脱位/半脱位	皮肤弹性过高，易发瘀斑，中型动脉破裂/形成动脉瘤，骨量减少/骨质疏松，蓝巩膜，疝气（脐疝或腹股沟疝），乳房畸形，马方样体型，马蹄内翻足，屈光不正（近视、远视）	测定尿液中赖氨酰吡啶啉和羟赖氨酰吡啶啉的比值；PLOD1或FKBP14基因测序
aEDS	双侧先天性髋关节脱位，严重关节过度活动（多关节脱位/半脱位），皮肤弹性过高	肌张力低下，脊柱侧后凸，影像学显示轻度骨量减少，皮肤易发瘀斑	COL1A1和COL1A2基因测序；第6外显子分析
dEDS	皮肤严重脆性增加，特征性面容，赘生皮肤（腕部及脚踝皮肤褶皱过多），手掌皱纹增多，皮肤易发瘀斑（甚者形成皮下血肿、出血），脐疝，发育迟缓，手、足及肢体短缩，由于结缔组织脆弱导致围生期并发症	皮肤柔软，皮肤弹性过高，萎缩性瘢痕，关节活动过度，内脏结缔组织脆弱引起的相关并发症（膀胱破裂、膈肌撕裂、直肠脱垂），运动发育迟缓，骨量减少，多毛症，牙齿畸形，屈光不正，斜视	ADAMTS2基因测序

（三）鉴别诊断

EDS需要与其他遗传性结缔组织病（hereditary disorders of connective tissue, HDCT）相鉴别，包括关节过度活动综合征（joint hypermobility syndrome, JHS）、马方综合征（Marfan syndrome）以及成骨不全（osteogenesis imperfecta, OI）等。JHS与hEDS二者之间几乎无法区别，治疗方法也大致相同，与其他类型EDS可通过基因测序鉴别。马方综合征与EDS一样，也通常表现为关节松弛，也可以出现关节过度活动、脊柱侧凸以及主动脉根部扩张等表现；但马方综合征的其他特征有助于区分二者，包括晶状体异位、长骨过度生长、视网膜脱离、球形晶体等。OI可通过骨量减少以及反复骨折与EDS相鉴别，但近期有研究发现OI与EDS存在交叉综合征，临床医师应予以重视。

（四）Ehlers-Danlos综合征与早发性脊柱侧凸

EDS合并脊柱侧凸畸形可能是由于肌张力低下、关节韧带松弛、骨质脆性增加、骨量减少以及椎体发育异常所致。EDS患者结缔组织结构异常，韧带、肌腱等结构强度下降，导致患者肌张力低下，关节韧带松弛，无法为骨性结构提供有效支撑，从而引起脊柱侧凸畸形。Beighton等早在1969年就发现，一些脊柱侧后凸畸形的EDS患者椎体前方楔形变，从而怀疑EDS患者骨骼质量较差。近期一些研究认为，椎体前方楔形变可能是由于骨骼脆性增加、骨密度下降所致。多个类型EDS均可表现出骨骼脆性增加以及骨质疏松，这是由于这些类型的EDS致病基因在骨代谢中起到重要作用。

脊柱侧凸畸形在EDS患者中十分常见，各型EDS患者均可出现脊柱侧凸。根据Tnkle等报道，约50%的hEDS患者会出现EOS，但侧凸通常较轻且较为柔软，虽在进入青春期后仍会继续进展，但大多数患者并不需要手术干预。根据Brady等报道，41例aEDS患者中，9例患者合并脊柱侧凸，2例患者合并脊柱侧后凸；51例BCS患者中，22例患者合并脊柱侧凸；47例spEDS患者中，32例患者合并脊柱侧后凸，而且大多数患者为EOS；9例mEDS患者均合并EOS。而对于kEDS，脊柱侧后凸是其典型临床表现，几乎所有kEDS患者均会出现不同程度脊柱侧凸。kEDS患者脊柱侧凸可在出生时即被发现，大多数患者脊柱侧凸会在1岁左右被发现并寻求专科医师诊治。kEDS患者脊柱侧后凸畸形常呈持续进展性脊柱侧凸畸形，并可能会引起严重的呼吸系统并发症。EDS患者脊柱侧凸可出现在胸椎、腰椎及胸腰段，而且常常合并脊柱后凸畸形（图3-46、图3-47）。此外，不少EDS患者同时合并颈椎不稳定，并逐渐发展成斜颈或颈椎后凸畸形。

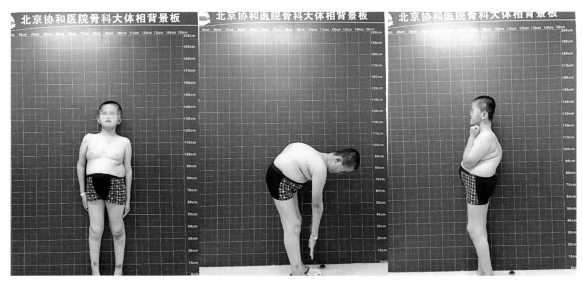

图3-46　患儿，男性，10岁，EDS合并早发性脊柱侧后凸畸形

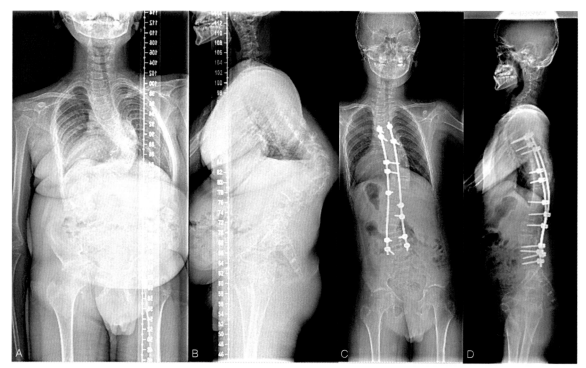

图3-47　患儿，男性，10岁，EDS合并早发性脊柱侧后凸畸形，行脊柱后路矫形、植骨融合内固定术

A、B. 术前全脊柱正、侧位X线片；C、D. 术后即刻全脊柱正、侧位X线片

治疗方面，EDS合并早发脊柱畸形具有发病年龄小、进展迅速的特点，故需早发现、早治疗。已经确诊EDS的患儿，可常规检查患儿脊柱是否存在畸形，并可进一步完善全脊柱X线检查。此外，kEDS、spEDS、aEDS患儿合并骨量减少及骨质疏松的风险较高，应在常规筛查脊柱畸形的基础上进行骨密度检查。EDS合并轻度脊柱畸形的患儿可采用期待疗法，通过营养支持及功能锻炼，增加肌张力，增加关节韧带强度，一定程度上延缓脊柱侧凸的进展。支具及石膏矫形治疗效果十分有限，MacMaster等早年应用支具矫形治疗EDS合并脊柱侧凸患儿，均无明显改善，这可能与EDS患者关节过度活动、关节松弛有关。

　　手术治疗仍是EDS合并EOS最有力的手段，目前针对EDS合并EOS手术治疗尚无明确的临床指南及共识，现有文献也多为个案报道。若EDS患者存在明显脊柱侧凸畸形（通常>50°），并且不断进展，同时合并腰背部疼痛等临床表现，应积极手术治疗。手术多选择后路脊柱手术，这是由于EDS患者血管壁可能存在先天缺陷，前路手术大血管破裂出血风险极高。EOS可以选择非融合技术，以保留脊柱生长潜能。对于骨骼发育已经接近成熟的患者，可采用脊柱融合手术。

　　EDS合并脊柱侧凸手术并发症发生率较高。主要的并发症包括术中出血、内固定失败、神经系统损伤、切口感染等。术中出血主要是由于EDS患者血管壁结构异常，质地脆弱，轻微损伤即可造成不可逆性出血。Akpinar等报道了5例EDS脊柱手术，围手术期平均出血量可高达1764ml，而且有1例患者因术中髂动脉破裂而死亡。术中控制性降压，避免钝性分离血管、双极电凝止血、远离血管操作可降低围手术期出血。内固定失败主要是由于EDS患者骨质疏松以及关节韧带松弛所致。Jasiewicz等报道的11例接受脊柱手术的EDS患者中，4例出现内置物相关并发症。由于EDS患者结缔组织强度降低，术中矫形时常出现过度矫形，过度牵拉神经根，导致神经系统并发症。因此，术前脊柱MRI、术中神经检测显得尤为重要。随着脊柱外科医师对EDS认识的不断加深，以及脊柱内固定器械的进步，EDS合并脊柱畸形手术并发症发生率逐渐降低。Abhijith等收集了美国外科医师学会NSQIP数据库中来自50余家儿童医院2012～2016年279例EDS患儿的数据。56例接受脊柱手术的EDS患儿，与接受脊柱手术的非EDS患儿相比，出血量、内固定失败、神经系统、切口感染等并发症发生率并无显著升高。EDS合并脊柱手术的围手术期准备工作十分重要，Wakabayashi等针对性提出如下建议：①术中常规监测凝血功能、血小板计数及血红蛋白水平，及时进行成分输血；②术前应用去氨加压素可提升血浆中Ⅷ因子及血管性血友病因子（vWF）水平，避免皮下血肿发生；

③气管插管时应用可视喉镜；④应用压力控制呼吸机模式，以避免围手术期气胸的发生；⑤应用低黏性胶布，避免损伤纤薄的皮肤；⑥仔细检查患者术中体位，避免关节脱位。

（杜　悠　仉建国）

参考文献

[1] MCMASTER MJ. Spinal deformity in Ehlers-Danlos syndrome. Five patients treated by spinal fusion[J]. J Bone Joint Surg Br, 1994, 76(5): 773-777.

[2] VOGEL LC, LUBICKY JP. Neurologic and vascular complications of scoliosis surgery in patients with Ehlers-Danlos syndrome. A case report[J]. Spine (Phila Pa 1976), 1996, 21(21): 2508-2514.

[3] AKPINAR S, GOGUS A, TALU U, et al. Surgical management of the spinal deformity in Ehlers-Danlos syndrome type VI[J]. Eur Spine J, 2003, 12(2): 135-140.

[4] KOSHO T, TAKAHASHI J, OHASHI H, et al. Ehlers-Danlos syndrome type VIB with characteristic facies, decreased curvatures of the spinal column, and joint contractures in two unrelated girls[J]. Am J Med Genet Part A, 2005, 138A(3): 282-287.

[5] DEBNATH UK, SHARMA H, ROBERTS D, et al. Coeliac axis thrombosis after surgical correction of spinal deformity in type VI Ehlers-Danlos syndrome: a case report and review of the literature[J]. Spine (Phila Pa 1976), 2007, 32(18): E528-E531.

[6] WHITAKER IS, ROZEN WM, CAIRNS SA, et al. Molecular genetic and clinical review of Ehlers-Danlos Type VIIA: implications for management by the plastic surgeon in a multidisciplinary setting[J]. J Plast Reconstr Aesthet Surg, 2009, 62(5): 589-594.

[7] YANG JS, SPONSELLER PD, YAZICI M, et al. Vascular complications from anterior spine surgery in three patients with Ehlers-Danlos syndrome[J]. Spine (Phila Pa 1976), 2009, 34(4): E153-E157.

[8] JASIEWICZ B, POTACZEK T, TESIOROWSKI M, et al. Spine deformities in patients with Ehlers-Danlos syndrome, type Ⅶ-late results of surgical treatment [J]. Scoliosis, 2010, 5: 26.

[9] LIU Y, GAO R, ZHOU X, et al. Posterior spinal fusion for scoliosis in Ehlers-Danlos syndrome, kyphoscoliosis type[J]. Orthopedics, 2011, 34(6): 228.

[10] NATARAJAN D, SAMARTZIS D, WONG YW, et al. Natural history of spinal deformity in a patient with Ehlers-Danlos syndrome: case report with 20-year follow-up[J]. Spine J, 2011, 11(7): e1-e4.

[11] RABENHORST BM, GARG S, HERRING JA. Posterior spinal fusion in patients with Ehlers-Danlos syndrome: a report of six cases[J]. J Child Orthop, 2012, 6(2): 131-136.

[12] SHIRLEY ED, DEMAIO M, BODURTHA J. Ehlers-danlos syndrome in orthopaedics: etiology, diagnosis, and treatment implications[J]. Sports Health, 2012, 4(5): 394-403.

[13] WIESMANN T, CASTORI M, MALFAIT F, et al. Recommendations for anesthesia and perioperative management in patients with Ehlers-Danlos syndrome(s)[J]. Orphanet J Rare Dis, 2014, 9:109.

[14] LEVY BJ, SCHULZ JF, FORNARI ED, et al. Complications associated with surgical repair of syndromic scoliosis[J]. Scoliosis, 2015, 10: 14.

[15] DORDONI C, CIACCIO C, VENTURINI M, et al. Further delineation of FKBP14-related Ehlers-Danlos syndrome: A patient with early vascular complications and non-progressive kyphoscoliosis, and literature review[J]. Am J Med Genet A, 2016, 170(8): 2031-2038.

[16] BRADY AF, DEMIRDAS S, FOURNEL-GIGLEUX S, et al. The Ehlers-Danlos syndromes, rare types[J]. Am J Med Genet C Semin Med Genet, 2017, 175(1): 70-115.

[17] MALFAIT F, FRANCOMANO C, BYERS P, et al. The 2017 international classification of the Ehlers-Danlos syndromes[J]. Am J Med Genet C Semin Med Genet, 2017, 175(1): 8-26.

[18] STERN CM, PEPIN MJ, STOLER JM, et al. Musculoskeletal Conditions in a Pediatric Population with Ehlers-Danlos Syndrome[J]. J Pediatr, 2017, 181: 261-266.

[19] TINKLE B, CASTORI M, BERGLUND B, et al. Hypermobile Ehlers-Danlos syndrome (a.k.a. Ehlers-Danlos syndrome Type III and Ehlers-Danlos syndrome hypermobility type): Clinical description and natural history[J]. Am J Med Genet C Semin Med Genet, 2017, 175(1): 48-69.

[20] HENNETON P, LEGRAND A, GIUNTA C, et al. Arterial fragility in kyphoscoliotic Ehlers-Danlos syndrome[J]. BMJ Case Reports, 2018: bcr2018224423.

[21] KOBETS AJ, KOMLOS D, HOUTEN JK. Congenital cervical kyphosis in an infant with Ehlers-Danlos syndrome[J]. Childs Nerv Syst, 2018, 34(7): 1411-1415.

[22] UEHARA M, KOSHO T, YAMAMOTO N, et al. Spinal manifestations in 12 patients with musculocontractural Ehlers-Danlos syndrome caused by CHST14/D4ST1 deficiency (mcEDS-CHST14[J]. Am J Med Genet Part A, 2018, 176(11): 2331-2341.

[23] FANG H, LIU PF, GE C, et al. Anterior cervical corpectomy decompression and fusion for cervical kyphosis in a girl with Ehlers-Danlos syndrome: A case report[J]. World J Clin Cases, 2019, 7(4): 532-537.

[24] GIUNTA C, ROHRBACH M, FAUTH C, et al. FKBP14 Kyphoscoliotic Ehlers-Danlos Syndrome[M]//ADAM MP, ARDINGER HH, PAGON RA, et al. Gene Reviews. Seattle，WA，USA: University of Washington, 2019 .

[25] BANICA T, COUSSENS M, VERROKEN C, et al. Higher fracture prevalence and smaller bone size in patients with hEDS/HSD-a prospective cohort study[J]. Osteoporos Int, 2020, 31(5): 849-856.

[26] BASALOM S, RAUCH F. Bone Disease in Patients with Ehlers-Danlos Syndromes[J]. Curr Osteoporos Rep, 2020, 18(2): 95-102.

[27] FELDMAN ECH, HIVICK DP, SLEPIAN PM, et al. Pain Symptomatology and Management in Pediatric Ehlers-Danlos Syndrome: A Review[J]. Children (Basel), 2020, 7(9): 146.

[28] MATUR AV, NOURI A, HUANG S, et al. Complications in Children with Ehlers-Danlos Syndrome Following Spine Surgery: Analysis of the Pediatric National Surgery Quality Improvement Program Database[J]. World Neurosurg, 2020, 133: e473-e478.

[29] WAKABAYASHI R, TANAKA S, TSUCHIYAMA K, et al. Anesthetic management of a patient with musculocontractural Ehlers-Danlos syndrome undergoing scoliosis surgery[J]. JA Clin Rep, 2020, 6(1): 46.

六、Prader-Willi综合征

Prader-Willi综合征（Prader-Willi syndrome, PWS）最初由Prader等于1956年发现，是一类由于父源染色体15q11.2-q13区域印记基因缺陷所致的多系统受累的罕见遗传病，又称肌张力低下-智力障碍-性腺发育滞后-肥胖综合征、小胖威利综合征。大多数PWS患者为散发病例，其发病率为1/30 000～1/10 000，全球患者超过40万。

（一）病因

PWS为父源染色体15q11.2-q13区域印记基因的功能缺陷所致。15q11.2-q13区域包括远端非印记区域、Angelman综合征印记区域、PWS印记区域及近着丝粒处断裂点BP1和BP2间的非印记区域。印记中心（imprinting center）位于PWS印记区域内*SNURF-SNRPN*基因启动子区域，掌控印记区内父源印记与母源印记之间的转换。PWS主要遗传类型如下（图3-48）。

1. 父源染色体15q11.2-q13片段缺失（西方PWS患者占65%～75%），包括缺失Ⅰ型（BP1～BP3）、缺失Ⅱ型（BP2～BP3）。亚洲人群该遗传类型的比例稍高于80%，高于西方人群。

2. 母源单亲二倍体（uniparentaldisomy, UPD）导致15q11.2-q13区域的父源等位基因缺失（占20%～30%）。

3. 印记中心微缺失及突变（占3%～5%）。

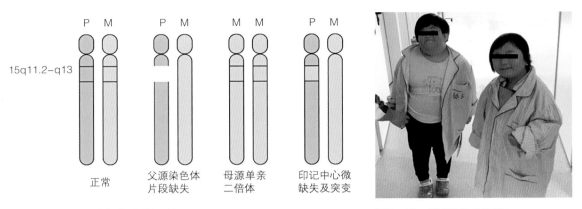

图3-48　PWS染色体遗传机制

图3-49　PWS患儿面容

15号染色体发生平衡易位见于极少数（＜1%）PWS患儿，尽管保留了*SNURF-SNRPN*基因启动子和编码序列及其转录活性，但患儿仍呈PWS的典型表现。

（二）临床表现

婴幼儿时期PWS患者最主要的临床表现为肌张力低下、喂养困难，还包括特征性面容如长颅窄面、鼻背塌陷、上唇菲薄（图3-49），以及运动语言发育落后、外生殖器发育不良等。儿童至成人期主要临床表现为身材矮小、发育迟缓、过度摄食（常导致早发肥胖）、性腺功能低下等。

PWS患者常合并各种骨骼畸形或异常，包括脊柱侧凸、脊柱后凸、髋关节发育不良、下肢力线异常（常表现为膝外翻）、足部畸形、步态畸形（常表现为"鸭步"）、骨量减少或骨质疏松（常导致骨折）以及韧带松弛等。

（三）诊断

1. 临床评分诊断　目前PWS主要采用由Holm等于1993年提出、Cassidy等于2012年修正后的诊断标准，包括6条主要标准及11条次要标准（表3-6）。3岁以下患儿总评分5分以上，或主要诊断标准达4分即可诊断；3岁以上患儿总评分8分以上，或主要诊断标准达5分即可诊断。

2. 分子遗传诊断　PWS的临床诊断标准受多因素影响，包括年龄、病程、种族等，不够准确。其诊断的金标准仍为分子遗传诊断标准。诊断方法包括染色体核型分析、荧光原位杂交（fluorescence in situ hybridization, FISH）、微卫星DNA（microsatellite DNA）分析和甲基化分析等。

表3-6　PWS诊断标准

诊断标准	计分
主要诊断标准	
新生儿期/婴儿期肌张力低下以及吮吸无力	1
婴儿期喂养困难影响正常发育	1
1~6岁体重进行性增加，合并肥胖、贪食	1
特征性面容	1
外生殖器小，青春期发育迟缓、不全	1
发育迟缓/智力障碍	1
次要诊断标准	
胎动减少以及婴儿期无精打采	0.5
特征性行为	0.5
睡眠呼吸暂停	0.5
15岁时身高较家族内成员矮小	0.5
较家族内成员色素沉着减退	0.5
手掌窄，尺骨外缘无弧度	0.5
近视，内斜视	0.5
厚且黏稠的皮肤脱屑	0.5
言语不清	0.5
皮肤抓痕	0.5

（四）Prader-Willi综合征合并早发性脊柱侧凸

脊柱侧凸是PWS患者最常见的骨骼畸形，15%~86%的PWS患者合并脊柱侧凸。Chung等回顾了2001~2012年登记在美国儿童住院患者数据库的1071例综合征性脊柱侧凸患者，PWS是最常见的合并综合征性脊柱侧凸的综合征之一，约占14.9%。与特发性脊柱侧凸大多起病于青春期不同，约50%的PWS患者脊柱侧凸起病于10岁以前，为EOS。EOS通常会严重影响患者心肺功能及生长发育，这使得本身就饱受发育迟缓、肥胖症等困扰的PWS患者的治疗更加困难。

1. PWS合并脊柱侧凸的病因　目前，此类脊柱侧凸的发病机制尚不明确。有学者推测其直接原因可能是椎旁肌肉肌张力下降、肥胖以及骨骼发育不良，从而导致本就脆弱的脊柱的肌肉支持力减弱、负重增加，引起脊柱侧凸。

肌张力低下是PWS典型临床表现。de Lind van Wijngaarden等认为躯干净体重（trunk

lean body mass, trunk LBM）与体表面积（body surface area, BSA）之比（trunk LBM/BSA ratio）可作为评价肌张力的指标。他们发现婴幼儿PWS患者trunk LBM/BSA显著低于青少年患者，而婴幼儿患者长C形脊柱侧凸的发生率较高，二者之间存在相关性，从而认为婴幼儿时期出现的长C形脊柱侧凸可归咎于肌张力低下。Murakami等的研究也从侧面证实了这一点，他们测量了非脊柱侧凸组、非进展型脊柱侧凸组及进展型脊柱侧凸组PWS患者CT扫描上L$_4$平面椎旁肌肉的体积，结果显示非脊柱侧凸组及非进展型脊柱侧凸组椎旁肌肉体积的增长速率显著高于进展型脊柱侧凸组。上述研究均提示椎旁肌肉体积降低及肌张力低下可能是导致PWS患者脊柱侧凸的原因，这与神经肌肉疾病所导致的脊柱侧凸较类似。

儿童期出现过度摄食以致出现进行性肥胖是PWS又一典型临床表现。de Lind van Wijngaarden等对96例PWS患者的研究发现，合并有脊柱侧凸患者的体重指数（body mass index, BMI）显著高于未出现脊柱侧凸的患者。Odent等研究也发现PWS患者中，脊柱侧凸患者BMI的Z值中位数高于非脊柱侧凸患者，而且高BMI与脊柱侧后凸畸形存在统计学相关性。体重超标增加了脊柱负重，可能会引起脊柱侧凸畸形。

由于甲状腺功能减退、性激素及生长激素（growth hormone, GH）水平下降，PWS患者常合并骨量减少甚至骨质疏松，导致骨骼发育不良。Nakamura等对148例PWS患者进行骨密度检测，发现41例患者可诊断骨量减少，50例患者可诊断骨质疏松，占全部病例的61.5%；同时发现合并脊柱畸形患者骨密度Z值低于不合并脊柱畸形患者，但彼此之间尚无统计学差异。因此，骨密度降低与脊柱侧凸的发生是否直接相关尚无定论，需要更大样本研究。

此外，从目前现有研究来看，PWS患者的不同遗传类型（父源染色体片段缺失、母源UPD）、性别差异以及是否应用GH治疗均与脊柱侧凸发病率无明确相关性。

2. PWS合并EOS的特点　多个较大样本研究均未发现PWS患者合并先天性脊柱侧凸。de Lind van Wijngaarden等复习了36例PWS合并脊柱侧凸患者的全脊柱正位X线片，发现PWS合并脊柱侧凸主要分为两种类型：①与神经肌肉性脊柱侧凸类似的长C形脊柱侧凸；②与特发性脊柱侧凸类似的脊柱侧凸，并可以用Lenke分型进行分类。而PWS合并的EOS多呈现为长C形脊柱侧凸，患者平均年龄4.4岁（1.7～5.9岁），并如前文所述，长C形脊柱侧凸与低trunk LBM/BSA存在显著相关性。而与特发性脊柱侧凸类似的脊柱侧凸多见于少年及青少年，平均年龄11.1岁（6.5～12.1岁）。然而，对于PWS合并EOS患者若不加以干预，随着年龄的增长，长C形脊柱侧凸会逐渐发展成为与特发性脊柱侧凸类似的侧凸畸形，这可能是由于脊柱生长过程中逐渐出现代偿弯所致。

多项研究发现，PWS合并脊柱侧凸多发生在腰椎或胸腰段。Nakamura等对58例患者进行Lenke分型，并与同时期收集的特发性脊柱侧凸患者进行对照发现：PWS合并脊柱侧凸主要呈现为腰弯或胸腰段弯（Lenke 5型55%，Lenke 6型22%），而特发性脊柱侧凸患者主要呈现为胸弯（即Lenke 1型、2型及3型）。这其中的原因可能是PWS患者脊柱侧凸的原因是肌张力低下，胸椎有肋骨保护，而腰椎缺乏保护更容易发展为脊柱畸形。

矢状面方面，Odent等发现约1/3的PWS合并脊柱侧凸的患者存在后凸畸形，其中大部分为胸段后凸畸形；脊柱侧后凸畸形与高BMI相关，通常引起侧凸快速进展，大多需要手术治疗。此外，Kroonen等发现，PWS患者常出现颈胸段后凸，维持固定的伸头姿势，且该姿势不能被动纠正。

3. PWS合并EOS的预防治疗手段　PWS的基本治疗原则是控制饮食行为与营养管理，以及针对不同的内分泌代谢紊乱及相关问题进行有效干预。对于肌张力低下伴进食困难的婴幼儿，应尽量保证足够的热量摄入，吸吮无力者可给予鼻饲管或特殊奶嘴喂养；而对于年长儿，需要严格管理食物，制订饮食计划，监测营养状况，控制体重。早期饮食治疗和长期营养监测可以改善早期肌张力低下，避免进行性肥胖的发生及进展，不仅可以改善PWS预后，也能从一定程度上预防脊柱侧凸的发生。此外，有研究表明PWS患者BMI水平与手术并发症发生率密切相关，更加彰显了体重管理的重要性。

40%～100%的PWS患儿因GH缺乏导致身材矮小，2000年美国FDA批准应用人重组生长激素（recombinant human growth hormone, rhGH）治疗PWS儿童矮小症，而在欧洲适用范围更为广泛，可用于改善PWS患儿低体重，而不论是否合并矮小症。曾有研究表明体内GH水平升高可能会引起脊柱侧凸进展，Docquier等研究发现应用GH治疗可能会增加脊柱侧凸快速进展的风险。因此，很多儿科医师担心GH治疗会引起或加重PWS患者脊柱侧凸，并一度将脊柱侧凸作为PWS患者GH治疗禁忌证。近些年，围绕着GH治疗与PWS患者脊柱侧凸是否相关，多个中心进行了前瞻性或回顾性研究。2009年，de Lind van Wijngaarden等进行了一项多中心随机临床试验，将91例PWS儿童随机分为接受GH治疗组和对照组，经过2年的观察，发现在婴幼儿期（0～3.5岁）及青春期前期（3.5～12/14岁）治疗组及对照组患儿在脊柱侧凸发生、进展以及治疗时机方面无显著性差异，而治疗组患者身高、trunk LBM、trunk LBM/BSA以及胰岛素样生长因子–1（insulin–like growth factor–1, IGH–1）较对照组患儿均有显著提升；2015年，Nakammura等对193例PWS患者的回顾性研究也发现，接受GH治疗患者与未接受GH治疗患者脊柱侧凸的发病率无显著性差异，患者接受GH治疗时与未接受治疗时脊柱侧凸进展速度也无显著性差异。2018年，Butler等研究发现，不同GH受体（growth hormone receptor, GHR）类型（d3/d3、f1/d3、f1/f1）的患者脊柱侧凸的发病率也无显著性差异，这也从侧面印证了GH治疗与脊柱侧凸无关。此外，还有多项研究均发现PWS患者并不会因为接受GH治疗而引起脊柱侧凸或侧凸加重。因此，近年来脊柱侧凸不再作为GH治疗的禁忌证，甚至即使已经出现较为严重的脊柱侧凸仍可以继续GH治疗。不过，Odent等研究发现，有个别PWS合并脊柱侧凸患者在刚接受GH治疗1个月时脊柱侧凸出现快速进展，而且接受GH治疗患者脊柱侧凸进展风险较高，但均无统计学意义。因此，我们建议对骨骼发育尚未成熟的PWS患者，应每年接受全面的脊柱检查；由于PWS患者常合并肥胖和肌张力低下，Adams前屈试验假阴性率较高，因此建议应用全脊柱正、侧位X线检查。对于接受GH治疗的PWS合并EOS患者，接受治疗之前以及接受治疗后每半年均应进行全面的脊柱检查，以避免GH治疗可能导致的侧凸进展风险；若发现脊柱侧凸快速进展，应立即停止GH治疗。此外，GH治疗已经被证实可以显著改善PWS患者肌力、骨密度以及体成分，促进生长发育，避免糖尿病发生。因此，有些学者推测GH可能对预防脊柱侧凸起到积极作用，但这有待进一步研究证实。

石膏及支具矫形治疗是PWS合并EOS的重要治疗手段之一。对于年幼的EOS患者，应用石膏或支具矫形治疗效果比较明显。Oore等对10例平均年龄（1.8±0.6）岁PWS合并EOS患者进行持续石膏矫形治疗，随访时间达2年：治疗前10例患者侧凸平均角度为（45±18）°，终末随访时可降至（37±11）°，后凸可从（56±9）°降至（42±6）°，且差异均有统计学意义；此外，患者T_1-S_1高度也有显著提升。他们应用了牵引-去旋转-弯曲手法复位（elongation-derotation-flexion, EDF）以及巴黎石膏背心固定矫形（plaster-of-Paris jacket）。该研究纳入患者年龄较小，早期PWS患者肌张力低下且尚未出现肥胖症状，因此石膏矫形治疗可以部分改善侧凸角度，远期效果仍需更长时间的随访。而对于年龄较大的患者，石膏及支具矫形治疗原则、方法与特发性脊柱侧凸类似，但治疗效果极为有限，这主要是由于PWS患者体重较大以及常合并有精神问题，因此对支具和石膏矫形治疗的依从性较差，多数患者根本无法耐受。对于严重侧凸需要手术治疗的患者，应避免使用石膏或支具矫形治疗，以免造成胸廓塌陷。支具和石膏矫形治疗的并发症包括呼吸窘迫、皮肤破溃感染等。

关于手术矫治PWS合并EOS的文献较少。手术治疗的主要目的是获得脊柱稳定以及矫正力线、维持平衡，15%～20%的患者需要手术治疗。其手术指征尚无定论，大多学者认为与非PWS患者手术指征类似，即Cobb角＞45°～55°，且侧凸持续进展，存在冠状面或矢状面失平衡。Odent等发现合并后凸畸形的患者，手术概率显著增加，因此需特别关注侧后凸患者。对于EOS患者，可选择非融合手术，包括传统生长棒技术（图3-50）、VEPTR手术、Shilla生长棒技术以及磁控生长棒技术。Oore等对13例PWS合并EOS患者进行了非融合手术，其中

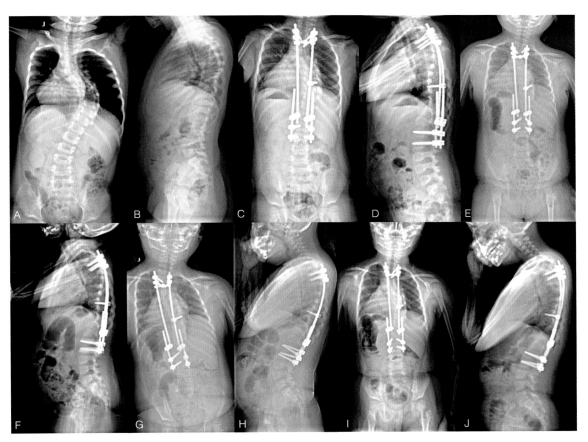

图3-50　传统生长棒技术治疗PWS合并EOS

A、B. 术前全脊柱正、侧位X线片；

C、D. 第1次术后全脊柱正、侧位X线片；

E、F. 第1次生长棒撑开术后全脊柱正、侧位X线片；

G、H. 第2次生长棒撑开术后全脊柱正、侧位X线片；

I、J. 第3次生长棒撑开术后全脊柱正、侧位X线片

8例采用传统生长棒技术，3例采用VEPTR手术，2例采用Shilla生长棒技术，脊柱侧凸由术前平均76°矫正至42°，且术后2年随访未见明显变化，后凸畸形也改善明显（59°矫正至41°），T_1-S_1高度以及胸廓高度也显著增加。后路矫形融合手术适合于生长发育已经接近成熟的患者，可以显著矫正侧凸畸形，恢复脊柱正常力线及平衡。手术固定手段多种多样，早年包括Harrington棒、Luque系统、TRSH内固定系统等，但术后并发症发生率极高。近年来随着经椎弓根螺钉技术的发展以及麻醉技术的成熟，术后并发症的发生率有所降低。

PWS患者脊柱手术并发症的发生率可高达50%以上，甚至曾经一度有学者认为手术所带来的风险高于获益，其原因是PWS患者存在较多合并症，包括严重肥胖症、糖尿病、矮小症、睡眠呼吸暂停、呼吸窘迫、智力发育迟缓以及精神问题。Accadbled等回顾了1994～2004年16例接受手术治疗的PWS合并脊柱侧凸患者，7例患者出现了9种并发症：4例患者术后在融合节段之上出现严重的后凸；4例患者出现脊髓损伤，其中3例患者为永久性脊髓损伤；5例患者出现切口感染，其中3例患者需要再次清创手术；3例患者出现内固定松动移位。Oore等的研究显示非融合手术并发症发生率也不乐观，11例患者出现不同程度的并发症，发生率高达85%，包括术中一过性脊髓功能监测信号改变、截瘫、断棒、内固定拔出、伤口深部感染以及呼吸系统并发症等。PWS患者脊髓损伤风险极高，这主要是由于PWS患者肌力低下、韧带松弛，术中矫形复位的过程中极易出现过度矫形，引起脊髓牵张。此外，存在后凸畸形的PWS患者，尤其是颈胸段后凸、颈椎管狭窄以及脊髓压迫的发生率较高，若术前未予以重视，术中操作可能会加重狭窄，引起脊髓进一步损伤。因此，术前应常规完善MRI检查，明确有无椎管狭窄以及脊髓压迫。术中应避免过度矫形，强烈建议应用脊髓监测。一旦出现脊髓监测信号改变，应立即停止手术操作，明确信号改变原因并及时纠正。手术切口感染发生率较高的原因包括：肥胖以及血糖水平控制不佳，由于智力低下、依从性较差而搔抓伤口，以及PWS患儿皮肤真皮层较为纤薄使屏障能力下降等。因此，围手术期应严格控制血糖水平，同时应加强看护，加强患者教育，术后应及时查看伤口并及时换药；如有感染体征，应及时彻底清创，避免切口深部感染。术中于手术切口区域局部应用抗菌药物可能可以预防感染，但尚无充分证据。PWS合并脊柱侧凸术后极易出现近端交界性后凸，尤其是在颈胸交界区域，这可能是由于PWS患者本身存在颈胸段后凸畸形，加之肌力低下、韧带松弛所致；术前应仔细评估矢状位X线片，选择合适的上端固定椎，可参考神经肌肉性脊柱侧凸的融合原则，适当延长融合节段。内固定器械相关问题（断棒、螺钉拔出以及内固定失败）可能源于骨量减少及骨质疏松，术前规范的GH以及性激素治疗可提高患者骨密度，降低内置物相关并发症发生的风险。综上，术前应综合评估患者自身情况，需儿科、内分泌科、麻醉科等科室共同完善术前相关准备，加强与患方的沟通及术后康复教育，以尽可能降低手术风险，获得满意的手术效果。

（杜 悠 马明圣）

参考文献

[1] COTREL Y, MOREL G. [THE ELONGATION-DEROTATION-FLEXION TECHNIC IN THE CORRECTION OF SCOLIOSIS][J]. Rev Chir Orthop Reparatrice Appar Mot, 1964, 50: 59-75.

[2] WILLNER S, NILSSON KO, KASTRUP K, et al. Growth hormone and somatomedin A in girls with adolescent idiopathic scoliosis[J]. Acta Paediatr Scand, 1976, 65(5): 547-552.

[3] SKOGLAND LB, MILLER JA. Growth related hormones in idiopathic scoliosis. An endocrine basis for accelerated growth[J]. Acta Orthop Scand, 1980, 51(5): 779-780.

[4] HOLM VA, LAURNEN EL. Prader-Willi syndrome and scoliosis[J]. Dev Med Child Neurol, 1981, 23(2): 192-201.

[5] AHL T, ALBERTSSON-WIKLAND K, KALEN R. Twenty-four-hour growth hormone profiles in pubertal girls with idiopathic scoliosis[J]. Spine (Phila Pa 1976), 1988, 13(2): 139-142.

[6] NAGAI T, MATSUO N, KAYANUMA Y, et al. Standard growth curves for Japanese patients with Prader-Willi syndrome[J]. Am J Med Genet, 2000, 95(2): 130-134.

[7] DOCQUIER PL, MOUSNY M, JOURET M, et al. Orthopaedic concerns in children with growth hormone therapy[J]. Acta Orthop Belg, 2004, 70(4): 299-305.

[8] VESTERGAARD P, KRISTENSEN K, BRUUN JM, et al. Reduced bone mineral density and increased bone turnover in Prader-Willi syndrome compared with controls matched for sex and body mass index--a cross-sectional study[J]. J Pediatr, 2004, 144(5): 614-619.

[9] MEHTA MH. Growth as a corrective force in the early treatment of progressive infantile scoliosis[J]. J Bone Joint Surg Br, 2005, 87(9): 1237-1247.

[10] KROONEN LT, HERMAN M, PIZZUTILLO PD, et al. Prader-Willi Syndrome: clinical concerns for the orthopaedic surgeon[J]. J Pediatr Orthop, 2006, 26(5): 673-679.

[11] NAGAI T, OBATA K, OGATA T, et al. Growth hormone therapy and scoliosis in patients with Prader-Willi syndrome[J]. Am J Med Genet A, 2006, 140(15): 1623-1627.

[12] TOKUTOMI T, CHIDA A, ASANO Y, et al. A non-obese boy with Prader-Willi syndrome shows cardiopulmonary impairment due to severe kyphoscoliosis[J]. Am J Med Genet A, 2006, 140(18): 1978-1980.

[13] YAMADA K, MIYAMOTO K, HOSOE H, et al. Scoliosis associated with Prader-Willi syndrome[J]. Spine J, 2007, 7(3): 345-348.

[14] ACCADBLED F, ODENT T, MOINE A, et al. Complications of scoliosis surgery in Prader-Willi syndrome [J]. Spine (Phila Pa 1976), 2008, 33(4): 394-401.

[15] DE LIND VAN WIJNGAARDEN RF, DE KLERK LW, FESTEN DA, et al. Scoliosis in Prader-Willi syndrome: prevalence, effects of age, gender, body mass index, lean body mass and genotype[J]. Arch Dis Child, 2008, 93(12): 1012-1016.

[16] DIENE G, DE GAUZY JS, TAUBER M. Is scoliosis an issue for giving growth hormone to children with Prader-Willi syndrome?[J]. Arch Dis Child, 2008, 93(12): 1004-1006.

[17] ODENT T, ACCADBLED F, KOUREAS G, et al. Scoliosis in patients with Prader-Willi Syndrome[J]. Pediatrics, 2008, 122(2): e499-e503.

[18] WEISS HR, BOHR S. Conservative scoliosis treatment in patients with Prader-Willi syndrome[J]. Stud Health Technol Inform, 2008, 140: 314-317.

[19] DE LIND VAN WIJNGAARDEN RF, DE KLERK LW, FESTEN DA, et al. Randomized controlled trial to investigate the effects of growth hormone treatment on scoliosis in children with Prader-Willi syndrome[J]. J Clin Endocrinol Metab, 2009, 94(4): 1274-1280.

[20] DE LIND VAN WIJNGAARDEN RF, FESTEN DA, OTTEN BJ, et al. Bone mineral density and effects of growth hormone treatment in prepubertal children with Prader-Willi syndrome: a randomized controlled trial[J]. J Clin Endocrinol Metab, 2009, 94(10): 3763-3771.

[21] NAKAMURA Y, NAGAI T, IIDA T, et al. Epidemiological aspects of scoliosis in a cohort of Japanese patients with Prader-Willi syndrome[J]. Spine J, 2009, 9(10): 809-816.

[22] WEISS HR, GOODALL D. Scoliosis in patients with Prader Willi Syndrome-comparisons of conservative and surgical treatment[J]. Scoliosis, 2009, 4: 10.

[23] GREGGI T, MARTIKOS K, LOLLI F, et al. Treatment of scoliosis in patients affected with Prader-Willi syndrome using various techniques[J]. Scoliosis, 2010, 5: 11.

[24] SHIM JS, LEE SH, SEO SW, et al. The musculoskeletal manifestations of Prader-Willi syndrome[J]. J Pediatr Orthop, 2010, 30(4): 390-395.

[25] DE BAAT P, VAN TANKEREN E, DE LIND VAN WIJNGAARDEN RF, et al. Sudden proximal spinal dislocation with complete spinal cord injury 1 week after spinal fusion in a child with Prader-Willi syndrome: a case report[J]. Spine (Phila Pa 1976), 2011, 36(26): E1765-E1768.

[26] CASSIDY SB, SCHWARTZ S, MILLER JL, et al. Prader-Willi syndrome[J]. Genet Med, 2012, 14(1): 10-26.

[27] MURAKAMI N, OBATA K, ABE Y, et al. Scoliosis in Prader-Willi syndrome: effect of growth hormone therapy and value of paravertebral muscle volume by CT in predicting scoliosis progression[J]. Am J Med Genet A, 2012, 158A(7): 1628-1632.

[28] NAKAMURA Y, NAGAI T, IIDA T, et al. Growth hormone supplement treatment reduces the

surgical risk for Prader-Willi Syndrome patients[J]. Eur Spine J, 2012, 21 (Sl 4): S483-S491.

[29] EMERICK JE, VOGT KS. Endocrine manifestations and management of Prader-Willi syndrome[J]. Int J Pediatr Endocrinol, 2013(1): 14.

[30] BRIDGES N. What is the value of growth hormone therapy in Prader Willi syndrome?[J]. Arch Dis Child, 2014, 99(2): 166-170.

[31] NAKAMURA Y, MURAKAMI N, IIDA T, et al. Growth hormone treatment for osteoporosis in patients with scoliosis of Prader-Willi syndrome[J]. J Orthop Sci, 2014, 19(6): 877-882.

[32] ANGULO MA, BUTLER MG, CATALETTO ME. Prader-Willi syndrome: a review of clinical, genetic, and endocrine findings[J]. J Endocrinol Invest, 2015, 38(12): 1249-1263.

[33] LEVY BJ, SCHULZ JF, FORNARI ED, et al. Complications associated with surgical repair of syndromic scoliosis[J]. Scoliosis, 2015, 10: 14.

[34] NAKAMURA Y, MURAKAMI N, IIDA T, et al. The characteristics of scoliosis in Prader-Willi syndrome (PWS): analysis of 58 scoliosis patients with PWS[J]. J Orthop Sci, 2015, 20(1): 17-22.

[35] 中华医学会儿科学分会内分泌遗传代谢学组,《中华儿科杂志》编辑委员会. 中国Prader-Willi综合征诊治专家共识（2015）[J]. 中华儿科杂志, 2015, 53（6）: 419-424.

[36] 许德荣, 李书纲. 1例Prader-Willi综合征合并脊柱侧凸患儿的诊治报道[J]. 中华骨与关节外科杂志, 2015, 8（6）: 531-533.

[37] COUPAYE M, TAUBER M, CUISSET L, et al. Effect of Genotype and Previous GH Treatment on Adiposity in Adults With Prader-Willi Syndrome[J]. J Clin Endocrinol Metab, 2016, 101(12): 4895-4903.

[38] KAMALUDIN AA, SMOLARCHUK C, BISCHOF JM, et al. Muscle dysfunction caused by

loss of Magel2 in a mouse model of Prader-Willi and Schaaf-Yang syndromes[J]. Hum Mol Genet, 2016, 25(17): 3798-3809.

[39] BUTLER MG, HOSSAIN W, HASSAN M, et al. Growth hormone receptor (GHR) gene polymorphism and scoliosis in Prader-Willi syndrome[J]. Growth Horm IGF Res, 2018, 39: 29-33.

[40] BUTLER MG, KIMONIS V, DYKENS E, et al. Prader-Willi syndrome and early-onset morbid obesity NIH rare disease consortium: A review of natural history study[J]. Am J Med Genet A, 2018, 176(2): 368-375.

[41] Crinò A, Fintini D, Bocchini S, et al. Obesity management in Prader-Willi syndrome: current perspectives[J]. Diabetes Metab Syndr Obes, 2018, 11: 579-593.

[42] MCCARTHY JM, MCCANN-CROSBY BM, RECH ME, et al. Hormonal, metabolic and skeletal phenotype of Schaaf-Yang syndrome: a comparison to Prader-Willi syndrome[J]. J Med Genet, 2018, 55(5): 307-315.

[43] PASSONE CBG, PASQUALUCCI PL, FRANCO RR, et al. PRADER-WILLI SYNDROME: WHAT IS THE GENERAL PEDIATRICIAN SUPPOSED TO DO?-A REVIEW[J]. Rev Paul Pediatr, 2018, 36(3): 345-352.

[44] TRIZNO AA, JONES AS, CARRY PM, et al. The Prevalence and Treatment of Hip Dysplasia in Prader-Willi Syndrome (PWS)[J]. J Pediatr Orthop, 2018, 38(3): e151-e156.

[45] CHUNG AS, RENFREE S, LOCKWOOD DB, et al. Syndromic Scoliosis: National Trends in Surgical Management and Inpatient Hospital Outcomes: A 12-Year Analysis[J]. Spine (Phila Pa 1976), 2019, 44(22): 1564-1570.

[46] OORE J, CONNELL B, YASZAY B, et al. Growth Friendly Surgery and Serial Cast Correction in the Treatment of Early-onset Scoliosis for Patients With Prader-Willi Syndrome[J]. J Pediatr Orthop, 2019, 39(8): e597-e601.

[47] UEHARA M, TAKAHASHI J, KURAISHI S, et al. Two-stage posterior spinal fusion for early-onset scoliosis: Two case reports[J]. Medicine (Baltimore), 2019, 98(9): e14728.

[48] VAN BOSSE HJP, BUTLER MG. Clinical Observations and Treatment Approaches for Scoliosis in Prader-Willi Syndrome[J]. Genes (Basel), 2020, 11(3): 260.

矢状面畸形

一、休门氏病

休门氏病（Scheuermann disease）（即舒尔曼病）是一种常见的儿童脊柱矢状面异常，表现为脊柱后凸畸形，通常为胸椎、胸腰段以及腰椎的后凸畸形。典型的休门氏病通常在青春期发现，在早发性脊柱畸形中罕见。本节将对其进行简要介绍。

（一）病因

休门氏病的病因不明。Scheuermann最早认为该病是由于椎体骺环无血管的坏死导致椎体生长停止，最终导致椎体前部的楔形变。Schmorl则认为其病因在于椎体软骨终板先天性薄弱，导致椎间盘疝入椎体终板，进而对终板产生持续性损伤，最终导致生长停止和后凸畸形。

也有研究认为基因异常在休门氏病的发病中起到重要作用。对休门氏病的家系进行研究发现，该病为常染色体不完全显性，并有多种表型。此外，文献中有3组单卵双胞胎患有休门氏病的报道，提示该病存在基因异常。

休门氏病的其他病因假说还有长时间站立、青少年骨质疏松、

GH过度释放、高强度体力劳动、肿瘤、维生素A缺乏、软骨骺炎、脊髓灰质炎、长时间坐立、骨软骨病、力学异常等。

（二）临床表现以及评估

休门氏病可表现为脊柱后凸畸形，可分布于胸椎、胸腰段以及腰椎，其中以胸椎最为常见，可伴有腰背痛症状，神经系统异常少见。

典型休门氏病的诊断标准为：后凸顶点连续3个以上椎体5°以上侧楔形变、终板的不规则和Schmorl结节。典型休门氏病的诊断标准适用于10～12岁。因10岁之前的椎体骺环发育尚未完成，该标准在10岁以下的儿童不适用。

对于怀疑存在休门氏病的患者，应当进行细致的脊柱局部检查，包括Adams前屈试验以及神经系统查体。影像学检查方面，应当拍摄标准的站立位全脊柱正、侧位X线片及支点弯曲像（Bending像）X线片。对于存在神经系统异常或者需要接受手术治疗的患者，需要行全脊柱MRI检查。

（三）治疗

1. 非手术治疗　主要包括随访观察、支具矫形、石膏矫形、运动和物理疗法等。与其他脊柱畸形治疗一样，密切的随访观察是非手术治疗的基础。对于畸形轻、尚未达到骨性成熟的患者，应每6个月进行定期规律复查以观察畸形的进展情况。对畸形度数为55°～70°、骨骼尚未发育成熟的患者可以应用石膏或者支具进行矫形治疗。运动和物理治疗对畸形相关的背痛以及肌肉状态的改善有帮助，但目前没有证据证明运动对脊柱畸形的改善有效。畸形＜60°的青少年患者应接受物理疗法或者运动锻炼治疗，并进行规律的影像学复查直至骨性成熟。

2. 手术治疗　休门氏病手术适应证存在争议。争议的内容包括外观的重要性、需要干预的疼痛的程度及残疾程度。此外，65°～80°畸形的自然转归尚不明确，对其治疗也尚存争议。这些因素需要与手术带来的风险一起综合考虑。一般来说，休门氏病的手术适应证包括：①未达到骨性成熟、严重且进行性发展的胸椎后凸（＞75°）；②严重胸腰段后凸（＞50°）伴腰背痛，保守治疗效果不佳；③石膏或者支具矫形治疗后畸形继续进展；④外科医师、患者和家属认为畸形外观不可接受；⑤存在畸形所致神经功能损害。

经典的休门氏病脊柱矫形手术可通过分期或者一期前路松解、后路矫形内固定植骨融合术进行。后来Ponte等提出使用后路一期Ponte截骨、后路矫形融合术治疗休门氏病，矫形效果良好。对于畸形严重且呈角状的患者，可采用后路经椎弓根截骨或者全脊椎切除术来获得更大的矫正率，但要注意这两种术式更加复杂，对外科医师以及患者的要求更高，发生并发症的风险也更高（图3-51）。

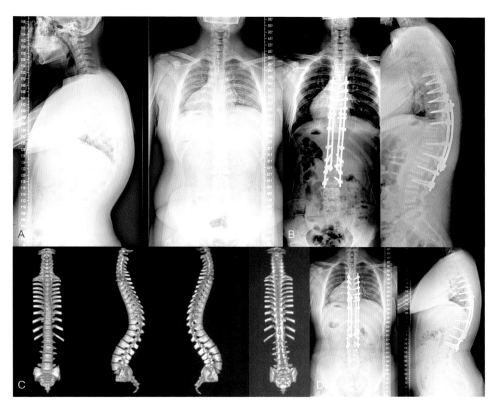

图3-51　患儿，男性，12岁，诊断休门氏病

A、B. 行脊柱后路T$_{11}$ PSO、T$_{12}$-L$_3$关节突Ponte截骨矫形、T$_5$-L$_3$ Legacy内固定、Moe植骨融合术；

C. 三维CT重建未见明显骨骼发育畸形；

D. 1年后随访可见矫形及矢状面平衡维持满意

（林莞锋　王升儒）

参考文献

[1] BRADFORD DS, MOE JH, MONTALVO FJ, et al. Scheuermann's kyphosis. Results of surgical treatment by posterior spine arthrodesis in twenty-two patients[J]. J Bone Joint Surg Am, 1975, 57(4): 439-448.

[2] BLUMENTHAL SL, ROACH J, HERRING JA. Lumbar Scheuermann's. A clinical series and classification[J]. Spine, 1987, 12(9): 929-932.

[3] OTSUKA NY, HALL JE, MAH JY. Posterior fusion for Scheuermann's kyphosis[J]. Clin Orthop Relat Res, 1990(251): 134-139.

[4] WENGER DR, FRICK SL. Scheuermann kyphosis[J]. Spine, 1999, 24(24): 2630-2639.

[5] LEE SS, LENKE LG, KUKLO TR, et al. Comparison of Scheuermann kyphosis correction by posterior-only thoracic pedicle screw fixation *versus* combined anterior/posterior fusion[J]. Spine, 2006, 31(20): 2316-2321.

[6] GECK MJ, MACAGNO A, PONTE A, et al. The Ponte procedure: posterior only treatment of Scheuermann's kyphosis using segmental posterior shortening and pedicle screw instrumentation [J]. J Spinal Disord Tech, 2007, 20(8): 586-593.

[7] LONNER BS, NEWTON P, BETZ R, et al. Operative management of Scheuermann's kyphosis in 78 patients: radiographic outcomes, complications, and technique[J]. Spine, 2007, 32(24): 2644-2652.

[8] LOWE TG. Scheuermann's kyphosis[J]. Neurosurg Clin North Am, 2007, 18(2): 305-315.

[9] DENIS F, SUN EC, WINTER RB. Incidence and risk factors for proximal and distal junctional kyphosis following surgical treatment for Scheuermann kyphosis: minimum five-year follow-up[J]. Spine, 2009, 34(20): E729-E734.

[10] JIANG L, QIU Y, XU L, et al. Sagittal spinopelvic alignment in adolescents associated with Scheuermann's kyphosis: a comparison with normal population[J]. Eur Spine J, 2014, 23(7): 1420-1426.

[11] KOLLER H, LENKE LG, MEIER O, et al. Comparison of Anteroposterior to Posterior-Only Correction of Scheuermann's Kyphosis: A Matched-Pair Radiographic Analysis of 92

N

Patients[J]. Spine Deform, 2015, 3(2): 192-198.

[12] DIKICI F, AKGUL T, SARIYILMAZ K, et al. Selection of distal fusion level in terms of distal junctional kyphosis in Scheuermann kyphosis. A comparison of 3 methods[J]. Acta Orthop Traumatol Turc, 2018, 52(1): 7-11.

[13] LONNER BS, PARENT S, SHAH SA, et al. Reciprocal Changes in Sagittal Alignment With Operative Treatment of Adolescent Scheuermann Kyphosis-Prospective Evaluation of 96 Patients[J]. Spine Deform, 2018, 6(2): 177-184.

[14] HWANG CJ, LENKE LG. Minimum five-year follow-up of posterior-only pedicle screw constructs for thoracic and thoracolumbar kyphosis[J]. Eur Spine J, 2019, 28(11): 2609-2618.

[15] SARDAR ZM, AMES RJ, LENKE L. Scheuermann's Kyphosis: Diagnosis, Management, and Selecting Fusion Levels[J]. J Am Acad Orthop Surg, 2019, 27(10): e462-e472.

二、Pott病

（一）概述

结核从远古时期开始就一直困扰着人类，早在公元前1000年就出现了对于结核的临床特征以及传染性的记载。考古调查也在史前人类身上发现过骨与关节结核的证据。1779年，Percival Pott爵士描述了欧洲患者患有脊柱结核时出现的脊柱后凸畸形和神经功能损害。后来，导致结核感染的结核分枝杆菌被发现。随着疫苗的开发以及诊断方式、药物治疗和手术治疗技术的改进，结核对人类健康的负面影响被日益削弱。然而，在欠发达的国家和地区，仍有很多人无法得到针对结核的预防和治疗。同时，在过去的数十年中，耐药结核菌株的出现呈不断增加的趋势。由于这些原因，迄今为止，该病仍然作为主要的全球公共卫生威胁而存在。骨骼肌肉系统的结核较其他系统的结核更加难以诊断，占所有结核的1%～3%，其中脊柱结核约占骨骼肌肉结核的一半。脊柱结核因其特有的导致脊柱后凸畸形及神经功能损害的特征，可能导致患者终身遗留严重的残疾及畸形等严重临床后果。因此，针对脊柱结核进行及时的诊断与干预十分重要。儿童结核病重症患者更多，且常见肺外结核表现，这给诊断及治疗带来了不同的挑战。

（二）病因及发病机制

结核病的病原体是分枝杆菌属复合体，大约有60种，其中结核分枝杆菌是最常见的类型。分枝杆菌的生长缓慢，需要氧气，能够长时间休眠。但是，当有利条件恢复时，它们通常每15～20小时繁殖1次。结核分枝杆菌感染会导致肉芽肿性炎症反应，通常以干酪样坏死为特征，病灶中以坏死组织、淋巴细胞、上皮样细胞和朗格汉斯细胞为主。

（三）临床表现

Pott病一般呈现为亚急性病程，且临床表现多变，取决于疾病的病程、严重程度、病灶部位。最常见的临床表现为局部疼痛，可伴有肌肉痉挛和肌肉强直，这些症状通常在数周至数月内加重。一些患者可能因肌肉痉挛出现特征性的直立姿势，刻意小步缓行以避免脊柱摇晃。值得注意的是，只有不到一半的患者会出现发热和体重减轻等全身症状。但应注意儿童对疼痛的感知十分主观。有的患者由于疼痛等原因不使用受累的骨骼、肌肉及关节，因此不会抱怨疼痛。在复杂的病例中，患者可能出现畸形、脊柱不稳定和神经功能损害。合并肺结核的患儿常有间断性咳嗽、发热、体重减轻及生长发育迟滞等表现。

冷脓肿、畸形和神经功能损害为脊柱结核的三大特征性临床表现。冷脓肿出现时通常不伴有明显的炎性表现。在颈椎中，它们可以出现在咽后间隙、颈部或腋窝的前三角或后三角。在胸椎中，它们可表现为椎前或椎旁脓肿。在腰椎中，它们可能在腰肌或臀肌区域。这些脓肿通常是无痛的且位于深部组织间隙。脊柱畸形的类型取决于结核病灶的位置，由于脊柱结核通常对椎体前柱影响更大，因此脊柱逐渐形成后凸畸形，特别是在胸椎和腰椎。随着受累节段的增加，后凸畸形的严重程度和分类也会发生改变（图3-52），累及寰枢椎的脊柱结核可能导致斜颈畸形。神经系统受累常见于胸椎和颈椎结核，最早的症状通常为肢体疼痛、无力和麻木。若累及胸椎或腰椎，则上肢功能保持正常，而下肢症状会随着时间进展。若不及时治疗，可能会进展为截瘫。截瘫可能在椎病发病的任何时间、任何阶段发生。文献报道的脊椎结核神经系统并发症的发生率为23%～76%。

（四）诊断

脊柱结核的诊断难点在于脊柱结核通常病程缓慢，且通常缺乏特异性临床表现。完整的病史询问及查体，包括患者来自的地区、是否有结核接触暴露史、是否接种疫苗等对该疾病的诊断具有重要价值。确诊方法为取得病灶组织并培养出结核分枝杆菌。但通常难以获得阳

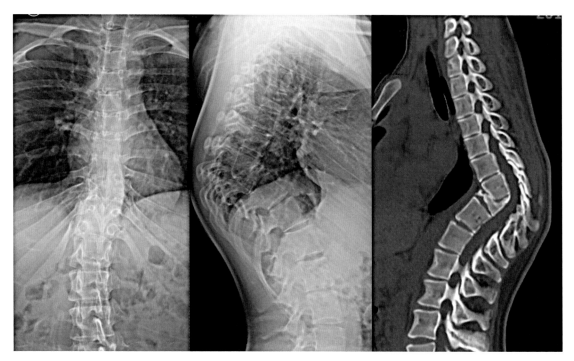

图3-52 患儿，女性，14岁，诊断为脊柱结核

X线和CT检查提示胸椎结核，伴后凸畸形

性的培养结果，替代的参考标准包括典型的干酪样坏死性肉芽肿病理表现、抗酸染色涂片阳性、血清学炎症标志物、免疫学测试和分子诊断方式。由于儿童肺结核常表现为少菌型，且幼儿患者咳嗽力不足，难以通过痰液标本取得病原学证据。通常需要综合临床表现、实验室检查及影像学检查多方面的证据才能做出较为准确的诊断。

常用的影像学检查包括X线、CT及MRI检查。脊柱X线片可能表现为终板脱矿质和骨边界不清。在椎体出现较大程度破坏时，X线检查具有良好的诊断价值。在疾病的早期，CT可以发现结核造成的椎体破坏性病灶、溶骨性改变、骨膜下反应及局部硬化等，并可以在CT引导下进行局部病灶的穿刺活检。MRI被认为是最有利于诊断脊柱结核的影像学检查手段，可以评估软组织增强的程度、脓肿的位置以及椎管的受累程度。全脊柱MRI可以识别非邻近的受累节段，但这在脊柱结核中并不常见。MRI可以用来评估疾病治疗效果。MRI的典型表现包括界限清晰的椎旁软组织团块或带有硬化壁的脓肿、椎间隙变窄、椎前部楔形变和成角。反应性硬化性改变呈局限性，其余椎骨结构通常不受累（图3-53）。

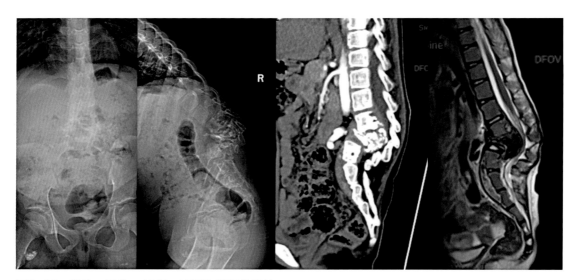

图3-53　患儿，男性，10岁，诊断为腰骶椎结核

X线、CT和MRI显示明显的椎间盘炎，伴后凸畸形

（五）鉴别诊断

结核分枝杆菌导致的脊柱病变需与其他病原体感染所导致的亚急性或慢性感染鉴别，如布氏杆菌病、放线菌病、假丝酵母菌病。同时需与转移性恶性肿瘤鉴别，特别是有多处病灶受累时。通常可通过病原学培养、影像学检查等与结核鉴别。

（六）治疗

脊柱结核的治疗包含药物抗结核治疗，在某些病例中需要进行手术治疗。

1. 药物治疗　药物治疗是脊柱结核治疗的基础。幼儿结核可迅速播散，因此及时治疗至关重要。骨骼肌肉结核患儿一般合并肺结核，抗结核治疗的药物治疗方案强调给予短程多药方案。由于结核分枝杆菌可能以细胞内或细胞外的形式存在，因此抗结核药物治疗必须多药联合针对不同阶段和形式的结核分枝杆菌以减少耐药。需要根据当前患者免疫状态（如合并HIV感染）或耐药情况调整用药方案。世界卫生组织（World Health Organization, WHO）推荐的儿科治疗方案与成人类似，根据患儿具体情况进行剂量调整。针对使用异烟肼的患儿，应根据营养状况应用维生素B_6。由于药物很难达到骨与纤维组织并维持相应的浓度，有医师倾向于在治疗骨骼肌肉结核时采用更长的疗程，但尚缺乏有力证据支持这一观点。

2. 手术治疗　要安全、成功地对儿童脊柱结核患者进行外科手术治疗，需要由专家组成的团队进行协调，这些专家应包括小儿骨科医师、儿科医师、麻醉师和物理治疗师，他们必须熟知围手术期的具体问题，并对患者的病情有深入的了解。麻醉医师应对患者的颈椎活动度、颞下颌关节活动度、环枢关节活动度进行评估。在20世纪60年代，对脊柱结核进行外科手术治疗尚存在争议，Hodgson等率先报道了前路清创治疗脊柱结核，其报道的融合率为93%。目前认为，若出现下列情况需要对儿童脊柱结核进行手术干预：①存在严重神经功能损害，或神经功能损害经保守治疗仍进行性加重；②存在畸形且有持续性加重趋势；③药物治疗效果不佳；④存在脊柱不稳定。手术的目的包括引流脓肿、清除感染组织、稳定椎体及纠正畸形，避免患儿原发性和代偿性畸形的进展。儿童脊柱血供丰富，且椎前筋膜与椎体连接较成人疏松，因此儿童脊柱结核与成人相比易在不同节段间播散，导致手术清创引流范围的扩大。

常见的手术方式为通过前路、后路或前后联合入路进行清创及融合。结核分枝杆菌主要侵及椎体的前部结构，因此传统的脊柱结核手术治疗多经前路进行。然而有文献报道前路可能带来相应的并发症风险，包括钛网下沉、骨折及损伤呼吸系统等，因此目前对手术入路的选择尚存争议。前路的理想指征为仅累及椎体前部结构的病灶，不累及椎体后部结构及椎旁组织，对于有广泛的脓肿形成而无神经功能损害的患者也可采用前路。此外，可以通过前路同期进行前期植骨以填充前柱骨缺损。

后路现在也被用于治疗脊柱结核，其主要优势在于入路相关的并发症更少，可以采用经椎弓根入路等。对于椎体严重破坏、畸形严重、不稳定等者，可以采用前后联合入路进行一期或分期手术。在胸腰椎脊柱结核，可以通过后路进行内固定，矫正后凸以保证脊柱在矢状面的平衡（图3-54）。有文献报道，经后路进行颈椎结核一期椎管减压、脓肿引流、内固定、植骨融合，并取得了良好的疗效。有的活动性结核患者因存在严重的骨溶解而导致脊柱不稳定，需要经后路进行内固定，如果这类患者同时合并压迫引起的神经功能损害，可以先行经皮穿刺引流坏死组织以达到减压目的。经后路行椎板切开减压时患者必须处于平卧位，而这会增加脊髓的张力。在CT引导下经皮穿刺引流减压可以减小压迫组织的体积，并且在一些情况下可以避免椎板切开。

严重的后凸畸形及脊柱不稳定也是手术治疗的指征。许多选择保守治疗的患者最终会出现＞60°的后凸畸形，并导致相应的神经系统、呼吸系统损害以及心理问题。对于出现感染时年龄＜7岁、胸腰椎受累、缺少2个及以上椎体等高危因素的患者，其最终可能出现超过120°的严重后凸，使脊柱丧失稳定性，这更体现了手术干预的重要性。对于后凸畸形患者，进行手

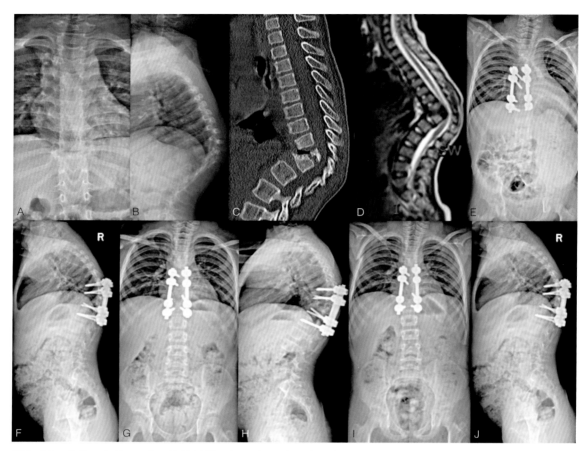

图3-54 患儿，女性，8岁，脊柱结核，行后路T$_{11}$病灶清创术、自体碎骨块植骨、钉棒系统内固定术
术前全脊柱正、侧位X线片（A、B）、CT（C）和MRI（D）显示明显的椎间盘炎导致后凸畸形。术后早期
（E、F）、术后8个月（G、H）和术后13个月（I、J）全脊柱正、侧位X线片

术时需考虑患者的年龄、合并症、畸形严重程度及是否会持续进展、脊柱受累节段等因素。后凸畸形矫正手术可以一期和清创引流术同时进行，也可以在结核病情稳定后进行。前路病灶清除、植骨融合、后路进行内固定可以保证内固定和病灶完全不相通，但具有手术创伤大、发生并发症的风险。前路可以一期进行清创、脓肿引流、植骨及内固定，适用于有椎体塌陷、后凸畸形、椎体不稳定、神经功能损害的患者。对于超过2个椎体受累、腰骶椎交界处受累、矢状位力线畸形严重及出现节段性后凸的患者可以经后路进行截骨矫形手术。对于＞90°的后凸畸形，需要行开放或闭合楔形截骨以避免后期出现神经功能损害。有文献认为，只有通过三柱截骨才能够矫正后凸畸形，对于严重的后凸畸形需要进行椎体后柱截骨。在严重畸形涉及2～3个

椎体及以上或复杂翻修的情况下，也可使用前后联合入路。在切除病变椎体、减压或纠正后凸畸形的同时行前方减压和后柱短缩时可能造成脊柱的不稳定，此时需要进行内固定为脊柱提供机械支持。目前认为椎弓根螺钉内固定是在后凸矫形手术中最合适的选择。

（七）预后

脊柱结核患儿远期疗效的关键在于维护与重建脊柱稳定性。根据已有文献的证据表明：如果在出现骨质破坏前进行诊断且使用标准药物治疗，则将治愈约95%的患者，且无明显畸形和并发症。在出现神经系统并发症的患者中，早期诊断和治疗可以使大约40%的病例无须手术即可使症状得到明显的改善。近60%的患者需要进行减压手术。尽管以当前的技术及标准进行治疗，仍有约8%的结核性截瘫患者无法恢复功能。

总体来说，合并畸形、脊柱不稳定及神经功能损害的脊柱结核患者的预后较单纯脊柱结核患者差。其他影响预后的因素包括年龄、免疫功能、营养状况、贫困及药物治疗依从性等。对于合并神经功能损害的患者，影响其神经系统功能预后的因素包括：受累节段；椎旁组织受累范围；神经功能损害出现的时长、严重程度及进展速度；压迫源于脓肿亦或肉芽肿。对于年龄＜10岁、后凸畸形＞30°、3个或3个以上椎体受累或存在脊柱不稳定的患者，其后凸畸形通常预后更差。

（杨　震）

参考文献

[1] LICHTOR J, LICHTOR A. Paleopathological evidence suggesting pre-Columbian tuberculosis of the spine[J]. J B Joint Surg Am, 1957, 39-a(6): 1398.

[2] DOBSON J. Percivall Pott[J]. Ann R Coll Surg Engl, 1972, 50(1): 54-65.

[3] OETTINGER T, JØRGENSEN M, LADEFOGED A, et al. Development of the Mycobacterium bovis BCG vaccine: review of the historical and biochemical evidence for a genealogical tree[J]. Tuber Lung Dis, 1999, 79(4): 243-250.

[4] LIU Q, MA A, WEI L, et al. China's tuberculosis epidemic stems from historical expansion of four strains of Mycobacterium tuberculosis[J]. Nat Ecol Evol, 2018, 2(12): 1982-1992.

[5] TULI SM. Tuberculosis of the spine: a historical review[J]. Clin Orthop Relat Res, 2007, 460: 29-38.

[6] HOGAN JI, HURTADO RM, NELSON SB. Mycobacterial Musculoskeletal Infections[J]. Infect Dis Clin North Am, 2017, 31(2): 369-382.

[7] NUSSBAUM ES, ROCKSWOLD GL, BERGMAN TA, et al. Spinal tuberculosis: a diagnostic and management challenge[J]. J Neurosurg, 1995, 83(2): 243-247.

[8] GARG RK, SOMVANSHI DS. Spinal tuberculosis: a review[J]. J Spinal Cord Med, 2011, 34(5): 440-454.

[9] KOTIL K, ALAN MS, BILGE T. Medical management of Pott disease in the thoracic and lumbar spine: a prospective clinical study[J]. J Neurosurg Spine, 2007, 6(3): 222-228.

[10] BLUMBERG HM, LEONARD MK, JASMER RM. Update on the treatment of tuberculosis and latent tuberculosis infection[J]. JAMA, 2005, 293(22): 2776-2784.

[11] NAHID P, DORMAN SE, ALIPANAH N, et al. Official American Thoracic Society/Centers for Disease Control and Prevention/Infectious Diseases Society of America Clinical Practice Guidelines: Treatment of Drug-Susceptible Tuberculosis[J]. Clin Infect Dis, 2016, 63(7): e147-e195.

[12] HODGSON AR, STOCK FE, FANG HS, et al. Anterior spinal fusion. The operative approach and pathological findings in 412 patients with Pott's disease of the spine[J]. Br J Surg, 1960, 48: 172-178.

[13] GOVENDER S, KUMAR KP. Cortical allografts in spinal tuberculosis[J]. Int Orthop, 2003, 27(4): 244-248.

[14] BENLI IT, KAYA A, ACAROĞLU E. Anterior instrumentation in tuberculous spondylitis: is it effective and safe?[J]. Clin Orthop Relat Res, 2007, 460: 108-116.

[15] GARG B, KANDWAL P, NAGARAJA UB, et al. Anterior *versus* posterior procedure for surgical treatment of thoracolumbar tuberculosis: A retrospective analysis[J]. Indian J Orthop, 2012, 46(2): 165-170.

[16] ABBAS A, RIZVI SR, MAHESRI M, et al. Conservative management of spinal tuberculosis: initial series from pakistan[J]. Asian Spine J, 2013, 7(2): 73-80.

[17] BOACHIE-ADJEI O, PAPADOPOULOS EC, PELLISÉ F, et al. Late treatment of tuberculosis-associated kyphosis: literature review and experience from a SRS-GOP site[J]. Eur Spine J, 2013, 22(Sl 4): 641-646.

[18] TULI SM. Historical aspects of Pott's disease (spinal tuberculosis) management[J]. Eur Spine J, 2013, 22(Sl 4): 529-538.

儿童/青少年脊柱滑脱

脊柱滑脱（spondylolisthesis）指上方椎体相对下方椎体向前滑移。这个词由希腊语spondylos（脊椎）和olisthesis（滑动、滑脱）组成，由Kilian在1853年引入。滑脱距离小于滑脱椎体长度的50%通常称为轻度滑脱，滑脱超过50%称为重度滑脱。峡部裂（spondylolysis，希腊语"lysis"同"lyein"=分离）是指上下关节突之间椎弓峡部（峡部）的中断。这是一种疲劳性骨折，其组织学特征为纤维软骨性的假关节形成。峡部裂可能会愈合，并导致峡部恢复正常或变长。椎体脱离（spondyloptosis，希腊语"ptosis"=坠落、坠落）是指完全滑脱（100%或以上）。椎体与下方椎体的上终板失去接触。

一、病因

由于人体的直立位置和腰椎前凸的存在，机械应力集中在腰骶交界处。骶骨上终板的前斜面产生一个作用于最低腰椎的前下方向的力矢量。在正常情况下，后方骨性成分（椎弓、小关节）、椎间盘和韧带（髂腰韧带、前纵/后纵韧带、棘上/棘间韧带）能够阻止椎体向前滑动。肌肉（髂腰肌、腹部和背部肌肉）的作用尚不明确。骨结构的最大负荷作用于椎弓根峡部，即椎弓峡部，上关节面和下关节面之间的椎弓部分。在反复进行腰椎过度伸展和旋转运动（如体操运动员、跳水运动员、标枪运动员、网球运动员、芭蕾舞者）或举重运动的人群中，腰椎滑脱的发生率很高。这提示机械应力是发病机制中的重要因素。

研究提示，腰椎前凸、屈曲负荷过重、不平衡剪切力以及强迫性旋转被认为与腰椎滑脱有相关性。Marty等研究发现，与对照组相比，腰椎滑脱患者具有更大的骨盆入射角（pelvic incidence, PI）、骶骨倾斜角（sacral slope, SS）和骶骨后凸。但对于腰椎滑脱与脊柱骨盆关系紊乱之间的联系目前仍存在争议。

此外，腰椎滑脱（图3-55）还可能存在遗传因素，但导致先天性异常的主要位点尚未确定，可能存在于骨结构（峡部、小关节形态）、软组织（韧带、椎间盘、软骨终板）或同时存在于二者之中。

二、分级分型

1. Meyerding分级　Meyerding分级基于头侧椎体相对于尾侧椎体向前移位的严重程度，将腰椎滑脱分为5级：1级指头侧椎体0～25%的前移；2级指25%～50%的前移；3级指50%～75%的前移；4级指75%～100%的前移；5级指头侧椎体的脱垂（图3-56）。

2. Wiltse分型　Wiltse分型（表3-7）中，发育不良性腰椎滑脱是由于骶骨上部和L$_5$椎弓的先

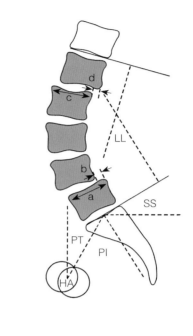

$\dfrac{55}{56}$

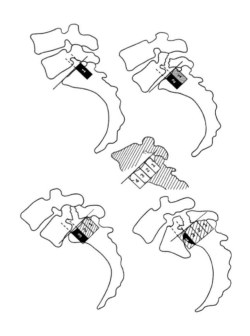

图3-55　腰椎滑脱

a、c，终板长度；b、d，椎体滑移距离；

LL，腰前凸；PT，骨盆入射角；

HA，双侧股骨头中心连线中点

图3-56　腰椎滑脱的分级

天性改变而引起的，常伴有小关节半脱位。其他类型包括峡部病变性腰椎滑脱、急性骨折导致的创性腰椎滑脱、老年人椎间盘和小关节退变引起的退行性腰椎滑脱，以及由于感染或部分椎弓肿瘤破坏引起的病理性腰椎滑脱。医源性腰椎滑脱可发生在椎体后方结构被过度切除之后。

表3-7　腰椎滑脱Wiltse分型

分型	病因
Ⅰ型	发育不良性
Ⅱ型	峡部病变性
	椎体滑脱
	峡部延长
	急性骨折
Ⅲ型	创伤性
Ⅳ型	退行性
Ⅴ型	病理性
Ⅵ型	医源性

3. Marchetti-Bartolozzi分型　Marchetti-Bartolozzi分型（表3-8）将腰椎滑脱分为两个主要的病因：发育性和获得性。在发育性腰椎滑脱中，椎体后部（骨钩，bony hook）在生理负荷作用下，随着时间的推移出现先天性发育不良，导致腰椎峡部裂或腰椎滑脱。发育性腰椎滑脱可进一步细分为高度发育不良和低度发育不良，每一种都伴有峡部裂或峡部伸长。获得性腰椎滑脱包括创伤性、术后、病理性和退行性腰椎滑脱，各有不同的亚型。

表3-8　腰椎滑脱Marchetti-Bartolozzi分型

发育性	获得性
高度发育不良	创伤性
伴随滑脱	急性骨折
不伴随滑脱	应力性骨折
轻度发育不良	术后
伴随滑脱	直接手术

续表

发育性	获得性
伴随延长	间接手术
	病理性
	局部病理性
	系统病理性
	退行性
	原发性
	继发性

4. 国际脊柱畸形研究学组（Spine Deformity Study Group, SDSG）分型　SDSG根据滑脱程度、骨盆局部平衡以及脊柱–骨盆矢状面平衡情况，首先将腰椎滑脱根据滑脱程度分为轻度滑脱或重度滑脱；其次，根据骨盆入射角（PI）将轻度滑脱分为低PI型、中等PI型和高PI型；再次，对于重度滑脱，分为骨盆局部平衡，骨盆局部不平衡但矢状面平衡，以及骨盆局部不平衡伴矢状面失衡3类。

三、临床表现

（一）症状

学龄前患儿通常不会出现疼痛的症状。在这部分患儿中，腰椎滑脱大多为偶然被发现，或由于姿势改变或步态异常而被发现。在年龄较大的儿童中，症状的出现通常是自发的。体育活动史是很常见的。有时有急性创伤导致腰椎滑脱的报道。

主要症状为活动时以及久站或久坐时腰痛。疼痛可放射至臀部和大腿的后侧或外侧，很少放射至小腿、足踝或足的远端。在严重滑脱（＞50%）中，可能会出现步态障碍、麻木、肌肉无力和马尾受压的症状。然而，主观症状的严重程度与滑脱程度之间无直接关系。

（二）体格检查

在轻度滑脱（＜50%）时，除非出现神经根受压导致的根性症状，患者的步态和姿势通常正常。肌肉痉挛和疼痛会导致腰椎活动性丧失或下降。最大伸展可引起腰骶交界处疼痛。触诊时有局部压痛，在许多情况下，可在滑脱水平处的棘突之间感觉到"台阶感"。重度腰椎滑脱的典型症状是腘绳肌紧张，有时也见于轻微滑脱有症状的患者。大多数患者下肢肌力、反射和皮肤感觉正常。

在重度滑脱中，尽管X线片上显示严重的脊柱局部错位，但其临床表现是非常多变的。在许多情况下，患者的体位会出现典型的变化：由于骨盆后倾，骶骨处于垂直位置。腰骶连接处呈短节段后凸，伴有代偿性增加的腰椎前凸，其通常延伸至胸椎。脊柱可存在侧凸，经常在冠状面和矢状面失衡。患者在站立时不能完全伸展髋、膝关节，走路时会出现典型的骨盆摇摆。患者腘绳肌通常非常紧张，可能存在神经受损的迹象，如肌肉无力、皮肤感觉异常、尿失禁等。

（三）影像学检查

1. X线检查　应主要拍摄站立位腰椎X线片（前后位、侧位）及前屈、后伸位腰椎X线片。如果存在滑脱，可以显示腰椎序列和滑脱程度。腰椎左右斜位X线片可有助于发现峡部裂（狗带项圈征）。若脊柱在临床上明显失衡或存在脊柱侧凸，则需要拍摄全脊柱X线片进行评估。

评估X线片常用的影像学参数如下。

（1）滑脱率：站立位侧位X线片上，滑脱上位椎体下终板相对于下位椎体滑移的距离与上位椎体下终板长度的比值。

（2）滑脱分级：根据Meyerding滑脱分级，站立位上位椎体滑脱率0~25%为1级，25%~50%为2级，50%~75%为3级，75%~100%为4级，超过100%为5级。

（3）腰椎滑脱角：站立位侧位X线片上，滑脱上位椎体下终板与下位椎体上终板的夹角。

（4）腰骶段后凸角：站立位L_5上终板延长线与S_1椎体后缘切线的夹角。正常在90°~110°，重度滑脱患者常＜90°。

（5）腰椎前凸角：站立位侧位X线片上，L_1椎体上终板与S_1椎体上终板夹角。

（6）骨盆入射角（PI）：站立位股骨头中心与骶骨上终板中点的连线与骶骨上终板垂直平分线的夹角。当两侧股骨头投影不完全重合时，应取两侧股骨头投影中线连线中点作为股骨头中心。

（7）骨盆倾斜角（pelvic tilt, PT）：站立位骶骨上终板中点与股骨头中心连线与通过股骨头中心的垂直参考线之间的夹角。

（8）骶骨倾斜角（SS）：站立位骶骨上终板与水平参考线的夹角。

（9）矢状面总体平衡：站立位全脊柱侧位X线片上C_7铅垂线与骶骨后上角之间的相互关系。C_7铅垂线位于S_1后上角前方为正平衡，位于后方为负平衡。

2. CT　CT矢状面重建可发现上、下关节突间的峡部和椎板等结构的发育缺陷，如峡部拉长、变细或断裂等。对于峡部裂病史较长者，可见崩裂处硬化骨碎片，成为Gill小体。此外，CT对于评估峡部裂是否愈合也很有价值。

3. MRI　MRI越来越多地被用作儿童腰痛的主要影像学检查。特别是在年轻运动员中，在峡部或椎弓根区域常见高信号，这可能是一种应力反应。在有神经系统症状、马尾综合征或怀疑椎间盘突出的病例，均需行MRI检查，有助于显示椎管、椎间孔形态及可能的神经压迫。MRI还可以评估椎间盘退变情况、滑脱段及其邻近的情况。无论年轻患者是否有疼痛症状，在滑脱椎体下的椎间盘通常已经存在病理性改变。

4. 单光子发射计算机断层摄影（single photon emission computed tomography, SPECT）SPECT技术是目前评价腰痛尤其是年轻运动员腰痛的常用方法。它显示了在应激反应、微骨折和骨折的吸收增加。它可以区分慢性峡部裂（假关节形成）和新鲜的活动性病变，后者理论上应该有更高的愈合潜力。然而，其对腰椎峡部裂愈合的预测价值尚未确定。

（四）治疗

一般来说，当患儿父母得知孩子的腰部有什么东西"断裂"时，他们通常会非常担心。因此需要向患者和家长解释，大多数轻度滑脱的进展是非常良性的。多数情况下数月后症状可以缓解。但同时也应该提醒家长，不可以忽视此问题。如果疾病出现显著进展，需要密切随访并采取恰当的处理。此外，还应该告知患儿的父母，如果出现长期严重的主观症状或明显的滑脱进展，需要采取积极有效的治疗措施。对于腰椎滑脱积极干预的指征包括重度滑脱伴腰骶段后凸或伴有明显的神经功能受损。

1. 随访观察　研究发现，快速生长期和＞20%的滑移是滑脱进展的危险因素。因此，在快速生长期之前或快速生长期间，必须定期对儿童进行检查，直到快速生长期结束。根据初次滑脱的程度和患者的年龄，每6～12个月拍摄1次腰椎侧位X线片。不必在后续随访中限制患儿的体育活动。在观察期结束时，通常情况下，患儿此后的体育活动或职业选择不存在任何限制。

2. 非手术治疗　有症状的峡部裂或轻度腰椎滑脱（滑脱率＜50%）主要通过非手术治疗，如减少体育活动的程度、加强背部和腹部肌肉，有时也可使用支具。建议运动员修改他们的训练计划，以避免运动引起疼痛，但是不必停止所有的体育活动。有文献显示，年轻运动员在支具固定治疗峡部裂后的功能性评估结果是良好或优秀者达80%以上。影像学检查显示缺损愈合达16%～57%。单侧病变似乎比双侧病变更容易愈合，L_4较L_5峡部裂更易愈合。但是在临床研究中，愈合和良好的临床结果之间没有发现存在相关性。

3. 手术治疗　儿童和青少年手术的适应证取决于滑脱的程度（重度滑脱或轻度滑脱）、患者的年龄（快速生长期之前、期间或之后）及临床症状和体征。出现神经症状（马尾综合征、腓神经轻瘫）是明确的手术指征。然而，即使在严重的滑脱情况下，这些症状也很少发生。轻度滑脱最常见的手术原因是非手术措施对镇痛无效。对于滑脱≥50%的儿童，即使只有轻微症状或根本没有症状，也建议进行手术以防止病情进一步恶化。如果在随访过程中出现疾病进展，年轻患者滑脱超过20%也应考虑手术治疗。最终的决策通常根据患者的个人情况做出，需考虑患者骨骼成熟阶段、性别、滑脱的个体解剖学特征、合作能力、患者和父母的期望，以及外科医师的个人经验（图3-57～图3-60）。

北京协和医院仉建国教授团队的经验是：建议对有手术指征的儿童腰椎滑脱，尽量对滑脱节段进行充分松解，完全复位，前方钛笼支撑重建，重建腰骶段局部前凸，恢复整体矢状面力线与平衡。对于重度发育不良性滑脱，必要时可适当切除骶骨穹隆以达到彻底松解的目的。同时由于儿童骶骨S_1前后径较短，椎弓根螺钉把持力相对有限，可考虑采用S_2 Alar（骶骨翼）螺钉辅助S_1椎弓根螺钉固定。在提供更好的内固定稳定性的同时，能够避免骶骨翼-髂骨（S_2 alar iliac, S_2AI）螺钉对于骶髂关节的破坏以及髂骨螺钉对皮肤的顶压刺激。长期随访病例矫形效果满意，矢状面平衡重建良好。

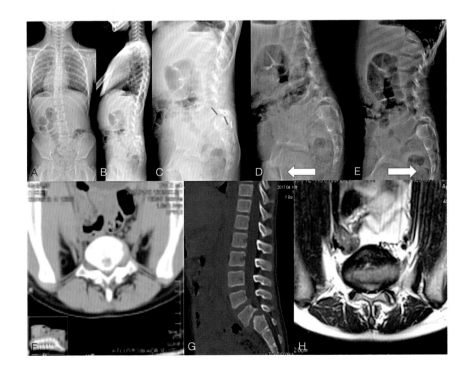

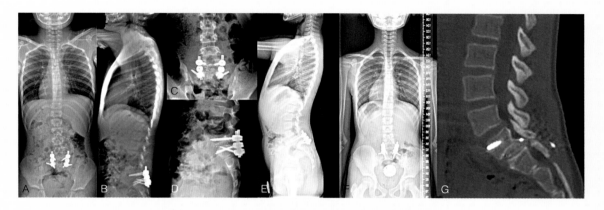

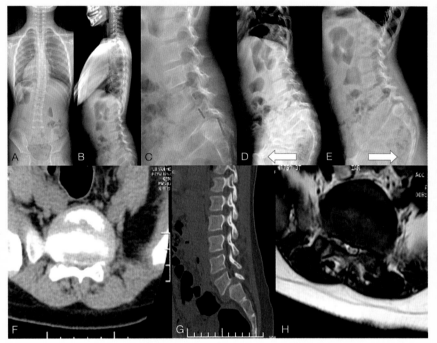

图3-57　患儿（病例1），女性，8岁，腰椎滑脱，脊柱后路滑脱复位，内固定，植骨融合术

A、B. 术前全脊柱正、侧位X线片；C. 术前腰椎侧位X线片；D、E. 术前腰椎前屈、后伸位X线片；

F. 腰椎CT平扫；G. 腰椎CT矢状位重建；H. 腰椎MRI

图3-58　病例1-续，腰椎滑脱

A、B. 术后全长脊柱正、侧位X线片；C、D. 术后腰椎正、侧位X线片；

E、F. 术后2年全长脊柱正、侧位X线片；G. 术后2年腰椎CT矢状位重建

图3-59　患儿（病例2），女性，7岁，腰椎滑脱，脊柱后路滑脱复位，内固定，植骨融合术

A、B. 术前全脊柱正、侧位X线片；C. 术前腰椎侧位X线片；D、E. 术前腰椎前屈、后伸位X线片；

F. 腰椎CT平扫；G. 腰椎CT矢状位重建；H. 腰椎MRI

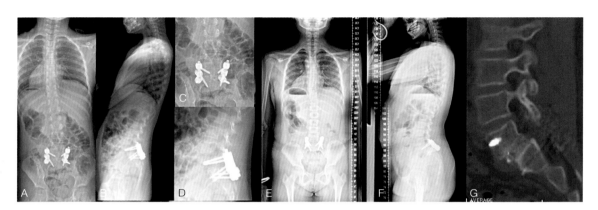

图3-60　病例2-续，腰椎滑脱

A、B. 术后全长脊柱正、侧位X线片；C、D. 术后腰椎正、侧位X线片；

E、F. 术后3年全长脊柱正、侧位X线片；G. 术后3年腰椎CT矢状位重建

四、腰椎滑脱合并脊柱侧凸

根据既往文献报道，腰椎滑脱/峡部裂合并脊柱侧凸的总发生率为15%～48%。正如前文所述，在儿童及青少年人群中发育不良性腰椎滑脱是最为常见的腰椎滑脱类型。而发育不良性腰椎滑脱常合并脊柱侧凸畸形，Fisk和Moe等研究发现，患有腰椎滑脱/峡部裂的儿童中，48%的患儿存在至少5°以上的脊柱侧凸畸形；郭昭庆等研究也发现儿童和青少年发育不良性腰椎滑脱患者合并脊柱侧凸的比例为50%，尤其是在重度发育不良性腰椎滑脱患者中，这一比例高达86.7%，明显高于轻度滑脱患者（7.7%）。

2013年，Crostelli等将儿童和青少年腰椎滑脱合并脊柱侧凸分为两大类型：①腰椎滑脱/峡部裂与特发性脊柱侧凸共病，二者为相互独立疾病。该类型脊柱侧凸表现出典型的特发性脊柱侧凸特点，侧凸角度较大，常呈现S形弯曲。②痉挛性/疼痛性脊柱侧凸，该类型脊柱侧凸继发于腰椎滑脱/峡部裂，与特发性脊柱侧凸不同，该类型脊柱侧凸通常呈现短腰弯、长胸弯或胸腰弯的特点，而且合并躯干偏移及椎体旋转，但侧凸较为柔软。此类脊柱侧凸通常可通过镇痛治疗得到一定程度的缓解，可与前一类脊柱侧凸相鉴别。根据腰椎滑脱的严重程度，痉挛性/疼痛性脊柱侧凸又可以分为2种亚型： I 型为单纯痉挛性脊柱侧凸，即由于腰椎滑脱引起明显的腰痛、放射痛，导致相应腰部肌肉痉挛，从而引起躯干倾斜，产生侧凸；与腰椎间盘突出症、骨样骨瘤等疾病导致的功能性脊柱侧凸类似，此类型侧凸角度较小，椎体

旋转程度轻。Ⅱ型为痉挛性/滑脱性脊柱侧凸，除了有单纯痉挛性因素以外，还合并有滑脱椎体旋转不稳定和/或冠状位不对称所导致的侧凸。与特发性脊柱侧凸顶椎旋转最严重不同，此类型脊柱侧凸旋转最严重的椎体通常为滑脱的椎体。该类型脊柱侧凸角度较Ⅰ型大，椎体旋转程度重。

现有针对腰椎滑脱/峡部裂合并青少年特发性脊柱侧凸的研究较为全面，其临床特点及诊治思路也较为明确。而对于10岁以下儿童，腰椎滑脱/峡部裂合并EOS的报道较为少见，我们临床中遇到的患者数量也相对较少，这可能有两方面原因：①对于腰椎滑脱与特发性脊柱侧凸共病的患者，特发性脊柱侧凸通常起病于10岁以后；②痉挛性/疼痛性脊柱侧凸继发于腰椎滑脱/峡部裂，其侧凸的进展比较漫长，通常到10岁以后才发展出比较明显的侧凸。

对于10岁以前的儿童，发育不良性腰椎滑脱合并早发痉挛性脊柱侧凸最为常见。其治疗主要以治疗发育不良性腰椎滑脱为主，在继发性侧凸尚未形成结构性侧凸之前，应及早对腰椎滑脱进行复位和固定，继发性侧凸可随之明显改善，而无须对侧凸进行过多治疗。对于此类患者，对滑脱进行复位、固定时应兼顾滑脱椎体的去旋转，否则术后继发性侧凸可能改善不明显。

对于腰椎滑脱与特发性脊柱侧凸共病的患儿，诊治时应先仔细判断患儿是否为真正的"特发性"脊柱侧凸，成骨不全、马方综合征以及Ehlers-Danlos综合征等先天性结缔组织病均可能会导致EOS以及腰椎滑脱/峡部裂。在治疗方面，应分别依照EOS和腰椎滑脱的治疗原则对其进行处理，大部分学者会考虑先行一期复位固定腰椎滑脱/峡部裂，二期行脊柱侧凸矫形手术（图3-61）。

（庄乾宇　杜　悠　王升儒）

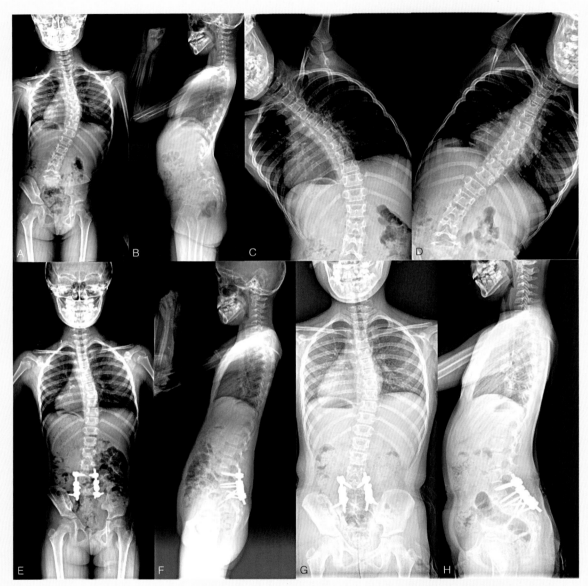

图3-61 患儿，女性，8岁，发育性腰椎滑脱合并痉挛性脊柱侧凸，行腰椎后路L$_5$滑脱复位植骨内固定术

A、B. 术前全脊柱正、侧位X线片；C、D. 术前左、右弯曲像X线片；

E、F. 术后即刻全脊柱正、侧位X线片；G、H. 术后6个月全脊柱正、侧位X线片

参考文献

[1] CROSTELLI M, MAZZA O. AIS and spondylolisthesis[J]. Eur Spine J, 2013, 22(Sl 2): S172-S184.

[2] FISK JR, MOE JH, WINTER RB. Scoliosis, spondylolysis, and spondylolisthesis. Their relationship as reviewed in 539 patients[J]. Spine (Phila Pa 1976), 1978, 3(3): 234-245.

[3] JAMES JI. Two curve patterns in idiopathic structural scoliosis[J]. J Bone Joint Surg Br,1951, 33-B(3): 399-406.

[4] MARTY C, BOISAUBERT B, DESCAMPS H, et al. The sagittal anatomy of the sacrum among young adults, infants, and spondylolisthesis patients[J]. Eur Spine J, 2002, 11(2): 119-125.

[5] 郭新虎，郭昭庆，陈仲强，等. 青少年发育不良性腰椎滑脱症合并脊柱侧凸的临床分析 [J]. 中国脊柱脊髓杂志，2018，28（5）：418-424.

[6] TRIVEDI J, SRINIVAS S, TRIVEDI R, et al. Preoperative and Postoperative, Three-dimensional Gait Analysis in Surgically Treated Patients with High-grade Spondylolisthesis[J]. J Pediatr Orthop, 2021, 41(2): 111-118.

[7] ROCOS B, STRANTZAS S, ZELLER R, et al. What is the Optimal Surgical Method for Achieving Correction and Avoiding Neurological Complications in Pediatric High-grade Spondylolisthesis?[J]. J Pediatr Orthop, 2021, 41(3): e217-e225.

[8] VIRKKI EN, OKSANEN H, DIARBAKERLI E, et al. Health-Related Quality of Life Outcomes of Instrumented Circumferential Spinal Fusion for Pediatric Spondylolisthesis: A Comparison With Age and Sex Matched Healthy Controls[J]. Spine (Phila Pa 1976), 2020, 45(23): E1572-E1579.

[9] RAMCHANDRAN S, GEORGE S, ASGHAR J, et al. Anatomic Trajectory for Iliac Screw Placement in Pediatric Scoliosis and Spondylolisthesis: An Alternative to S2-Alar Iliac Portal

[J]. Spine Deform, 2019, 7(2): 286-292.

[10] MAC-THIONG JM, PARENT S, JONCAS J, et al. The importance of proximal femoral angle on sagittal balance and quality of life in children and adolescents with high-grade lumbosacral spondylolisthesis[J]. Eur Spine J, 2018, 27(8): 2038-2043.

[11] O'DONNELL M, LAVELLE WF, SUN MH. Spondylolisthesis with spondylolysis in a 17-month-old: a case report[J]. J Spine Surg, 2017, 3(4): 689-692.

[12] MA Z, ZHAO C, ZHANG K, et al. Modified Lumbosacral Angle and Modified Pelvic Incidence as New Parameters for Management of Pediatric High-grade Spondylolisthesis[J]. Clin Spine Surg, 2018, 31(2): E133-E139.

[13] LEMOINE T, FOURNIER J, ODENT T, et al. The prevalence of lumbar spondylolysis in young children: a retrospective analysis using CT[J]. Eur Spine J, 2018, 27(5): 1067-1072.

[14] RUMALLA K, YARBROUGH CK, PUGELY AJ, et al. Spinal Fusion for Pediatric Spondylolisthesis: National Trends, Complications, and Short-Term Outcomes[J]. Neurosurgery, 2018, 82(5): 701-709.

第四章

早发性脊柱畸形非手术治疗

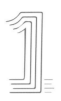

观察

　　观察是非手术治疗的重要组成部分。一般情况下，Cobb角小于20°~25°的EOS进行随访观察。随访间隔的时间依据Cobb角大小决定，Cobb角在20°以下随访间隔的时间是6~12个月，Cobb角接近25°随访间隔的时间可缩短到3~6个月。观察超过2年Cobb角无变化，可延长随访时间至1年。理论上讲，对EOS患者的观察应跨越青少年期骨骼生长发育高峰期（10岁），至骨骼发育完成成熟期（18岁）结束。观察期间如Cobb角超过25°或弯度进展超过10°，应结束观察，改为石膏或支具矫形治疗。

石膏矫形

　　用于治疗EOS的石膏有两种，一种是应用三点弯力矫正原理的Risser石膏，另一种是应用去旋转矫正原理的Cotrel-Morel/Mehta石膏。Risser石膏曾是美国最常用的治疗脊柱侧凸的石膏，它是通过适度挤压位于侧凸凸侧顶椎区的肋骨对脊柱侧凸进行矫正。它注重侧凸冠状面的矫正，但缺乏对侧凸去旋转的矫正。由于婴幼儿的肋骨柔软，Risser石膏容易造成肋骨的挤压和胸廓的压迫，使肺容积减小而影响呼吸功能。因此，Risser石膏逐渐被去旋转石膏替代。去旋转石膏首先由法国的Cotrel医师和Morel医师发明并使用，英国的Mehta医师进行了很多改良。所以，人们习惯将系列去旋转石膏称为Mehta石膏。目前，Mehta石膏被广泛应用于EOS的治疗。

　　全身麻醉后患儿于石膏床上取仰卧位。石膏床可有多种选择，Sanders应用Risser/Cotrel石膏床，Mehta用上市的AMIL石膏床，美国得克萨斯州苏格兰礼仪式儿童医院（Texas Scottish Rite Hospital, TSRH）现在仍使用1943年生产的Risser石膏床，有些医师使用自行设计的石膏床。无论应用哪一种，石膏床应具有以下特点和功能

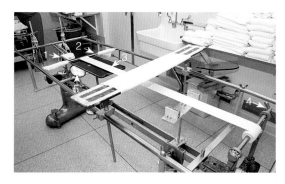

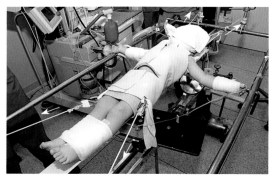

$$\frac{1}{2}$$

图4-1 石膏床

1. 头部支撑；2. 双上肢支撑；3. 躯干及双下肢支持带；4. 可调节支撑力的旋转齿轮；5. 位于床底部的斜型镜

图4-2 石膏铸型头端和尾端对抗牵引

患儿双上肢与躯干呈十字形仰卧于石膏床上，头端下颌骨吊带和尾端骨盆适度纵向对抗牵引

（图4-1）：①头部及双上肢要有很好的支撑。②躯干游离，有足够的空间便于石膏操作。通常躯干及双下肢有支持带支撑，支持带通过齿轮调节支撑力，在石膏完成后支持带能轻易抽出。③头端下颌骨吊带和尾端骨盆纵向可调节牵引功能。④床的底部安装斜型镜，可供操作者观察患者背部肋骨隆起及石膏后侧的铸型。

由于患儿的年龄小，石膏铸型需要在麻醉下进行。患儿口中应用咬块以防止咬伤，应用气管插管是因为石膏铸型操作可使胸廓压力增高，造成暂时性通气困难。头端下颌骨吊带和尾端骨盆纵向对抗牵引是为了固定躯干并使胸廓躯干变窄，牵引对侧凸有一定程度的矫正（图4-2）。牵引力度应为轻度，若牵引力过大对侧凸有过多的矫正，当去除牵引后，畸形的矫正不能保留、维持，导致躯干回缩，影响石膏的稳定性和把持力，造成石膏铸型失败。

在麻醉、体位、牵引等准备工作就绪后，开始实施石膏操作前，主治医师应明确并强调谁控制患儿的头部，谁监控患儿躯干的支撑，谁监测牵引的力度。叮嘱麻醉医师在石膏铸型期间应暂时性地增加吸气压力。

患儿躯干部位穿上材料舒适的石膏专用背心，旨在减少皮肤刺激，且有抗菌防护作用。将毡垫置于骨性隆起处保护皮肤，缠绕2～3层薄层棉垫（图4-3）。先应用常规石膏（plaster cast）缠绕3～4层铸型。在石膏塑形过程中，操作者用手在肋骨隆起处由后向前不停地做去旋转的矫正动作，同时助手在对侧肩部及骨盆部位做相反方向的对抗性旋转（图4-4）。去旋转的矫正动作是石膏矫形中最重要的操作，它是通过矫正旋转畸形的胸廓来达到脊柱侧凸的去旋转矫正（图4-5）。在此过程中，不能向脊柱侧挤压肋骨进而使胸廓容积减少影响肺功能，这一点非常重要。理想的去旋转石膏是在矫正脊柱侧凸的同时不造成肋骨向脊柱方向挤压畸形及胸廓容积减少。石膏在铸型过程中，骨盆髂嵴部位的塑形至关重要，它是石膏坚固和稳定的基础部位，也是石膏矫形成功的关键（图4-6）。脊柱侧凸如伴有腰弯，石膏固定时髋关节应略屈曲以减少腰弯的前凸，从而有利于畸形的矫正（图4-7）。

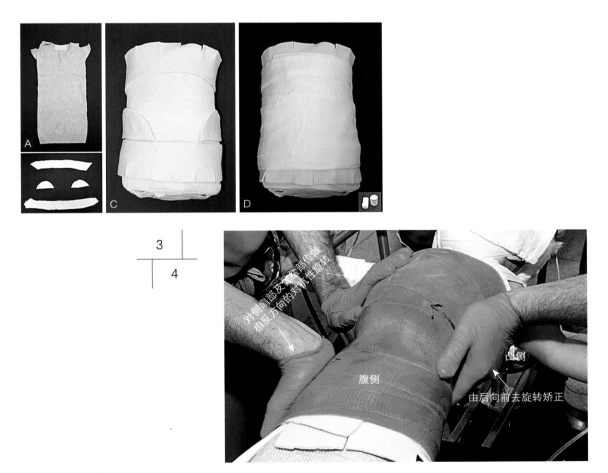

图4-3　石膏铸型用品
A. 石膏专用背心；B. 毡垫；C. 模型显示毡垫位置；D. 缠绕2~3层薄层棉垫

图4-4　石膏铸型过程中操作者与助手的矫正动作
操作者用手在肋骨隆起处由后向前做去旋转的矫正动作，同时助手在对侧肩部及骨盆部位做相反方向的对抗性旋转

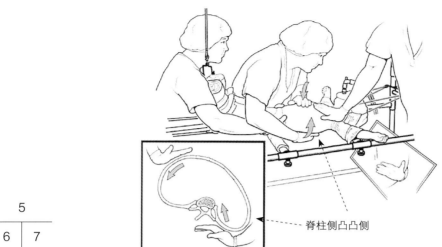

脊柱侧凸凸侧

$$\frac{5}{6\ \big|\ 7}$$

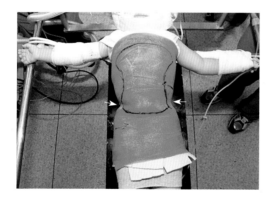

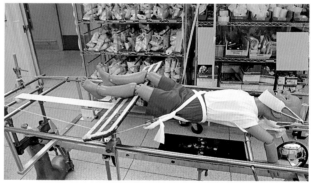

图4-5　Mehta石膏去旋转矫正示意

图4-6　石膏铸型过程中骨盆髂嵴部位（箭头处）的塑形

图4-7　伴有腰弯的脊柱侧凸在石膏固定时髋关节的位置

应略屈曲，以减少腰弯的前凸，以利于畸形矫正

石膏是否过肩仍存在争议。传统的去旋转石膏矫形技术石膏需要过肩，过肩石膏对枕-颌-颈的支撑对维持畸形的矫正有一定作用，但其增加了患儿的不适感。有学者认为对于顶椎偏低（T_{10}-T_{11}）的EOS，应用不过肩石膏可达到与过肩石膏相似的结果，但对于顶椎在T_6-T_7以上的侧凸应采用过肩石膏。

当常规石膏塑形变硬后，再缠绕2~3层玻璃纤维石膏（fiberglass）加强。不直接使用玻璃纤维石膏，原因在于其质地较硬，有增加肺呼吸峰值压力的潜在风险。

石膏于前侧胸腹部开大窗可减轻腹部压力，有助于呼吸；在后侧位于侧凸畸形凹侧开小窗便于被压抑的凹侧肋骨和脊柱向后移动，从而使畸形获得进一步动态性矫正，后侧开窗不能跨越后中线（图4-8）。去除石膏不必要的部分，保证枕-颌-颈部位舒适，允许双上肢自如正常的活动及双髋关节屈曲可达90°。

石膏塑形结束后仰卧位拍摄前后位X线片，以了解脊柱侧凸的矫正情况及肋骨是否有挤压等。需注意，与石膏塑形后清醒状态下站立位X线片相比，石膏塑形结束后即刻X线片是在麻醉下仰卧位拍摄，它不能准确反映畸形的矫正程度，应避免误判。通常情况下，患儿当天出院，佩戴石膏期间鼓励患儿恢复正常活动。

石膏的更换基于脊柱生长。一般情况下，石膏的更换频率为2岁患儿每2个月1次，3岁患儿每3个月1次，4岁或以上患儿每4个月1次。1个疗程的石膏矫形治疗应至少更换5次石膏，总时间至少12个月。石膏矫形治疗终止的条件：①石膏更换超过5次，佩戴时间大于1年，仰卧

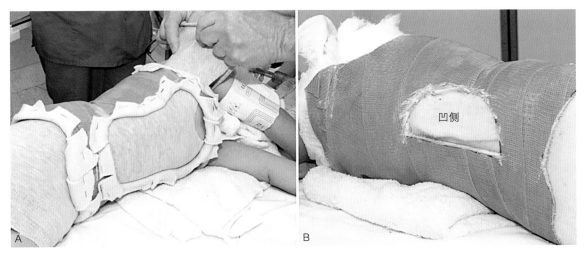

图4-8　石膏前侧和后侧开窗位置

A. 石膏在前侧胸腹部开大窗；B. 石膏在后侧位于侧凸畸形凹侧处开小窗，后侧开窗不能跨越后中线

位X线片显示侧凸角度小于10°～15°。此后可改为支具矫形治疗，支具应在最后一次石膏矫形治疗时在麻醉下打模铸造。②石膏更换5次后侧凸畸形无改善。③患儿不能忍受、家属要求或有并发症出现。对于侧凸畸形复发者，在使用一段时间（6～12个月）支具矫形治疗后可重复石膏矫形治疗。有时为了推迟融合性或非融合性手术，可采用石膏–支具反复交替使用。

按照严格的Mehta操作方法，石膏更换之间是不休息的，即上一次石膏拆掉后立即换上下一个石膏。但也有医师采取1年内石膏更换时无休息，1年后石膏更换时允许给患儿休息数日。有的医师在炎热的夏季改为支具固定，待酷暑过后再用石膏固定。

系列去旋转石膏的起始应用年龄对治疗效果至关重要。应用Mehta系列去旋转石膏治疗特发性脊柱侧凸的起始年龄是平均1岁，Sanders医师的起始应用年龄是平均1.1岁，Sucato医师的起始应用年龄是平均1.7岁。TSRH应用系列石膏治疗EOS的最小年龄可达9个月。石膏起始应用最大年龄通常不超过6岁（包括6岁）。对于7～10岁的EOS患儿，如果有需要或家属坚持，系列去旋转石膏也可酌情使用。

传统的石膏矫形治疗的并发症是肠系膜上动脉综合征。急性并发症是在麻醉下实施矫正后出现的神经功能障碍如脑神经损伤，以及在颈部、头部和肩部因牵引力过大导致的臂丛神经损伤。慢性并发症主要是肋骨隆起或骨性隆起部位的压疮，特别是有智力障碍的患儿容易发生。因此，对于智力障碍的患儿，石膏矫形可能是相对禁忌。此外，不合适的石膏可造成明显的肋骨或下颌骨畸形以及胸廓压迫。

EOS的病因类型、石膏起始使用年龄及侧凸角度的大小是石膏矫形治疗成功与否的关键。特发性脊柱侧凸优于非特发性脊柱侧凸如综合征性脊柱侧凸。起始使用年龄小、弯度小的优于年龄大、弯度大的侧凸。去旋转石膏治疗的最佳适应证是C–EOS分型中的I2P1型，即特发性脊柱侧凸，主弯角度>20°，肋椎角差（rib–vertebral angle difference, RVAD）>20°弯度有进展。对于婴儿期（<3岁）特发性脊柱侧凸，石膏起始使用年龄<2岁，侧凸角度<50°，如实施足够长时间（石膏更换>5次，总共时间>1年）的石膏矫正治疗，脊柱侧凸最终可以治愈，治愈率达39%～68%（图4-9～图4-11）。石膏起始使用年龄>3岁、侧凸角度>50°的特发性脊柱侧凸，石膏矫形可以阻止侧凸进展或拖延手术介入的时间。对于年龄偏大的综合征性脊柱侧凸，石膏矫形治疗旨在拖延非融合或融合性手术介入的时间。有时非手术的石膏和支具矫形治疗可以替代或避免非融合手术如生长棒的实施。石膏矫形治疗在先天性脊柱侧凸中的应用存在争议。需指出，石膏虽然不能对先天性脊柱侧凸中的畸形椎体起任

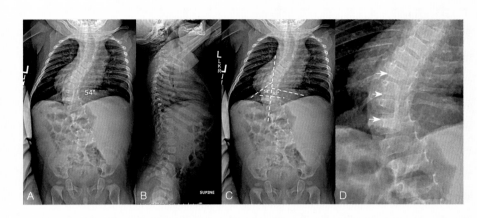

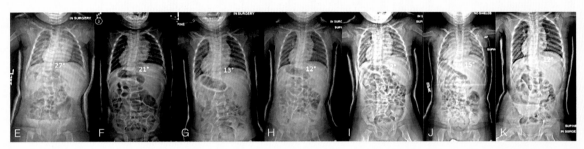

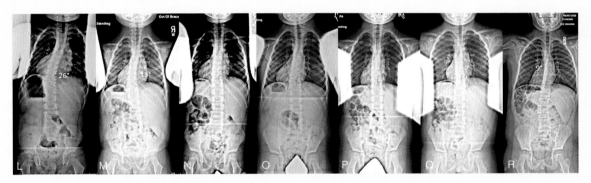

图4-9 患儿，男性，8月龄，诊断特发性脊柱侧凸

A. 左侧胸弯54°，顶椎位于T$_{10}$；B. 矢状位T$_5$-T$_{12}$ 9°；C. RAVD28°；D. 肋椎关系Ⅱ型

图4-10 患儿进行去旋转石膏矫正

（续图4-9）患儿9月龄、11月龄、1岁1个月、1岁3个月、1岁5个月、1岁7个月、1岁10个月分别进行去旋转石膏矫正（E~K）。石膏共更换6次，石膏固定合计15个月。脊柱侧凸由石膏矫正治疗前的54°到治疗后的12°

图4-11 患儿转为TLSO支具矫形

（续图4-10）7次石膏矫形治疗后患儿转为TLSO支具矫形治疗。2岁1个月、3岁4个月、4岁4个月、5岁6个月、6岁7个月、7岁10个月和10岁2个月去支具拍站立位X线片（L~R）。目前患者仍在随访中

何作用，但它有可能减缓弯凸的进展速度，控制代偿弯的形成，拖延手术介入的时间。有学者报道，在先天性脊柱侧凸中应用石膏矫形治疗，可以推迟手术介入的时间平均26个月。婴幼儿期的神经肌肉性脊柱侧凸是石膏矫形治疗的相对禁忌证。

去旋转石膏矫形技术治疗EOS并不困难，但需要骨科医师及相关人员接受严格的培训，骨科医师及相关人员对治疗中的每个细节都要给予特别细心的关注。该治疗方法需要石膏床等一些特定的设备。石膏的舒适性对患儿的健康及治疗是否成功起重要作用。对患儿父母的教育非常重要，要让父母们知道和理解石膏可以治愈一些EOS如婴儿型特发性脊柱侧凸，但它更主要的治疗目的是推迟融合性手术介入的时间。不能回避的是，需在麻醉下实施石膏矫正和更换石膏，麻醉对小儿认知发育的影响有潜在风险。

总之，系列去旋转石膏矫形对特发性EOS最有效，它可以治愈一些婴儿期（<3岁）特发性脊柱侧凸。对非特发性脊柱侧凸如综合征性脊柱侧凸等，系列去旋转石膏矫形可以阻止或减缓脊柱侧凸的进展速度，推迟非融合或融合性手术介入的时间。

支具矫形

与石膏矫形相比，支具矫形对EOS特别是先天性或神经肌肉性脊柱侧凸的疗效更具挑战性。在非手术的系统治疗中，支具矫形经常是石膏矫形治疗过程中非常好的替代和补充。对于一些应用系列石膏"治愈"的患者，可用支具维持和加强。在EOS非手术的拖延治疗策略中，1个疗程的石膏一般更换5～6次，总共约1.5年的时间，石膏矫形结束后可佩戴一段时间的支具，然后再实施1个疗程的石膏矫形，即"石膏–支具–石膏–支具"的交替达到拖延的目的。支具也适用于一些无法耐受石膏的患者，对于婴幼儿特发性脊柱侧凸，支具也可起到治疗和拖延的目的。从理论上讲，每天佩戴支具的时间越长越好。顶椎偏低的胸弯、胸腰弯或腰弯畸形的患儿，适于佩戴胸腰骶矫形（TLSO）支具；对于顶椎偏高的上胸弯畸形的患儿，Milwaukee支具比较合适。

头环重力牵引

牵引（traction）是治疗脊柱畸形最古老的方法之一，可追溯到古希腊的希波克拉底（Hippocrates）时期或更早。头环重力牵引（halo gravity traction, HGT）是以自身体重为对抗力，通过颅骨对脊柱畸形及周围软组织进行缓慢纵向重力牵拉矫正的治疗过程。Stagnara于1969年首先介绍应用HGT技术治疗脊柱畸形。1984年TSRH的Johnston医师到德国的Latterl临床医疗中心访问学习HGT技术，并将这项技术带到TSRH。之后，TSRH的Ross工程师将这项技术改进，发明了TSRH动态头环重力牵引（dynamic halo gravity traction）系统。目前，动态HGT在TSRH被广泛应用于重度脊柱畸形的治疗。本章节重点介绍TSRH动态HGT技术在EOS中的应用。

（一）头环重力牵引适应证及其意义

除个别情况（如下文的禁忌证中叙述），HGT适用于所有重度脊柱畸形，特别是重度侧后凸畸形。现在对于重度脊柱畸形的定义仍模糊，但应该是冠状面或矢状面畸形角度平均超过100°。对于重度EOS，应用HGT可使脊柱畸形获得一定程度的初步矫正，为随后

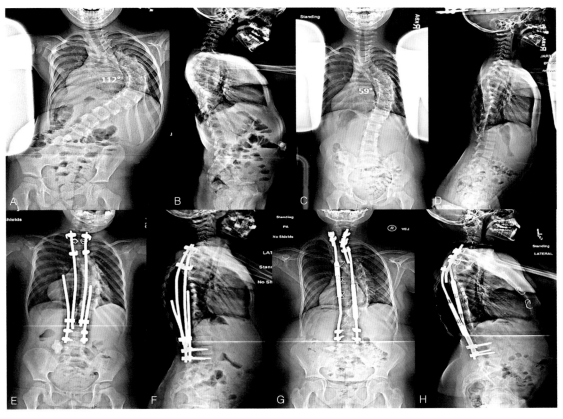

图4-12 患儿，男性，3岁6个月，诊断马方综合征性脊柱侧凸

A. 右侧胸弯112°，冠状面右侧失衡（+2.8cm），胸廓躯干右侧倾斜（+4.9cm）；B. 术前全脊柱侧位X线片；

C. 行TSRH动态HGT 2个月后（3岁8个月），右侧胸弯59°，矫正率47%，冠状面处于平衡状态；

D. 术后全脊柱正位X线片；E、F. 行生长棒术后2个月（3岁10个月）；

G、H. 距第1次生长棒术后8年（11岁8个月）

的生长棒等非融合手术的实施或石膏、支具矫形治疗创造条件（图4-12）。对于青少年期（10～18岁）的患者，HGT适用于综合征性或神经肌肉性重度僵硬的侧后凸畸形，以及一些因早期手术干预造成侧凸严重进展的畸形。

重度脊柱畸形的患者常伴一些并发症，如呼吸功能障碍、营养不良、神经功能障碍，或潜在的神经功能损伤风险、骨骼质量差如骨质疏松等，给重度脊柱畸形的治疗特别是手术治疗带来巨大的挑战。而HGT可以缓解或改善这些并发症的症状，为进一步的手术治疗创造良好的条件。

重度脊柱畸形会造成严重的肋骨和胸廓畸形而影响呼吸功能，一些神经肌肉性或综合征性脊柱畸形，由于肋间肌及膈肌功能障碍导致呼吸功能更差。HGT适用于伴有呼吸功能障碍的重度脊柱畸形患者。HGT可延长脊柱及胸廓躯干的高度，胸廓躯干的延长可使肋骨不再贴近骨盆，并且使侧凸凹侧肋骨彼此分开，这些都促使膈肌漂移，进而消除一部分的限制性呼吸因素。TSRH一项对107例接受HGT治疗患儿的研究显示，经平均11.7周牵引重量平均13.6kg（自身体重的49.5%）的牵引治疗后，T_1–T_{12}的高度由牵引前的平均14.8cm增长到牵引后的平均17.9cm，改善21%。T_1–S_1的高度由牵引前的平均25.8cm增长到牵引后的平均31.3cm，改善21%。用力肺活量（forced vital capacity, FVC）绝对值由牵引前的平均2.9L增长到牵引后的平均4.6L，改善59%。FVC%由牵引前的平均38增长到牵引后的平均43.9，改善16%。第一秒用力呼气容积（forced expiration volume in one second, FEV_1）绝对值由牵引前的平均2.9L增长到牵引后的平均4.2L。FEV_1%由牵引前的平均38增长到牵引后的平均42。数据显示，FVC及FEV_1与T_1–T_{12}高度的改善呈正相关性，HGT可以明显改善重度脊柱畸形的呼吸功能。

重度脊柱畸形特别是一些神经肌肉性或综合征性脊柱畸形的患者，常伴有低体重指数（body mass index, BMI）和营养摄入较差，这些会导致患者长期处于营养不良状态。极差的全身营养状态不利于患者接受手术治疗，术后并发症（如感染等）发生的风险也增加。HGT适用于营养不良的重度脊柱畸形患者，为改善他们的全身营养状态提供了条件。因为HGT需要患者住院治疗，住院期间有助于与专业医疗营养师合作进行营养治疗干预，制订合理的喂养建议，热量的摄入，添加奶粉补品配方，必要时给予胃管喂养。据TSRH一项对107例接受HGT治疗患儿的研究显示，56例（52%）患儿在实施手术前处于极危险的营养不良状态。这些患儿在平均11.7周的牵引期间与专业医疗营养师合作进行合理强化营养喂养，患儿体重Z评分（weight Z score）从牵引前的−4.3增加到牵引后的−3.6，再增加到最终手术后的−2.3，实现了体重2个标准差（standard deviation, SD）的增长。临床实践证明，HGT可以明显改善患者的全身营养状态，对避免术后并发症的发生起着至关重要的作用。

神经损伤的风险是对重度僵硬性脊柱侧后凸畸形进行手术矫正时最担心的问题。这些畸形的矫正常需要更激进的脊柱多节段截骨术甚至VCR截骨术来完成。HGT给予重度脊柱畸形一定程度的矫正，这种手术前的初步矫正有可能减少或避免截骨术的实施，进而降低术中神经损伤的风险。TSRH一项研究显示，HGT对脊柱畸形可提供平均29%冠状面Cobb角、23%矢状面Cobb角及46%冠状面平衡（C7–CSVL距离）的矫正。因此，HGT适用于这些神经损伤高风险的重度脊柱畸形患者。

一些重度综合征性或神经肌肉性脊柱畸形患者同时患有骨质疏松。疏松的骨质降低了骨–钉界面的把持力，给手术中矫正力的应用带来挑战。HGT对脊柱畸形及其周边软组织是一种渐进性、缓慢的牵拉矫正过程，矫正畸形的同时也使僵硬的脊柱变得相对柔软。这些都抵消了骨质疏松带来的缺憾，从而可以应用安全适度的矫正力即可达到预期的矫正效果。

从病因类型方面，HGT适用于所有病因类型的脊柱侧凸。在TSRH，HGT在各病因类型脊柱侧凸的应用分布是：先天性占32%，神经肌肉性占22%，特发性占17%，综合征性占12%，其他占17%。从形态类型方面，HGT适用于所有形态类型的脊柱畸形。在TSRH，HGT在各形态类型的脊柱侧凸应用分布是：单纯侧凸占54%，侧后凸占42%，单纯后凸占4%。

在评估HGT对脊柱畸形的治疗是否有效时，我们强烈建议不能只聚焦于脊柱畸形影像学的改变，而是更应关注患儿整体生理指标的改善，特别是呼吸功能、全身营养状态和心理的改善，以及手术风险的降低。

（二）禁忌证

硬膜内或硬膜外占位性病变如肿瘤或空洞是HGT的绝对禁忌证。严重的局部椎管狭窄无论有无神经功能障碍都是HGT的绝对禁忌证。在TSRH，2例患者在HGT治疗期间出现神经功能损伤症状：1例患者有硬膜内肿瘤次全切除术后粘连史；另1例是脊柱融合术后造成椎管狭窄。重度骨骼发育不良的患者不适合应用HGT，原因是颅骨头环固定钉针不能有效的固定。颅骨CT扫描有助于评估颅骨及计划钉针的固定点。成骨不全的患者可以通过使用更多的固定钉针及低拧力以抵消骨质疏松的缺陷。

（三）头环的安装及护理

头环安装固定需要在全身麻醉下进行。选择尽量多的固定钉针可减少钉针感染的发生率。＜2岁的患儿因颅骨皮质薄，应用10～12个钉针固定；＞2岁的患儿用8～10个钉针固定。头颅前侧左右两端各2～3个固定钉针，后侧左右两端各2～3个固定钉针。钉针用拧紧钳（图4-13）拧紧，拧紧力（英尺磅）的大小与患儿年龄相等，即年龄≤2岁为2英尺磅（2.7牛顿·米），4岁为4英尺磅（5.4牛顿·米），最大不超过为8英尺磅（10.8牛顿·米）。不需要剪发备皮和头皮切开，皮肤及皮下组织用1%利多卡因加肾上腺素浸润。前侧安全的固定区域应在眉上1cm及眶上外2/3区域内（图4-14）。前侧固定点偏内侧会导致眶上神经、额窦及滑车上神经的损伤。过于靠外侧超过发际线位于颞肌区会造成颅骨渗透及咀嚼困难。后侧安全的固定区域在外耳上后1cm处（图4-15）。颅骨赤道线是颅骨周长最宽的区域，所有固定点都应在颅骨赤道线以下，以获得最好的固定牵引力。头环尺寸的选择应保证头环与头皮间隔1~2cm，以减少因固定后水肿而造成的一系列问题，也有利于固定钉针的清洁和护理。固定钉针应是180°双头对抗固定。钉针应在HGT应用后24小时内再拧紧1次。钉针过度拧紧是危险的，可能导致颅骨渗透。拧紧钳要经常校准，以保证拧紧力的准确度。

　　大多数患儿需在头环安装后24~48小时内服用布洛芬等药物镇痛。对固定钉针每天要特别精心护理，及时去除钉针旁杂物。每天2次观察钉针周围是否有异物、红肿、液体渗出或松动。每天2次用肥皂水清洁钉针周围的皮肤。每天2次用50%无菌生理盐水和50%过氧化氢溶液清洁针眼部位。患儿每周至少洗头1次。红肿及渗出需精心护理或口服抗生素治疗，如

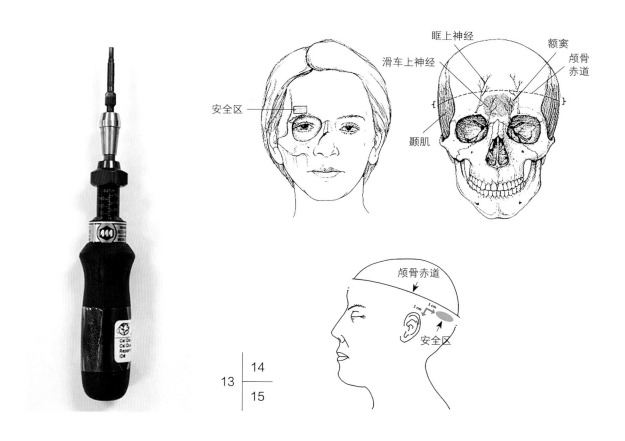

图4-13　拧紧钳
图4-14　前侧头环固定针钉安全区域
图4-15　后侧头环固定针钉安全区域

治疗无效，应及时更换固定钉针。在HGT期间，当患者体位从卧位到站立位行走或坐轮椅时，护理者用手持牵引头环随患者而移动，并给予持续牵引。禁忌握头环移动患者。避免任何击打碰撞头环，因为患者对撞击声非常敏感，声音对患者刺激很大。

（四）THSR动态头环重力牵引的应用

动态HGT是一种固定在可移动行走轮架或轮椅上的垂直过头牵引系统，它是以自身体重为对抗力，通过弹簧负载产生的动态牵引力对脊柱畸形进行持续缓慢牵引的装置（图4-16）。它具有以下特点：①为患者提供了较宽松的活动机会，减轻了患者的痛苦，避免了骨质疏松的发生；②患者可随时通过扶手提升体位自动释放牵引力以缓解不适，这有可能防止神经并发症的发生；③提高了患者对牵引的耐受性，使牵引力更大、牵引时间更长成为可能。

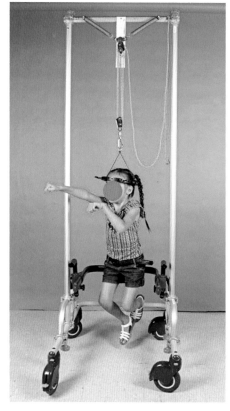

图4-16　TSRH动态HGT装置

牵引重量从5~10磅（2.3~4.5kg）开始，以后每天增加2磅（0.9kg），直到患者自身体重50%的理想牵引重量。大部分患者可在2~3周内达到理想的牵引重量。由于使用了动态HGT装置，一些患者可以耐受更大的牵引力达到自身体重的80%~100%。每次增加牵引重量之前，都要进行神经系统检查。吞咽困难是患者对牵引重量不能耐受的早期症状，这源于颈部被拉长。若出现高血压，提示患者不能承受牵引重量。

患者需每天进行脑神经、上/下肢感觉及运动功能检查。第1次牵引前要细致检查记录基础数据。牵引期间每天上午起床后30分钟、午饭后、晚上上床后及每次牵引重量改变后30分钟，分别进行检查。检查内容包括：侧方凝视，舌运动检查（舌下神经即第Ⅻ对脑神经），微笑露牙检查（面神经即第Ⅶ对脑神经），吞咽运动检查（舌咽神经即第Ⅸ对脑神经），三角肌肌力检查，肩关节运动检查（副神经即第Ⅺ对神经），以及双手握力、股四头肌肌力、踝关节屈伸、踇指运动、膝跳反射、巴宾斯基征、踝阵挛试验等检查。

对于可以行走的患者，每天都要进行至少10～12小时的直立位牵引，其中8小时坐位和4小时站立位。由于夜间牵引影响睡眠，建议夜间不牵引。对一些可以耐受、对睡眠不会造成严重影响的患者，可以在夜间继续牵引。方法是将床头抬高45°（图4-17）。为防止患者被拉向床头端，夜间牵引重量应减少至10～15磅。

大部分患者的牵引时间是6～12周。通常情况下，在牵引后较短的时间内畸形影像学的改变比较明显。随着牵引时间的延长，畸形的改善便处于一种平稳状态，但是患者呼吸功能和营养状态的改善可以在较长时间的牵引中获得更大的收益。因此，我们再次强调，牵引的目的不仅仅是改善影像学上的畸形，呼吸功能和营养状态的改善可能更重要。牵引期间每2～4周拍摄站立正侧位X线片，以了解畸形的变化。对于有先天性颈椎畸形的患者，应特别注意枕颈及颈椎的变化。

对一些特殊患者，如因手术风险高而无法行手术治疗、伴终末期心脏病、寿命有限家属拒绝进一步治疗的患者（如Rett综合征和Conradi综合征）等，TSRH动态HGT可作为一种长期使用的治疗方法。TSRH有应用动态HGT治疗长达8年的经验，应用羟基磷灰石涂层的钉针固定有助于延长牵引治疗时间（图4-18）。

图4-17　TSRH夜间动态HGT装置
图4-18　羟基磷灰石涂层固定钉针

17
18

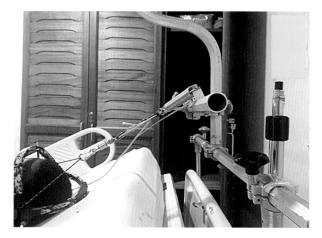
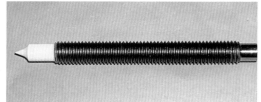

牵引治疗期间，固定钉针感染和松动是常见的。针眼部位疼痛但无临床感染迹象，预示固定钉针松动。如果发生这种情况，钉针应再次拧紧，必要时在镇静药睡眠下进行。如果再拧紧后症状不缓解，应去掉钉针。如固定点周围出现红脓，需每天用50%的过氧化氢棉签清洁，并用抗生素软膏局部涂抹直至治愈。如果局部治疗无效，需口服抗生素（keflex）7天。针眼局部感染可导致皮下蜂窝织炎，如发生这种情况，应用静脉输入抗生素直至治愈。感染钉针穿透硬脑膜导致颅内脓肿的病例在TSRH从没发生过。选择多钉针如8～10个钉针固定可以使钉针的负载力分散，减少单钉针感染和松动的发生概率。

（五）如何避免并发症的发生

HGT治疗需要一个完整的医疗团队实施，团队成员包括护士、职业营养师、呼吸功能训练师、儿童发育科医师、神经科医师、呼吸科医师、儿童心理医师、体能锻炼指导教练、儿童生活指导专家、支具外固定矫正师、社会交流服务人员及脊柱侧凸骨科医师。在TSRH，我们对所有需要HGT患儿进行牵引前的系统评估包括：①营养状态实验室检查，全血细胞计数，凝血酶原时间，活化部分凝血活酶时间，血小板功能测定，电解质，葡萄糖，钙，镁，总蛋白，白蛋白，前白蛋白，肝功能，铁，总铁结合力，铁蛋白，维生素B$_{12}$，25-羟基维生素D等；②如患者条件允许，进行呼吸功能检查；③6分钟步行试验；④睡眠研究评估是否有夜间呼吸暂停现象；⑤站立位或坐位后前位及侧位X线检查，牵引下及支点弯曲（Bending）X线检查；⑥呼吸功能、饮食状态、心理状态、生长发育状态及神经功能的评估。

基于牵引前的评估，一些患者需在牵引前放置胃管±Nissen胃底折叠术，以保证在牵引或接下来的脊柱手术期间获得足够的热量摄入，避免食管反流，防止吸入性肺炎的发生。牵引期间每2～4周行肺功能检查及6分钟步行试验评估呼吸功能是否有改善。团队的综合评估培训及治疗帮助患者在术前达到最佳状态，这些都有助于避免术后并发症的发生。物理治疗团队制订了标准的体能锻炼的指导方案，根据患者的活动能力每天或每周3次进行锻炼。动态HGT本身需要患者处于直立位的活动状态中，从而增加了患者的运动量。极少的营养不良患者反而因活动度增加而劳累导致热量摄入不足。因此，极个别的患者有可能需要限制活动来避免热量过多丢失，保证术前体重的增加。

无神经根性的颈部疼痛在HGT中较常见，它是牵引耐受极限的标志。颈部严重疼痛伴有脑神经或双上肢神经功能障碍者，应立即去掉和终止牵引，直至症状改善，并及时行颈部影像学检查评估颈椎的病理变化。颈椎X线检查对牵引重量增加初期的监测是必要的，可避免出现关节半脱位或先天性颈椎融合相邻节段的过度牵引。

头环去除时如出现脑脊液漏，可用明胶海绵堵塞，并用抗生素辅料加压包扎。在固定针卸除时一旦发现有液体流出，针眼及周围区域用聚维碘酮（betadine）及葡萄糖酸洗必泰（chlorhexidine gluconate）消毒，用无菌明胶海绵堵塞并用敷料覆盖，用弹力绷带围绕颅骨环形加压包扎24小时，并嘱患者尽量保持直立体位。

总之，HGT需要一个标准化的医疗团队来实施。HGT的治疗目的是帮助患者在手术前达到最佳的医疗和营养状态，从而为手术做准备，它对畸形在一定程度上的矫正可以避免术中及术后并发症的发生。由于诊断、疾病症状及脊柱畸形程度的不同，每个患者HTG的治疗方案是不同的。但是，在头环钉针的固定和管理、牵引重力的增加及细致的神经功能检查和监测等方面，应有标准化的操作和实施。牵引期间需每2~4周进行X线检查，以监测脊柱畸形和颈椎的变化情况。牵引重量至少是体重的50%。在评估HGT对脊柱畸形患者的治疗效果时，不能只强调脊柱畸形影像学的改善，而是更加关注患者整体生理指标的改善，特别是呼吸功能、全身营养状态和心理的改善及手术风险的降低。

（张　宏）

参考文献

[1] WALDRON SR, POE-KOCHERT C, SON-HING JP, et al. Early Onset Scoliosis: The Value of Serial Risser Casts[J]. J Pediatr Orthop, 2013, 33(8): 775-780.

[2] CANAVESE F, DIMEGLIO A. Serial Elongation Derotation Flexion Casting in Children with Infantile and Juvenile Scoliosis[J]. Ann Transl Med, 2020, 8(2): 24.

[3] MEHTA MH. Growth as a Corrective Force in the Early Treatment of Progressive Infantile Scoliosis[J]. J Bone Joint Surg Br, 2005, 87(9): 1237-1247.

[4] FEDORAK GT, D' ASTOUS JL, NIELSON AN, et al. Minimum 5-Year Follow-up of Mehta Casting to Treat Idiopathic Early-Onset Scoliosis[J]. J Bone Joint Surg Am, 2019, 101(17): 1530-1538.

[5] FLETCHER ND, MCCLUNG A, RATHJEN KE, et al. Serial Casting as a Delay Tactic in the

Treatment of Moderate-to Severe Early-onset Scoliosis[J]. J Pediar Orthop, 2012, 32(7): 664-671.

[6] SUCATO DJ, TRAN DP, MCCLUNG AM, et al. Serial Casting for Infantile Idiopathic Scoliosis: When Can a Cure Be Achieved?[J]. Spine Deform, 2015, 3(6): 624.

[7] SANDERS JO, D'ASTOUS J, FITZGERALD M, et al. Derotational Casting for Progressive Infantile Scoliosis[J]. J Pediatr Orthop, 2009, 29(6): 581-587.

[8] JOHNSTON CE, MCCLUNG AM, THOMPSON GH, et al. Comparison of Growing Rod Instrumentation Versus Serial Cast Treatment for Early-Onset Scoliosis[J]. Spine Deform, 2013, 1(5): 339-342.

[9] DEDE O, STURM PF. A Brief History and Review of Modern Casting Techniques in Early Onset Scoliosis[J]. J Child Orthop, 2016, 10(5): 405-411.

[10] FEDORAK GT, STASIKELIS PJ, CARPENTER AM, et al. Optimization of Casting in Early-onset Scoliosis[J]. J Pediatr Orthop, 2019, 39(4): e303-e307.

[11] DEMIRKIRAN HG, BEKMEZ S, CELILOV R, et al. Serial Derotation Casting in Congenital Scoliosis as a Time-buying Strategy[J]. J Pediatr Orthop, 2015, 35(1): 43-49.

[12] MCINTOSH AL, RAMO BS, JOHNSTON CE. Halo Gravity Traction for Severe Pediatric Spinal Deformity: A Clinical Concept Review[J]. Spine Deform, 2019, 7(3): 395-403.

[13] LAMONT LE, JO C, MOLINARI S, et al. Radiographic, Pulmonary, and Clinical Outcomes With Halo Gravity Traction[J]. Spine Deform, 2019, 7(1): 40-46.

[14] D'ASTOUS JL,SANDERS JO. Casting and Traction Treatment Methods for Scoliosis[J]. Orthop Clin N Am, 2007, 38(4): 477-484.

[15] JOHNSTON CE, TRAN DP, MCCLUNG A. Functional and Radiographic Outcomes Following Growth-Sparing Management of Early-Onset Scoliosis[J]. J Bone Joint Surg Am, 2017, 99(12): 1036-1042.

[16] BEAUCHAMP EC, ANDERSON RE, VITALE MG. Modern Surgical Management of Early Onset and Adolescent Idiopathic Scoliosis[J]. Neurosurgery, 2019, 84(2): 291-304.

[17] SPONSELLER PD, TAKENAGA RK, NEWTON P, et al. The Use of Traction in the Treatment of Severe Spinal Deformity[J]. Spine, 2008, 33(21): 2305-2309.

[18] RINELLA A, LENKE L, WHITAKER C, et al. Perioperative Halo-Gravity Traction in the Treatment of Severe Scoliosis and Kyphosis[J]. Spine, 2005, 30(4): 475-482.

第五章

早发性脊柱畸形手术治疗

早发性脊柱侧凸手术策略与技术

一、非融合技术

（一）传统生长棒技术治疗早发性脊柱侧凸

1. 引言　EOS治疗的目标在于矫正或者控制畸形的同时保留脊柱、胸廓的生长潜能，因此与其他类型脊柱畸形的治疗相比，其治疗具有独特的挑战性。对于畸形程度不严重且柔韧性好的患儿，可以采用系列石膏或者支具矫形等保守治疗手段，从而在矫正或者控制畸形的同时保留脊柱的生长潜能。对于累及范围短的畸形，可以通过短节段融合达到矫正畸形的目的，对脊柱以及胸廓的发育影响很小。对于累及范围长的畸形，早期的脊柱融合虽然能矫正畸形，但是会影响脊柱和胸廓的生长潜能，严重时会导致胸廓发育不良综合征，影响患者的生活质量甚至寿命。因此，对于畸形严重或者保守治疗无效的EOS，需要进行非融合矫形手术，目前常用的技术有传统生长棒技术、磁控生长棒技术、VEPTR技术、拴系技术、混合技术、Shilla技术等，其中，生长棒技术是应用最广的技术。本章节我们将就生长棒技术治疗EOS的相关内容进行讨论。

2. 背景以及历史　Harrington最早报道使用非融合技术治疗脊柱侧凸。其采用的技术为在侧凸的凹侧进行骨膜下剥离，在侧凸的远近端放置椎板钩、横突钩或者椎弓根钩，然后使用1根金属内固定棒与两端的钩相连，并进行撑开，在达到对畸形矫正或者控制的同时保留脊柱的生长潜能。Harrington认为，对于10岁以下的患儿应当使用该非融合技术进行治疗；对于10岁以上的患儿可以进行融合手术。之后Moe对Harrington技术进行了改进：仅在侧凸远近端放置钩子作为锚定点的节段进行骨膜下暴露，通过皮下穿棒技术进行棒的连接；另外，Moe将Harrington采用的螺纹棒改为光滑的、更粗的棒，从而可减少螺纹棒引起的瘢痕增生，并能进行矢状面的预弯。Moe描述其撑开的时机为脊柱侧凸加重10°及以上。该技术证明对畸形的矫正有效，但并发症的发生率较高，尤其是内置物相关并发症，其发生率达50%。随后，Marchetti和Faldini进一步对生长棒技术进行了改进，在初次手术中，他们将侧凸两端2个节段置入椎板钩并进行融合，在初次手术6个月后置入内固定棒，并进行定期撑开，在术后使用Milwaukee支具进行保护。

Luque等随后提出使用节段性椎板下钢丝和2根L形棒对EOS进行治疗，在矫正畸形的同时保留脊柱的生长潜能，该技术后来被称为Luque-Trolley技术。Luque等报道固定节段平均获得4.6cm脊柱生长，侧凸矫正率高达78%。尽管早期结果较好，但是随着随访时间的延长，该技术的缺点也逐渐被认识：椎板下穿钢丝会导致广泛的瘢痕形成，并可能降低椎板强度，使得最后融合手术时进行内固定变得困难。此外，该技术需要进行广泛的骨膜下剥离，会导致在生长过程中出现广泛的脊柱自发融合，丧失生长潜能。

2001年，Blakemore等报道使用单侧的筋膜下Isola撑开棒治疗脊柱侧凸，所有患者术后均使用Milwaukee支具进行外部支撑。根据他们的报道，该技术初次矫正率达到42.4%，在随访过程中有平均9°的矫形丢失，其并发症发生率为24%。

2005年，Akbarnia首次在国际上描述双生长棒技术治疗EOS。此次报道采用儿童Isola内固定系统治疗23例患者，取得良好的临床疗效。后续研究证明，与单生长棒技术相比，双生长棒技术可以获得更好的矫正率，脊柱生长更多，且并发症发生率更低。

北京协和医院在国内最早开始使用双生长棒技术治疗EOS。2012年，仉建国等在国际上首次报道使用双生长棒技术治疗先天性脊柱侧凸的经验，并根据严重僵硬早发先天性脊柱侧凸的特点，首次提出并描述了采用截骨短节段融合联合双生长棒的混合技术治疗严重僵硬早发先天性脊柱侧凸，取得良好的临床疗效。

3. 生长棒技术的手术指征　由于双生长棒技术临床疗效显著优于单生长棒技术，在可能的情况下均应当使用双生长棒技术。生长棒技术适用于各种原因导致的进展性脊柱侧凸，其手术指征不应绝对取决于畸形的Cobb角，需要结合畸形的自然史、患儿心肺功能发育等情况进行综合考虑，其手术指征的原则主要有：①严重畸形，脊柱侧凸Cobb角＞45°；②保守治疗无效的进展性畸形；③具有充分的生长潜能（三角软骨开放，Risser征为0级）。

4. 手术技术

（1）双生长棒技术

1）锚定点的制备：在手术前半小时预防性静脉使用抗生素。采用全身麻醉，因为手术需要在脊髓功能监测下进行，需要根据脊髓功能监测的要求，调整麻醉的方法以及用药。麻醉后，患儿俯卧于Wilson手术体位垫或者Jackson手术床上，特别小的儿童，也可俯卧于硅胶卷上（具体见EOS的手术护理部分）。根据锚定点以及连接器的位置关系，可采取2个或者3个独立的皮肤切口。骨膜下剥离需要作为锚定点的侧凸近端以及远端的节段，通常远近端锚定点节段数不少于2个节段。近端锚定点通常位于侧凸的近端椎，通常可位于T_2-T_4；远端锚定点需要选择稳定椎，对于部分畸形严重的患者，尤其是神经肌肉性EOS患者，远端锚定点可能选择为骶椎或者骨盆。由于与钩相比，椎弓根螺钉具有更好的生物力学性能，因此，在尽可能的情况下，优先选用椎弓根螺钉。如椎弓根发育差，可使用椎板钩、椎弓根钩或者横突钩作为锚定点，尤其是当近端锚定点位于上胸椎时，可使用合抱钩结构作为近端锚定点的内固定结构，其生物力学性能优于单钩固定系统（图5-1）。近年来，有医师报道近端采用肋骨钩作为锚定点，肋骨钩的抗拔出力与椎弓根螺钉相似，但是可以避免对脊柱的骨膜下剥离和融合，其缺点在于对脊柱畸形的控制力弱于置入脊柱的椎弓根螺钉。婴幼儿椎弓根发育较差，在椎弓根螺钉置入过程中应当进行精细操作，在螺钉置入前，使用20#注射器针头进行透视定位，确认钉道位置良好后，再使用开路椎进行钉道制备，攻丝后置入椎弓根螺钉。对于部分椎弓根发育差的患者，可以使用"In-Out-In"技术进行置钉，确保椎弓根内壁的完整性。远近端锚定点的后方结构进行去皮质处理，并进行植骨融合以增强稳定性。

2）双生长棒置入：EOS患儿软组织条件一般较差，因此应当采用低切迹的、小直径的儿童专用脊柱内置物置入系统，如直径4.5mm的不锈钢棒、钛棒或者钴铬钼合金棒。测量后截成两段，每侧2根，根据矢状面进行塑形。如果使用串联连接器（图5-2），需要将其放置于胸腰段，合适的弯棒后使用压棒技术可以帮助矫正后凸。然后将棒固定到相应的基座上。

将串联连接器放置于胸腰段原因在于脊柱在这个区域的解剖是直的，而串联连接器无法进行预弯，因此放置在此区域对矢状面力线影响最小。由于串联连接器不可预弯，通常导致远近端矢状面的异常应力增加，不利于矢状面的重建，我们目前优先选用并联连接器（图5-3），以对内固定棒进行很好的矢状面预弯。将双侧、头尾侧的棒通过筋膜下穿棒技术与连接器相连后可进行第一次的矫正和延长操作，撑开要非常小心，避免过度撑开导致内固定失败及神经系统并发症。注意内固定棒以及连接器均需放置在筋膜下。

（2）单生长棒技术：与双生长棒技术相比，单生长棒技术的矫正率、矫形的维持率均低于双生长棒技术，且并发症发生率很高。单生长棒技术自2005年以后应用逐渐减少。尽管单生长棒技术机械性能有劣势，但一些特定的解剖环境下只能使用单生长棒技术，如畸形非常严重的患者，由于术后残留畸形重，凸侧上棒无法完成。除了在侧凸的凸侧不再放置第2根生长棒外，单生长棒技术基本原则与上述双生长棒技术类似，锚定点可以在单侧或者双侧，双侧稳定性更好，旋转控制更佳。无论是单生长棒还是双生长棒，均优先选择并联连接器，这样内固定棒更易进行塑形，并且在每一侧可以独立的分别撑开和加压。通常，生长棒要预留足够长以用于将来撑开用。

（3）术后治疗：患者术后第2天即可坐起并站立活动。因为非融合技术内固定相关并发症发生率高，我们推荐大多数患者术后应该佩戴定制的胸腰

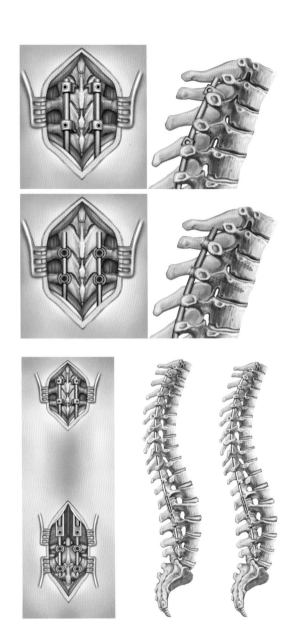

1
—
2

图5-1　双生长棒近端锚定点可使用合抱钩或者椎弓根螺钉系统

图5-2　双生长棒近端锚定点使用合抱钩或者椎弓根螺钉系统，使用串联连接器连接

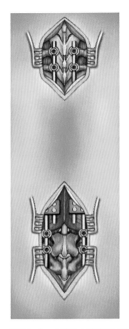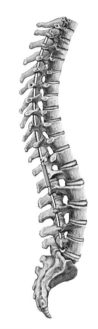

图5-3 双生长棒使用并联连接器相连

两根内固定棒分别与远近端锚定点螺钉或钩相连，在胸腰段以并联连接器相连

椎矫形（TLSO）支具，指导患者佩戴至术后6个月或锚定点确切融合。此后，支具的使用取决于诊断、年龄、骨质及活动量等因素。我们的大多数患者在初次手术6个月后则不再佩戴支具。通常，置入单生长棒的患者需要持续使用支具。

（4）撑开治疗：规律的撑开有助于维持生长棒的矫形并促进脊柱的生长，减少生长棒技术相关并发症的发生。首次撑开可在初次手术后6个月进行。Akbarnia等建议撑开频率应该根据患者的年龄、坐高、诊断及侧凸的进展程度决定。Thompson等认为无论侧凸进展与否，每6个月都应该进行撑开。然而，实际上由于并发症或者其他意外因素，不同患者撑开的间隔差别很大。Yang等的调查中，实际平均撑开时间是（8.6±5.1）个月，仅有24%撑开时间为6个月或以内。Agarwal报道的有限元分析（finite element analysis, FEA）研究中，在儿童脊柱侧凸模型上，间隔12个月撑开（2年内撑开2次）米塞斯（Mises）应力最高，间隔2个月撑开（2年内撑开12次）最低，因此，间隔短撑开断棒的概率更低。然而，由于样本量小、效力有限，临床研究并不支持有限元分析的结果。一项随访2年以上纳入138例双生长棒的回顾性研究证实，断棒组和非断棒组的撑开间隔没有显著性差异，撑开间隔与断棒无相关性。

撑开手术在全身麻醉下进行。均应在手术前半小时内静脉使用抗生素。麻醉后，患儿通常取俯卧位。透视识别串联连接器内部棒的缝隙和近端固定螺钉的位置。采取正中切口。显露连接器以及与之相连的需要撑开的内固定棒，此时注意需要沿皮肤切口垂直向下切开深筋膜，之后沿深筋膜下向两侧显露连接器以及内固定棒，以保护软组织，保证内置物的覆盖。对使用串联连接器的患儿，可进行连接器外撑开：显露连接器远端或者近端，松开远端或者近端固定棒的螺塞，使用持棒钳把持远端或者近端棒，在连接器与棒之间进行撑开。也可进行连接器内撑开：松开连接器远近端螺塞，之后使用专门的撑开钳在远近端的棒之间进行撑开（图5-4）。对于使用并联连接器者，需要松开与拟撑开侧棒相连的连接器的螺塞，使用持棒钳把持需要撑开的内固定棒，使用撑开钳在连接器与持棒钳之间进行撑开。撑开时需避免暴力撑开，以防内固定失败以及神经损伤。对于存在双肩不平衡等情况者，可能需要进行双侧不对称撑开，以改善平衡状态。

（5）最终融合治疗：生长棒手术的最终融合时机尚无统一标准。目前关于生长棒最终治疗的时机和方法的报道很少。在一项纳入99例生长棒治疗患者的回顾性研究中，Flynn等展示了最终治疗方案的多样性。在他们的病例中，92/99（93%）接受了最终手术治疗，而7/99（7%）没有接受任何最终融合。接受最终融合的病例中，86%是内固定融合，10%换棒原位融合，3%原生长棒原位融合，1%生长棒去除。由于在生长棒撑开治疗的过程中脊柱可发生自发性融合，因此对于脊柱冠状面以及矢状面矫形维持良好的患者可能无须进行最终手术融合。在一项纳入167例生长棒治疗EOS患者的回顾性研究中，30例患者没有接受最终融合（观察组），其

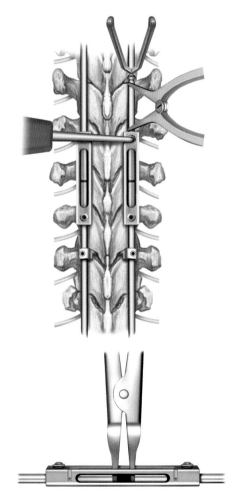

图5-4　可在串联连接器内或者连接器外进行撑开

中26例保留了生长棒，4例因为感染在末次手术时移除生长棒。在残留畸形和躯干高度方面，作者发现观察组与最终融合组无显著性差异。最近，有些医师制定了生长棒最终治疗的标准。Kocyigit等将他们的最终治疗分为3类：如果患者矫形足够，不需要延长，侧凸也没有变化，生长棒则去除（最初意向组；第一组）；如果患者矫形不够，定期检查侧凸有变化（如附加现象），还需要延长融合节段，传统的生长棒内固定要去除，行最终融合（最终融合组；第二组）；如果患者Risser征为0级或者有其他未成熟表现（月经初潮未来，体型小，Tanner分级低），还要继续定期撑开，最终治疗要推迟（生长棒继续治疗组；第三组）。Kocyigit等认为通过测量骨骼成熟度后移除生长棒不是一个生长棒治疗可接受的终点。另外，他们推荐：即使因为感染内固定需要取出，当感染得到控制后仍然强烈建议再重新置入内置物。

若患儿需要接受最终融合手术，通常需要去除生长棒系统，使用成人脊柱内固定系统矫正残留畸形，重新进行内固定融合。可能需要多种截骨手术。融合的节段通常与生长棒治疗的节段相同。若锚定点的近端以及远端出现进展性侧凸，融合范围则应进行相应延长。

（6）脊髓功能监测在生长棒手术中的应用：虽然生长棒手术中出现神经系统并发症的概率很低，但初次手术时均应在脊髓功能监测下进行。有研究证明，在生长棒撑开手术过程中，出现脊髓功能监测信号阳性的概率为0.1%，术后患者表现为一过性神经损伤症状，在术后3个月时自行缓解。此外，有学者报道在生长棒换棒手术中，尽管躯体感觉诱发电位（somatosensory evoked potential, SEP）信号以及肌电图（electromyogram, EMG）信号正常，术后出现神经损伤症状，在进行棒短缩、脊柱加压手术后，症状完全缓解。因此我们也推荐：在进行撑开手术时也应进行脊髓功能监测，在使用SEP信号监测的同时，需要考虑使用更加敏感的运动诱发电位（motor evoked potential, MEP）信号监测。

5. 讨论

（1）生长棒手术的疗效：Moe最早报道了使用非融合单侧Harrington撑开棒治疗EOS的结果，脊柱畸形的矫正率为45.7%（术前70°，末次手术后38°），在初次手术之后内固定节段的长度增加2.9cm，T_1-S_1的长度增加3.8cm。Tello等也报道了非融合单侧Harrington撑开棒的手术效果，畸形的矫正率为32%。随后Klemme等报道使用单生长棒技术治疗EOS的结果，脊柱畸形的矫正率为30%（术前67°，末次手术后47°），初次手术后内固定节段的长度每年增长1cm。2010年，Farooq报道了使用单生长棒技术治疗88例EOS的结果，脊柱侧凸术前为73°，末次随访时为44°，T_1-S_1的长度每年增长1.06cm。

2005年，Akbarnia最早对双生长棒技术2年以上随访的疗效进行了报道，共纳入23例患者，脊柱侧凸术前为82°，术后为36°，末次随访时为38°，撑开治疗过程中T_1–S_1的长度每年增长1.21cm，坎贝尔空间供肺比值（SAL）从0.8改善到1.0。该团队在2008年再次对双生长棒技术治疗非先天性EOS的疗效进行了报道，共纳入13例患者，均接受了最终融合术，脊柱侧凸术前81°，初次术后35.8°，最终融合术后为27.7°，T_1–S_1的长度每年增长1.46cm。他们还发现撑开频率高（撑开间隔≤6个月）的患者T_1–S_1年增长率显著高于撑开频率低（撑开间隔＞6个月）的患者。其在保留脊柱生长潜能的同时，脊柱侧凸的矫正率可达28.8%～49.9%，T_1–S_1的长度每年增长可达1.21～1.46cm，SAL可从0.8改善至1.0。Sponseller等报道了远端固定到骨盆的生长棒的疗效。该研究纳入36例患者，病因主要为神经肌肉性脊柱侧凸和综合征性脊柱侧凸，其中30例使用双生长棒技术，6例使用单生长棒技术。术前脊柱侧凸平均为86°，末次随访时为48°；骨盆倾斜术前为27°，每次随访时为11°，在撑开过程中T_1–S_1的长度增加4.0cm。他们发现固定到骨盆的患者的侧凸以及骨盆倾斜的矫正率均高于固定到骶骨的患者。另外，他们还发现，使用双生长棒技术的患者的矫形效果明显优于使用单生长棒技术的患者。2009年，北京协和医院仉建国教授团队报道了使用双生长棒技术治疗EOS的初步结果，共纳入11例患者，术前脊柱侧凸为67.6°，初次术后为34.6°，末次术后为36.8°，T_1–S_1的长度每年增长1.6cm。此外，Thompson等的研究证明，与单生长棒技术相比，双生长棒技术固定更坚强，可以获得更好的初次手术矫形以及每次更大的撑开距离，并发症发生率更低。

上述多个研究报道的患者病因多为非先天性，有关生长棒技术治疗先天性脊柱侧凸的报道较少。2011年Elsebai等报道应用生长棒技术治疗19例先天性脊柱侧凸患者。患者平均6.2岁（3.2～10.7岁），侧凸的矫正率为31.8%，T_1–S_1的长度每年增长1.17cm。SAL从术前的0.81改善到末次随访的0.96。北京协和医院仉建国教授团队在2012年报道了应用双生长棒技术治疗30例先天性脊柱侧凸患儿的临床效果。患者平均7.2岁（2～13岁），侧凸术前平均为72.3°，初次术后为34.9°，末次随访为36.2°；T_1–S_1的长度每年增长1.49cm；SAL术前为0.81，初次术后为0.95，末次随访为0.96（图5-5、图5-6）。

目前对于生长棒最终融合术后结果报道较少。2013年，Flynn等报道了多中心、已经结束生长棒撑开治疗的99例患者的随访结果。其中92例患者接受最终融合手术，7例患者只是不再撑开治疗，保留内置物继续观察。在92例最终融合手术的患者中，79例接受内固定矫形

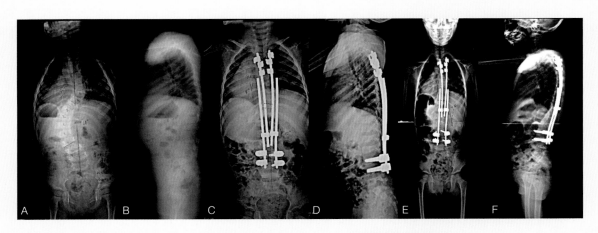

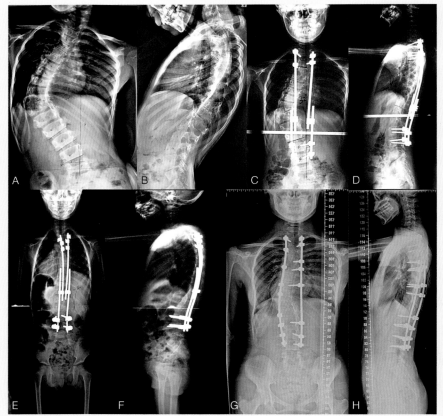

$\dfrac{5}{6}$

图5-5 患儿，女性，2.5岁，特发性脊柱侧凸，采用双生长棒技术治疗

A、B. 术前正、侧位X线片；C、D. 行双生长棒矫形手术，近端使用合抱钩系统，术后即刻矫形满意；

E、F. 撑开过程中矫形维持良好，脊柱生长明显

图5-6 患儿，女性，9岁，先天性脊柱侧凸，采用双生长棒技术治疗

A、B. 术前正、侧位X线片；C、D. 行双生长棒矫形手术，使用椎弓根螺钉内固定系统，术后即刻矫形满意；

E、F. 撑开过程中矫形维持良好，脊柱生长明显；G、H. 术后4年行最终融合术

融合术，9例患者将生长棒更换为普通内固定并进行原位融合术，3例患者保留生长棒并进行原位融合术，有1例患者仅进行生长棒取出术。进行最终融合手术的平均年龄为12.4岁，生长棒的平均治疗时间为5年。在80例随访资料完整的患者中，44例患者的最终融合节段与生长棒的固定节段相同。在侧凸的矫正率方面，矫正率≤20%的有11例，矫正率为21%～50%的有30例，矫正率≥51%的有9例。侧凸在末次手术后加重的有12例。在最终融合手术时，22例患者接受截骨术，7例患者接受胸廓成形术。2017年，Johnston报道了12例生长棒治疗结束患者的影像学、心肺功能以及生活质量评分结果。脊柱侧凸术前平均88°，末次随访时为47°。T_1–S_1的长度术前为22.3cm，末次随访为34.7cm；T_1–T_{12}的长度术前为13.3cm，末次随访为22.3cm。在末次随访时，第1秒用力呼气容积（FEV_1）和用力肺活量（FVC）占预计值的百分比分别为52.1%和55.3%。在心肺运动实验室，该组患者运动时间、总步数与正常对照组相比无明显差异。病例组运动速度与对照组相同，但是心率更快以及耗氧量更多。生活质量评分方面，早发性脊柱侧凸问卷（Early Onset Scoliosis Questionnaire, EOSQ）和SRS–30的得分分别为102.2和4.1。

（2）生长棒手术的并发症以及预防措施：作为一种非融合且需要多次手术的手术方式，生长棒手术的并发症发生率较高。常见并发症包括切口感染、内置物相关并发症、力线相关并发症以及自发性融合等，其中内固定相关并发症的风险最高。根据文献报道，生长棒手术并发症发生率最高达29%～58%。生长棒手术的并发症发生率与患者年龄呈负相关，而与手术次数呈正相关。初次治疗时患者年龄每增加1岁，并发症发生率降低13%，每增加1次手术，并发症发生率增加24%。

1）切口感染：由于患儿需要在同一部位接受多次手术，传统生长棒手术相关的深部切口感染发生率高于其他的儿童脊柱融合手术。文献表明传统生长棒感染发生率高达11.1%。甚至有报道接受8次以上手术的传统生长棒手术相关的深部切口感染率高达50%。

根据笔者的经验，有一些措施可以用来帮助降低感染的发生率：术前皮肤清洁；手术前半小时内静脉使用抗生素；所有内置物放置在筋膜下以减少对皮肤以及皮下的张力；关闭切口前大量生理盐水切口内冲洗；术后24小时继续静脉使用抗生素，如患者存在免疫力低下、软组织条件不佳等高危因素，适当延长术后抗生素的使用时间；逐层关闭切口，因为接受生长棒治疗的患者同一部位多次切开进行手术，因此建议尽可能使用可吸收线进行缝合，减少皮肤软组织内的异物残留。

感染一旦发生，如为畸形感染或者感染较为局限，可在充分清创的基础上保留内固定，术后根据药敏试验结果使用抗生素，疗程至少6周。若为慢性感染或者感染范围广泛，可能需要考虑取出内固定。如果考虑进行内置物取出，应在彻底清创的基础上尽量保留一根棒以继续治疗和维持矫形。若两根棒都取出，脊柱未融合，可能会导致侧凸继续进展，应当佩戴支具，必要时待感染控制后再次进行手术治疗。

2）内置物相关并发症：作为一种非融合手术，生长棒技术的内置物相关并发症风险较高。内置物相关并发症有断棒和内固定移位（包括脱钩、椎弓根螺钉拔出或松动）。断棒（图5-7）是生长棒技术最常见的内置物并发症之一，发生率约为15%。研究发现，断棒的常见危险因素有：病因（综合征性脊柱侧凸的断棒风险高于神经肌肉性肌肉侧凸）、单生长棒技术、棒的金属类型（不锈钢的断棒风险高于钛棒）、棒的直径、串联连接器的大小、穿棒的层次（皮下或肌层下）、初次手术的年龄、患儿的活动水平、初次手术的矫正率、主弯的大小和最大后凸角、撑开间隔等。早期研究认为撑开间隔与断棒的发生率相关，但近年也有学者的研究证明撑开间隔与断棒无确定相关性。在最近的一个多中心EOS数据库中，274例患者接受生长棒手术，在控制单因素分析中可能的危险因素后进行多因素分析，结果发现只有胸后凸大小、内固定棒直径、内固定节段/融合节段（CL/AL）大于3.5是断棒的主要危险因素。

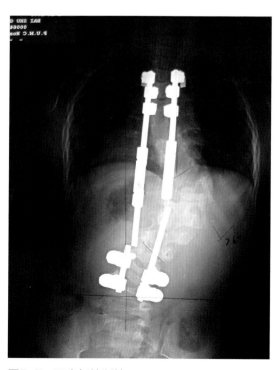

图5-7 双生长棒断棒

另一类常见的内置物并发症为锚定点内固定移位，最常见的内固定移位发生在近端锚定点。严重的内固定移位，如椎弓根螺钉向椎管内切割，可能会导致患儿出现神经功能障碍，需要引起足够的重视。内置物移位常见的危险因素有：病因（有些疾病导致骨骼发育差，影响内固定强度）、术前畸形严重、初次手术矫正率低、胸后凸增大、腰前凸增大、术后近端交界性后凸（proximal junctional kyphosis, PJK）增大等。锚定点内固定移位需要手术翻修，但通常情况下可在计划内撑开手术同时进行翻修，不会增加额外手术次数。可以帮助锚定点移位的策略有：尽可能选用椎弓根螺钉作为锚定点内固定。Mahar等在一项实验室对照研究中发现，2个相邻椎体置入4枚椎弓根螺钉的固定基座结构可以提供最强的抗拔出力，但是研究发现横联的使用可能并不会增强固定效果。如患儿解剖结构不允许椎弓根螺钉的置入，可使用合抱钩结构来增强内固定效果。在矫形过程中，如果患者存在明显的后凸，避免使用强大的压棒力量进行矫形，避免后凸顶点上移以及远近端锚定点内固定的应力过大，对于存在僵硬后凸的患者，需要通过弯棒技术保留部分后凸以减少内固定应力。也有学者报道使用融合与非融合混合技术来降低此类患者的并发症风险，即在后凸顶点进行截骨短节段融合来矫正后凸，再使用双生长棒技术来控制整体侧凸畸形。

3）力线相关并发症：生长棒常见的力线相关并发症包括PJK和近端交界性失败（proximal junctional failure, PJF）。PJK在生长棒手术中的发生率高达50%。通过弯棒以及压棒技术，生长棒能够有效矫正EOS的过度后凸，但EOS过度后凸会导致断棒和PJK等并发症，主要原因可能为矫形后内置物应力的集中。生长棒技术PJK的危险因素目前尚未完全明确。文献已经报道的PJK的危险因素有以下几个方面：骨盆入射角（PI）过小或过大、男性患儿、综合征性脊柱侧凸、初次手术低龄、胸后凸增大、术后上胸段后凸过大、上胸弯过大（≥40°）、近端全椎弓根螺钉结构、近端固定椎位于T_2以下、在下方固定椎体在L_3或以上。对于如何处理PJK尚未形成共识。截至目前提出以下几个策略：术中注意保护近端锚定点的后方韧带以及后方骨结构、选用弹性更佳的生长棒（PEEK棒）、近端充分的棒塑形、预弯充分的后凸、近端采用全钩固定结构，以及通过截骨短节段融合消除过大的矢状面异常后凸。

4）自发性融合：生长棒手术的目的是在矫正以及控制脊柱畸形的同时保留脊柱的生长潜能。在后续撑开治疗的过程中，可能发生脊柱的自发性融合，导致脊柱不能获得预想中的长度增加。随着撑开次数的增加，撑开长度呈递减趋势。根据文献报道，生长棒撑开过程中自发性融合的发生率高达89%。自发性融合的主要原因有：生长棒结构对脊柱的固定、脊柱旁肌肉骨膜的破坏、幼儿骨骼易于融合、撑开过程中导致关节囊出血进而出现关节突融合等。避免自发性融合的策略主要有：避免不必要的脊柱显露、尽量推迟生长棒置入年龄以及在撑开过程中避免进行暴力撑开。

6. 总结　生长棒技术治疗EOS可以获得良好的效果，在控制以及矫正畸形的同时，可以保留脊柱的大多数生长潜能，允许脊柱以及胸廓的发育，避免胸廓发育不良综合征的发生。但该技术仍然存在一定的缺点：需要多次手术；并发症发生率高，尤其是内固定相关并发症、自发性融合发生概率高；对顶椎偏距以及顶椎偏距控制差等。为解决这些问题，有些新技术如磁控生长棒、生长棒联合顶椎控制技术、生长棒联合截骨技术等被提出，以对传统生长棒技术的缺点进行改善（相关内容将在特定的章节进行专门讨论）。未来有关生长棒治疗的长期随访结果报道将会对该技术的疗效进行更充分的评估。

（王升儒　仉建国）

参考文献

[1] HARRINGTON PR. Treatment of scoliosis. Correction and internal fixation by spine instrumentation[J]. J Bone Joint Surg Am, 1962, 44-A: 591-610.

[2] KROTKOV FG. [International Women's Year][J]. Gig Sanit, 1975(9): 3-7.

[3] LUQUE ER. Paralytic scoliosis in growing children[J]. Clin Orthop Relat Res, 1982(163): 202-209.

[4] MOE JH, KHARRAT K, WINTER RB, et al. Harrington instrumentation without fusion plus external orthotic support for the treatment of difficult curvature problems in young children[J]. Clin Orthop Relat Res, 1984(185): 35-45.

[5] DICKSON RA, ARCHER IA. Surgical treatment of late-onset idiopathic thoracic scoliosis. The Leeds procedure[J]. J Bone Joint Surg Br, 1987, 69(5): 709-714.

[6] MARDJETKO SM, HAMMERBERG KW, LUBICKY JP, et al. The Luque trolley revisited. Review of nine cases requiring revision[J]. Spine (Phila Pa 1976), 1992, 17(5): 582-589.

[7] KLEMME WR, DENIS F, WINTER RB, et al. Spinal instrumentation without fusion for progressive scoliosis in young children[J]. J Pediatr Orthop, 1997, 17(6): 734-742.

[8] BLAKEMORE LC, SCOLES PV, POE-KOCHERT C, et al. Submuscular Isola rod with or without limited apical fusion in the management of severe spinal deformities in young children: preliminary report[J]. Spine (Phila Pa 1976), 2001, 26(18): 2044-2048.

[9] DIMEGLIO A. Growth in pediatric orthopaedics[J]. J Pediatr Orthop, 2001, 21(4): 549-555.

[10] GOLDBERG CJ, GILLIC I, CONNAUGHTON O, et al. Respiratory function and cosmesis at maturity in infantile-onset scoliosis[J]. Spine (Phila Pa 1976), 2003, 28(20): 2397-2406.

[11] AKBARNIA BA, MARKS DS, BOACHIE-ADJEI O, et al. Dual growing rod technique for the treatment of progressive early-onset scoliosis: a multicenter study[J]. Spine (Phila Pa 1976), 2005, 30(17 Sl): S46-S57.

[12] EMANS JB, CAUBET JF, ORDONEZ CL, et al. The treatment of spine and chest wall deformities with fused ribs by expansion thoracostomy and insertion of vertical expandable prosthetic titanium rib: growth of thoracic spine and improvement of lung volumes[J]. Spine (Phila Pa 1976), 2005, 30(17 Sl): S58-S68.

[13] THOMPSON GH, AKBARNIA BA, KOSTIAL P, et al. Comparison of single and dual growing rod techniques followed through definitive surgery: a preliminary study[J]. Spine (Phila Pa 1976), 2005, 30(18): 2039-2044.

[14] AKBARNIA BA. Management themes in early onset scoliosis[J]. J Bone Joint Surg Am, 2007, 89 (1 Sl): S42-S54.

[15] CANAVESE F, DIMEGLIO A, VOLPATTI D, et al. Dorsal arthrodesis of thoracic spine and effects on thorax growth in prepubertal New Zealand white rabbits[J]. Spine (Phila Pa 1976), 2007, 32(16): E443-E450.

[16] AKBARNIA BA, BREAKWELL LM, MARKS DS, et al. Dual growing rod technique followed for three to eleven years until final fusion: the effect of frequency of lengthening[J]. Spine (Phila Pa 1976), 2008, 33(9): 984-990.

[17] KAROL LA, JOHNSTON C, MLADENOV K, et al. Pulmonary function following early thoracic fusion in non-neuromuscular scoliosis[J]. J Bone Joint Surg Am, 2008, 90(6): 1272-1281.

[18] MAHAR AT, BAGHERI R, OKA R, et al. Biomechanical comparison of different anchors (foundations) for the pediatric dual growing rod technique[J]. Spine J, 2008, 8(6): 933-939.

[19] O'SHAUGHNESSY BA, KUKLO TR, HSIEH PC, et al. Thoracic pedicle subtraction osteotomy for fixed sagittal spinal deformity[J]. Spine (Phila Pa 1976), 2009, 34(26): 2893-2899.

[20] FAROOQ N, GARRIDO E, ALTAF F, et al. Minimizing complications with single submuscular growing rods: a review of technique and results on 88 patients with minimum two-year follow-up[J]. Spine (Phila Pa 1976), 2010, 35(25): 2252-2258.

[21] LI QY, ZHANG JG, QIU GX, et al. Primary effect of dual growing rod technique for the treatment of severe scoliosis in young children[J]. Chin Med J (Engl), 2010, 123(2): 151-155.

[22] YANG JS, MCELROY MJ, AKBARNIA BA, et al. Growing rods for spinal deformity: characterizing consensus and variation in current use[J]. J Pediatr Orthop, 2010, 30(3): 264-270.

[23] ELSEBAI HB, YAZICI M, THOMPSON GH, et al. Safety and efficacy of growing rod technique for pediatric congenital spinal deformities[J]. J Pediatr Orthop, 2011, 31(1): 1-5.

[24] KAROL LA. Early definitive spinal fusion in young children: what we have learned[J]. Clin Orthop Relat Res, 2011, 469(5): 1323-1329.

[25] OUELLET J. Surgical technique: modern Luque trolley, a self-growing rod technique[J]. Clin Orthop Relat Res, 2011, 469(5): 1356-1367.

[26] YANG JS, SPONSELLER PD, THOMPSON GH, et al. Growing rod fractures: risk factors and opportunities for prevention[J]. Spine (Phila Pa 1976), 2011, 36(20): 1639-1644.

[27] AKBARNIA BA, MUNDIS GM, SALARI P, et al. Innovation in growing rod technique: a study of safety and efficacy of a magnetically controlled growing rod in a porcine model[J]. Spine (Phila Pa 1976), 2012, 37(13): 1109-1114.

[28] ALANAY A, DEDE O, YAZICI M. Convex instrumented hemiepiphysiodesis with concave distraction: a preliminary report[J]. Clin Orthop Relat Res, 2012, 470(4): 1144-1150.

[29] SCHROERLUCKE SR, AKBARNIA BA, PAWELEK JB, et al. How does thoracic kyphosis affect patient outcomes in growing rod surgery?[J]. Spine (Phila Pa 1976), 2012, 37(15): 1303-1309.

[30] WANG S, ZHANG J, QIU G, et al. Dual growing rods technique for congenital scoliosis: more than 2 years outcomes: preliminary results of a single center[J]. Spine (Phila Pa 1976), 2012, 37(26): E1639-E1644.

[31] FLYNN JM, TOMLINSON LA, PAWELEK J, et al. Growing-rod graduates: lessons learned from ninety-nine patients who completed lengthening[J]. J Bone Joint Surg Am, 2013, 95(19): 1745-1750.

[32] WANG S, ZHANG J, QIU G, et al. Posterior hemivertebra resection with bisegmental fusion for congenital scoliosis: more than 3 year outcomes and analysis of unanticipated surgeries[J]. Eur Spine J, 2013, 22(2): 387-393.

[33] WATANABE K, UNO K, SUZUKI T, et al. Risk factors for complications associated with growing-rod surgery for early-onset scoliosis[J]. Spine (Phila Pa 1976), 2013, 38(8): E464-E468.

[34] 王炜，仇建国，邱贵兴，等. 生长棒技术治疗先天性脊柱侧凸的疗效以及并发症分析[J].

中华外科杂志，2013，51（9）：821-826.

[35] AGARWAL A, AGARWAL AK, JAYASWAL A, et al. Smaller Interval Distractions May Reduce Chances of Growth Rod Breakage Without Impeding Desired Spinal Growth: A Finite Element Study[J]. Spine Deform, 2014, 2(6): 430-436.

[36] ENERCAN M, KAHRAMAN S, ERTURER E, et al. Apical and intermediate anchors without fusion improve Cobb angle and thoracic kyphosis in early-onset scoliosis[J]. Clin Orthop Relat Res, 2014, 472(12): 3902-3908.

[37] KABIRIAN N, AKBARNIA BA, PAWELEK JB, et al. Deep Surgical Site Infection Following 2344 Growing-Rod Procedures for Early-Onset Scoliosis: Risk Factors and Clinical Consequences[J]. J Bone Joint Surg Am, 2014, 96(15): e128.

[38] SHAH SA, KARATAS AF, DHAWALE AA, et al. The effect of serial growing rod lengthening on the sagittal profile and pelvic parameters in early-onset scoliosis[J]. Spine (Phila Pa 1976), 2014, 39(22): E1311-E1317.

[39] SKAGGS DL, AKBARNIA BA, FLYNN JM, et al. A classification of growth friendly spine implants[J]. J Pediatr Orthop, 2014, 34(3): 260-274.

[40] WANG S, ZHANG J, QIU G, et al. One-stage posterior osteotomy with short segmental fusion and dual growing rod technique for severe rigid congenital scoliosis: the preliminary clinical outcomes of a hybrid technique[J]. Spine (Phila Pa 1976), 2014, 39(4): E294-E299.

[41] BAS CE, PREMINGER J, OLGUN ZD, et al. Safety and Efficacy of Apical Resection Following Growth-friendly Instrumentation in Myelomeningocele Patients With Gibbus: Growing Rod Versus Luque Trolley[J]. J Pediatr Orthop, 2015, 35(8): e98-e103.

[42] SMITH J T, JOHNSTON C, SKAGGS D, et al. A New Classification System to Report Complications in Growing Spine Surgery: A Multicenter Consensus Study[J]. J Pediatr Orthop, 2015, 35(8): 798-803.

[43] 王升儒，仇建国，邱贵兴，等. 双生长棒技术治疗早发型脊柱侧凸的中期疗效[J]. 中国脊柱脊髓杂志，2015，25（8）：677-682.

[44] BARRETT KK, LEE C, MYUNG K, et al. The Effect of Growing Rod Treatment on Hemoglobin and Hematocrit Levels in Early-onset Scoliosis[J]. J Pediatr Orthop, 2016, 36(6): 618-620.

[45] BEKMEZ S, DEMIRKIRAN HG, YILMAZ G, et al. Convex Hemiepiphysiodesis: Posterior/anterior in-situ Versus Posterior-only With Pedicle Screw Instrumentation: An Experimental Simulation in Immature Pigs[J]. J Pediatr Orthop, 2016, 36(8): 847-852.

[46] BYLSKI-AUSTROW DI, GLOS DL, BONIFAS AC, et al. Flexible growing rods: a biomechanical pilot study of polymer rod constructs in the stability of skeletally immature spines[J]. Scoliosis Spinal Disord, 2016, 11:39.

[47] DEMIRKIRAN G, DEDE O, AYVAZ M, et al. Convex Instrumented Hemiepiphysiodesis With Concave Distraction: A Treatment Option for Long Sweeping Congenital Curves[J]. J Pediatr Orthop, 2016, 36(3): 226-231.

[48] JAIN A, SPONSELLER PD, FLYNN JM, et al. Avoidance of "Final" Surgical Fusion After Growing-Rod Treatment for Early-Onset Scoliosis[J]. J Bone Joint Surg Am, 2016, 98(13): 1073-1078.

[49] STUCKER R. The growing spine: Normal and abnormal development[J]. Orthopade, 2016, 45(6): 534-539.

[50] WATANABE K, UNO K, SUZUKI T, et al. Risk Factors for Proximal Junctional Kyphosis Associated With Dual-rod Growing-rod Surgery for Early-onset Scoliosis[J]. Clin Spine Surg, 2016, 29(8): E428-E433.

[51] CHEN Z, QIU Y, ZHU Z, et al. How Does Hyperkyphotic Early-Onset Scoliosis Respond to Growing Rod Treatment?[J]. J Pediatr Orthop, 2017, 37(8): e593-e598.

[52] DEDE O, BUYUKDOGAN K, DEMIRKIRAN HG, et al. Thoracic Spine Growth Revisited: How Accurate Is the Dimeglio Data?[J]. Spine (Phila Pa 1976), 2017, 42(12): 917-920.

[53] EL-HAWARY R, STURM P, CAHILL P, et al. What is the Risk of Developing Proximal Junctional Kyphosis During Growth Friendly Treatments for Early-onset Scoliosis?[J]. J Pediatr Orthop, 2017, 37(2): 86-91.

[54] HOSSEINI P, PAWELEK JB, NGUYEN S, et al. Rod fracture and lengthening intervals in traditional growing rods: is there a relationship?[J]. Eur Spine J, 2017, 26(6): 1690-1695.

[55] JOHNSTON CE, TRAN DP, MCCLUNG A. Functional and Radiographic Outcomes Following Growth-Sparing Management of Early-Onset Scoliosis[J]. J Bone Joint Surg Am, 2017, 99(12): 1036-1042.

[56] KOCYIGIT IA, OLGUN ZD, DEMIRKIRAN HG, et al. Graduation Protocol After Growing-Rod Treatment: Removal of Implants without New Instrumentation Is Not a Realistic Approach[J]. J Bone Joint Surg Am, 2017, 99(18): 1554-1564.

[57] WANG S, ZHANG J, QIU G, et al. Posterior-only Hemivertebra Resection With Anterior Structural Reconstruction With Titanium Mesh Cage and Short Segmental Fusion for the Treatment of Congenital Scoliokyphosis: The Indications and Preliminary Results[J]. Spine (Phila Pa 1976), 2017, 42(22): 1687-1692.

[58] 杨阳，仉建国，沈建雄，等. 双生长棒技术治疗早发性1型神经纤维瘤病营养不良型脊柱侧凸的疗效分析[J]. 中国脊柱脊髓杂志，2017，27（6）：495-500.

[59] BEKMEZ S, AFANDIYEV A, DEDE O, et al. Is Magnetically Controlled Growing Rod the Game Changer in Early-onset Scoliosis? A Preliminary Report[J]. J Pediatr Orthop, 2019, 39(3): e195-e200.

[60] HELENIUS IJ, SPONSELLER PD, MCCLUNG A, et al. Surgical and Health-related Quality-of-Life Outcomes of Growing Rod "Graduates" With Severe versus Moderate

Early-onset Scoliosis[J]. Spine (Phila Pa 1976), 2019, 44(10): 698-706.

[61] RUF M, PITZEN T, OSTROWSKI G, et al. Long-term Results after Maturity following Hemivertebra Resection in Early Childhood - Lessons Learned[J]. Spine Deform, 2019, 7(6): 1018-1019.

[62] SUN X, XU L, CHEN Z, et al. Hybrid Growing Rod Technique of Osteotomy With Short Fusion and Spinal Distraction: An Alternative Solution for Long-Spanned Congenital Scoliosis[J]. Spine (Phila Pa 1976), 2019, 44(10): 707-714.

[63] WILKINSON JT, SONGY CE, BUMPASS DB, et al. Curve Modulation and Apex Migration Using Shilla Growth Guidance Rods for Early-onset Scoliosis at 5-Year Follow-up[J]. J Pediatr Orthop, 2019, 39(8): 400-405.

（二）磁控生长棒技术治疗早发性脊柱侧凸

1. 引言　生长友好型手术治疗EOS患儿已有近50年的历史。Harrington首次提出使用基于撑开的非融合手术技术治疗仍处于发育期的患儿。Moe等随后改进了Harrington的技术，仅在准备放置钩子的位置行骨膜下暴露，并于皮下穿棒，结果提示脊柱侧凸进展得到控制，同时实现了脊柱的生长，并发症发生率为50%。

Blakemore等在2001年报道了一组接受肌肉下单生长棒治疗的儿童患者。其治疗理念是尽量减少骨膜下暴露，以降低自发性融合发生的概率，同时允许弯棒。并发症发生率为24%，其中包括钩移位、断棒、浅表切口感染。首次手术后侧凸角度从平均66°矫正至38°，末次随访则为47°。

1997年，Klemme报道了明尼苏达州长期使用Moe技术的经验。67例患者从初始固定到最终融合，平均每例患者接受了6.1次手术。67例患者中有44例患者的侧凸进展停止或得到改善，平均侧凸角度减少30%。在其余23例患者中，12例为神经肌肉性脊柱侧凸，侧凸平均进展33%。Akbarnia等推广了双生长棒技术，该技术可以将内固定棒放置于肌肉下或皮下，同时可以提供更好的稳定性和侧凸矫形。他们还证明双生长棒比单生长棒更强有力，在治疗过程中可以提供更好的初始矫形，能更好地维持矫形效果，并使患儿能获得更好的脊柱长度。

然而，最大的改变来源于磁控生长棒（magnetically controlled growing rod, MCGR）技术的引入。该技术在临床前研究中被证实是安全有效的，亚洲和欧洲地区首先使用该技术，此后在美国得到推广。该技术允许术者进行周期性的无创撑开，而不需要进行开放手术。如今，外科医师已经能够将MCGR技术整合于他们熟知的手术体系之中。MCGR技术出现得十分及时，因为新的证据表明重复性的开放手术和麻醉对患儿存在负面影响。此外，可以用超声检查代替X线检查对撑开过程进行监测，从而减少患儿治疗期间遭受的辐射暴露。

MCGR技术自2009年起就已经在美国以外的地区得到了使用，中国香港的Ken Cheung教授完成世界首例MCGR手术，但这种手术技术在2014年才得到了美国FDA和英国国家卫生和临床优化研究所（National Institute for Health and Care Excellence, NICE）的许可认证。在Google网页上可以检索到从2009年到2020年3月发表的2500余篇相关文献，可以发现，MCGR技术主要用于治疗患有进展性EOS且发育尚未成熟的儿童，同时也可用于治疗可能会患胸廓发育不良综合征的患儿，其使用目的在于减少开放性撑开手术的次数，从而减少因使用更传统的手术技术而出现并发症的风险，比如传统生长棒需要进行多次开放性手术来撑棒。

MCGR技术在侧凸矫正和维持脊柱生长发育方面的效果与传统生长棒几乎相同。然而，与传统生长棒相比，其主要优势在于无创，同时显著减少了手术的次数，从而降低因重复手术造成的并发症发生的可能性。MCGR适应证和手术技术与传统生长棒非常相似，然而其对细节要求更高。目前在美国唯一可用的MCGR设备的商用名称为MAGEC（Nuvasive, Inc., San Diego, California），包括1个可置入的MAGEC棒、MAGEC手动撑开器（MAGEC manual distractor, MMD）、MAGEC磁定位器（MAGEC magnet locator, MML）和外部远程控制器（external remote controller, ERC）（图5-8）。

2. 适应证与禁忌证　MCGR的适应证与传统生长棒相似，适用于任何进展性的EOS和存在胸廓发育不良综合征患病风险的儿童。然而，目前使用说明中的禁忌证如下：①患有感染性或病理性骨病的患者，固定和/或维护设备的安全性受损；②对内置物材料过敏者；③患者和/或家属不愿或不能遵循术后护理指导和定期随访。

MCGR系统和可与MRI兼容的起搏器同时使用时在理论上是安全的，但在门诊行撑开手术前应由专业技术人员将起搏器转换为持续性起搏状态。Vivas等的病例报道也认为MCGR与膈肌起搏器（diaphragm pacing, PD）是可以兼容的。

MCGR曾被认为并不适用于在治疗过程中需要重复进行MRI检查的患者。然而，Budd

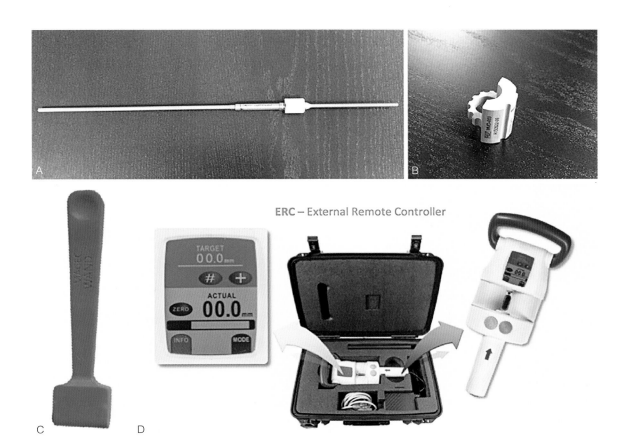

图5-8 磁控生长棒装置

磁控生长棒（MAGEC. Nuvasive，San Diego，CA，USA）包括以下装置：A. MAGEC生长棒；
B. 人工撑开器；C. 磁定位器；D. 外部远程控制器

等在一项体外研究中证明，MRI对MCGR的功能没有不良影响，头颈部的成像效果也尚可接受。在MCGR动物模型相关文献中也报道了MRI对MCGR的影响。在MRI的作用下，棒没有出现明显位移，棒材长度无变化，未出现明显发热，同时撑棒装置也未受到不良影响，但是周围的MRI图像会出现散射效应。最近，Poon等在一项尸体研究中证明，MCGR似乎不会造成任何发热或组织损伤。

3. 手术技术　MCGR的手术技术与传统生长棒技术非常相似。T_{10}和L_2之间的区域在解剖上相对直，是放置MCG驱动器的理想位置，因为该装置不能被弯曲。根据锚定点椎体的类型和特点，上锚定点可采用钩或螺钉2种方式进行固定。

通过X线透视确定上下锚定点椎体。于上锚定点椎体放置2个上椎板钩，与下一个节段放

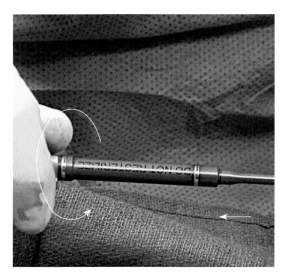

图5-9　用人工撑开器测试装置的撑开功能以确保其工作正常

置的2个下椎板钩相对应，形成爪形。一些外科医师更喜欢在锚定位置使用横突钩。根据需要，也可以使用椎弓根螺钉而非钩在上锚定点位置固定2个或2个以上椎体节段。有时可于肋骨处进行上方锚定，以避开中线，并防止不必要的椎板融合。

下方锚定点通常采用双侧椎弓根螺钉进行固定。通过使用特殊的模板（或麻醉导丝）测量脊柱上下锚定点之间的长度，以确定适当的棒长和准备放置驱动器的位置。鉴于预期术中会进行矫形和撑开，建议棒材的长度额外加长一些。一些外科医师倾向于在脊柱一侧增加一个临时棒或撑开器，以更准确地确定最终所需的棒的长度，同时可以评估脊柱的柔韧性。

除了尺寸不同，棒的类型还有2种：标准棒（standard）和偏距棒（offset），这是根据它们的撑开方向而命名的。在弯棒后和置入棒前，必须测试磁控装置，验证撑棒装置可以正常运行。在棒刚刚突出驱动器的位置进行标记，以更好地观察棒的位移。接下来，将手动撑开器放置在内置物上。用手逆时针（从棒的尾侧向头侧看，箭头方向朝上）旋转手动撑开器以进行撑开。通常，在置入前应逆时针旋转4圈以确保装置工作正常（图5-9）。确认后，顺时针旋转3圈，使棒回到中立位置。少一次顺时针旋转是为了避免堵塞。重要的是：要在弯棒后再进行测试，以确保弯棒不影响驱动器的运行。

在双棒结构中，可以使用1个标准棒和1个偏距棒或2个标准棒。目前，对于二者孰优孰劣仍存在争议。最近一项对于多中心EOS数据库的小样本研究表明，治疗2年后，MCGR棒的方向和是否使用横联并不影响撑开以及胸椎高度或脊柱高度的增加。检查完毕并截取合适长度的固定棒后，再根据脊柱的矢状轮廓弯棒，通常先弯凹侧棒。一些外科医师使用临时凸侧棒或撑开器来维持脊柱的撑开状态，从而更准确地估测棒的长度。有2种尺寸的驱动器，分别为90mm和70mm。注意不要弯曲驱动器附近的棒。如果想更好地匹配脊柱的矢状位曲度、扩大弯棒范围，则可以使用更短的驱动器（70mm），但这样做会减少这套装置最大可撑开的长度。之后，沿筋膜下在上下锚定点之间进行穿棒。先临时将第一根棒固定在上下锚点上，先是近端，然后是远端。穿棒时应始终用手感受棒的前端，以避免其穿入胸腔。可以先穿1根胸管，再用这根胸管来引导穿棒。测量所需棒长后截取第二根棒，用相同的方式弯棒和穿棒。先将2根棒固定于上锚定点，并确保其矢状位方向旋转得当。值得注意的是，在更复杂的情况下，如因椎板骨折而导致上锚定钩松动，可使用椎弓根螺钉作为松动侧的替代锚定装置。然后将2根棒连接到螺钉上并拧紧，为了增加稳定性，可以在上方的4个锚定点之间或下方放置横联。在下锚定位置使用4枚椎弓根螺钉来固定棒。建议在最后上紧之前行第一次撑开。术中需手动将棒撑开到底，以便日后获得最大的撑开长度。另一种撑开方案是撑得稍短一点，以减少手动撑开的难度，同时方便在第一次术后撑开时评估撑开装置的功能及状态。在确认内置物位置并于锚定位置植骨后，逐层闭合切口，谨慎细致地缝合筋膜和皮肤。最后拍摄X线片确认内置物位置正确。

4. 撑开过程　与传统生长棒技术相比，MCGR的撑开频率可以更高，因为其撑开是无创的，可以在患者完全清醒的情况下于门诊完成。在随访过程中进行撑棒时，通过MML可以检测驱动器的位置。确保定位器和驱动器之间接合紧密是十分重要的，以便使用外部磁铁进行精确定位和施加应力。通常在患者腹部下方垫一个枕头，并于俯卧位进行撑开，然而适当改变体位可以辅助定位和帮助解决撑开时出现的各种问题。患者的BMI和从皮肤到驱动器的距离也会影响撑开时驱动器的接合情况和负载。完成定位后，使用ERC装置来进行撑棒。若使用双棒或棒的位置表浅，应交替撑棒；若将ERC装置放置于两棒之间，则可同时对它们进行撑开。

虽然我们不清楚撑棒的理想间隔时间，但有限元分析研究表明，更频繁的撑开对棒产生的应力可能会更小，断棒的风险也可能更小。这一假设还尚未在接受传统生长棒治疗的病例中得到证实。然而，Cheung等的研究表明，更频繁地撑开（间隔1周至2个月）与更低的内

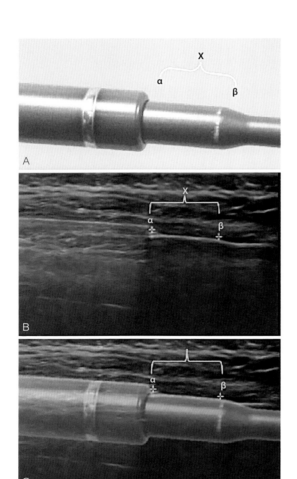

图5-10 使用超声检查撑开情况

A. 撑开的长度（X）是指从驱动器的尾端（α）至生长棒锥形部分的头端之间的距离（β）；

B. 超声显示生长棒被撑开部分，测量用的定位标志已被高亮；

C. 图A和图B的混合图像。如果选择最终融合作为治疗终点，通常需要取出生长棒系统、矫正残留畸形、多节段截骨和关节融合，以及再次行内固定。然而，即使在最终融合后有些患儿也可能需要接受进一步治疗

置物并发症发生率相关，尽管它会增加PJK的发生率。Lorenz等研究了40例MCGR患者的746次撑开手术，发现预期和实际撑开长度的比率很高（0.94），低撑棒并发症发生率（4.6%）与高BMI相关。他们还总结认为，内置物的最终撑开长度与脊柱长度之间的相关性表明了MCGR技术的有效性。

MCGR撑开的速度可以以符合生长发育的速度或匀速。研究表明，在这2种方法中，实际获得的撑开长度通常都短于预计的撑开长度。Gilday等在一项对31例使用MCGR治疗的EOS患者的回顾性研究中发现，实际获得的撑开长度通常比预计的撑开长度短14%。此外，他们还证实棒与皮肤表面之间的距离越长，撑开的效果越差。有报道称，和传统生长棒一样，在使用MCGR进行连续撑开后，也可以看到所谓的"收益递减定律"。然而，每次能撑开的长度随着撑开次数线性缩短，而非在一开始就快速缩短。

应当定期评估撑棒的效果。我们目前首选的评估方法是：在撑开前和撑开后进行超声检查，并每年进行1～2次X线检查，除非有特殊原因需要更早地获得X线片。在一项验证超声检查在MCGR撑开手术评估中的应用的前瞻性研究中，Cheung等证实超声检查可以很可靠地替代X线检查，从而避免了辐射暴露及对发育中儿童的潜在危害（图5-10、图5-11）。

5. 预期效果 迄今为止，MCGR技术已被证明是一种安全有效的基于撑开的生长友好型手术，

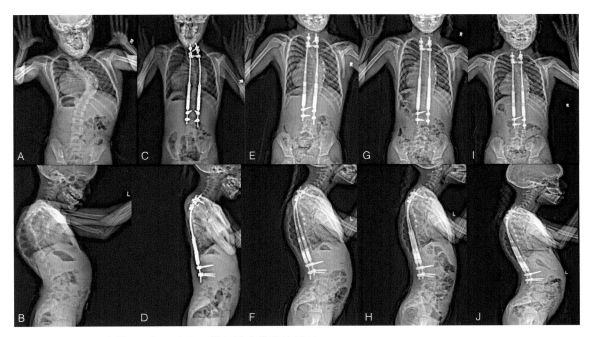

图5-11　患儿，女性，7岁10个月，进行性胸椎脊柱侧凸

A、B.　正、侧位X线片；

C、D.　首次手术后正、侧位X线片；

E、F.　首次手术后2.5年，9次无创撑开术后和翻修前；

G、H.　使用新设备翻修后；

Ⅰ、J.　18个月后最近一次随访，患儿经历了另外7次撑开术后。注意首次手术后和翻修后的撑开程度

在侧凸矫正和脊柱生长方面，其疗效与传统生长棒相似。与传统生长棒相比，MCGR减少了计划手术的次数，也降低了重复全身麻醉所致的风险。患儿和家长对MCGR技术感兴趣的程度逐渐超过了传统生长棒技术。此外，有证据表明，MCGR技术对医疗保健系统的财政负担更小，从长远角度来看尤为如此。Doany等曾报道，健康相关生命质量数据显示，MCGR组在总体满意度和经济负担方面优于传统生长棒组。然而，在对随访时间进行控制后，MCGR的正面作用下降。一项对美国生长友好型手术应用趋势的10年回顾性研究显示，传统生长棒的使用率减少，MCGR的使用率增加，后者的使用占所有生长友好型手术的80%。

6. 并发症　研究表明，生长友好型手术通常有更高的并发症发生率，包括切口感染、内置物相关并发症和脊柱椎体排列（alignment）相关并发症。Bess等在传统生长棒病例队列研究中发现，这些并发症的发生与患者年龄呈负相关，并与整个治疗过程中额外手术次数

直接相关。患者开始治疗时的年龄每增加1年，并发症风险降低13%；每多进行1次外科手术，并发症风险增加24%。考虑到MCGR明显减少了开放性撑开手术的次数，预计其并发症也会相应减少。然而，随着随访时间的延长，我们了解到，即使计划性的手术操作次数明显减少，EOS病因相关的并发症并没有明显减少，非计划手术率仍然很高。

Kwan等对2009~2012年进行MCGR手术的30例患者进行了回顾性研究，并进行了至少2年的随访。他们发现非计划手术率为46.7%。他们还报道，撑开越频繁（间隔1周至2个月比3~6个月），非计划再次手术率越高。早前Teoh等报道了一组纳入5例患者的病例，对拆除的7根棒进行了分析。其中6根棒出现组织金属沉积，4根棒活动，2根棒断裂。这项研究的缺点是，在拆除之前没有对棒的功能进行测试，且缺乏患者的临床数据。这些问题均表明MCGR并发症的发生率可能高于预期。

内置物相关并发症包括断棒、脱钩、螺钉拔出或松动。PJK和PJF是脊柱排列相关的并发症。目前处理EOS治疗并发症存在的主要问题是缺乏一个统一的并发症分类系统。对生长友好型手术并发症的最新分类似乎只适用于需要定期计划手术撑开的装置，如传统生长棒。MCGR或Shilla等装置相关并发症的严重程度无法用该分类系统进行公正的评估。

（1）切口感染：传统生长棒手术深部感染的发生率高于标准的小儿脊柱融合手术。虽然传统生长棒和MCGR均可并发感染，但已有研究表明，与传统生长棒相比，MCGR的感染发生率较低，分别为3.7%和11.1%。一般认为，在以撑开为基础的手术技术中，当患者需要取出植入物时，应尽量保留至少一个纵向的内置物以继续治疗和维持矫形效果。也有研究表明，在脊柱未融合时同时取出2根棒并不是一个很好的策略，因为在这之后侧凸将再次进展。

（2）内置物并发症：断棒是生长棒手术最常见的内置物相关并发症之一，在传统生长棒治疗病例中发生率约为15%。与断棒相关的因素包括：棒的金属材质种类、棒的直径、串联连接器的大小、穿棒的位置（皮下或肌肉下）、初次手术时患儿的年龄、患儿平时的活动程度、初次手术对侧凸矫形的程度、主弯和最大后凸角的大小、对病因的诊断和行撑开手术的时间间隔。

（3）脊柱椎体排列相关并发症：传统生长棒和MCGR均可发生PJK。然而，接受MCGR手术治疗的EOS患者中PJK的发生率与经传统生长棒治疗的患者相当（28%比50%）。生长棒手术甚至可以有效地纠正高度后凸的EOS。然而，高度后凸的EOS患者通常会经历更多的并发症，如断棒和PJK。PJK的危险因素仍存有争议。过高或过低的骨盆入射角（PI）、男性、综合征性脊柱侧凸、第一次手术时年龄较小、高度后凸、近端锚定结构全部用螺钉固定、最下端固定椎位于或高于L₃、上胸弯≥40°都是曾报道的PJK相关危险因素。因此，如何处理PJK仍未达成共识。目前已经提出几种治疗策略，包括应用柔性生长棒（PEEK）、足够的近端弯棒和全钩式近端锚定点。

（4）特殊并发症：除上述并发症外，MCGR特有的并发症似乎很少，如棒的滑动，其原因包括内部磁铁旋转失败导致未能成功撑棒、驱动器中的锁定销断裂和金属碎屑沉积。为了解决这些问题，通过和用户的密切合作，厂家已经对MCGR装置进行了几轮更新，并解决了这些特殊的并发症。MCGR技术就像任何一种新技术一样，随着研究的不断地推进，实现了不断发展。

自2009年首次使用以来，MCGR技术已经经历了7次更新，第一代和第二代技术在2015年3月之前被开发出来（1.0版本、1.1版本、1.2版本）。第三代技术于2017年上市，包括1.3版本、2.0版本以及最近的第X代版本。在此期间出现的一些技术问题引起了人们对MCGR机械故障和磨损产生的金属碎片（金属沉积）沾染组织的关注。迄今为止没有证据表明这些金属离子会造成毒性危害，但相关问题正在接受审查和讨论，这也导致监管机构多次发布安全通告（Field Safety Notices, FSN）。2014年监管机构发布了第一次通告，原因是棒的驱动器的焊接部分容易断裂。第二次通告发布于2019年，原因是驱动器的锁定销在置入后可能出现断裂，在2015年之前的MCGR棒中有5%出现了此类问题。2020年的通告是由于在0.5%的第X代棒的驱动器端盖组件在置入后脱离。相比之下，Newcastle集团的报告显示，2015年后制造的设备中锁定销的断裂率为21%，然而目前缺乏临床数据来解释这些发现。所有的这些技术故障都与金属碎屑组织沾染的发生相关，目前建议进行更严格的监测以便及早发现这些问题。在撰写本章时，在英国和爱尔兰共和国，MCGR技术的故障案例正在接受审查。在美国，只有第X代技术的问题得到了解决和测试。

7. 治疗终点 EOS的治疗终点尚未明确，仍存争议。然而，大多数学者认为，脊柱已最终融合的患者，或仍处于治疗中但骨骼已成熟的患者，可被认为达到了治疗终点。最近在个性化脊柱研究组（Personalized Spine Study Group, PSSG）成员中进行的一项调查将"治疗终点"定义为：患者已经接受治疗EOS的手术方案，达到骨骼成熟，且在未来不再计划进行手术。

目前还没有文献明确提出何时以及如何终止生长棒治疗。Flynn等在一项对99例接受传统生长棒治疗的患者的回顾性研究中发现，最后的治疗方案包括最终融合、内置物取出或只是随访观察。虽然最终融合被认为是一种常见的治疗终点，但对于骨骼发育成熟、脊柱排列良好且没有证据表明侧凸还会进展的患者，可能不必进行最终融合。Kocyigit等将其传统生长棒技术治疗病例分为3组：①在矫形充分和侧凸不再进展后取出内置物；②如果矫形不充分和/或侧凸持续进展，则行最终融合；③如果患者骨骼不成熟，则继续生长棒治疗。他们的结论是：第一组的治疗效果不佳，即便遇到由于感染而需要取出内置物的情况，也强烈建议在感染得到控制后考虑再次置入。

目前关于MCGR治疗的报道很少，但上述治疗原则一般是适用的，但也有人认为应该长期在患者体内保留生长棒。美国FDA建议在治疗结束时移除生长棒，这也是我们通常在最终融合后所采用的方案。

8. 总结 EOS仍然是小儿脊柱畸形中最具挑战性的疾病之一。如果不及时治疗，这些儿童存在出现严重心肺和骨相关并发症的风险。让外科医师拥有更多可选的治疗方案是至关重要的，包括非手术和手术治疗。手术相关的决策应注重在维持脊柱生长潜能的同时控制侧凸进展，但最重要的还是要改善患者的生活质量。无论采用哪种技术，患者和家长都需要了解到治疗所需的时间是很漫长的，同时在治疗过程中也可能需要接受计划之外的手术。随着技术的进步，人们期待着外科医师可以在保证脊柱生长的同时，减少手术的次数和并发症的发生。MCGR技术对于EOS治疗来说具有划时代的意义，因为其撑开是无创的，且可以在门诊实施。然而，我们仍然应该脚踏实地，不能对技术产生过分的期望。我们对EOS患者治疗的终极目标是在其骨骼成熟之前可不对脊柱进行融合，并保留脊柱的活动性。如果脊柱在发育成熟时达到平衡，且侧凸的程度被控制在非手术治疗的范围内，则可能不必行最终融合。但是，这个目标对于MCGR技术来说则是不可能实现的。

为了了解新的治疗方法对非常年轻的患者群体的疗效，长期随访是非常必要的。然而，每解决一个问题，通常都会随之出现其他新的问题。要回答这些关键的问题，多中心研究和前瞻性研究是必不可少的。

（Behrooz A. Akbarnia 著）

（彭　越　译　庄乾宇　仉建国　审校）

参考文献

[1] HARRINGTON PR. Scoliosis in the growing spine[J]. Pediatr Clin North Am, 1963, 10: 225-245.

[2] MOE JH, KHARRAT K, WINTER RB, et al. Harrington instrumentation without fusion plus external orthotic support for the treatment of difficult curvature problems in young children[J]. Clin Orthop Relat Res, 1984, 185: 35-45.

[3] BLAKEMORE LC, SCOLES PV, POE-KOCHERT C,et al. Submuscular Isola rod with or without limited apical fusion in the management of severe spinal deformities in young children: preliminary report[J]. Spine (Phila Pa 1976), 2001, 26(18): 2044-2048.

[4] KLEMME WR, DENIS, F, WINTER, RB, et al. Spinal instrumentation without fusion for progressive scoliosis in young children[J]. J Pediatr Orthop, 1997, 17(6): 734-742.

[5] AKBARNIA BA, BREAKWELL LM, MARKS DS, et al. Dual growing rod technique followed for three to eleven years until final fusion: the effect of frequency of lengthening[J]. Spine (Phila Pa 1976), 2008, 33(9): 984-990.

[6] AKBARNIA BA, MUNDIS GM, SALARI P, et al. Innovation in growing rod technique: a study of safety and efficacy of a magnetically controlled growing rod in a porcine model[J]. Spine (Phila Pa 1976), 2012, 37(13): 1109-1114.

[7] AKBARNIA BA, PAWELEK JB, CHEUNG KM, et al. Traditional Growing Rods Versus Magnetically Controlled Growing Rods for the Surgical Treatment of Early-Onset Scoliosis: A Case-Matched 2-Year Study[J]. Spine Deform, 2014, 2(6): 493-497.

[8] TAN KA, SEWELL MD, CLARKE AJ, et al. Recommendations for Lengthening of Magnetically Controlled Growing Rods in Children With Pacemakers[J]. J Pediatr Orthop, 2017, 37(4): e250-e254.

[9] VIVAS AC, HWANG SW, PAHYS JM. Insertion of magnetically controlled growing rods in a

patient with a diaphragmatic pacemaker: case report[J]. Neurosurg Focus, 2017, 43(4):E14.

[10] BUDD HR, STOKES OM, MEAKIN J, et al. Safety and compatibility of magnetic-controlled growing rods and magnetic resonance imaging[J]. Eur Spine J, 2016, 25(2): 578-582.

[11] POON S, NIXON R, WENDOLOWSKI S, et al. A pilot cadaveric study of temperature and adjacent tissue changes after exposure of magnetic-controlled growing rods to MRI[J]. Eur Spine J, 2017, 26(6): 1618-1623.

[12] AKBARNIA BA, YASZAY B, YAZICI M, et al. Biomechanical Evaluation of 4 Different Foundation Constructs Commonly Used in Growing Spine Surgery: Are Rib Anchors Comparable to Spine Anchors?[J]. Spine Deform, 2014, 2(6): 437-443.

[13] AGARWAL A, AGARWAL AK, JAYASWAL A, et al. Smaller Interval Distractions May Reduce Chances of Growth Rod Breakage Without Impending Desired Spinal Growth: A Finite Element Study[J]. Spine Deform, 2014, 2(6): 430-436.

[14] LORENZ HM, BRAUNSCHWEIG L, BADWAN B, et al. High Correlation Between Achieved and Expected Distraction Using Magnetically Controlled Growth Rods (MCGR) With Rib to Pelvis Fixation in Pediatric Spine Deformity[J]. J Pediatr Orthop, 2019, 39(5): e334-e348.

[15] GILDAY SE, SCHWARTZ MS, BYLSKI-AUSTROW DI, et al. Observed Length Increases of Magnetically Controlled Growing Rods are Lower Than Programmed[J]. J Pediatr Orthop, 2018, 38(3): e133-e137.

[16] AHMAD A, SUBRAMANIAN T, PANTELIADIS P,et al. Quantifying the 'law of diminishing returns' in magnetically controlled growing rods[J]. Bone Joint J, 2017, 99-B(12): 1658-1664.

[17] CHEUNG JP, BOW C, SAMARTZIS D, et al. Clinical utility of ultrasound to prospectively monitor distraction of magnetically controlled growing rods[J]. Spine J, 2016, 16(2): 204-209.

[18] SU AW, MILBRANDT TA, LARSON AN. Magnetic Expansion Control System Achieves Cost

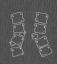

Savings Compared to Traditional Growth Rods: An Economic Analysis Model[J]. Spine (Phila Pa 1976), 2015, 40(23): 1851-1856.

[19] LEBON J, BATAILLER C, WARGNY M, et al. Magnetically controlled growing rod in early onset scoliosis: a 30-case multicenter study[J]. Eur Spine J, 2016, 26(6): 1567-1576.

[20] CHOI E, YASZAY B, MUNDIS G, et al. Implant Complications After Magnetically Controlled Growing Rods for Early Onset Scoliosis: A Multicenter Retrospective Review[J]. J Pediatr Orthop, 2017, 37(8): e588-e592.

[21] TEOH KH, WINSON DM, JAMES SH,et al. Do magnetic growing rods have lower complication rates compared with conventional growing rods?[J]. Spine J, 2016, 16(4 Sl): S40-S44.

[22] KABIRIAN N, AKBARNIA BA, PAWELEK JB, et al. Deep Surgical Site Infection Following 2344 Growing-Rod Procedures for Early-Onset Scoliosis: Risk Factors and Clinical Consequences[J]. J Bone Joint Surg Am, 2014, 96(15): e128.

[23] WATANABE K, UNO K, SUZUKI T,et al. Risk factors for complications associated with growing-rod surgery for early-onset scoliosis[J]. Spine (Phila Pa 1976), 2013, 38(8): E464-E468.

[24] YANG JS, SPONSELLER PD, THOMPSON GH, et al. Growing rod fractures: risk factors and opportunities for prevention[J]. Spine (Phila Pa 1976), 2011, 36(20): 1639-1644.

[25] BESS S, AKBARNIA BA, THOMPSON GH, et al. Complications of growing-rod treatment for early-onset scoliosis: analysis of one hundred and forty patients[J]. J Bone Joint Surg Am, 2010, 92(15): 2533-2543.

[26] TEOH KH, WINSON DM, JAMES SH,et al. Magnetic controlled growing rods for early-onset scoliosis: a 4-year follow-up[J]. Spine J, 2016, 16(4 Sl): S34-S39.

[27] AKBARNIA BA, MARKS DS, BOACHIE-ADJEI O, et al. Dual growing rod technique for the treatment of progressive early-onset scoliosis: a multicenter study[J]. Spine (Phila Pa 1976),

2005, 30(17 Sl): S46-S57.

[28] SMITH JT, JOHNSTON C, SKAGGS D, et al. A New Classification System to Report Complications in Growing Spine Surgery: A Multicenter Consensus Study[J]. J Pediatr Orthop, 2015, 35(8): 798-803.

[29] KOCYIGIT IA, OLGUN ZD, DEMIRKIRAN HG, et al. Graduation Protocol After Growing-Rod Treatment: Removal of Implants without New Instrumentation Is Not a Realistic Approach[J]. J Bone Joint Surg Am, 2017, 99(18): 1554-1564.

[30] SHAH SA, KARATAS AF, DHAWALE AA, et al. The effect of serial growing rod lengthening on the sagittal profile and pelvic parameters in early-onset scoliosis[J]. Spine (Phila Pa 1976), 2014, 39(22): E1311-E1317.

[31] SCHROERLUCKE SR, AKBARNIA BA, PAWELEK JB, et al. How does thoracic kyphosis affect patient outcomes in growing rod surgery?[J]. Spine (Phila Pa 1976), 2012, 37(15): 1303-1309.

[32] HOSSEINI P, PAWELEK JB, NGUYEN S,et al. Rod fracture and lengthening intervals in traditional growing rods: is there a relationship?[J]. Eur Spine J, 2016, 26(6): 1690-1695.

[33] INAPARTHY P, QUERUZ JC, BHAGAWATI D, et al. Incidence of proximal junctional kyphosis with magnetic expansion control rods in early onset scoliosis[J]. Eur Spine J, 2016, 25(10): 3308-3315.

[34] CHEN Z, QIU Y, ZHU Z, et al. How Does Hyperkyphotic Early-Onset Scoliosis Respond to Growing Rod Treatment?[J]. J Pediatr Orthop, 2017, 37(8): e593-e598.

[35] CARENDER CN, MORRIS WZ, POE-KOCHERT C, et al. Low Pelvic Incidence Is Associated With Proximal Junctional Kyphosis in Patients Treated With Growing Rods[J]. Spine (Phila Pa 1976), 2016, 41(9):792-797.

[36] EL-HAWARY R, STURM P, CAHILL P, et al. What is the Risk of Developing Proximal

Junctional Kyphosis During Growth Friendly Treatments for Early-onset Scoliosis?[J]. J Pediatr Orthop, 2017, 37(2): 86-91.

[37] WATANABE K, UNO K, SUZUKI T, et al. Risk Factors for Proximal Junctional Kyphosis Associated With Dual-rod Growing-rod Surgery for Early-onset Scoliosis[J]. Clin Spine Surg, 2016, 29(8): E428-E433.

[38] BYLSKI-AUSTROW DI, GLOS DL, BONIFAS AC, et al. Flexible growing rods: a biomechanical pilot study of polymer rod constructs in the stability of skeletally immature spines[J]. Scoliosis Spinal Disord, 2016, 11: 39.

[39] CHEUNG JP, CAHILL P, YASZAY B, et al. Special article: Update on the magnetically controlled growing rod: tips and pitfalls[J]. J Orthop Surg (Hong Kong), 2015, 23(3): 383-390.

[40] SHAH SA, KARATAS AF, DHAWALE AA, et al. The effect of serial growing rod lengthening on the sagittal profile and pelvic parameters in early-onset scoliosis[J]. Spine (Phila Pa 1976), 2014, 39(22): E1311-E1317.

[41] CHEUNG JPY, YIU KKL, SAMARTZIS D, et al. Rod lengthening with the magnetically controlled growing rod: factors influencing rod slippage and reduced gains during distractions[J]. Spine (Phila Pa 1976), 2018, 43(7): E399-E405.

[42] KWAN KYH, ALANAY A, YAZICI M, et al. Unplanned Reoperations in Magnetically Controlled Growing Rod Surgery for Early Onset Scoliosis with a Minimum of Two-Year Follow-Up[J]. Spine (Phila Pa 1976), 2017, 42(24): E1410-E1414.

[43] JONES CS, STOKES OM, PATEL SB, et al. Actuator pin fracture in magnetically controlled growing rods: two cases[J]. Spine J, 2016, 16(4): e287-e291.

[44] RUSHTON PRP, SIDDIQUE I, CRAWFORD R, et al. Magnetically controlled growing rods in the treatment of early-onset scoliosis: a note of caution[J]. Bone Joint J, 2017, 99-B(6): 708-713.

[45] TEOH KH, VON RUHLAND C, EVANS SL, et al. Metallosis following implantation of magnetically controlled growing rods in the treatment of scoliosis: a case series[J]. Bone Joint J, 2016, 98-B(12): 1662-1667.

[46] YILGOR C, EFENDIYEV A, AKBIYIK F, et al. Metal Ion Release During Growth-Friendly Instrumentation for Early-Onset Scoliosis: A Preliminary Study[J]. Spine Deform, 2018, 6(1): 48-53.

[47] FLYNN JM, TOMLINSON LA, PAWELEK J, et al. Growing-rod graduates: lessons learned from ninety-nine patients who completed lengthening[J]. J Bone Joint Surg Am, 2013, 95(19): 1745-1750.

[48] JAIN A, SPONSELLER PD, FLYNN JM, et al. Avoidance of "Final" Surgical Fusion After Growing-Rod Treatment for Early-Onset Scoliosis[J]. J Bone Joint Surg Am, 2016, 98(13): 1073-1078.

[49] POE-KOCHERT C, SHANNON C, PAWELEK JB, et al. Final Fusion After Growing-Rod Treatment for Early Onset Scoliosis: Is It Really Final?[J]. J Bone Joint Surg Am, 2016, 98(22): 1913-1917.

（三）顶椎控制技术在生长棒技术中的应用

1. 引言　早发性脊柱侧凸治疗的目标是矫正畸形同时保留脊柱、胸廓的生长潜能，减少畸形对患儿肺功能的不良影响。作为一项应用最广泛的治疗早发性脊柱侧凸的手术技术，生长棒技术的疗效已经得到多项研究的证明，在矫正畸形、维持畸形矫正的同时允许脊柱通过纵向的撑开获得高度的增加。生长棒技术的主要缺点除反复多次手术（磁控生长棒可改善）、并发症风险高外，对于顶椎区畸形缺乏控制导致的曲轴现象、顶椎偏距增大及胸廓畸形逐渐引起了脊柱外科医师的关注。本章将对生长棒的顶椎控制技术进行讨论。

2. 早发性脊柱侧凸胸廓畸形的特点　呼吸功能的实施需要两个前提：胸廓容积与容积变化的能力，胸廓容积受损和呼吸运动功能受损（如胸壁受损、膈肌麻痹）都会引起呼吸功能受损。早发性脊柱侧凸患者的胸廓畸形是导致患儿肺功能受损的主要原因。除先天性肋骨畸形外，主要表现在3个方面：①胸廓整体高度和凹侧胸廓高度降低；②肋骨的挤压僵硬；③凸侧脊柱轴状面旋转、冠状面凸入凸侧胸腔，即"风吹样"胸廓畸形（图5-12）。这3个因素都会损伤患儿的呼吸功能，因此在选择治疗方式时需要兼顾以上因素。

3. 早发性脊柱侧凸治疗方式中具有顶椎控制能力的生长友好型手术技术

（1）Luque-Trolley技术：使用节段性椎板下钢丝和两根L形棒对早发性脊柱侧凸进行治疗，节段性钢丝可对顶椎区的畸形进行控制，将偏离中线的顶椎"提拉"，提高矫形效果，在脊柱生长过程中，内固定棒可在钢丝下滑动，达到脊柱生长的目的。该技术在矫正畸形的同时保留脊柱的生长潜能。早期结果提示其矫正率高，可达70%，但长期随访发现其自发融合率高，影响脊柱的生长。为改善这一缺点，有医师对该技术进行改良，在两端使用椎弓根螺钉或者椎板钩构建锚定点，上下锚定点分别连接两根内固定棒，仅在顶椎区域使用椎板下钢丝或者钛缆与上下内固定棒相连，这一技术减少了脊柱的骨膜下显露，但椎板下钢丝仍有导致硬膜撕裂、神经损伤的风险。此外，该技术无额外施加的撑开力，诱导脊柱生长的能力有待进一步研究证明。

（2）Shilla技术：由McCarthy于2010年最早提出，其核心理念为顶椎区域进行矫形内固定植骨融合，保留两端脊柱活动度及生长潜能，以达到引导脊柱正常生长的效果。其内固定器械的核心技术为Shilla生长椎弓根螺钉，是一种改良万向椎弓根螺钉，将螺塞与螺钉锁死后，仅锁死螺钉万向轴，而螺钉与棒之间可自由滑动。手术时，顶椎区域进行骨膜下显露，置入普通椎弓根螺钉后，根据顶椎区域侧凸的度数、僵硬程度进行相应的截骨，如

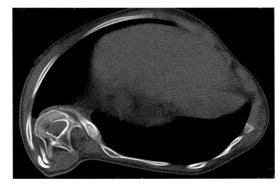

图5-12 "风吹样"胸廓畸形

Ponte截骨或三柱截骨。在侧凸的两端，则无须骨膜下显露，以避免骨膜下显露后椎板自发融合，可经肌间隙置入Shilla生长螺钉，必要时可应用导航技术进行螺钉置入。最终将顶椎区域螺钉与Shilla生长螺钉应用棒相连，锁定顶椎区域普通椎弓根螺钉，进行植骨融合术，两端Shilla螺钉与棒之间可自由滑动。在后续生长发育过程中，脊柱的自然生长力可驱动棒的滑动，引导脊柱正常生长发育，无须反复多次手术进行撑开。Shilla技术术前应评估患者的生长发育情况，需保证术后有3年以上的生长潜能。单纯的胸弯或胸腰弯为最佳适应证，双主弯以及单纯的腰弯也可应用Shilla技术，但临床效果有待进一步探究。不同类型的早发脊柱侧凸均可应用Shilla技术进行治疗，如特发性脊柱侧凸、先天性脊柱侧凸、神经肌肉性脊柱侧凸及综合征性脊柱侧凸等。相比于传统生长棒技术，Shilla技术可在初次手术时最大限度地矫正顶椎区域冠状位及矢状位畸形，在冠状位和矢状位上均获得良好的初次矫形率。此外，相较于传统生长棒需要多次全麻下撑开手术，Shilla技术无须反复进行手术，脊柱可在棒的引导下进行生长。但由于其缺乏外部撑开力，应用Shilla技术的早发脊柱侧凸患者，脊柱生长的速率低于传统生长棒或磁控生长棒技术。Shilla螺钉与棒之间存在微动，从而导致局部软组织会出现金属磨屑现象，虽然现有研究未发现Shilla手术后软组织金属磨屑会对患者造成伤害，但仍然不能除外这方面的风险。此外，Shilla技术并发症发生率较高，尤其是内置物相关并发症，发生率可高达50%。目前，Shilla技术并未得到广泛应用，其长期疗效也需要进一步研究。

4. 顶椎控制技术在生长棒手术中的应用　生长棒技术通过纵向牵引达到矫形及脊柱生长的目标，但不论是传统生长棒手术还是磁控生长棒手术，均不能有效控制顶椎区的畸形，导致生长棒初次矫形率低（尤其是在顶椎畸形严重僵硬的情况下），同时生长棒在撑开治疗的过程中出现曲轴现象，导致胸廓畸形以及患者的呼吸功能得不到有效改善。此外，最近的研究也证明，由于脊柱在撑开过程中发生的自发融合会导致脊柱僵硬，即使进行末次融合手术，只有极少数患者的矫形可比生长棒初次矫形进一步改善，这也从另一个角度提示读者使用顶椎控制技术提高生长棒初次矫形率的重要性。顶椎控制技术在生长棒手术中可分为顶椎区非融合技术和融合技术两大类。顶椎区非融合技术适用于顶椎区畸形柔韧性好的患者，可使用顶椎区限制钉技术（在后续章节详细展开讨论）；而对于顶椎区畸形僵硬的患者（分节不良、连续的形成障碍等），单纯的顶椎区限制钉可能会导致螺钉切割、神经血管损伤等严重并发症，此类患者可使用由仉建国等提出的截骨短节段融合联合双生长棒技术（后续章节详细展开讨论），在提高顶椎区矫形率的同时，消除顶椎区绝大多数不对称生长力，减少并发症的发生。此外，也有学者报道对于先天性脊柱侧凸，在顶椎区使用凸侧骨骺阻滞、凹侧生长棒撑开的方式进行治疗，可以观察到畸形的改善与脊柱的生长，但缺点在于初次矫形率低，内置物相关并发症的发生率较高。

5．总结 在早发性脊柱侧凸手术治疗中，除了对脊柱高度丢失导致的胸廓畸形进行治疗，也需要重视顶椎区的冠状面偏移以及轴状面旋转导致的凸侧胸廓畸形。生长棒技术的主要原理为纵向牵开，但对顶椎区畸形（顶椎偏距与旋转）控制差。为解决这些问题，可根据畸形的特点，选择顶椎区限制钉或顶椎区截骨短节段融合联合双生长棒技术来提高生长棒技术的顶椎区矫形能力，更好地矫正畸形和改善患者的呼吸功能。

（王升儒　杜　悠）

参考文献

[1] ACAROGLU E, YAZICI M, ALANAY A, et al. Three-dimensional evolution of scoliotic curve during instrumentation without fusion in young children[J]. J Pediatr Orthop, 2002, 22(4): 492-496.

[2] ANDRAS LM, JOINER ER, McCARTHY RE, et al. Growing rods versus Shilla growth guidance: better cobb angle correction and T1–S1 length increase but more surgeries[J]. Spine Deform, 2015, 3(3): 246-252.

[3] BRANTHWAITE MA. Cardiorespiratory consequences of unfused idiopathic scoliosis[J]. Br J Dis Chest, 1986, 80(4): 360-369.

[4] CAHILL PJ, MARVIL SC, CUDDIHY L, et al. Autofusion in the immature spine treated with growing rods[J]. Spine (Phila Pa 1976), 2010, 35(22): E1199-E1203.

[5] CAMPBELL RM Jr, SMITH MD. Thoracic insufficiency syndrome and exotic scoliosis[J]. J Bone Joint Surg, 2007, 89(S 1): 108-122.

[6] DAVIES G, REId L. Effect of scoliosis on growth of alveoli and pulmonary arteries and on right ventricle[J]. Arch Dis Child, 1971, 46(349): 623-632.

[7] DIMÉGLIO A, BONNEL F. Le rachis en croissance. Paris: Springer, 1990.

[8] DUBOUSSET J, WICART P, POMERO V, et al. Spine penetration index: new three dimensional quantified reference for lordoscoliosis and other deformities[J]. J Orthop Sci, 2003, 8(1): 41-49.

[9] GOLDBERG CJ, GILLIC I, CONNAUGHTON O, et al. Respiratory function and cosmesis at maturity in infantile-onset scoliosis[J]. Spine (Phila Pa 1976), 2003, 28(20): 2397-2406.

[10] KAROL LA, JOHNSTON CE, MLADENOV K, et al. The effect of early thoracic function on pulmonary function in non-neuromuscular scoliosis[J]. J Bone Joint Surg, 2008, 90(6): 1272-1281.

[11] OUELLET JA. Modern Luque trolley, a self-growing rod technique[J]. Clin Orthop, 2011, 469(5): 1356-1367.

[12] OUELLET JA, FERLAND CE, MEHDIAN H. Growth-guided instrumentation: Luque Trolley. In: Akbarnia BA, Yazici M, Thompson GH, editors. The growing spine. Berlin Heidelberg: Springer, 2016: 713-729.

[13] PEHRSSON K, LARSSON S, ODEN A, et al. Long-term follow-up of patients with untreated scoliosis. A study of mortality, causes of death and symptoms[J]. Spine, 1992, 17(9): 1091-1096.

[14] SANKAR WN, SKAGGS DL, YAZICI M, et al. Lengthening of dual growing rods and the law of diminishing returns[J]. Spine (Phila Pa 1976), 2011, 36(10): 806-809.

[15] VITALE MG, MATSUMOTO H, ROYE DP Jr, et al. Health-related quality of life in children with thoracic insufficiency syndrome[J]. J Pediatr Orthop, 2008, 28(2): 239-243.

[16] MCCARTHY RE, SUCATO D, TURNER JL, et al. Shilla growing rods in a caprine animal model: a pilot study[J]. Clin Orthop Relat Res, 2010, 468(3): 705-710.

[17] MCCARTHY R E, LUHMANN S, LENKE L, et al. The Shilla growth guidance technique for early-onset spinal deformities at 2-year follow-up: a preliminary report[J]. J Pediatr Orthop, 2014, 34(1): 1-7.

[18] ANDRAS LM, JOINER ER, MCCARTHY RE, et al. Growing Rods Versus Shilla Growth Guidance: Better Cobb Angle Correction and T1-S1 Length Increase But More Surgeries[J]. Spine Deform, 2015, 3(3): 246-252.

[19] McCARTHY RE, MCCULLOUGH FL. Shilla Growth Guidance for Early-Onset Scoliosis: Results After a Minimum of Five Years of Follow-up[J]. J Bone Joint Surg Am, 2015, 97(19): 1578-1584.

[20] LUHMANN SJ, MCCARTHY RE. A Comparison of SHILLA GROWTH GUIDANCE SYSTEM and Growing Rods in the Treatment of Spinal Deformity in Children Less Than 10 Years of Age[J]. J Pediatr Orthop, 2017, 37(8): e567-e574.

[21] LUHMANN SJ, SMITH JC, MCCLUNG A, et al. Radiographic Outcomes of Shilla Growth Guidance System and Traditional Growing Rods Through Definitive Treatment[J]. Spine Deform, 2017, 5(4): 277-282.

[22] HAAPALA H, SAARINEN AJ, SALONEN A, et al. Shilla Growth Guidance Compared With Magnetically Controlled Growing Rods in the Treatment of Neuromuscular and Syndromic Early-onset Scoliosis[J]. Spine (Phila Pa 1976), 2020, 45(23): E1604-E1614.

[23] ZHANG YB, ZHANG JG. Treatment of early-onset scoliosis: techniques, indications, and complications[J]. Chin Med J (Engl), 2020, 133(3): 351-357.

（四）双生长棒联合顶椎限制钉技术在早发性脊柱侧凸中的应用

1. 引言 常规的双生长棒技术（传统双生长棒或磁控生长棒）对于远近端锚定点之间的区域控制能力较差，特别是对顶椎区域的三维畸形缺乏直接的矫正力量，常导致初次手术中顶椎区域残留畸形较大。在后续撑开治疗的过程中由于曲轴现象，使得患者矫形效果丢失，胸廓畸形及呼吸功能得不到有效改善，增加并发症发生的风险。因此，在双生长棒初次置入时增加对顶椎的控制具有重要的临床价值。下面将重点介绍双生长棒联合顶椎限制钉技术在早发性脊柱侧凸中的应用。

2. 顶椎限制钉技术的发展及演变　Johnston提出对于存在"风吹样"胸廓畸形患者，单纯应用双生长棒技术的治疗效果欠佳。他建议在凸侧顶椎区域置入2～3枚椎弓根螺钉，以减少顶椎偏距，提高顶椎旋转畸形的矫形能力，并在后续的撑开过程中，通过原位弯棒技术不断将凸侧推向凹侧，以提高矫形效果。Skov及Wijdicks等将凸侧限制钉技术与滑动技术结合，并在凹侧应用磁控生长棒提供生长驱动力，在加强顶椎控制的同时可以避免反复的撑开手术。仉建国教授等在传统双生长棒技术的基础上，在凸侧顶椎区域置入单向椎弓根螺钉，以提高并维持矫形效果，降低并发症发生的风险，并可能会避免施行最终融合手术。

3. 适应证及禁忌证　顶椎限制钉技术要求顶椎区域具有一定的柔韧性。精准评估早发性脊柱侧凸患者的柔韧性十分困难。在临床工作中可采用如下适应证：①顶椎区域无脊椎分节不良或多发形成障碍；②顶椎区域无并肋畸形；③顶椎区域的椎弓根发育良好，能够允许置入椎弓根螺钉，特别是对于神经纤维瘤病患者而言。

顶椎区域存在僵硬畸形是应用限制钉技术的禁忌证。对于此类患者，可考虑行截骨短节段融合去除主要致畸力量，同时应用双生长棒技术。若患者顶椎区域椎弓根发育不良，也不适合采用顶椎限制钉技术，可以考虑双生长棒联合椎板下钛缆技术，以加强顶椎区域控制。

4. 手术步骤及技术要点　传统生长棒技术的手术步骤同前所述。可根据顶椎与远端锚定点的距离选择2个或3个手术切口（图5-13）。建议在凸侧顶椎经肌间隙入路置入1～2枚单向或单平面椎弓根螺钉。应用导航系统可以提高置钉准确率。取4根合适长度的内固定棒，仅在矢状面预弯出生理弧度。于肌层下穿棒，先将限制钉与凸侧近端锚定点相连，再放置凸侧远端内固定棒，使用并联连接器将两棒连接。一般将连接器置于胸腰段肌层下。同法放置凹侧两根内固定棒，并用连接器相连。建议初次手术时使用螺塞将内固定棒与限制钉锁定，在第一次撑开时（一般是初次手术6个月后）去除螺塞，允许内固定棒在限制钉凹槽内自行滑动。手术过程中常规进行脊髓信号监测。限制钉的应用会显著增强矫形效果，应注意观察脊髓监测信号的变化以及是否存在内固定移位。

5. 临床疗效　我们团队回顾性总结了12例接受双生长棒联合顶椎限制钉技术治疗、随访2年以上的早发性脊柱侧凸患者的临床资料。患者初次手术时平均年龄为7.2岁，平均随访时间为4年，每人平均接受了4.8次撑开手术。术前平均Cobb角为61.7°，初次手术后矫正至19.9°，末次随访时Cobb角为19.6°，顶椎偏距由初次术前的56.3mm改善至16.8mm，经历多次撑开手术后，进一步减少至13.6mm。脊柱高度得到显著增加（T_1-T_{12}高度：初次术前为

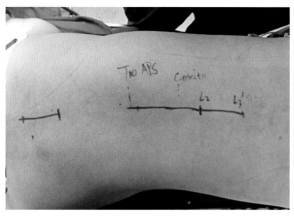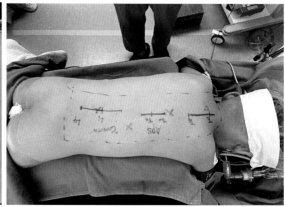

图5-13　两种手术切口设计

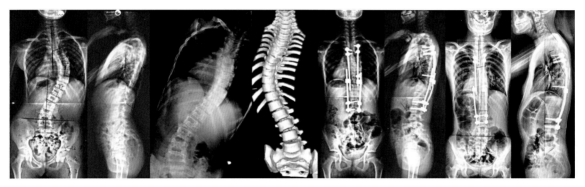

图5-14　典型顶椎限制钉病例

患儿，女性，10岁，诊断为早发性先天性脊柱侧凸。于顶椎T_{10}右侧置入1枚限制钉，矫形效果良好，平衡满意

179.8mm，术后为202.8mm，末次随访时为237.5mm；T_1-S_1高度：初次术前为295.4mm，术后为334.0mm，末次随访时为386.7mm）。胸廓畸形也得到显著改善（SAL由术前的0.91改善至1.01，末次随访时为1.04）（图5-14）。

6. 并发症及预防措施　常见并发症包括内固定棒脱出、限制钉移位、近端交界性后凸。无内固定棒断裂、锚定点螺钉移位、感染、神经功能损害等并发症发生。在早期病例中未在限制钉处应用螺塞，是导致内固定棒脱出的主要原因。后期病例应用螺塞后未再出现内固定棒脱出。顶椎区域旋转明显，置钉难度大，使用导航设备辅助置钉可显著提高准确率。同时在顶椎区域置入多枚螺钉可有效分散应力，降低内固定移位风险。近端交界性后凸是生长棒技术中常见的并发症。应注意在术中加强对软组织、韧带的保护，同时在近端弯棒时尽可能增加棒的预弯程度，可能会有效减少近端交界性后凸的发生。

7. 总结　对于顶椎区域无脊椎分节不良或多发形成障碍、无并肋畸形、椎弓根发育良好的早发性脊柱侧凸患者，双生长棒联合顶椎限制钉技术可以有效提高初次矫形率，并有效地维持矫形效果，同时允许脊柱继续生长，有效改善胸廓畸形。该技术可能有助于降低并发症的发生，并避免最终融合手术。因此，我们建议对于符合相关适应证的早发性脊柱侧凸患者，在行生长棒置入手术时常规应用限制钉技术。

（杨　阳　王升儒）

参考文献

[1] AKBARNIA BA, MARKS DS, THOMPSON AG, et al. Dual growing rod technique for the treatment of progressive early-onset scoliosis: a multicenter study[J]. Spine (Phila Pa 1976), 2005, 30(17 S): S46-S57.

[2] BESS S, AKBARNIA BA, THOMPSON GH, et al. Complications of growing-rod treatment for early-onset scoliosis: analysis of one hundred and forty patients[J]. J Bone Joint Surg Am, 2010, 92(15): 2533-2543.

[3] WANG S, ZHANG J, QIU G, et al. Dual growing rods technique for congenital scoliosis: more than 2 years outcomes: preliminary results of a single center[J]. Spine (Phila Pa 1976), 2012, 37(26): E1639-E1644.

[4] JOHNSTON CE. Apical control techniques in the management of severe early onset scoliosis. In: Akbarnia BA, Thompson GH, Yazici M, El-Hawary R, eds. The Growing Spine, 3rd ed. Cham: Springer, 2022: 645-652.

[5] DURSUN G, CETIK RM, GUZEL D, et al. The effect of apical vertebra position on growing rod treatment: a clinical and finite element study[J]. J Pediatr Orthop, 2022 Mar 17. Epub ahead of print.

[6] LIANG J, LI S, XU D, et al. Risk factors for predicting complications associated with growing rod surgery for early-onset scoliosis[J]. Clin Neurol Neurosurg, 2015, 136: 15-19.

[7] SKOV ST, LI H, HANSEN ES, et al. New growth rod concept provides three dimensional

correction, spinal growth, and preserved pulmonary function in early-onset scoliosis[J]. Int Orthop, 2020, 44(9): 1773-1783.

[8] WIJDICKS SPJ, SKOV ST, LI H, et al. 3-Year follow-up of a single magnetically controlled growing rod with contralateral gliding system and apical control for early onset scoliosis[J]. Spine Deform, 2020, 8(4): 751-761.

[9] WANG S, ZHANG J, QIU G, et al. One-stage posterior osteotomy with short segmental fusion and dual growing rod technique for severe rigid congenital scoliosis: the preliminary clinical outcomes of a hybrid technique[J]. Spine (Phila Pa 1976), 2014, 39: E294-E299.

[10] JAIN A, SPONSELLER PD, FLYNN JM, et al. Avoidance of "Final" surgical fusion after growing-rod treatment for early-onset scoliosis[J]. J Bone Joint Surg Am, 2016, 98(13): 1073-1078.

[11] FLYNN JM, TOMLINSON LA, PAWELEK J, et al. Growing-rod graduates: lessons learned from ninety-nine patients who completed lengthening[J]. J Bone Joint Surg Am, 2013, 95(19): 1745-1750.

[12] SAWYER JR, de MENDONÇA RG, FLYNN TS, et al. Complications and radiographic outcomes of posterior spinal fusion and observation in patients who have undergone distraction-based treatment for early onset scoliosis[J]. Spine Deform, 2016, 4(6): 407-412.

（五）纵向可撑开人工钛肋技术

1. 概述　纵向可撑开人工钛肋（vertical expandable prosthetic titanium rib, VEPTR）由Robert Campbell医师发明，最初用于撑开肋骨的装置，可用于撑开先天性发育异常的胸腔和治疗胸廓发育不良综合征（thoracic insufficiency syndrome, TIS）。TIS的定义是胸廓无法支持正常呼吸和肺的生长发育，其发病机制基本为脊柱畸形、神经肌肉功能障碍或胸廓发育不良之一。胸廓撑开成形联合VEPTR置入术是治疗这些患儿胸廓畸形的一种挽救生命的手术。患儿在年龄较小时接受该手术后胸廓容积可增加、肺组织可充分发育，生存率显著提高。由于该装置可矫正胸廓畸形，所以也可应用于一些早发性脊柱畸形的治疗。

2. 胸廓的解剖和发育　通常，胸腔由12对肋骨、胸骨和12块胸椎组成。肋间肌起源于单根肋骨的下缘，并与下方肋骨的上缘相连。外肋间肌和内肋间肌都有相互垂直的肌纤维，并被肋间膜分开。肋间最内肌位于肋间内肌和壁层胸膜之间。

每个肋间隙都有神经血管束，位于肋间内肌深面。它是由肋间静脉、动脉和神经组成的，位于肋间隙的上方。

肺的生长和发育取决于胸腔的正常发育。同样，呼吸功能的发育也取决于肺的生长发育和胸腔可为吸气和呼气提供足够力量的能力。

胸椎从出生到5岁每年大约增长1.4cm，6～10岁每年增长0.6cm，11～15岁每年增长1.2cm。在先天性脊柱侧凸或早期脊柱融合时，可以算出胸椎预期缩短的长度。然而，很难确定胸椎缩短导致的胸腔容积减少及胸椎缩短本身对肺容积、胸廓扩张能力以及肺功能的影响之间的关系。

针对成年后胸椎只有1/4正常高度的胸椎发育不良（Jarcho-Levi综合征）的研究表明，存活下来的成年人常患限制性肺病，平均肺活量只有正常人的27%。同样，对接受早期脊柱融合术的患儿的研究表明，他们成年后肺功能也会出现严重缺陷。

肋骨的对称生长和恰当的生长方向有助于改善胸廓的前后径，最大限度地扩张胸廓，并优化呼吸力学。胸廓的横截面积与肋骨长度和肋骨倾角成正比。出生时，婴儿的胸廓是正方形的，成人的胸廓呈长方形。

肋骨的方向呈水平，其生长发育主要依靠前骨骺的生长。出生时的胸腔容积仅为成人的6.7%。2岁时，肋骨向斜下方生长，胸廓的横截面呈椭圆形。5岁时，胸腔容积增大到成人的30%。10岁时增大到成人的50%。从10岁到骨骼成熟，胸廓迅速生长，胸腔容积翻倍至成人水平。

大约85%的肺泡细胞是在出生后立即形成的，并在生命的前2年内略有增加。肺泡细胞肥大的概念和肺泡细胞发育何时结束目前尚存争议。肺的"牵张反射"会造成其代偿性生长，因此肺在肺泡细胞形成后继续增大。幼龄动物接受实验性肺切除术后和30月龄至5岁儿童接受肺部分切除术后均可见肺泡细胞的增殖和代偿性肺生长。此外，在胸廓功能不全的家兔模型中，胸廓扩张成形术已被证实可以阻止胸廓畸形和肺发育不全的进展。

3. 胸廓发育不良综合征　VEPTR技术（Synthes Spine, Westchester, PA）可用于治疗TIS。TIS的定义是胸廓无法支持正常呼吸和肺的生长发育。这种疾病大致有3种基本病因：脊柱畸形、神经肌肉功能障碍或胸廓发育不良。许多患者存在不只一种病因，它们共同导致TIS。脊柱畸形包括各种形式的脊柱侧凸和/或后凸。神经肌肉功能障碍包括对躯干肌肉有神经或肌肉控制功能障碍的疾病，具体包括脑性瘫痪、肌营养不良、脊髓性肌萎缩和脊髓损伤。胸廓发育不良可能与骨骼发育不良有关，后者影响的可能是全身骨骼或仅影响胸部骨骼。以TIS为表现的全身性骨骼发育不良包括脊椎骨骺发育不良、软骨发育不全等。一些罕见和特殊的发育不良，包括Jeune综合征和Jarco-Levin综合征则主要影响胸部骨骼。

根据胸腔容积减少性畸形（volume depletion deformity，VDD）的对称性和偏侧性，可将TIS的病因分为3种主要类型。VEPTR技术目前可被应用于治疗所有类型的VDD。①Ⅰ型：肋骨缺如和脊柱侧凸；②Ⅱ型：肋骨融合和脊柱侧凸；③Ⅲa型：Jarcho-Levin综合征中的胸廓发育不良和短缩；④Ⅲb型：Jeune综合征中胸腔横向缩窄，或脊柱侧凸患者中的"风吹胸"。

（1）胸廓骨骼发育不良：胸廓骨骼发育不良的形式包括Jeune综合征和Jarco-Levin综合征。Jeune综合征又称窒息性胸廓发育不良，是一种罕见的多系统常染色体隐性遗传先天性疾病。该疾病的特征包括骨骼发育不良、严重的胸部发育不全、外源性限制性肺病、进行性肾脏疾病以及不同程度的肝、胰腺和视网膜异常。Jeune等在1955年指出该综合征在活产新生儿的发病率为1/30万～1/10万，疾病的严重程度随发病年龄的变化而变化。在婴儿期被诊断为呼吸功能不全的患者死亡率为60%～80%，通常发生在出生后的头几年，未经治疗的患者很少能存活至青春期（18～21岁）。

胸椎发育不良或称Jarco-Levin综合征，主要见于波多黎各婴儿。目前尚不清楚确切的发病率。患者胸廓的形态为蟹状胸廓，几根肋骨从位于正中线的几个胸肋关节向侧面发出。疾病的自然病程包括围生期高死亡率和肺发育不全，存活下来的肺发育不全患儿需要呼吸支持治疗。

该病主要的临床表现是骨软骨发育不全，包括胸壁、骨盆、指骨的异常以及股骨和肱骨的短缩，导致侏儒症。最重要的临床表现是胸廓缩小、僵硬和严重发育不良，其形状由"筒形"变化为"钟形"，同时肋骨增厚并呈异常的水平状态（图5-15）。CT扫描可见肋骨的骨性部分很短（图5-16A），骨性肋骨向内弯曲朝向胸骨并与肋软骨相连，然后肋软骨向外弯曲，横截面形成一个由3部分结构组成的"三叶草"形胸腔（图5-16B）。心脏位于前叶，而肺大多局限于后叶，常因受压迫而造成慢性肺不张。Jeune综合征患者C_1椎体后弓会出现相似的双侧成角骨软骨畸形，后弓靠近椎体中心的软骨部分变形后可造成脊髓受压并引起临床症状。

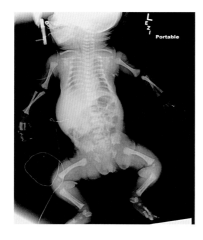

图5-15　一例典型的Jeune综合征患儿的便携式仰卧位X线片

严重发育不良的"钟形"胸部，肋骨呈横向方向

图5-16　Jeune综合征患儿胸部CT

A. 冠状位胸部CT；B. 轴位胸部CT显示"三叶草"形胸部

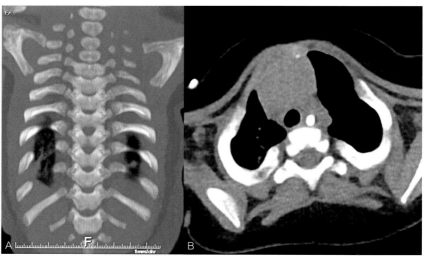

这种胸廓发育不良可导致严重的TIS，并可被归类为Ⅲb型胸腔容积减少。在经过早期婴儿阶段存活下来的Jeune综合征患儿中，常可出现严重的限制性肺疾病并伴有反复发作的肺部感染，从而导致患儿无法脱离呼吸机。若不接受治疗，严重Jeune综合征患儿的死亡率为70%～80%。不太严重的Jeune综合征患儿临床症状较少、确诊较晚，一些患儿可能会达到临床稳定的状态，同时呼吸功能随着年龄的增长而改善，但目前几乎不可能在早期明确识别该类患者。

（2）自然病程：TIS最初可能表现为与肺容积受限相关的症状。这些症状包括活动时劳累和休息时呼吸频率增加。进行性TIS的最终结局是呼吸功能不全，这可能导致患儿需要呼吸支持。通气需求的增加反映了呼吸功能的急剧恶化，并对家庭和儿童造成严重后果。

EOS的自然病程不容乐观。Pehrsson等曾报道婴儿型和少儿型特发性脊柱侧凸患者的死亡率显著增加。此外，他们还发现死亡的原因可能是呼吸衰竭。像SMA这样的神经肌肉性疾病，由于患者躯干肌肉无力，10岁前就会开始出现EOS。如果不接受手术治疗，病情就会持续加重甚至危及生命。100%的Ⅰ型SMA患者和绝大多数Ⅱ型SMA患者会出现这种情况。Dimeglio及其同事的几项研究表明，人类在7岁之后就不会再生成新的肺泡。因此，在这个年龄之前，若有导致胸腔容积减少的畸形，则会对肺功能会有永久的负面影响，不论日后畸形是否得到矫治。EOS是一种非常严重的疾病，需要进行早期干预。

4. 适应证　美国FDA指定的VEPTR技术的适应证包括：①胸廓发育不良综合征；②骨骼发育不成熟，相关诊断可能包括以下几种：①肋骨缺如；②限制性胸廓综合征，包括肋骨融合和脊柱侧凸；③发育不全的胸腔；④不伴肋骨异常的神经源性先天性脊柱侧凸。

2014年，FDA将VEPTR技术的批准状态从人道主义器械豁免（humanitarian device exemption, HDE）转变为完全批准。因此，现在医师可以在说明书指定范围外使用VEPTR技术，最常见的适应证是EOS患者。

除了FDA的适应证外，VEPTR技术的一般适应证包括：①侧凸快速进展并伴骨盆倾斜的非卧床患儿，伴或不伴胸廓功能不全；②与对侧胸廓的高度相比，凹侧胸廓的高度低超过10%（肺的可用空间<90%）；③进行性加重的TIS；④患儿年龄在6月龄至骨骼成熟之间；⑤小儿骨科医师和小儿胸科医师同时对上述指征进行评估和批准。

VEPTR可以放置于肋骨与盆骨之间、肋骨与肋骨之间、肋骨与脊柱之间。外科医师通常会对骨盆倾斜的患者使用骨盆锚定装置。当畸形主要发生于胸廓本身时，可使用肋骨-肋骨装置。和生长棒相关章节所述一样，将相关装置远离脊柱可以减少脊柱自发性融合的程度，并推迟外科医师进行撑开治疗的时间。VEPTR技术的新用途是可作为临时的术中撑开装置。

目前VEPTR技术的适应证和用法与其他基于撑开的技术有着很大的重叠。尚在进行中的相关研究正试图进一步阐明选择使用其中某一种技术而非其他技术的客观标准。

5. 禁忌证　VEPTR手术的禁忌证包括：①装置的软组织覆盖不足。一般来说，这在临床上可能见于体重低于25百分位的儿童。②用于装置附着的肋骨存量不足，如患有严重成骨不全的患者。③缺少用于装置附着的头侧肋骨。④由于心脏疾病、肺部疾病或其他疾病，全身麻醉不能反复发作。⑤活动性肺部感染。⑥主要由间质性疾病（如囊性纤维化）引起的肺损害。⑦无膈肌功能。

6. 术前计划 所有疑似TIS的患者都应该由多学科临床医师团队进行评估，包括小儿骨科医师、小儿普通外科医师和小儿胸科医师。咨询小儿胸科医师、行肺功能测定（如果可行的话）对确定基础肺功能来说意义重大，同时可以据此向患者家属解释术后发生肺部并发症的风险。因肺动脉高压而怀疑心脏病变的患者，可考虑行超声心动图检查。术前还应对患儿进行营养评估，包括皮肤褶皱厚度测量、实验室检查、生长曲线及BMI计算。

（1）影像学评估：包括脊柱标准正、侧位X线片，以测量脊柱侧凸的Cobb角，评估冠状面和矢状面的平衡。可通过凹侧高度与凸侧高度的比值来衡量胸廓可扩张的空间。在颈椎不稳时应拍摄颈椎X线片，包括屈曲位和伸展位。除了胸部和脊柱的X线片，胸部CT（薄扫）三维重建可以帮助评估三维畸形和其他骨骼异常（如肋骨融合）。3D成像（CT或4D MRI）也可用于计算治疗前的肺容积。颈椎MRI检查对发现骨骼发育不良患者的C_1/C_2椎管狭窄也有帮助。如果需要行肋骨融合和截骨，制作3D打印模型可能会有帮助。

（2）手术侧选择：一般情况下，应先在胸廓发育受限更严重的一侧进行手术。在双侧受限情况相近的情况下，如Jeune综合征，由于心脏占据部分空间导致左肺容积相对较小，一般先处理右侧，4~6个月后再处理左侧。对于伴有胸廓功能不全的早发性神经肌肉性脊柱侧凸患者，常行双侧肋骨-骨盆VEPTR手术。

7. 肋骨-肋骨VEPTR手术技术 下文介绍使用肋骨-肋骨VEPTR手术对胸廓横向缩窄（Ⅲb型）患者进行单侧扩张胸廓成形术的步骤（表5-1）。

（1）体位摆放和铺巾：诱导全身麻醉，建立2条静脉通路和1条动脉通路。建议使用Foley导尿管。在膝和髋部下方放置衬垫，以避免压力性损伤。如无禁忌证，常给予患者氨甲环酸。连接SEP、MEP和EMG导线。安排神经监测医师专门监测手术侧臂丛神经。

将患者以侧卧位放置在可经X线透视的手术台上，在身体的背侧和腹侧纵向放置凝胶垫（与脊柱平行），再于腋窝下放置1个凝胶垫。在放置腹部的凝胶垫时需要注意不要影响到胃管。厚凝胶垫应该放在骶骨后面，垫子的头侧不要越过髂嵴，因为这可能阻碍部分术野。

位于下方的手臂向前屈曲90°，肘部同时屈曲以将手臂放于手术台上，并在肘部下方垫上泡沫。术侧手臂固定用手臂定位器以相同姿势固定（90°/90°）。使用宽3英寸（7.62cm）的约束带将患者固定于台上。约束带需要从身体的背侧绕到腹侧，并确保身体向腹侧旋转约30°。

表5-1　肋骨-肋骨连接VEPTR技术的经验和教训

类别	经验和教训
定位	·多花些时间用来摆体位和铺巾，否则易无法暴露关键部位 ·由于该手术是通过向外侧扩张胸壁来增加胸廓容积，因此要确保VEPTR装置沿腋中线放置 ·很容易忘记患者躯干处于略前倾的状态，应格外注意
解剖分离	·避免过度地向后方背部中线进行剥离 ·对于年龄较小的患者单纯的软组织剥离即可导致脊柱的自发性融合
尺寸	一定要选择足够大的套管，以便有更大的延长范围，但不要太大，以免软组织无法闭合
安装装置	·在放置上方肋骨抱钩撑开锁的同时将其压弯。一旦完成最终锁紧，装置可能无法再调整 ·牵拉肩胛骨时要非常轻柔，因为撑开器可能会压迫臂丛。通过避免分离斜角肌与肋骨，避免在第1肋上放置锚定点，以进一步确保安全
关闭切口	·关闭切口前适当牵拉软组织可以显著减少张力。助手缓慢、轻柔但稳定地牵拉伤口的边缘，如同试图将孩子从床上抬起来但不让他离开床面。此前最好让麻醉医师了解这一操作，以防止气管插管意外脱出 ·对患者皮肤的操作要非常轻柔。这些孩子要进行很多次手术，每一次手术都会对切口皮肤造成进一步的创伤。轻柔的操作将有助于将切口并发症的风险降到最低
术后护理	·一般在双侧手术都完成后才允许患者脱离呼吸机 ·术后胸科医师可以考虑调低呼吸机参数或在恰当时机拔管

铺巾的具体操作如下（图5-17）：①头侧盖住肩胛骨，但不要盖住气管切开固定带（如有）。经典的铺巾方式应覆盖腋窝和上臂后方。②尾侧覆盖髂嵴。③腹侧必须覆盖胸骨正中线，以便在极罕见情况下如发生大血管损伤和需要紧急开胸时进行手术。④背侧覆盖肩胛内侧下方的皮肤。

有多种VEPTR置入装置可供选择。第一代（VEPTR Ⅰ）有70mm的半径，这对Jeune综合征患者和扩张胸廓成形术是很有用的。在手术过程中提前准备好所有种类的器械是十分重要的。

（2）切开：触诊棘突和肩胛骨的内侧边缘。在这两个标志的中间做曲线状切口，从第2肋或第3肋开始一直延伸到第10肋。在所有的VEPTR手术中，避免切口越过锚定点是至关重要的。切口应始终在锚定点的内侧或外侧至少1～2cm，以减少术后伤口破裂的风险。使用电刀切开斜方肌、菱形肌、背阔肌，观察并区分胸壁与肌瓣的光泽，并用手指将2层结构钝性分离。向背侧解剖暴露至椎旁肌。随后将这些肌肉从肋骨后部剥离，显露横突以进行骨性融合。头侧暴露至斜角肌，腹侧暴露至肋软骨关节。

（3）近端锚定内固定：触诊棘突和肩胛骨的内侧边缘。切口在这两个标志的中间呈曲线状，从第2肋或第3肋开始一直延伸到第10肋。在所有的VEPTR手术中，非常关键的一点是避

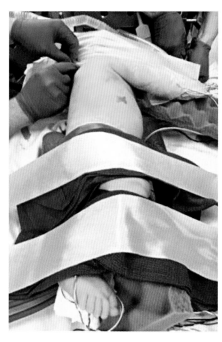
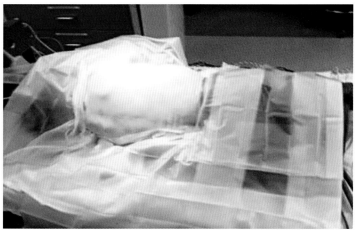

图5-17　消毒铺巾范围
头侧至肩胛骨，远端至髂骨，包括前胸的中线和后面的下侧肩胛骨内侧

免在锚定点处做切口。

（4）肋骨截骨和钛缆穿入：椎旁肌作为肌瓣被剥离显露至横突的尖端。应该对2根肋骨锚定点之间的所有肋骨进行前后肋骨截骨术——不要对承载抱钩的肋骨进行截骨。

首先进行前方的肋骨截骨。切口应选择肋软骨交界处前方，在此位置的骨膜下暴露肋骨。在肋骨深侧放置弯曲的Freer提升器以保护深部结构，并使用骨凿、Kerrison咬骨钳或超声骨刀进行截骨，最好使用超声骨刀。我们建议暴露好所有的肋骨后再进行截骨，以避免来回更换器械。之后对后方肋骨进行截骨，此处切口应位于肋横突外侧1cm处。

选择尺寸合适的VEPTR装置，以保证胸廓扩张度最大的同时软组织可被很好地闭合，通常以装置的顶点距离胸壁2.0～2.5cm为宜。将VEPTR外套筒的近端和远端安装好后，用撑开锁将内部部分固定到远端帽上。此时建议暂时不要锁定内、外套筒，并在完成插入后延长1次。

将钛缆缠绕在VEPTR上（图5-18）。先将钛缆做成鱼钩形状，然后将钛丝以略微倾斜的角度绕过VEPTR装置下方的肋骨，在骨膜外轻轻地穿过肋间肌，注意紧贴肋骨，避免撕裂肋间血管。当提拉钛缆的尾部时，应该尽量将钳子置于深位，将钛缆塑成环状，缠住VEPTR进行提拉。切断钛缆的长端，将其绕在对侧。通过将1～2卷钛缆绕在VEPTR上，最终使VEPTR

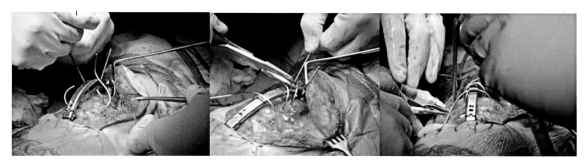

图5-18 将钛缆缠绕在VEPTR上

接触或近乎接触到肋骨。我们的目标是让肋骨接触到VEPTR套筒。在最终撑开锁定放置之前，对VEPTR装置进行轻微的延长。

（5）脊柱融合与关闭切口：伤口用1L稀释碘伏溶液冲洗，再用1L生理盐水冲洗。在用生理盐水冲洗时，要求麻醉师控制患者做Valsalva动作以检查是否存在胸膜破裂。如果发现有漏气则可以放置胸管。找到没有进行肋骨截骨的节段的横突，用咬骨钳截去皮骨质，在每个截骨处放置1ml的移植骨。

用湿润的海绵轻轻拉伸皮肤/肌肉30秒。对伤口另一侧的软组织重复此步骤。然后将万古霉素粉末覆盖在切口内所有软组织和金属结构上。体重约30kg的患者应使用500mg万古霉素，如果患者体重小于30kg，可以根据体重计算剂量（16.6mg/kg）。

然后，在装置前方放置引流管。当引流量小于20ml/d时拔除引流。使用1号 Vicrye缝线在装置上方对肌肉进行连续缝合。用2-0 Vicryl缝线进行皮下间断缝合。用3-0 Mnocryl缝线连续缝合皮肤。然后，在切口上涂皮肤黏合剂，并使用胶带和银离子敷料覆盖。

（6）肋骨融合术后继发胸廓狭窄的处理：一般来说，如果仅存在单侧畸形，则只需要在一侧进行手术。使用超声骨刀分割肋骨融合块。大量涂抹骨蜡以防止骨性融合。与Jeune综合征相比，此时VEPTR置入位置需更靠后，一般在横突外侧2cm处。使用椎板撑开器协助VEPTR纵向扩大胸廓（图5-19）。

（7）后续管理：Ⅲa型患者可能只需要单侧进行手术。然而，Ⅱb型患者通常需要双侧都进行手

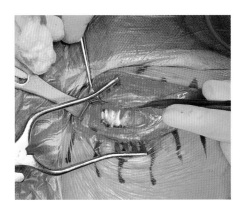

图5-19 肋骨融合块外露

术。由于手术对患儿的负担过重，同时考虑到软组织的牵拉，我们会间隔3~6个月通过2次手术来完成双侧的矫形。

8. 双侧肋骨-骨盆连接VEPTR手术技术　双侧VEPTR置入——构建肋骨-骨盆和肋骨-脊柱连接。本节概述双侧肋骨-骨盆连接VEPTR手术的体位摆放和手术技术，这是早发性神经肌肉性脊柱侧凸卧床患者的常见治疗方法（表5-2）。

表5-2　双侧肋骨-骨盆连接VEPTR技术的经验和教训

类别	经验和教训
适应证	避免对可行走的患儿使用此技术
临床评估和术前评估	多学科的治疗方法，特别是胸科和营养科的介入，可以使手术更安全
锚定	·在术中透视指导下标记切口位置 ·不要将切口置于在锚定部位上方。切口应在锚定置入位置的内侧或外侧1cm或2cm处 ·避免在第2肋上方放置肋骨抱钩，以防臂丛神经损伤。骨盆钩应放置于髂嵴内侧几毫米处
构建装置	·在畸形矫正后，凹侧的构造应该总是要比模板大几厘米 ·可以使用临时棒 ·不要将VEPTR的撑开部分置于后凸的结构之上
置入装置	·首先于凹形置入，在其置入时使用最大的人工矫正畸形 ·用子宫钳和20F胸管将棒从头端传递到尾端

（1）术前准备和体位摆放：术中对上肢和下肢进行多模式脊髓功能监测。将脉搏血氧监测仪放在术侧的手指上。在麻醉过程中建立动脉和中心静脉通路。通过静脉输液预防性使用抗生素。患者俯卧于凝胶垫上。上肢远离手术视野，肩关节外展不超过90°。

（2）切开：使用C形臂X线机定位切口，然后做双侧第2~4肋的切口。在SMA的特殊情况下，需要使用侧肋以行支撑，分别通过左右曲线形切口放置头侧的锚定装置（图5-20）。通过背侧筋膜进行中线剥离。利用脊柱背筋膜和脊柱纵筋膜之间的相对无血管平面，向外侧抬高全层皮瓣至脊柱纵筋膜的外侧范围。在所有的VEPTR手术中，非常关键的一点是避免在锚定点处做切口。切口应始终位于锚定点内侧至少1~2cm处。这将显著降低患者术后伤口破裂的风险，尤其是对于营养不良和皮下组织较薄的患者。

对于骨盆锚定，定位后方髂嵴的顶端，自该点向上垂直切开约3.5cm。对该点周围的髂嵴内外表面进行骨膜下剥离，范围约为2cm×2cm，注意避免进入坐骨切迹。笔者倾向于保留髂嵴上的骨骺。将锚钉安装在髂骨上（图5-21）。将一个侧面到侧面的连接器固定在锚件上，以便与装置的纵向部分匹配。

对于需要使用脊柱锚定装置的可下地活动的患者，外科医师可以选择椎板钩或椎弓根螺钉。手术方法类似于使用单椎板钩的椎间盘切除术。当需要在多个脊柱节段进行固定，手术方法与其他后路脊柱内固定术相似。

（3）肋骨抱钩置入：首先放置两个上方肋骨抱钩。最佳位置是在横突侧面外侧约1cm处，正好在椎旁肌外侧。在斜方肌和菱形肌上切开一个狭窄的窗口，暴露肋骨。骨膜下剥离肋骨，避免损伤肋间神经血管束。

在大多数情况下，选择3个相邻的肋骨作为锚定位置，通常选择第2~4肋。千万不要选择第1肋，因为若VEPTR装置向头侧移位可能会损伤臂丛神经。

肋骨暴露后，将巾钳放置在与其相邻的软组织上，拍摄X线片以确认准备放置肋骨抱钩的位置。

使用有曲度的Freer提升器准备肋间隙（图5-22A），使用Freer提升器小心地在肋骨前方为抱钩准备1个入口，并顺着肋骨引导抱钩进入骨膜下间隙，同时需要保护好肋骨下的胸膜。将抱钩套在肋骨上并锁紧（图5-22B）。

（4）骨盆钩置入：骨盆钩放置的最佳位置在髂嵴内侧几毫米处（图5-21）。若将抱钩放在髂嵴外侧，它可能会脱离外侧边缘并滑入软组织；若将其放在偏内侧则可能对骶髂关节和腰段神经根造成损

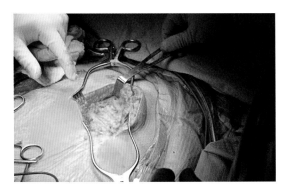

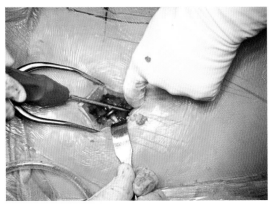

20
―――
21

图5-20　患儿，男性，8岁，SMA，采用双侧肋骨-骨盆颈椎置入术
图的顶部为头侧，图的右侧为患者右侧。可以看到两个近端切口，右侧近端肋骨暴露

图5-21　置入右骨盆钩
注意置入的窗口的大小。钩子放置的最佳位置恰好在骨盆头嵴的内侧。4个锚钉均就位后，应确认肋骨抱钩和骨盆钩的最佳位置

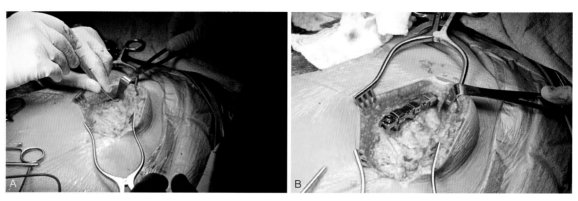

图5-22 肋骨抱钩置入

A. 使用一个弯曲的Freer提升器小心地为肋骨抱钩前方创造一个入口，并保护下方的胸膜；

B. 头侧右侧肋骨抱钩就位

害。将抱钩穿过筋膜并固定在髂嵴上，注意完整保留髂骨软骨。抱钩下方的髂骨骨骺可防止抱钩突然坠入骨盆。在固定好4个锚定点后，通过X线透视确认2个肋骨抱钩和2个骨盆钩处于最佳位置，然后再进行下一步置入。

（5）脊柱锚钉置入：对于脊柱锚定，外科医师可以选择椎板钩或椎弓根螺钉。作者倾向于7岁以下的患者使用椎板钩，减少对脊柱活动的限制，这可能有助于防止自发性融合。若使用椎弓根螺钉固定，需要固定1个以上节段，以防止螺钉活动和骨破坏。

（6）创建和置入凹侧VEPTR装置：首先放置凹侧VEPTR。用手指和子宫钳轻柔地在近端肋骨抱钩和远端骨盆钩之间分离出1个皮下通道。始终从近端向远端进行分离和置入器械，以避免无意中穿破胸膜和腹膜，否则可能危及生命。

1）尺寸选择：VEPTR置入过程中最具挑战性的步骤是选择恰当的尺寸。在选择尺寸时，对畸形柔韧性的理解和外科医师的经验是至关重要的。一般来说，所选择的器械长度要比需要的长度长几厘米，因为截短要比更换更方便和容易。

将棒状模具插入近端肋骨抱钩，通过皮下通道向下穿至骨盆钩，用模棒测量凹侧所需的长度，同时确保骨盆钩完全固定在髂骨上。在模板就位后，通过手动撑开来纠正部分畸形，以更好地估计所需的长度，最后再增加几厘米。

选择合适的VEPTR尺寸以允许装置的撑开部分能放置于合适的矢状位置上。不要将VEPTR装置的撑开部分放置于高度后凸结构的上方。一般来说，该装置的最远端平坦，可撑开的部分应平齐最下方的肋骨水平，近端棒应留2~3cm（最短11mm）。如果该区域出现异常后凸，应允许增加近端棒的长度。

2）弯棒：在近端，弯棒使其形成后凸，这将减少肋骨抱钩对肋骨的侵蚀力。在远端，可以将棒弯成腰椎前凸，这样可以减少术后的屈髋肌痉挛等问题，特别是对因患神经肌肉性脊柱侧凸而存在肌痉挛的儿童。

3）VEPTR置入：适当的弯棒，并与撑开夹连接，使用胸管引导穿棒。将装置连接到近端肋骨抱钩后，用并联连接器连接装置和骨盆钩。除非在置入凹侧装置的时候畸形已经得到矫正，否则此步骤将会比较困难。在畸形得到矫正之前，凹侧的空间相对较狭小，很难将VEPTR安装到位。

理想情况下，在凹侧插入矫形装置并手动矫形后，棒−棒连接器的远端仍有2~3cm的棒。在首次置入时，可以在这个部位获得额外的矫正。通过撑开和手动矫正畸形，将剩余的棒与连接器齐平。

在撑开和矫形期间，保持与神经监测医师之间的沟通。小幅度的矫正后应该休息一段时间以使软组织和脊髓得到松弛。在第一个VEPTR置入并完全撑开后，应目视检查两个锚定点，以确保头侧的肋骨完整，同时骨盆钩没有坠入骨盆。

（7）创建和置入凸侧装置：安装好凹侧的VEPTR装置后，用类似的方法安装凸侧的装置。在凸侧进行安装时需要考虑两个重要的因素：装置的曲度和长度，其矢状面的曲度需要更加后凸且弯曲得当。有时，凸侧的撑开段需要稍短一些，以符合凸侧的后凸。其长度应该只比模棒稍微长一点，因为此时大多数畸形已经得到矫正。

不可避免的是，骨盆钩并不是完全固定的，并且肋骨近端也有一定的柔韧性，所以凸侧装置还是应该稍微长一些，以解决这些问题。在所有装置都安装完成、达到预定长度，同时神经监测无异常后，再次对锚定点进行目视检查，以确保其完整性。

（8）完成手术和关闭切口：在最后收紧并压弯撑开锁后，冲洗伤口，并采用Valsalva操作检查胸膜渗漏。如果有胸膜破裂，可放置胸管。接下来，对所有切口进行冲洗。最好对切口局部使用万古霉素粉剂。细致地关闭切口。根据对止血效果的评估和是否存在死腔来选择是否放置引流。应在手术室内进行透视，并在离开手术室前仔细检查透视结果（图5-23），以评估锚定和畸形矫正情况。

9. 术后护理　除非患者有明显的合并症，否则大多数患者不需要拔管和呼吸支持。患

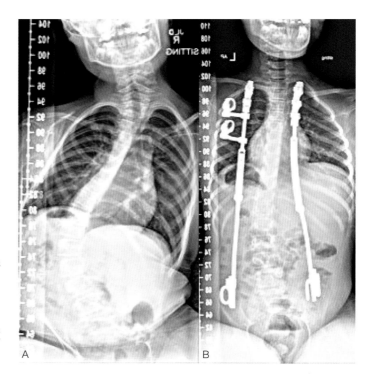

图5-23　患儿，女性，9岁，SMA合并
进行性脊柱侧凸
A. 术前X线片；
B. 术后X线片显示双侧肋骨至骨盆放置
VEPTR后矫正良好

者通常需要在儿科重症监护病房或小型监护病房过夜以监测肺功能。在发生胸膜破裂的病例
中，使用胸管引流，当引流液少于20～25ml/d 时将其移除。

应告知患者家属和所有护理人员VEPTR术后的注意事项，包括不要拉孩子的手臂或托腋
下来抱起孩子。建议术后24小时常规预防性使用抗生素。在引流管拔除后和出院前，在无外
部支撑的情况下拍摄正、侧位X线片。患者出院6周后可以恢复正常活动。

推荐的复查时间包括：①4周后检查切口愈合情况；②3个月后对侧进行手术（若需要）；
③置入后6个月进行双侧撑开；④每年2次撑开；⑤如果撑开装置已经撑到底，则需要更换更
长的装置；⑥骨骼成熟或接近成熟时进行最终融合。

注意：外地患者一般每半年复诊1次进行撑开。

10. 疗效　VEPTR手术已被证明对可能致命的儿童胸部和脊柱畸形有治疗效果。这些内
置物可以维持凹凸侧的生长，改善Cobb角、脊柱侧偏、胸椎高度、颈椎倾斜和肩部不平衡。
该装置每6个月撑开1次，以使脊柱生长。

一些研究表明，接受VEPTR手术治疗的患者胸腔和肺容积增加。对于TIS患者，VEPTR
手术仍然是一个可行的治疗选择。然而，手术对肺功能的最终影响是多方面的：胸腔容积、

肺容积和用力肺活量得到改善，但年龄标准化后的肺容积和肺功能没有得到改善。此外，一项研究显示胸壁的顺应性减半。

与其他非融合手术相比，在EOS的治疗中，VEPTR手术具有一些明显的优势。在治疗严重的早期神经肌肉性脊柱侧凸，如SMA、脊柱裂、肌营养不良和脑性瘫痪时，VEPTR手术是一种特别有效且生长友好的手术方法，双侧肋骨–骨盆连接VEPTR手术成功治疗了许多此类患者。该手术切口小，且可以避免脊柱融合，同时可在脊柱生长的同时进行撑开，也不需要反复切开瘢痕，许多患者可能也不需要进行最终融合手术。SMA是一种独特的造成胸腔逐渐塌陷的神经肌肉疾病。Campbell和Livingston等将这种现象描述为收伞畸形。利用固定在更靠近中央的VEPTR上的偏距肋锚可以预防甚至部分逆转这一过程。

Campbell等证实先天性脊柱侧凸肋骨融合的患者置入VEPTR后每年胸椎纵向生长7.9mm，而正常情况下每年胸椎纵向生长6mm，因此有人推荐对肋骨融合的患者行胸廓扩大成形术。Jeune综合征患者也非常适合接受VEPTR手术，O'Brien等曾使用70mm半径肋骨–肋骨连接的VEPTR对Jeune综合征患者进行治疗。Jeune综合征10年内80%的死亡率经过VEPTR手术的干预甚至可以逆转为80%的存活率。

对于僵硬畸形的治疗，特别是先天性脊柱畸形，VEPTR可能比磁控撑开装置更好。Campbell等报道，多次撑开在侧凸凹侧放置的VEPTR可以促进脊柱的纵向生长。磁控撑开装置产生的力相比之下过小，不足以撑开先天性脊柱侧凸。

11. 并发症　VEPTR手术虽然较早期融合手术而言有所进步，但也存在并发症。包括感染、皮肤坏死、装置移位、骨折和神经系统损伤，后者包括臂丛神经麻痹或脊髓损伤。

总的来说，使用VEPTR手术治疗的儿童并发症的发生率接近40%，并发症出现的频率与接受手术的次数成正比，其风险可能超过生长棒手术。此外，锚钉或内置物附近组织的骨化可能达到67%，这可能导致侧凸变得僵硬，同时降低胸廓顺应性。Sankar等在一个回顾性系列研究中比较了不同手术方式的并发症发生率，双生长棒手术术后平均每年出现0.52次并发症，"Hybrid生长棒"术后平均每年出现0.36次并发症，VEPTR术后平均每年出现0.52次并发症。

VEPTR最常见的并发症是术后切口相关问题，如切口裂开或感染。应及时冲洗、清创和使用抗生素治疗。如果一期缝合失败，可能需要进行整形手术使软组织充分覆盖切口。当出现慢性的切口问题或感染，则应取出所有内置物。装置的机械故障和错位也较为常见，需要通过翻修手术治疗。Campbell和Smith对201例接受VEPTR手术的患者（共1412次手术）进行了统计，感染率约为3.3%。出现皮肤坏死的概率为8.5%，肋骨抱钩移位率为27%。每例患者平均经历1.5次非计划手术。

在VEPTR手术中，上肢神经损伤比下肢更为常见。第一次置入VEPTR时发生神经损伤的概率为2.8%，更换VEPTR装置时发生神经损伤的概率为1.3%。

此外，有证据表明可撑开的装置能促进机体生长的时间是有限的。Cahill等报道，几乎所有接受生长棒治疗的患者在最终融合时都出现了脊柱自发性融合现象。自发性融合不仅增加了骨骼成熟时进行最终融合手术的难度，也减少了可被撑开的长度。Sankar等报道，随着撑开次数的增加，每次能够撑开的长度逐渐减少。VEPTR装置也存在类似的缺点，但由于VEPTR被固定在距离脊柱较远的地方，肋骨小关节的微小活动受影响较小，且不妨碍椎旁肌运动，因此能防止多能干细胞分化为成骨细胞。

VEPTR手术的一个常见并发症是锚定装置在锚定部位（包括肋骨、椎板和髂骨）的缓慢侵蚀。这些患者通常无明显不适，但也有患者的锚定装置突出于骨面，亦不引起疼痛。这种侵蚀常在X线检查时偶然发现。应进行密切的观察随访，可选用其他锚定装置（如锚定于脊柱的装置）进行翻修。

12. 结论　VEPTR是一种可以扩张肋骨的置入装置，最初是为治疗TIS而研发的，对TIS和早发性脊柱畸形的发病率和死亡率有深远的影响。该装置适用于治疗骨骼发育不成熟的TIS患者或某些特别的EOS患者，VEPTR的连接方式包括肋骨-肋骨、肋骨-骨盆、肋骨-脊柱。肋骨-肋骨连接适用于主要出现于肋骨的畸形。肋骨-骨盆连接常用于骨盆倾斜且无法行走的患者。VEPTR手术已被证明可以在保持脊柱生长的同时改善胸廓容积、脊柱和胸廓发育不对称。总的来说，手术并发症发生率相对较高，包括感染、皮肤坏死、VEPTR装置移位以及神经系统损伤。多学科的联合治疗模式对于使用VEPTR治疗TIS和早期脊柱畸形至关重要。

（Ryan H. Guzek　Jason B. Anari　Patrick J. Cahill 著）

（彭　越　吴增玉　译　庄乾宇　仉建国　审校）

参考文献

[1] BUTLER JP, LORING SH, PATZ S, et al. Evidence for adult lung growth in humans[J]. N Engl J Med, 2012, 367(3): 244-247.

[2] DAVIES G, REID L. Effect of scoliosis on growth of alveoli and pulmonary arteries and on right ventricle[J]. Arch Dis Child, 1971, 46(249): 623-632.

[3] RAMÍREZ N, CORNIER AS, CAMPBELL RM, et al. Natural history of thoracic insufficiency syndrome: a spondylothoracic dysplasia perspective[J]. J Bone Joint Surg Am, 2007, 89(12): 2663-2675.

[4] GOLDBERG CJ, MOORE DP, FOGARTY EE, et al. Long-term results from in situ fusion for congenital vertebral deformity[J]. Spine (Phila Pa 1976), 2002, 27(6): 619-628.

[5] GOLDBERG CJ, GILLIC I, CONNAUGHTON O, et al. Respiratory function and cosmesis at maturity in infantile-onset scoliosis[J]. Spine (Phila Pa 1976), 2003, 28(20): 2397-2406.

[6] DIMEGLIO A, BONNEL F. Le rachis en croissance: Scoliose, taille assise et puberte[M]. Paris: Springer, 1990: 453.

[7] CAMPBELL RM, SMITH MD. Thoracic insufficiency syndrome and exotic scoliosis[J]. J Bone Joint Surg Am, 2007, 89(1 Sl): 108-122.

[8] OLSON JC, GLOTZBECKER MP, TAKAHASHI A, et al. Expansion Thoracoplasty in Rabbit Model: Effect of Timing on Preserving Pulmonary Growth and Correcting Spine Deformity[J]. Spine (Phila Pa 1976), 2018, 43(15): E877-E884.

[9] CLOTMAN F, LIBBRECHT L, GRESH L, et al. Hepatic artery malformations associated with a primary defect in intrahepatic bile duct development[J]. J Hepatol, 2003, 39(5): 686-692.

[10] CASTEELS I, DEMANDT E, LEGIUS E. Visual loss as the presenting sign of Jeune syndrome[J]. Eur J Paediatr Neurol, 2000, 4(5): 243-247.

[11] LABRUNE P, FABRE M, TRIOCHE P, et al. Jeune syndrome and liver disease: report of three cases treated with ursodeoxycholic acid[J]. Am J Med Genet, 1999, 87(4): 324-328.

[12] REDDY SN, SETH BA, COLACO P. Jeune syndrome with neonatal cholestasis[J]. Indian J Pediatr, 2011, 78(9): 1151-1153.

[13] SHAH KJ. Renal lesion in Jeune's syndrome[J]. Br J Radiol, 1980, 53(629): 432-436.

[14] TURKEL SB, DIEHL EJ, RICHMOND JA. Necropsy findings in neonatal asphyxiating thoracic dystrophy[J]. J Med Genet, 1985, 22(2): 112-118.

[15] YERIAN LM, BRADY L, HART J. Hepatic manifestations of Jeune syndrome (asphyxiating thoracic dystrophy)[J]. Semin Liver Dis, 2003, 23(2): 195-200.

[16] JEUNE M, BERAUD C, CARRON R. [Asphyxiating thoracic dystrophy with familial characteristics][J]. Arch Fr Pediatr, 1955, 12(8): 886-891.

[17] KEPPLER-NOREUIL KM, ADAM MP, WELCH J, et al. Clinical insights gained from eight new cases and review of reported cases with Jeune syndrome (asphyxiating thoracic dystrophy) [J]. Am J Med Genet A, 2011, 155A(5): 1021-1032.

[18] OBERKLAID F, DANKS DM, MAYNE V, et al. Asphyxiating thoracic dysplasia. Clinical, radiological, and pathological information on 10 patients[J]. Arch Dis Child, 1977, 52(10): 758-765.

[19] O'CONNOR MB, GALLAGHER DP, MULLOY E. Jeune syndrome[J]. Postgrad Med J, 2008, 84(996): 559-559.

[20] AMIROU M, BOURDAT-MICHEL G, PINEL N, et al. Successful renal transplantation in Jeune syndrome type 2[J]. Pediatr Nephrol, 1998, 12(4): 293-294.

[21] MORGAN NV, BACCHELLI C, GISSEN P, et al. A locus for asphyxiating thoracic dystrophy,

ATD, maps to chromosome 15q13[J]. J Med Genet, 2003, 40(6): 431-435.

[22] RODRÍGUEZ LM, GARCÍA-GARCÍA I, CORREA-RIVAS MS, et al. Pulmonary hypoplasia in Jarcho-Levin syndrome[J]. P R Health Sci J, 2004, 23(1): 65-67.

[23] KNISELY AS, STEIGMAN CK. Stenosis of the foramen magnum and rostral spinal canal, with spinal cord deformity, in Jeune's asphyxiating thoracic dystrophy[J]. Pediatr Pathol, 1989, 9(3): 299-305.

[24] FRUCHTER Z, ENĂCHESCU I. Asphyxiating thoracic dystrophy (Jeune's syndrome). Radiological findings[J]. Rom Med Rev, 1970, 14(3): 46-50.

[25] WEBER TR, KURKCHUBASCHE AG. Operative management of asphyxiating thoracic dystrophy after pectus repair[J]. J Pediatr Surg, 1998, 33(2): 262-265.

[26] PEHRSSON K, LARSSON S, ODEN A, et al. Long-term follow-up of patients with untreated scoliosis. A study of mortality, causes of death, and symptoms[J]. Spine (Phila Pa 1976), 1992, 17(9): 1091-1096.

[27] CHARLES YP, DIMÉGLIO A, MARCOUL M, et al. Influence of idiopathic scoliosis on three-dimensional thoracic growth[J]. Spine (Phila Pa 1976), 2008, 33(11): 12091218.

[28] DIMEGLIO A, CANAVESE F, CHARLES YP. Growth and adolescent idiopathic scoliosis: when and how much?[J]. J Pediatr Orthop, 2011, 31(1 Sl): S28-S36.

[29] FOOD AND DRUG ADMINISTRATION. Vertical Expandable Prosthetic Titanium Rib (VEPTR) [OL]. https://www.fda.gov/downloads/AdvisoryCommittees/CommitteesMeetingMaterials/PediatricAdvisoryCommittee/UCM438974.pdf.

[30] CAHILL PJ, MARVIL S, CUDDIHY L, et al. Autofusion in the immature spine treated with growing rods[J]. Spine (Phila Pa 1976), 2010, 35(22): E1199-E1203.

[31] EL-HAWARY R, SAMDANI A, WADE J, et al. Rib-based Distraction Surgery Maintains Total Spine Growth[J]. J Pediatr Orthop, 2016, 36(8): 841-846.

[32] FLYNN JM, EMANS JB, SMITH JT, et al. VEPTR to treat nonsyndromic congenital scoliosis: a multicenter, mid-term follow-up study[J]. J Pediatr Orthop, 2013, 33(7): 679-684.

[33] WALDHAUSEN JHT, REDDING GJ, SONG KM. Vertical expandable prosthetic titanium rib for thoracic insufficiency syndrome: a new method to treat an old problem[J]. J Pediatr Surg, 2007, 42(1): 76-80.

[34] EMANS JB, CAUBET JF, ORDONEZ CL, et al. The treatment of spine and chest wall deformities with fused ribs by expansion thoracostomy and insertion of vertical expandable prosthetic titanium rib: growth of thoracic spine and improvement of lung volumes[J]. Spine (Phila Pa 1976), 2005, 30(17 Sl): S58-S68.

[35] CAMPBELL RM, HELL-VOCKE AK. Growth of the thoracic spine in congenital scoliosis after expansion thoracoplasty[J]. J Bone Joint Surg Am, 2003, 85(3): 409-420.

[36] MAYER OH, REDDING G. Early changes in pulmonary function after vertical expandable prosthetic titanium rib insertion in children with thoracic insufficiency syndrome[J]. J Pediatr Orthop, 2009, 29(1): 35-38.

[37] DEDE O, MOTOYAMA EK, YANG CI, et al. Pulmonary and Radiographic Outcomes of VEPTR (Vertical Expandable Prosthetic Titanium Rib) Treatment in Early-Onset Scoliosis[J]. J Bone Joint Surg Am, 2014, 96(15): 1295-1302.

[38] FLYNN JM, RAMIREZ N, EMANS JB, et al. Is the vertebral expandable prosthetic titanium rib a surgical alternative in patients with spina bifida?[J]. Clin Orthop Relat Res, 2011, 469(5): 1291-1296.

[39] SMITH JT. Bilateral rib-to-pelvis technique for managing early-onset scoliosis[J]. Clin Orthop Relat Res, 2011, 469(5): 1349-1355.

[40] LIVINGSTON K, ZURAKOWSKI D, SNYDER B, et al. Parasol Rib Deformity in Hypotonic Neuromuscular Scoliosis: A New Radiographical Definition and a Comparison of Short-term Treatment Outcomes With VEPTR and Growing Rods[J]. Spine (Phila Pa 1976), 2015, 40(13): E780-E786.

[41] CAMPBELL RM, SMITH MD, HELL-VOCKE AK. Expansion thoracoplasty: the surgical technique of opening-wedge thoracostomy. Surgical technique[J]. J Bone Joint Surg Am, 2004, 86-A(1Sl): S51-S64.

[42] O'BRIEN A, ROTH MK, ATHREYA H, et al. Management of Thoracic Insufficiency Syndrome in Patients With Jeune Syndrome Using the 70mm Radius Vertical Expandable Prosthetic Titanium Rib[J]. J Pediatr Orthop, 2015, 35(8): 783-797.

[43] ZIVKOVIC V, BÜCHLER P, OVADIA D, et al. Extraspinal ossifications after implantation of vertical expandable prosthetic titanium ribs (VEPTRs)[J]. J Child Orthop, 2014, 8(3): 237-244.

[44] SANKAR WN, ACEVEDO DC, SKAGGS DL. Comparison of complications among growing spinal implants[J]. Spine (Phila Pa 1976), 2010, 35(23): 2091-2096.

[45] SKAGGS DL, CHOI PD, RICE C, et al. Efficacy of intraoperative neurologic monitoring in surgery involving a vertical expandable prosthetic titanium rib for early-onset spinal deformity[J]. J Bone Joint Surg Am, 2009, 91(7): 1657-1663.

[46] SANKAR WN, SKAGGS DL, YAZICI M, et al. Lengthening of dual growing rods and the law of diminishing returns[J]. Spine (Phila Pa 1976), 2011, 36(10): 806-809.

（六）凸侧骨骺阻滞术

先天性脊柱侧凸是脊柱的三维畸形，由于存在椎体形成障碍和/或椎体分节不良，导致脊柱发育过程中纵向生长失平衡，进而导致脊柱畸形，通常这种纵向生长失平衡是持续进展的。

先天性脊柱畸形的程度与畸形不同的生长潜能密切相关。通常而言，完全分节的半椎体有较大的持续生长潜能，因此其侧凸进展的程度也会较大；相反，若椎体的生长潜能已经被阻滞，则侧凸进展的风险最低。不同类型的畸形复杂组合会导致更明显的脊柱不平衡，如凸侧完全分节半椎体合并凹侧骨桥，这种情况下侧凸进展的风险最大。

如果不进行任何干预，85%的先天性脊柱侧凸患者到发育成熟时侧凸将达到45°以上。因此，此类畸形通常需要采用包括凸侧骨骺阻滞术等在内的手术方式进行干预。

1. 适应证与禁忌证　凸侧骨骺阻滞术可减缓或阻止凸侧椎体的生长，凹侧椎体仍可持续生长，避免了融合节段导致的不稳定和术后生长停滞，使得畸形可以得到安全、可控的矫正。因此，对于较低或没有生长潜能的分节不良型侧凸畸形则无法应用该术式矫正。该手术的理想适应证是患者年龄足够小使得生长潜能可以维持显著矫形的效果。通常情况下，患者年龄应<6岁，侧凸<70°，侧凸涉及椎体数目≤6个，以及凹侧生长潜能巨大。存在脊柱矢状面畸形（后凸或前凸畸形）、畸形累及颈椎、髓内畸形、脊椎后方附件结构缺失（如脑脊膜膨出）等是此类手术的相对禁忌证。若是单一半椎体导致的脊柱畸形，则应考虑半椎体切除术。

2. 手术入路和方法　凸侧骨骺阻滞术通常需要前后路联合暴露，单纯后方入路也可行。传统的前后联合入路手术，可一期完成，也可分期进行（间隔1周）。通过前方入路可以去除凸侧部分椎间盘及软骨终板，并通过植骨使凸侧融合。通过后方入路可以去除凸侧关节突，并进一步完成融合（图5-24）。术后需辅以石膏或支具固定，通常需佩戴6个月，定期复查X线片以明确骨融合情况及畸形矫正情况。通过在凸侧融合节段进行椎弓根螺钉置入，可进行加压操作，提升矫形能力和效果。也可以在凹侧加用内固定棒或生长棒进行撑开，进一步矫正畸形。

对于部分以后凸畸形为主的患者，如果前方椎体的生长潜能较大，也可考虑行脊椎后方骨骺阻滞，允许前方椎体继续生长，进而达到矫正后凸畸形的目的（图5-25）。

3. 长期随访　传统未经内置物固定的凸侧骨骺阻滞术侧凸矫治能力有限，生长发育成熟时矫正效果一般只有0~15°。对于有些患者，该手术仅能阻止侧凸进展。对于大多数接受该手术治疗的患者，凸侧骨骺阻滞术的矫形依赖于术后凹侧的生长，因此术后即刻并无矫形作用，术后还需矫形支具，以获得进一步矫形。使用内置物固定可以使术中矫正效果更佳，后路凸侧加压可以让凸侧阻滞效果更好。对11例侧凸弧度长且广泛的先天性脊柱侧凸畸形患者（涉及多个畸形脊椎）的早期随访结果显示，经内置物固定的凸侧骨骺阻滞术辅以后路凹侧撑开得到了令人鼓舞的疗效。单纯后路内固定凸侧骨骺阻滞术，并在每个节段进行椎弓根螺钉置入，可以

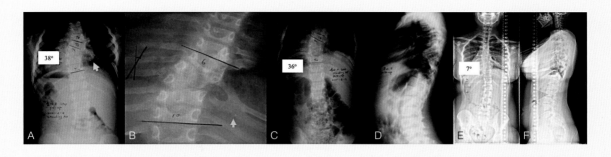

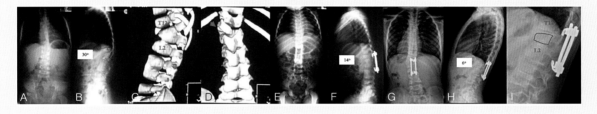

$$\frac{24}{25}$$

图5-24 患儿，女性，3岁，T$_8$半椎体畸形伴发对侧并肋畸形，行前后路一期骨骺阻滞术联合凹侧并肋切除

A. 术前X线正位片显示T$_8$半椎体畸形伴发对侧并肋畸形，Cobb角38°；

B. 局部放大图，可见T$_8$半椎体及对侧并肋畸形；

C、D. 术后复查正、侧位X线片，Cobb角为36；

E、F. 术后14年随访正、侧位X线片，Cobb角为7°（红色箭头所示为半椎体畸形，橙色箭头所示为并肋畸形；绿色箭头所示为切断的并肋）

图5-25 患儿，男性，2岁，脊柱侧后凸，行单纯后方骨骺阻滞术

A. 术前脊柱正位X线片提示轻度脊柱侧凸畸形；

B. 术前侧位X线片提示胸腰段局部后凸畸形，T$_{12}$-L$_2$ Cobb角为30°；

C. 脊柱三维重建提示T$_{12}$/L$_1$半椎体与L$_1$椎体存在分节不良；

D. 红色箭头所示为T$_{12}$/L$_1$半椎体的半椎板；

E、F. 术后正、侧位X线片，T$_{12}$-L$_2$ Cobb角为14°；

G、H. 术后9年随访X线片提示患者冠状面、矢状面平衡良好，胸腰段后凸矫正满意；

I. 术后9年随访侧位X线片局部放大图，蓝色线框所示为L$_1$椎体，可见椎体前柱发育明显改善

避免前路手术。一项纳入13例接受单纯后路内固定凸侧骨骺阻滞术患者的研究显示，早期实施该项手术是安全的，其中9例患者侧凸改善9°及以上，2例患者侧凸度数维持不变。

对于年龄较小、存在中度先天性脊柱侧凸畸形的患者，凸侧骨骺阻滞术可减缓或阻止凸侧椎体的生长，保留或促进凹侧椎体继续生长，进而达到矫正脊柱畸形的目的。通过加用凸侧内固定及凹侧撑开，可提升矫形效果。在临床应用中，应严格把握此类手术的适应证和禁忌证，若应用得当，可避免截骨操作或长节段融合。但其整体矫形能力有限，必要时可改用其他手术方式达到矫形目的。

（杨　阳　仉建国）

参考文献

[1] MCMASTER M, OHTSUKA K. The natural history of congenital scoliosis: a study of 251 patients[J]. J Bone Joint Surg Am, 1982, 64A: 1128-1147.

[2] DEMIRKIRAN G, YILMAZ G, KAYMAZ B, et al. Safety and efficacy of instrumented convex growth arrest in treatment of congenital scoliosis[J]. J Pediatr Orthop, 2014, 34(3): 275-281.

[3] WINTER RB, LONSTEIN JE, DENIS F, et al. Convex growth arrest for progressive congenital scoliosis due to hemivertebrae[J]. J Pediatr Orthop, 1988, 8(6): 633-638.

[4] CIL A, YAZICI M, ALANAY A, et al. The course of sagittal plane abnormality in the patients with congenital scoliosis managed with convex growth arrest[J]. Spine (Phila Pa 1976), 2004, 29(5): 547-552.

[5] THOMPSON AG, MARKS DS, SAYAMPANATHAN SR, et al. Long-term results of combined anterior and posterior convex epiphysiodesis for congenital scoliosis due to hemivertebrae[J]. Spine (Phila Pa 1976), 1995, 20(12): 1380-1385.

[6] SHONO Y, ABUMI K, KANEDA K. One-stage posterior hemivertebra resection and correction using segmental posterior instrumentation[J]. Spine (Phila Pa 1976), 2001, 26(7): 752-757.

[7] CHEUNG KM, ZHANG JG, LU DS, et al. Ten-year follow-up study of lower thoracic

hemivertebrae treated by convex fusion and concave distraction[J]. Spine (Phila Pa 1976), 2002, 27(7): 748-753.

[8] UZUMCUGIL A, CIL A, YAZICI M, et al. Convex growth arrest in the treatment of congenital spinal deformities, revisited[J]. J Pediatr Orthop, 2004, 24(6): 658-666.

[9] ALANAY A, DEDE O, YAZICI M. Convex instrumented hemiepiphysiodesis with concave distraction: a preliminary report[J]. Clin Orthop Relat Res, 2012, 470(4): 1144-1150.

[10] GINSBURG G, MULCONREY DS, BROWDY J. Transpedicular hemiepiphysiodesis and posterior instrumentation as a treatment for congenital scoliosis[J]. J Pediatr Orthop, 2007, 27(4): 387-391.

（七）椎体骑缝钉技术及椎体拴系技术——特发性脊柱侧凸的前路生长调节技术

1. 概述　目前，针对Cobb角＞25°进行性脊柱侧凸且骨骼发育不成熟的患者所采取的标准治疗方案是使用胸腰骶矫形支具（TLSO）。支具的使用是为了阻止侧凸的发展。青少年特发性脊柱侧凸支具试验（Bracing in Adolescent with Idiopathic Scoliosis Trial, BrAIST）显示，支具治疗在脊柱侧凸Cobb角20°～40°的患者中可以有效地阻止侧凸进展。在这项前瞻性研究中，72%接受支具治疗的侧凸患者避免了进展到需要脊柱融合手术的程度（＞50°）。然而，先前的报道显示这种治疗方式的有效性不一致，尽管使用支具，但18%～50%的患者仍出现侧凸进展。特别是年轻患者（＜10岁）使用支具效果不佳，这可能是因为其剩余的生长潜能较大。体重过重也会影响支具的有效性。此外，在佩戴支具的过程中一些儿童可能会出现社会心理问题，特别是对于那些已经佩戴多年支具的儿童。有报道显示这些患者心理压力显著，且缺乏自信。Misterska等强调，对于一些青少年女性来说，佩戴支具造成的心理压力可能高于实际上脊柱畸形所致的压力。

关于支具佩戴依从性的文献报道也存在差异，一些文献报道其依从性低至20%。研究发现，患者依从性最高约为60%。Katz等的研究显示，若每天佩戴支具的时间＞12小时，82%的侧凸不会进展。在Katz等的研究中，最好的结果出现在白天佩戴支具时（当患者直立时）。对于许多青少年患者来说，很难在白天按计划佩戴支具。此外，虽然支具治疗是非侵入性的，并可保留脊柱的生长、运动和功能，但它不能纠正已经出现的畸形。尽管大多数外科医师、家属及患者都认为在有限的时间内佩戴支具以期避免手术治疗是合理的，但当一个年幼的孩子面对着要多年佩戴支具且无法保证良好的治疗结果的现实，患者很难下定决心接受治疗。此外，许多侧凸进展到需要接受脊柱融合术的患者并不想失去脊柱的活动能力。对于这些骨骼发育不成熟的儿童来说，非融合治疗具有最大的优势。椎体骑缝钉技术（vertebral body stapling，VBS）和椎体拴系技术（vertebral body tethering，VBT）都被认为是可能的治疗方法。

2. 前路脊柱生长调节的历史 骑缝钉用于治疗成角畸形的长骨骨骺阻滞术已有70多年的历史。1951年，Nachlas和Borden最先认识到脊柱骨骺融合的潜在好处。他们最初对在犬类模型中使用跨越多个椎体水平的骑缝钉来创建和纠正腰椎侧凸的结果持乐观态度。手术控制了许多动物模型的侧凸进展，在一些犬类模型中还实现了额外的矫正效果。然而，一些骑缝钉由于设计不当及跨越多个椎间隙而失败。对3名进展性脊柱侧凸儿童应用骑缝钉技术的治疗效果不佳，导致人们失去了对这种新治疗方法的热情。同样，其他研究者对凸侧置钉控制进展性脊柱侧凸的效果也不甚满意。

1954年，Smith等曾报道此类手术对先天性脊柱侧凸患者的治疗结果不佳，这可能是因为纳入的患儿剩余的生长潜能较低，同时侧凸严重并且有相当大的旋转畸形，所以侧凸矫形效果受限。一些钉发生断裂或松动，这可能是由于椎间盘活动所导致的。虽然在前方椎体的终板/骨骺置钉以调节脊柱生长和控制侧凸的概念似乎是合理的，但原本为膝关节周围骨骺置钉而设计的钉在应用于脊柱时容易脱位。这些钉的设计导致其不能横跨椎间盘放置，且不能与脊柱的运动相协调。

Hueter-Volkmann定律被认为是脊柱侧凸顶椎区域椎体楔形变的驱动因素。加压抑制骨骺生长，而撑开则促进其生长。利用这一原理，最近大量的临床前研究已经证明了前路脊柱生长调节在动物体内的有效性。因此，人们重新燃起了对脊柱半骨骺融合和前路生长调节的兴趣。Stokes等建立了大鼠尾部模型，证实了其调节椎体生长板的能力。Stokes的模型表明Hueter-Volkmann定律可以预测经过机械调节后的椎体生长。使用外固定时，加压使生长下降到正常的68%，而撑开使生长增加到114%。Mente等的研究表明，不对称的鼠尾椎骨负荷可导致受压侧和受拉侧生长出现差异，这可能是导致畸形出现的原因，也可以是之后矫形的原理。Braun等进一步研究报道了Hueter-Volkmann定律在山羊脊柱模型中的作用。结果证明，通过机械性拴系可创造出一个进展性、结构性且大小显著的脊柱侧前凸，其顶椎的楔形变增加11.3°。与诱导出畸形但未治疗的对照组相比，使用骑缝钉的治疗组能够获得显著的畸形矫正。因此，Braun等在使用骑缝钉的大型动物模型中证实了脊柱畸形的产生以及随后对其进展的控制。Wall等使用正常的猪模型，通过置钉进行脊柱半侧骨骺融合，可以在冠状面造成侧凸（0.8°～22.4°）。组织学评估发现生长板的置钉侧软骨细胞肥大，表明其结构发生了改变。

大量前路椎体拴系相关的临床前数据也获得了发表，其中包括动物研究和生物力学研究。Newton等发表了几篇报道，分析了柔性前外侧拴系在各种动物模型中的作用。他们最初研究了机械拴系对快速生长的牛模型的影响。在此研究中，8只小牛接受开胸手术并使用椎体螺钉内固定，在椎体之间放置了1根不锈钢柔性线缆。12周后，分析X线片并进行生物力学活动范围分析。拴系节段出现12°脊柱侧凸及5°脊柱后凸，椎间盘间隙明显呈楔形。生物力学分析表明，线缆不影响轴向旋转或屈伸活动范围，然而它限制了脊柱的侧向运动。线缆被切断后，脊柱活动范围恢复正常。

在第2份报道中，Newton等评估了猪模型的影像学、组织学和生物力学结果，该模型的生长率与青少年患者相似。在这项研究中，12只7月龄的小型猪在4个连续胸椎行前路聚乙烯线缆内固定。每个月进行X线片、术后CT和MRI扫描、组织学表现和生物力学表现评估。与之前的动物模型相似，内置物能够在生长期间诱发脊柱侧凸畸形。生长6个月后，平均冠状面畸形达到14°，生长12个月后达到30°。MRI未发现椎间盘退变的证据；冠状面组织切面显示骨–螺钉界面完整，没有内置物失效或松动的证据。切断线缆后，以及向拴系侧的对侧弯曲时，脊柱的僵硬性降低、活动范围增加。在随后的报道中，这些作者重新评估了椎间盘的健康情况和保留的活动度，发现拴系与非拴系牛脊椎骨的椎间盘大体形态或椎间盘含水量没有变化。然而，在拴系节段的椎间盘中，他们发现椎间盘高度降低，蛋白多糖合成增加，凹侧和凸侧椎间盘间的胶原分布发生变化。这些变化的可逆性和临床意义目前还不清楚。该研究还指出，拴系后脊柱侧向弯曲和屈伸的僵硬性显著增加（$P < 0.05$），但扭转的僵硬性不受影响。重要的是，去除线缆后，脊柱活动范围可恢复正常。

3. VBS技术　自20世纪50年代首次实施脊柱半骺阻滞术以来，置入钉的设计和金属成分发生了变化。由于脊柱的活动性比长骨好，已有研究证明，此前为长骨手术设计的不锈钢钉已经不能满足要求，这些钉太过僵硬，易于脱落。形状记忆合金内置物——镍钛钉（Medtronic Sofamor Danek, Memphis, TN）的研发解决了钉脱位的问题。镍钛钉是一种含50%镍和50%钛的生物相容性形状记忆合金。这种钉的独特之处在于：它在冷却时是直的，但在体温状态下，会以C形牢固地固定在骨骼上。Braun等在山羊模型中对这些新研发的镍钛钉进行了专门测试，结果显示其安全有效（很少甚至没有移位）。

（1）VBS技术的适应证和禁忌证：有至少1年的生长潜能且侧凸畸形需要佩戴支具治疗的患者，或者支具治疗已经失败或拒绝使用支具的患者，是VBS的良好适应证。Lenke 1型、3型、5型和6型脊柱侧凸是VBS手术治疗的理想选择。其他适应证包括：女孩≤13岁，男孩≤15岁；Risser征为0级或1级，腕关节X线片显示至少还有1年的生长时间，或者Sanders评分≤4分；胸弯≤35°，腰弯≤45°；旋转度小和柔韧度≤20°；胸椎后凸≤40°（表5-3）。

表5-3　VBS以及VBT技术的适应证

指标	VBS技术	VBT技术
年龄	女孩≤13岁 男孩≤15岁	女孩≤14岁 男孩≤16岁
骨骼成熟度： Risser征 Sanders评分	0～1级 ≤4分	0～3级 ≤5分
胸弯	≤35°	30°～65°
腰弯	≤45°	30°～65°
柔韧度	≤20°	≤30°
后凸角	≤40°	≤40°
肋骨隆起 （经脊柱侧凸测量计）	微小的	≤20°

该手术的禁忌证与任何前路脊柱或胸部手术相同，包括全身感染、活动性呼吸系统疾病（如无法控制的哮喘）或麻醉风险增加的情况。肺功能明显受损可能是相对禁忌证。

具有前路脊柱手术经验的外科医师，特别是具有微创技术的医师，应该能够实施这种手术。寻求有经验的普通外科医师或胸外科医师的帮助会有助于手术的开展。通过使用胸腔镜和微创技术治疗腰弯，可以在限制瘢痕总长度的同时，用骑缝钉治疗T_3-L_4的脊柱侧凸。其他节段的内固定放置将取决于锁骨下血管、奇静脉或髂血管位置的解剖学差异以及腰大肌的大小。

（2）VBS技术概述：患者在全身麻醉下，取侧卧位，凸侧朝上。在侧凸的凹面下方放置一个腋滚，允许侧凸稍加修正。单肺通气和二氧化碳吹入利于更好的可视化。透视定位确定椎体。胸腔镜通过腋前线的入口置入。骑缝钉的肋间入口靠近腋后线。切开后，使用扩张器扩大入口。在透视下，每个节段都要进行测试，以评估置入钉的大小。钉齿应靠近椎体终板，以确保最佳放置位置。所有的钉都放置在肋骨小头前方，以避免任何潜在的神经损伤。对于胸椎平背畸形的患者，通常需要更偏前方放置。在腰椎，钉放置在椎体的后半部分。插入试模推动侧凸的顶点，以提高术中矫形。小心保护节段性血管。在打好孔后，选择合适尺寸的骑缝钉（范围，3～8mm宽，2～4个钉齿的设计），并使用撑开器将其固定齿拉直。骑缝钉被放置在冰中以保持固定齿开放。移除试模，使用定制装置快速置入骑缝钉。透视重新确认置钉的位置，骑缝钉应该嵌入椎体。

在腰椎，可采用小切口直接外侧腹膜后入路。术中向后牵拉腰大肌，可放置3～4个节段骑缝钉。另一种选择是：我们可以在EMG的辅助下，在椎间盘后半部分沿纵向轻轻分离腰大肌。在手术结束时，用透视重新确认所置钉的位置。通过前入口插入胸腔引流管，胸管通常在术后第1天拔除。

（3）VBS术后护理：术后4～6周内需限制活动，以促进切口的皮肤和肌肉愈合。短时间使用腰围固定。术后6周检查伤口并进行X线检查。如果直立位X线片上侧凸≥20°，建议患者夜间佩戴支具以帮助稳定侧凸。如果手术的目的是获得永久矫正，作者建议在伤口愈合后的数周内开始于夜间使用支具。夜间佩戴支具应持续到骨骼成熟。在第6周，取消任何多余的限制措施，之后每3个月随访1次，直到发育成熟。

（4）VBS的临床结果：2003年，Betz等报道了镍钛钉在21例骨骼发育不成熟的青少年特发性脊柱侧凸患者中的应用。该手术的指征是支具不符合要求，或者是支具无法阻止侧凸的进展。他们发现该手术是安全有效的，其结果与之前报道的支具治疗效果相当。

2005年和2010年，Betz等评估了41例侧凸患者（26例胸弯，15例腰弯）的骑缝钉手术，平均随访3.2年。在该队列中，有13例患者同时进行了胸腰椎侧凸骑缝钉手术。该队列的平均年龄是9.4岁。侧凸下降＞10°为"改善"，在术前测量的10°以内为"无变化"，发展到＞10°时被认为"加重"。成功被定义为"改善"或"无变化"。术前胸弯＜35°的成功率为79%。术后首次直立位X线片上的Cobb角＜20°的成功率为86%。在胸弯＞35°的患者中，8例中有6例进展超过50°。胸椎平背畸形患者中，71%的患者矢状面改善为正常。腰弯总体成功率为87%，只有1例患者（术前侧凸为40°）进展到50°。腰椎组分别评估7例少儿特发性脊柱侧凸（JIS），成功率为100%，并发症很少，平均失血量214ml。

Dimeglio等证明支具在JIS患者中通常无效。在青春期开始时，在Cobb角为20°～30°的JIS患者有75%最终需要脊柱融合，而＞30°的患者有100%的脊柱融合风险。Theologis等调查了这一高危人群中的骑缝钉手术。在一项平均随访3.4年的双中心研究中，作者报道了JIS患者＜10岁，Cobb角30°～39°，控制率达100%。虽然这些结果很有前景，但重要的是，本报道中的年轻患者在文章发表时尚未达到骨骼成熟，侧凸仍有恶化的可能。

为了验证并进一步描述接受VBS治疗的患者的临床和影像学结果，Bumpass等研究了31例骨骼不成熟、中度特发性脊柱侧凸患者使用镍钛钉的情况，并进行了4年随访。在这个系列中，对于Cobb角25°～40°且不适合佩戴支具的患者，采取了骑缝钉手术。61%的病例中术后侧凸进展控制在10°以内。胸弯＜35°的控制率为79%，与Betz等之前报道的78%控制率几乎相同。胸腰弯＜35°的控制率为70%，低于Betz等报道的87%。与Theologis等研究相比，＜10岁的患者侧凸控制率更低（62%比100%）。该系列中共有11例患者（35%）需要后续的融合手术，有2例患者（6%）因过度矫正需要移除骑缝钉。Bumpass等注意到术前＞30%的仰卧位柔韧度可预测最终的侧凸控制情况。

在最近的一篇报道中，Cuddihy等比较了VBS手术与其他方面相匹配支具队列对中度（25°～44°）特发性脊柱侧凸的骨骼不成熟患者的疗效。42例特发性脊柱侧凸患者采用VBS治疗，并随访至少2年。该支具队列由一系列来自哥德堡支具数据库的患者，在1968～1994年接受治疗（n=2655），符合与VBS组相同的纳入标准。从这个支具数据库中，129例患者的165个侧凸（其中36例同时患有胸弯和腰弯）符合纳入标准。作者发现，对于25°～34°胸弯，VBS的成功率（定义为侧凸进展＜10°）为81%，而支具的成功率为61%（P=0.16）。胸弯为35°～44°时，VBS和支具成功率均较低。对于腰弯，两组治疗25°～34°侧凸的成功率相似（80%）。作者的结论：与支具相比，在胸弯较小（25°～34°）的高危患者中，VBS比支具提供了更好的结果。与既往报道一致，VBS对胸弯≥35°无效。在Trupia等的一项研究中，10例骨骼不成熟的AIS患者，侧凸为25°～35°，2008～2018年由1名外科医师进行了前路VBS手术。接受VBS手术的患者平均年龄为11.8岁（9.7～13.5岁），冠状面侧凸的平均角度为31°（26°～35°）。平均随访时间6.4年。所有患者在术后首次就诊时均表现为侧凸矫正。在最后的随访中，50%的患者侧凸进展＞5°，而剩下的50%患者则随着时间的推移保持稳定或纠正。有侧凸进展的5例患者在年龄明显更小时接受了VBS手术（10.8 比12.8，P=0.003）。其中4例患者因脊柱侧凸恶化需要额外的手术治疗。

（5）VBS并发症：在我们的经验中，有1个记录在案的主要并发症：1例4岁患儿未被发现的先天性膈疝在术后6周破裂，需要紧急修补。其他较小的并发症包括：损伤节段血管和胸腔镜手术转为小型开胸手术（1例），乳糜胸（1例）在放置胸管后痊愈，发展为轻度胰腺炎，以及2例患者出现临床显著的肺不张之后采取保守治疗。

多数情况下维持胸管＜24小时；然而，一些早期患者的胸管引流时间超过4天。1例患儿报告疼痛，骑缝钉治疗时术前Cobb角＞50°。她的胸弯进展，需要采取融合术。置钉的腰弯得到了矫正，远端的两个腰椎置钉节段不需要融合。融合术后2个月，患者出现腰椎疼痛，骨扫描显示钉-骨界面摄取增加。2枚腰椎远端钉被移除，术后3周患者无疼痛。

Trupia等报道了3例接受骑缝钉手术的患者发生内置物相关并发症。1例患者的1根骑缝钉松动，尽管并未出现症状，但在第2次手术中将移位的钉移除，以防止移位钉引起的任何不良影响。这是我们临床经验的早期阶段，我们认为松动的骑缝钉与技术有关。骑缝钉被顺利移除，患者骨骼发育成熟，无侧凸进展。2例患者在随访中偶然发现远端钉齿断裂。钉齿嵌入骨中，其余结构保持稳定，没有进行二次手术移除内置物。

最后，在我们的队列中，有一位5岁时被置钉的孩子在相反的方向上侧凸被过度矫正到35°。如果出现大于10°为过度矫正，我们建议去除钉。目前，我们尝试将骑缝钉手术推迟到8岁，以减少过度矫正的风险（图5-26）。

4. VBT技术　VBS技术已被证明对骨骼不成熟的中度弯曲患者是有益的，但对于侧凸较大的儿童的选择则比较有限。尽管BrAIST试验为支具治疗青少年特发性脊柱侧凸的有效性提供了令人信服的证据，但该研究仅包括初始Cobb角20°～40°的患者。因此，对于Cobb角＞35°的儿童（可能不适合VBS或支具），VBT技术被提出作为一种替代方案。

（1）适应证和禁忌证：VBT的候选患者包括胸椎、胸腰段和/或腰椎侧凸的骨骼不成熟患者（Risser征0～3级，Sanders评分≤5分）。随着更多的经验积累，适应证仍在不断拓展。但是，在我们获得更多的经验之前，拴系应谨慎地使用在极端成熟或不成熟的患者中。更年长、更成熟的患者可能无法实现生长调节，因此需要依赖重塑。在非常年轻、发育不成熟的患者可能会经历过度矫正（图5-27）。目前，VBT用于胸弯30°～65°和腰弯30°～65°的患者。柔韧性是最重要的，侧凸应该理想的弯曲到≤30°。由于前路内固定导致的潜在后凸效应，胸弯＞40°的真实后凸（MRI或CT扫描确认）是一个相对禁忌证。约50%的旋转矫正是可以预期的，因此，较大的肋骨隆起（＞20°）也是相对禁忌。

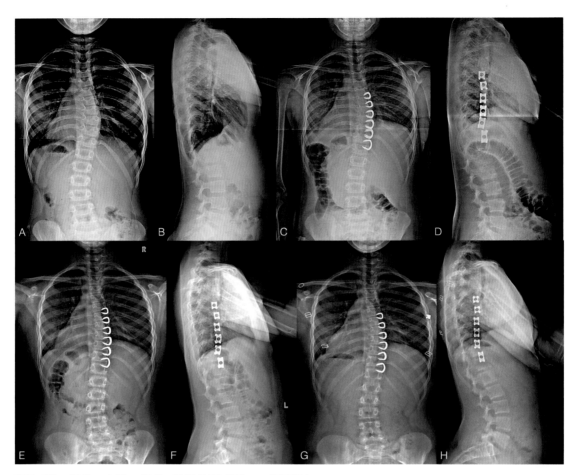

图5-26　患儿，女性，9岁，月经前期（Risser征0级）

A、B. 出现25°进行性右侧胸弯、22°代偿性腰弯和10°脊柱后凸畸形（T₅-T₁₂），其从T₆-T₁₂接受胸腔镜VBS手术，术后没有出现并发症；C、D. 术后即刻胸弯为22°，腰弯为16°；E、F. 术后1年，胸弯为14°，腰弯为17°；G、H. 术后4年随访，胸弯为16°，腰弯为14°，胸部后凸畸形为19°。继续随访该患者，其现在13岁，还在生长期（Risser征2级）

（2）VBT技术概述：Parent和Shen最近发表了一篇关于该手术技术的精彩综述。VBT的手术技术与VBS非常相似。患者取侧卧位，凸侧朝上。采用单肺通气塌陷右肺，手术通过胸腔镜进行。3个5mm的工作胸腔镜孔呈三角形排列。摄像镜头经一个孔进入，超声刀插入另一个孔，内镜"花生米"在第3个端口开始解剖。使用C形臂X线机透视检查前后位和侧卧位，确定正确的位置和椎体水平。沿肋骨头前方及椎体的外侧切开壁层胸膜。胸膜切开达到拟拴系的节段长度后，将其小心的沿椎体前外侧推开。识别、凝固并分离节段性血管。一些外科

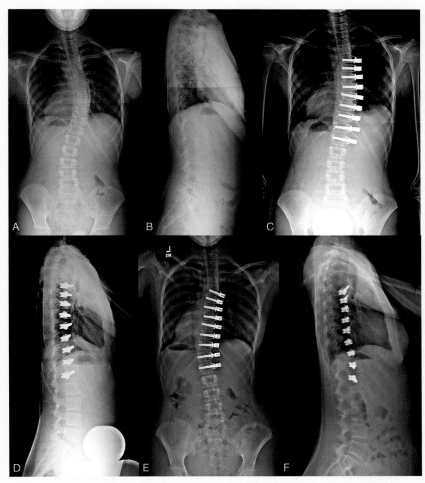

图5-27 患儿，女性，11岁，月经前期（Risser征0级，Sanders评分3分）

A、B. 出现右侧进行性41°柔韧性胸弯，代偿性腰弯为20°，近端胸弯为12°，胸部后凸畸形为12°（T_5-T_{12}），接受了胸腔镜下T_5-L_1的VBT手术；C、D. 术后胸弯为18°，代偿弯为5°，胸部后凸畸形为11°；E、F. 术后1年，主胸弯为13°，代偿性腰弯为0°

在随访的1~2年，患者开始出现过度矫正。2年后，冠状面侧凸向左21°，腰弯向右5°。此时，患者仍有明显的生长潜能（Risser征1级）。当时，对其线缆在胸腔镜下远端3个节段（T_{10}-L_1）进行了修剪。在术后1年，其冠状面侧凸保持稳定（左胸为20°，右腰为5°）。该患者目前处于Risser征4级，病情进一步恶化的风险较低

医师使用小切口开胸入路，以尽可能避免损伤1个或2个节段血管，以便于侧凸矫正。然后在腋后线上放置15mm的工作孔，以确保安全放置椎体螺钉。首先，在肋骨头附近的椎体前部放置1个有3个钉齿的钉。注意确认其位于肋骨头前方，没有侵及神经孔。确定最佳长度，攻丝后置入螺钉。C形臂X线机检查并确认螺钉正确位置。其余螺钉以类似的方式放置。经最尾端15mm孔导入线缆并与螺钉连接。将张紧装置放置在尾端水平螺钉上，并张紧线缆。随后，使用顶端平移、加压和拉紧线缆的组合方式来矫正脊柱的弯曲，然后拧紧固定螺钉以保持矫正。在这一点上，进行线缆修剪，在两端各留下约1cm的长度。与VBS一样，在胸腰段和腰椎也可采用经腹膜后小切口直接外侧入路。对于Lenke C型胸弯，应考虑进行胸腰弯双VBT治疗。手术完成后，通过1个5mm的端口放置1根胸管，冲洗半侧胸腔，直视下行肺复张，切口分层关闭。

（3）术后护理：与VBS一样，患者应限制活动6周，以允许骨长入螺钉。一般不需要术后支撑或腰围固定，除非存在骨质疏松和螺钉使用较少（非常罕见）。在某些情况下，推荐使用Providence支具治疗未经治疗的腰弯。患者在术后3周和6周检查伤口，并进行X线检查。

（4）临床结果：2010年，Crawford和Lenke首次描述了VBT，在这个病例报道中，作者描述了1名8岁半患有40°进行性胸椎侧凸的男孩接受VBT技术治疗的经历。T_6–T_{12}前路VBT术后第1次拍摄站立位X线片可见侧凸矫正为25°。随访6个月、12个月、21个月、32个月和48个月的X线片及体格检查显示冠状面畸形逐渐得到矫正。该患者在整个随访期间保持了良好的冠状面和矢状面平衡，最后一次在术后第4年测得的冠状面侧凸角度为6°。

Samdani等报道了第一批连续32例接受胸椎前路VBT治疗并随访1年的患者。所有患者骨骼发育均不成熟，平均年龄12岁，平均Risser征为0.42，平均Sanders评分3.2分。患者接受了平均7.7个椎体节段的拴系，拴系范围为T_7–T_{11}。该队列的中位失血量为100ml。术前平均主要冠状面侧凸角为43°，在术后第一次X线片上可见侧凸被矫正为21°。侧凸在12个月的随访期间显示出显著的持续矫正效果，最后一次测量的结果为18°（$P < 0.05$）。总体而言，腰弯也显示出明显的自发矫正，术前为25°，术后时为18°，最近随访时为13°（$P < 0.05$）。值得注意的是，在本研究中，由于一些患者同时接受了腰椎VBS手术，线缆对腰弯的影响可能被略微高估了。然而，在未融合的腰弯中，特别是在度数小、柔韧性好的Lenke A型或B型侧凸患者中，可以观察到明显的自发矫正。重要的是，尽管假定VBT治疗在去旋转方面有局限性，但大多数患者在VBT治疗后胸椎轴向旋转略有改善。术前测量仪读数为13°，最终随访为

7°，该系列矢状面参数保持稳定，未观察到严重并发症。

　　Samdani等也发表了来自同一队列的前11例患者的2年随访结果。术前影像学数据和人口统计学数据与1年的数据相似。在本报道中，作者发现在持续随访的2年中，胸弯、腰椎代偿弯以及胸廓的突出通过生长调节显示出持续的进行性矫正。没有患者表现出畸形进展，并且未出现神经系统感染和内置物相关并发症（图5-28）。

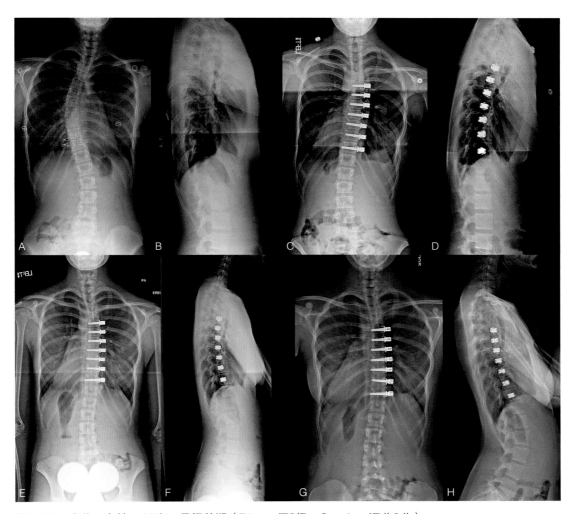

图5-28　患儿，女性，13岁，月经前期（Risser征2级，Sanders评分6分）
A、B. 右侧进行性胸弯为36°，腰椎代偿弯为25°，近端胸弯为18°，胸部后凸角为14°（T_5-T_{12}），接受胸腔镜T_5-T_{11}的VBT治疗，对手术耐受良好；C、D. 术后胸弯为12°，代偿弯为10°，胸部后凸角为18°；E、F. 术后1年，主胸弯为15°，代偿性腰弯为14°；G、H. 最近随访时，主胸弯为12°，腰弯为7°，且没有出现并发症。目前该患者18岁，处于Risser征5级，侧凸进展的风险较低

以往研究的局限性之一是随访时间相对较短，且患者仍有生长。我们最近回顾了本机构第一批25例接受胸部VBT手术的患者，他们目前已经达到骨骼成熟。在2015年SRS年会上，Samdani等研究了VBT技术对25例患者的影响，所有患者接受治疗时骨骼发育均尚未成熟，仅有胸弯固定。术前胸椎主要冠状面角平均为41°，术后首次站立位X线片显示矫正为20°（$P < 0.05$）。侧凸逐步改善，骨骼成熟时侧凸的平均角度为14°（矫正率=66.1%，$P<0.05$）。同样，术前的腰弯28°在术后也逐步得到矫正（术后即刻18°，最近随访12°，$P < 0.05$）。轴向旋转从术前的12°改善到最近的6°（$P < 0.05$）。矢状面测量结果保持稳定（胸椎后凸：术前24°，术后即刻21°，最近随访24°；腰椎前凸：术前50°，术后即刻45°，最近随访52°）。在该队列中未观察到重大并发症。虽然仍需要长期随访来评估内置物的磨损和持久性，以及其他潜在的晚期并发症，但这些数据有助于我们理解骨生长末期拴系对患者的影响。这些结果与之前的报道一致，表明VBT可以在该患者群体中有效和安全地使用。

Newton等的一项研究对23例接受前路VBT（AVBT）手术的患者和26例接受后路脊柱融合手术（posterior spinal fusion, PSF）的患者进行了比较。两组的平均随访时间（和标准差）相似：AVBT组（3.4±1.1）年，PSF组（3.6±1.6）年（$P=0.6$）。术前，两组在影像学和临床畸形测量上相似，AVBT组平均胸弯为（53±8）°，PSF组为（54±7）°（$P=0.4$）。在最终随访时，AVBT组有更多的残留畸形，平均胸弯为（33±18）°，而PSF组为（16±6）°（$P<0.001$）。AVBT队列中有9例患者更改手术方案（3例转为PSF，还有3例尚未完成），而PSF队列中没有患者更改手术方案。术后平均翻修时间为2.3年（1.2～3.7年）。12例（52%）患者有线缆断裂迹象，其中4例接受了翻修手术。干预后患者的结果相似。与PSF相比，虽然ABVT有更低的畸形矫正效果和更高的手术翻修率，但大多数患者可推迟最PSF的时机或后期可能不需要做PSF。

Hoernschemeyer等对29例患者进行了报道[平均年龄（12.7±1.5）岁，10.2～16.7岁]。其中大多数患者被评为Risser征0级或1级（52%）、Sanders评分3分（32%）。平均固定（7.2±1.4）个节段，术前冠状面侧凸平均42°。29例患者中有20例患者的Cobb角<30°，成功率为74%。14例（48%）患者在超过1个椎体水平出现疑似线缆断裂。2例患者接受PSF，4例进行了拴系翻修。总修正率为21%（6/21）。总的来说，93%的患者避免了PSF，这表明拴系技术可能是骨骼不成熟特发性脊柱侧凸患儿的可靠治疗选择。

（5）VBT早期外科医师治疗经验和并发症：2015年，Pahys等发表了一篇论文，报道了其中心对前100例接受VBT治疗的患者的整体经验和并发症。该队列的总体平均手术时间为246分钟。前25例患者的平均手术时间为294分钟。然而，手术时间随着手术经验的增加而显著减少，队列中最后25例患者的平均手术时间为196分钟（$P < 0.05$）。现在手术通常在3小时内完成。在这项研究中，总的平均估计失血量为190ml。前25例患者到后25例患者的估计失血量（estimated blood loss，EBL）也减少了246ml和156ml，4例患者需要接受输血。无重大并发症或早期内固定失败。术中，2例患者在无法耐受单肺通气后转行开胸手术，1例患者神经监测信号的异常在手术结束前好转。轻微的术后并发症包括1例需要行支气管镜检查的长期肺不张、5例短暂的大腿疼痛/麻木以及1例未获得解决的肋间神经痛。

Newton等报道了17例患者。7例患者接受了翻修手术：4例因完全矫正或过度矫正而摘除腰椎线缆，1例因断裂而增加腰椎线缆，1例因断裂而替换腰椎线缆，1例接受PSF翻修手术；另外3例患者因侧凸进展而接受PSF手术。8例（47%）患者疑似线缆断裂。尽管存在这些问题，但17例患者中有10例（59%）患者的侧凸被成功地控制于35°以下。17例患者中有13例成功地避免了接受融合手术。

截至目前，在作者所在机构，患者的侧凸已经达到稳定或继续得到矫正，且避免了脊柱融合的发生。患者主观地认为脊柱的灵活性得到了保留。进一步的研究将通过检测患者脊柱的活动度客观评价拴系后脊柱的柔韧性。

此外，还有其他几个值得思考的问题。一些文献表明胸腔镜前路入路可能影响肺功能。也有一些作者报道，脊柱前路手术后患者肺功能降低很少甚至没有降低，而胸腔镜入路的影响最小。

还需要特别注意过度矫正的可能性。随着线缆机械力的作用，骨骼的持续生长可以导致出现与起始侧凸方向相反的脊柱侧凸。一个基本的考虑是在开始约束时患儿还有多少"残留的侧凸"，而这主要取决于患儿还有多少生长空间。对于仍可能会显著生长的患者（Y型软骨未闭合、Risser征0级等），可能有必要在手术前等待一些时间，让侧凸稍进展，或在第一次手术后留下更大的未矫正的侧凸度数。同样，侧凸进展相关的基因标志物的测量可能是有意义的。为了确定动态拴系、骨骼生长和最终矫正之间的时间关系，长期随访是非常重要的。

5. 结论　前路VBS技术和VBT技术已被证明是治疗骨骼尚未成熟的特发性脊柱侧凸患者的有效方法。VBS适用于年龄较小、侧凸角度中等大小的患者，尤其适合支具无法阻止侧凸进展或不能忍受支具治疗的患者。VBT的适应证在不断地发展更新，除了阻止侧凸进展外，该手术还能够通过对脊柱生长的调节在很大一部分患者中实现侧凸矫正。尽管VBT的概念令人鼓舞，但相关临床应用经验仍然有限，仍需要继续进行全面的研究来分析其可否作为这一患者群体的主要治疗方案。

（Randal R. Betz & Amer F. Samdani 著）

（吴增玉　译　庄乾宇　仉建国　审校）

参考文献

[1] BUTLER JP, LORING SH, PATZ S, et al. Evidence for adult lung growth in humans[J]. N Engl J Med, 2012, 367(3): 244-247.

[2] DAVIES G, REID L. Effect of scoliosis on growth of alveoli and pulmonary arteries and on right ventricle[J]. Arch Dis Child, 1971, 46(249): 623-632.

[3] RAMÍREZ N, CORNIER AS, CAMPBELL RM, et al. Natural history of thoracic insufficiency syndrome: a spondylothoracic dysplasia perspective[J]. J Bone Joint Surg Am, 2007, 89(12): 2663-2675.

[4] GOLDBERG CJ, MOORE DP, FOGARTY EE, et al. Long-term results from in situ fusion for congenital vertebral deformity[J]. Spine (Phila Pa 1976), 2002, 27(6): 619-628.

[5] GOLDBERG CJ, GILLIC I, CONNAUGHTON O, et al. Respiratory function and cosmesis at maturity in infantile-onset scoliosis[J]. Spine (Phila Pa 1976), 2003, 28(20): 2397-2406.

[6] DIMEGLIO A, BONNEL F. Le rachis en croissance: Scoliose, taille assise et puberte[M]. Paris: Springer, 1990: 453.

[7] CAMPBELL RM, SMITH MD. Thoracic insufficiency syndrome and exotic scoliosis[J]. J Bone Joint Surg Am, 2007, 89(Sl 1): S108-S122.

[8] OLSON JC, GLOTZBECKER MP, TAKAHASHI A, et al. Expansion Thoracoplasty in Rabbit

Model: Effect of Timing on Preserving Pulmonary Growth and Correcting Spine Deformity[J]. Spine (Phila Pa 1976), 2018, 43(15): E877-E884.

[9] CLOTMAN F, LIBBRECHT L, GRESH L, et al. Hepatic artery malformations associated with a primary defect in intrahepatic bile duct development[J]. J Hepatol, 2003, 39(5): 686-692.

[10] CASTEELS I, DEMANDT E, LEGIUS E. Visual loss as the presenting sign of Jeune syndrome[J]. Eur J Paediatr Neurol, 2000, 4(5): 243-247.

[11] LABRUNE P, FABRE M, TRIOCHE P, et al. Jeune syndrome and liver disease: report of three cases treated with ursodeoxycholic acid[J]. Am J Med Genet, 1999, 87(4): 324-328.

[12] REDDY SN, SETH BA, COLACO P. Jeune syndrome with neonatal cholestasis[J]. Indian J Pediatr, 2011, 78(9): 1151-1153.

[13] SHAH KJ. Renal lesion in Jeune's syndrome[J]. Br J Radiol, 1980, 53(629): 432-436.

[14] TURKEL SB, DIEHL EJ, RICHMOND JA. Necropsy findings in neonatal asphyxiating thoracic dystrophy[J]. J Med Genet, 1985, 22(2): 112-118.

[15] YERIAN LM, BRADY L, HART J. Hepatic manifestations of Jeune syndrome (asphyxiating thoracic dystrophy)[J]. Semin Liver Dis, 2003, 23(2): 195-200.

[16] JEUNE M, BERAUD C, CARRON R. [Asphyxiating thoracic dystrophy with familial characteristics][J]. Arch Fr Pediatr, 1955, 12(8): 886-891.

[17] KEPPLER-NOREUIL KM, ADAM MP, WELCH J, et al. Clinical insights gained from eight new cases and review of reported cases with Jeune syndrome (asphyxiating thoracic dystrophy) [J]. Am J Med Genet A, 2011,155A(5): 1021-1032.

[18] OBERKLAID F, DANKS DM, MAYNE V, et al. Asphyxiating thoracic dysplasia. Clinical, radiological, and pathological information on 10 patients[J]. Arch Dis Child, 1977, 52(10): 758-765.

[19] O'CONNOR MB, GALLAGHER DP, MULLOY E. Jeune syndrome[J]. Postgrad Med J, 2008, 84(996): 559.

[20] Amirou M, Bourdat-Michel G, Pinel N, et al. Successful renal transplantation in Jeune syndrome type 2[J]. Pediatr Nephrol, 1998,12(4): 293-294.

[21] Morgan NV, Bacchelli C, Gissen P, et al. A locus for asphyxiating thoracic dystrophy, ATD, maps to chromosome 15q13[J]. J Med Genet, 2003,40(6): 431-435.

[22] RODRÍGUEZ LM, GARCÍA-GARCÍA I, CORREA-RIVAS MS, et al. Pulmonary hypoplasia in Jarcho-Levin syndrome[J]. P R Health Sci J, 2004, 23(1): 65-67.

[23] KNISELY AS, STEIGMAN CK. Stenosis of the foramen magnum and rostral spinal canal, with spinal cord deformity, in Jeune's asphyxiating thoracic dystrophy[J]. Pediatr Pathol, 1989, 9(3): 299-305.

[24] FRUCHTER Z, ENĂCHESCU I. Asphyxiating thoracic dystrophy (Jeune's syndrome). Radiological findings[J]. Rom Med Rev, 1970, 14(3): 46-50.

[25] WEBER TR, KURKCHUBASCHE AG. Operative management of asphyxiating thoracic dystrophy after pectus repair[J]. J Pediatr Surg, 1998, 33(2): 262-265.

[26] PEHRSSON K, LARSSON S, ODEN A, et al. Long-term follow-up of patients with untreated scoliosis. A study of mortality, causes of death, and symptoms[J]. Spine (Phila Pa 1976), 1992, 17(9): 1091-1096.

[27] CHARLES YP, DIMÉGLIO A, MARCOUL M, et al. Influence of idiopathic scoliosis on three-dimensional thoracic growth[J]. Spine (Phila Pa 1976), 2008, 33(11): 1209-1218.

[28] DIMEGLIO A, CANAVESE F, CHARLES YP. Growth and adolescent idiopathic scoliosis: when and how much?[J]. J Pediatr Orthop, 2011, 31(1 Sl): S28-S36.

[29] FOOD AND DRUG ADMINISTRATION. Vertical Expandable Prosthetic Titanium Rib (VEP-TR) [OL]. https://www.fda.gov/downloads/AdvisoryCommittees/CommitteesMeetingMaterials/PediatricAdvisoryCommittee/UCM438974.pdf.

[30] CAHILL PJ, MARVIL S, CUDDIHY L, et al. Autofusion in the immature spine treated with growing rods[J]. Spine (Phila Pa 1976), 2010, 35(22): E1199-E1203.

[31] EL-HAWARY R, SAMDANI A, WADE J, et al. Rib-based Distraction Surgery Maintains Total Spine Growth[J]. J Pediatr Orthop, 2016, 36(8): 841-846.

[32] FLYNN JM, EMANS JB, SMITH JT, et al. VEPTR to treat nonsyndromic congenital scoliosis: a multicenter, mid-term follow-up study[J]. J Pediatr Orthop, 2013, 33(7): 679-684.

[33] WALDHAUSEN JHT, REDDING GJ, SONG KM. Vertical expandable prosthetic titanium rib for thoracic insufficiency syndrome: a new method to treat an old problem[J]. J Pediatr Surg, 2007, 42(1): 76-80.

[34] EMANS JB, CAUBET JF, ORDONEZ CL, et al. The treatment of spine and chest wall deformities with fused ribs by expansion thoracostomy and insertion of vertical expandable prosthetic titanium rib: growth of thoracic spine and improvement of lung volumes[J]. Spine (Phila Pa 1976), 2005, 30(17 Sl): S58-S68.

[35] CAMPBELL RM, HELL-VOCKE AK. Growth of the thoracic spine in congenital scoliosis after expansion thoracoplasty[J]. J Bone Joint Surg Am, 2003, 85(3): 409-420.

[36] MAYER OH, REDDING G. Early changes in pulmonary function after vertical expandable prosthetic titanium rib insertion in children with thoracic insufficiency syndrome[J]. J Pediatr Orthop, 2009, 29(1): 35-38.

[37] Dede O, Motoyama EK, Yang CI, et al. Pulmonary and Radiographic Outcomes of VEPTR (Vertical Expandable Prosthetic Titanium Rib) Treatment in Early-Onset Scoliosis[J]. J Bone Joint Surg Am, 2014, 96(15): 1295-1302.

[38] FLYNN JM, RAMIREZ N, EMANS JB, et al. Is the vertebral expandable prosthetic titanium rib a surgical alternative in patients with spina bifida?[J]. Clin Orthop Relat Res, 2011, 469(5): 1291-1296.

[39] SMITH JT. Bilateral rib-to-pelvis technique for managing early-onset scoliosis[J]. Clin Orthop Relat Res, 2011, 469(5): 1349-1355.

[40] LIVINGSTON K, ZURAKOWSKI D, SNYDER B, et al. Parasol Rib Deformity in Hypotonic Neuromuscular Scoliosis: A New Radiographical Definition and a Comparison of Short-term Treatment Outcomes With VEPTR and Growing Rods[J]. Spine (Phila Pa 1976), 2015, 40(13): E780-E786.

[41] CAMPBELL RM, SMITH MD, HELL-VOCKE AK. Expansion thoracoplasty: the surgical technique of opening-wedge thoracostomy. Surgical technique[J]. J Bone Joint Surg Am, 2004, 86-A(1 Sl): S51-S64.

[42] O'BRIEN A, ROTH MK, ATHREYA H, et al. Management of Thoracic Insufficiency Syndrome in Patients With Jeune Syndrome Using the 70mm Radius Vertical Expandable Prosthetic Titanium Rib[J]. J Pediatr Orthop, 2015, 35(8): 783-797.

[43] ZIVKOVIC V, BÜCHLER P, OVADIA D, et al. Extraspinal ossifications after implantation of vertical expandable prosthetic titanium ribs (VEPTRs)[J]. J Child Orthop, 2014, 8(3): 237-244.

[44] SANKAR WN, ACEVEDO DC, SKAGGS DL. Comparison of complications among growing spinal implants[J]. Spine (Phila Pa 1976), 2010, 35(23): 2091-2096.

[45] SKAGGS DL, CHOI PD, RICE C, et al. Efficacy of intraoperative neurologic monitoring in surgery involving a vertical expandable prosthetic titanium rib for early-onset spinal deformity[J]. J Bone Joint Surg Am, 2009, 91(7): 1657-1663.

[46] SANKAR WN, SKAGGS DL, YAZICI M, et al. Lengthening of dual growing rods and the law of diminishing returns[J]. Spine (Phila Pa 1976), 2011, 36(10): 806-809.

二、融合技术

（一）半椎体切除术

先天性脊柱侧凸是在胚胎发育的早期某些因素影响了体节的发育过程，导致椎体发育异常，并逐渐出现脊柱的侧方弯曲。先天性脊柱侧凸发病时间早，大多数随着年龄增长畸形会逐渐加重，如不早期诊断并进行相应的治疗，到青春期可形成严重僵硬的脊柱畸形，给患儿及家属造成严重的经济及精神负担。部分患儿随着畸形加重，可影响心肺功能的发育，成年后多因心肺功能衰竭死亡。另有部分患儿在青春期时可表现为严重的脊柱侧凸或后凸畸形，出现神经功能的损害，最终出现瘫痪等，严重影响患儿的生命健康及生活质量。先天性脊柱侧凸可以分为形成障碍型、分节不良型以及同时包括这两类畸形的混合型。其中半椎体畸形是形成障碍型的一种，也是最常见的先天性脊柱侧凸类型。

在过去的几十年中，多种技术被用来治疗半椎体所致先天性脊柱侧凸。早期的原位融合术或骨骺阻滞术虽然在某些病例中可阻止或减缓侧凸的进展，但并无矫形效果，且支具使用时间较长，不能达到理想的矫形效果。半椎体切除术由于可以直接去除导致脊柱畸形的病因，达到满意的矫形效果及随访结果，是治疗半椎体导致的先天性脊柱侧凸的理想手术方式。本章节将就半椎体切除术治疗先天性脊柱侧凸进行讨论。

1. 半椎体的分型以及自然史

（1）McMaster等总结先天性脊柱侧凸畸形的影像学特点后，发现半椎体是先天性脊柱侧凸最常见的一种类型，并根据半椎体的影像学特点分为完全分节半椎体、部分分节半椎体、未分节半椎体及嵌合型半椎体（图5-29）。其中完全分节半椎体具有完整的上下终板，具有类似正常椎体的生长潜能，随着年龄的增长可导致严重的进展性畸形。而部分分节半椎体指半椎体上下椎间盘发育不完整或者缺如，此类畸形致畸能力较完全分节的半椎体小。未分节半椎体指半椎体的上下椎间盘均未发育，此类畸形致畸能力很小，很少需要外科干预。此外，嵌合型半椎体也是一种少见的半椎体类型，此类半椎体可有或者无上下椎间盘，半椎体上下的椎体呈楔形变，抵消了半椎体的致畸能力，此类畸形可不导致脊柱侧后凸畸形，无须手术治疗。在此基础上他们进一步总结了先天性脊柱侧凸畸形的进展速度与畸形的类型、畸形的位置、患儿的年龄及畸形的数目等危险因素有关。由于先天性脊柱侧凸畸形发生在胚胎发育的早期，其致畸因素同时会影响其他内脏器官的发育，因此，先天性脊柱侧凸常伴发多种内脏和骨骼肌肉系统的

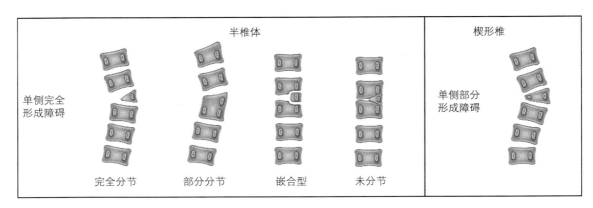

图5-29　半椎体分型

异常。髓内畸形是先天性脊柱侧凸最常见的伴发畸形，发生率为15%～43%，其中脊髓纵裂和脊髓拴系综合征是先天性脊柱侧凸伴发髓内畸形最常见的类型。内脏畸形也是先天性脊柱侧凸常见的伴发畸形，其中伴发心脏畸形的发生率为12%～34%。

McMaster等总结了胸腰骶椎单一半椎体畸形随着年龄增长的进展情况。他们认为半椎体位于上胸段时畸形进展最慢，每年平均进展1°～2°；其次是下胸段，每年平均进展1.0°～2.5°；畸形进展最为迅速的位于胸腰段，每年平均进展1.0°～3.5°，腰椎半椎体平均每年进展1°，腰骶段平均每年进展1.0°～1.5°。当半椎体伴发对侧并肋畸形或者分节不良时，畸形所致的畸形进展速度更快。

多发半椎体畸形的自然史取决于半椎体的位置分布以及类型。同侧的多发半椎体会导致脊柱双侧严重的不对称生长潜能，多数需要外科干预。而分布在脊柱两侧的多发半椎体的自然史取决于双侧半椎体的对称情况，如果双侧半椎体距离很近，其不对称的生长潜能可以互相抵消，可能不会产生严重的侧后凸畸形；若双侧半椎体距离远，其生长潜能可能无法抵消，各自的原发畸形取决于每个半椎体的分型以及位置，治疗方案也需要考虑这些因素。对于其他合并分节不良、并肋等畸形的多发半椎体畸形而言，其自然史更加难以判断，需要仔细地对患儿进行影像学检查，并对其自然史进行判断，进而选择合适的治疗方案。

（2）Nasca分型：Nasca等发现先天性脊柱侧凸的进展可能与半椎体数目、位置及椎体间分节不良有关。因此，他们根据半椎体及椎体间分节不良情况将先天性脊柱侧凸分为以下几种类型：A型为有额外肋骨和椎弓根的单个半椎体；B1型为由于对侧椎体和神经弓发育不足而形成的单个楔形半椎体；B2型由于对侧椎体和神经弓发育不完全而形成的单个楔形半椎体；C型为卵圆形和楔形椎等多个协调一致的半椎体；D1型为多个连续的半椎体伴凹侧累及多个椎体及后方结构的分节不良；D2型为多个楔形椎伴对侧分节不良；E型为平衡半椎体；F型为后方半椎体。这种分型方式根据半椎体及周围分节不良的类型判断先天性脊柱侧凸的进展情况，指导先天性脊柱侧凸的治疗。

（3）Kawakami分型：Kawakami等根据先天性脊柱侧凸的三维CT数据提出了一种新的分型（表5-4）。这种分型认为全脊柱X线片仅能对简单的脊柱畸形进行阐述，对于结构复杂及三维结构的脊柱畸形不能详细地描述椎体畸形情况及与邻近椎体的关系。因此他们提出了一种基于脊柱的三维CT数据的新的先天性脊柱侧凸的分型。他们将先天性脊柱侧凸分为4种类型：1型为单发简单型，2型为多发简单型，3型为复杂型，4型为分节不良型。这种分型对先天性脊柱侧凸椎体形态及与邻近椎体的关系描述详细，但是畸形分类过于复杂，记忆困难，而且对手术治疗方案的指导意义稍差。

表5-4　Kawakami分型

分型	描述
1型	单发简单型 　半椎体 　楔形椎 　蝴蝶椎 　椎板缺如或其他
2型	多发简单型 　分离的或邻近的半椎体、楔形椎或蝴蝶椎等
3型	复杂型 　不对称的或混合的复杂型
4型	分节不良型

2. 半椎体所致先天性脊柱侧凸的治疗　先天性脊柱侧凸患儿随着年龄增长畸形会逐渐进展，完全分节的半椎体具有类似正常椎体的生长潜能，在婴幼儿时期脊柱畸形可能会快速进展，出现严重的脊柱侧后凸畸形。此外，半椎体的自然史与其所处的部位相关联，例如颈腰骶段半椎体，腰骶段是整个脊柱的基石，这个部位的半椎体可能会造成躯干整体的偏斜以及腰椎很大的代偿侧凸。因此，即使是未分节的半椎体，最终可能也需要手术治疗。因此，在半椎体所致的先天性脊柱侧凸确诊后，需根据脊柱畸形的具体情况，选用合适的治疗策略。

（1）非手术治疗：半椎体所致的先天性脊柱侧凸一旦确诊，需根据患者的年龄以及畸形类型确定其畸形的自然史。对于畸形较轻、未分节或者嵌合型、生长潜能较小的半椎体可给予保守观察治疗，但需要定期随访观察脊柱畸形进展情况，一般6个月复查脊柱正、侧位X线片，以免忽视畸形的进展，导致严重畸形出现。对多发脊柱畸形所致脊柱侧后凸畸形不严重、柔韧性较好的婴幼儿脊柱畸形患者，或者原发畸形轻微但代偿畸形明显、柔韧性尚可的患儿，可采用石膏或支具矫形等保守治疗，控制主弯的进展，延缓代偿弯的出现及进展，可帮助推迟手术的年龄。

（2）手术治疗：对于半椎体导致的进展性先天性脊柱侧凸，外科手术治疗是主要方式。手术治疗的主要目的是矫正并控制主弯的发展，避免或者延缓代偿弯的出现及进展，恢复脊柱的生理弯曲及脊柱的平衡，尽可能地减少融合节段，保留脊柱的活动能力，减少对脊柱及胸廓发育的影响。常用的手术方式可分为：骨骺阻滞术、半椎体切除术、非融合手术以及截骨短节段融合联合非融合手术的混合手术。手术方式的选择取决于患儿的年龄、畸形的类型、畸形所处的部位以及就诊时脊柱侧后凸畸形的严重程度。

半椎体切除术可以直接去除病因，早期手术可以达到去除病因、短节段融合的效果，对于单发半椎体畸形，可以达到"治愈"的效果。因此其已经成为半椎体所致先天性畸形的主流术式。半椎体所致畸形患儿如早期不进行手术，在青春期第二次快速生长期时畸形会迅速加重，导致手术难度增大、融合节段增加。半椎体切除术最早由Royle于1928年提出，但当时该术式的并发症尤其假关节形成、后凸加重以及神经损伤等风险高，限制了该术式的广泛应用。之后Leatherman和Dickson提出，通过分期前后路联合手术来进行，前路进行半椎体、椎间盘以及椎弓根切除，后路切除半椎体的后方结构，并使用Harrington内固定进行后方固定以及后方脊柱结构植骨融合，取得了良好的临床疗效。之后该技术继续发展，逐渐发展为一期前后路联合半椎体切除术，后路固定的方式包括Harrington内固定、钛缆或者钢丝以及椎弓根螺钉系统。随着椎弓根螺钉的广泛应用，后路内固定亦可达到脊柱三维矫形的目的，在此基础上，1991年Harms最早提出使用后路一期半椎体切除联合椎弓根螺钉内固定治疗此类畸形，并取得良好的临床效果，得到脊柱外科医师的广泛接受，是目前应用最广泛的半椎体切除术式。半椎体切除术的手术指征有：完全分节的非嵌合型半椎体，可在患儿早期进行预防性半椎体切除术；特殊部位如颈胸段以及腰骶段，未完全分节的半椎体也会导致进行性进展的斜颈、胸段代偿畸形以及躯干偏斜，也应当早期进行预防性手术治疗；其他类型的半椎体，随访观察呈进行性发展，也应考虑进行手术切除。

1）前后路联合半椎体切除术：前后路一期半椎体切除术的优点在于解剖清楚，前路切除相关结构时对脊髓的牵拉少，前路确切的植骨融合。缺点在于需要双切口，创伤大，存在前路入路相关并发症风险，且对患儿的耐受力要求高。近年来，脊柱后路手术技术的进步已经可以达到或者接近前后路联合半椎体切除术的效果，避免了前路手术相关并发症。因此，前后路联合半椎体切除术的使用越来越少。需要特别指出的是：对于特殊部位的半椎体，尤其是颈椎、颈胸段的半椎体，因为后路手术会受到椎动脉的限制，手术难度以及风险大，对于此类患儿，应当选择进行前后路联合半椎体切除术。

根据半椎体所处的部位，患儿在全身麻醉后仰卧或侧卧于手术床上。手术需要在脊髓功能监测下进行。术前半小时静脉预防性使用抗生素，常规消毒铺巾后采用经颈前路、侧开胸入路、胸腹联合入路或者腹膜后入路显露半椎体以及上下邻近节段，将克氏针置于半椎体，透视确认定位。之后使用双极电凝或者结扎节段动静脉，使用手术刀切除半椎体上下的椎间盘，之后使用咬骨钳、磨钻或者超声骨刀切除半椎体的骨性结构以及椎弓根，注意辨认椎体后壁，避免侵入椎管导致神经损伤。使用骨蜡处理松质骨的出血，硬膜外静脉丛的出血可使用双极电凝来控制。务必保证完整切除半椎体上下的椎间盘直至均匀渗血的松质骨骨面。此外，还应切除半椎体对侧的椎间盘或者骨桥、并肋，以进行充分的松解。前路结构切除完毕后，使用明胶海绵填塞保护截骨区。患儿轴线翻身呈俯卧位。骨膜下剥离半椎体上下需要融合的节段，注意保持融合节段两端棘上韧带以及关节囊的完整性。以20号注射器针头（锐端剪断）置于需要固定融合的节段的椎弓根内，正位X线透视以准确定位，之后按术前计划于半椎体上下融合节段内置入椎弓根螺钉。在颈椎可使用侧块螺钉，若因解剖变异导致椎弓根螺钉以及侧块螺钉无法使用，可使用椎板钩来代替。切除半椎体包括：棘突及椎板、关节突及横突；仔细分离并以棉片保护脊髓以及半椎体上下的神经根，向前方与前路截骨间隙相通。之后取合适长度的内固定棒，预弯后与凸侧的椎弓根螺钉与预弯的钛棒相连，并进行加压闭合截骨间隙，之后取合适长度的内固定棒，预弯后与凹侧螺钉相连，根据矫形需要可进行适度撑开（密切关注脊髓功能监测信号的变化），以获得脊柱的最终矫形。注意加压过程中需反复探查截骨节段是否存在脊髓受压。所切除半椎体较大、伴有明显的后凸畸形或需要避免原发畸形过度矫正时，尤其当半椎体位于下胸段、胸腰段、腰骶段时，需要进行前路的结构性支撑植骨重建，可自棒的外侧以椎体切除所获松质骨充填钛笼置入，然后行加压以固定钛笼并矫正后凸畸形；若半椎体较小并无明显后凸，可应用可吸收骨替代材料或者自体松质骨粒植骨，注意加压完成后须探查以确认截骨间隙植骨充分、闭合完全。融合节段后方椎板及小关节去皮质，应用咬除的自体骨行Moe植骨。术中可采用控制性降压以减少出血，但在截骨时应保证平均动脉压不低于85mmHg，以保障脊髓的血供。

部分颈椎半椎体单纯后路内固定不能提供矫形所需的把持力和稳定性，可通过前-后-前路手术，在后路手术之后再进行前路手术进行植骨以及内固定。

2）后路一期半椎体切除术：后路一期半椎体切除术适用于颈胸段以下的胸腰骶段半椎体畸形患儿。有文献报道，采用后路一期半椎体切除治疗颈椎半椎体，但均为个案报道，未得到广泛认可。

后路一期半椎体切除术需要在脊髓功能监测下进行。麻醉后患儿俯卧于手术床上。术前半小时预防性静脉使用抗生素。常规消毒铺巾后，取背部后正中切口，骨膜下剥离半椎体上下需要融合的节段，注意保持融合节段两端棘上韧带以及关节囊的完整性。以20号注射器针头（锐端剪断）置于半椎体及上下需要融合的椎弓根内，正位X线透视以准确定位（图5-30）。后按术前计划于半椎体上下融合节段内置入椎弓根螺钉（图5-31）；切除半椎体后方结构，包括棘突、椎板、关节突及横突；若半椎体位于胸段，还需切断与半椎体相连的肋骨头以及近段肋骨，注意避免损伤壁层胸膜，肋骨断端以骨蜡封闭；操作过程如遇硬膜外静脉出血可以用双极电凝止血。仔细分离并以棉片保护脊髓及半椎体上下之神经根，用骨刀或者超声骨刀沿半椎体上下之椎间盘由外向内切除一侧椎体（图5-32），沿椎间盘切除半椎体可减少截骨过程中的松质骨出血。外侧到达壁层胸膜或者腹膜，前方保持前纵韧带完整，之后可使用骨刀撬剥切除半椎体相邻椎间盘，要注意椎间盘组织必须清除完整，暴露均匀渗血的骨性终板，半椎体对侧的椎间盘应尽量切除，修正截骨间隙为V形（图5-33、图5-34）。当半椎体对侧存在骨桥或者并肋时，应予以切除以进行充分的松解（图5-35）。遗留于硬膜前方的薄层骨皮质可在直视下用打器向前推或切除。之后取合适长度的内固定棒，预弯后与凸侧的椎弓根螺钉与预弯的钛棒相连，并进行加压闭合截骨间隙，之后取合适长度的内固定棒，预弯后与凹侧螺钉相连，根据矫形需要可进行适度撑开（密切关注脊髓功能监测信号的变化），以获得脊柱的最终矫形。注意加压过程中需反复探查截骨节段是否存在脊髓受压。所切除半椎体较大、伴有明显的后凸畸形或需要避免原发畸形过度矫正时，尤其当半椎体位于下胸段、胸腰段、腰骶椎时，需要进行前路的结构性支撑植骨重建，可自棒的外

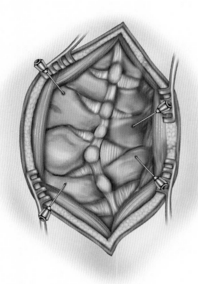

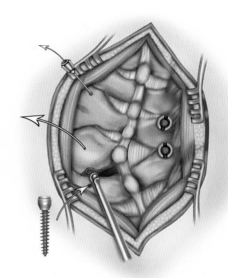

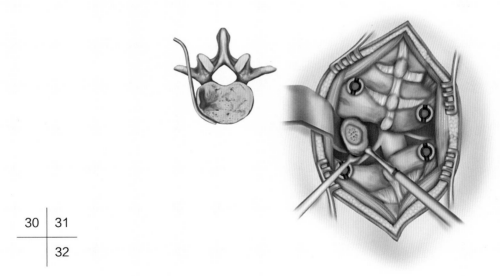

30	31
	32

图5-30 术中透视使用注射器针头确认椎弓根螺钉的钉道

图5-31 置入椎弓根螺钉后进行椎板切除

图5-32 切除半椎体及上下的椎间盘

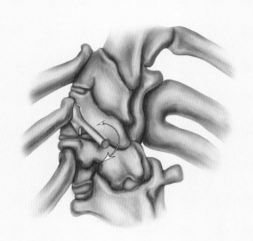
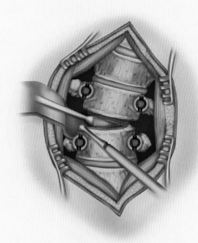

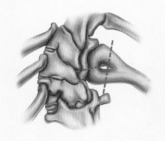
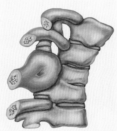
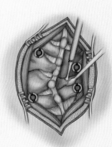
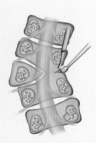

33	34
35	

图5-33　胸椎半椎体应当切除相应的肋骨头

图5-34　尽量切除半椎体对侧椎间盘

图5-35　半椎体对侧的分节不良或者并肋畸形应当切除

侧以椎体切除所获松质骨充填钛笼置入，然后行加压以固定钛笼并矫正后凸畸形（图5-36）；若半椎体较小并无明显后凸，可应用可吸收骨替代材料（NovoBone）或者自体松质骨粒植骨，注意加压完成后须探查以确认截骨间隙植骨充分、闭合完全（图5-37）。融合节段后方椎板及小关节去皮质，应用咬除的自体骨行Moe植骨。术中可采用控制性降压以减少出血，但在截骨时应保证平均动脉压不低于85mmHg，以保障脊髓的血供。

（3）术后处理：前后路联合手术患儿需要放置前路引流或胸腔闭式引流，后路切口放置筋膜下引流。后路一期半椎体切除患儿术后留置筋膜下切口引流管，根据引流量于术后72小时内拔除，拔除引流管后即扶患儿坐起及下地锻炼，站立状态下量制保护性支具。术后1周左右出院。婴幼儿以及不能配合治疗者建议24小时佩戴支具3个月，之后改为下地佩戴支具3个月。其他患儿下地佩戴支具3个月即可。术后3个月、6个月、12个月定期随访。之后每6个月随访1次。

3. 讨论 半椎体所致先天性脊柱畸形的治疗取决于半椎体的类型、所处的位置以及患儿的年龄。完全分节的非嵌合半椎体会导致进行性发展的、严重的原发以及代偿畸形，保守治疗效果有限，需要早期进行外科干预。此外，特殊部位的半椎体，例如腰骶段以及颈胸段半椎体会导致严重的躯干倾斜或者斜颈，此类畸形也需要早期进行外科干预。根据文献报道以及我们的经验，对此类畸形在患儿早期进行预防性半椎体切除，可以在去除病

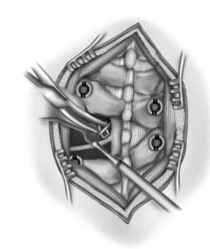

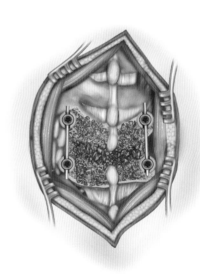

36

37

图5-36 半椎体切除后间隙较大时可使用钛笼支撑重建

图5-37 矫形完成后进行椎板间植骨

因的同时对原发畸形以及代偿畸形进行满意的矫正,达到类似于"治愈"效果。多数脊柱外科医师也主张对半椎体导致的先天性脊柱畸形应进行早期手术干预,但是进行手术的合适年龄目前尚有争议。Klemme等建议患儿满1岁后就应及早进行手术治疗,不应拖延。Ruf等总结的接受后路半椎体切除术患儿的最小年龄为2岁。在我们团队治疗的患儿中,接受后路半椎体切除术患儿的最小年龄为1岁6个月,多数患儿年龄集中在2~3岁。我们认为,考虑到患儿的耐受力、围手术期护理以及患儿的发育状况,推荐在2岁之后、5岁之前对此类患儿进行手术。

由于半椎体切除可以直接去除导致先天性脊柱侧凸的病因,达到理想的术后及随访效果,目前已经成为治疗半椎体导致的先天性脊柱侧凸的主流术式。半椎体切除按照手术入路的不同,分为前后路一期或分期半椎体切除及后路一期半椎体切除。已经有多个学者报道使用前后路联合手术进行半椎体切除,可采用前–后或者后–前术式。根据术式的选择使用后路或者前路内固定系统,有学者推荐在进行半椎体切除之后,在半椎体切除间隙使用结构性支撑植骨来预防局部后凸的出现,前后路联合半椎体切除术的矫形效果可以达到41%~71%,<5岁患儿的手术效果明显优于≥12岁患儿。常见的并发症包括入路相关并发症(血管损伤)、神经系统并发症(一过性或永久性神经根损伤)以及假关节形成等。近年来,随着后路固定技术以及截骨技术的进步,前后路联合半椎体切除术的应用越来越少,但在某些特殊部位例如颈椎半椎体以及颈胸段的半椎体,因为涉及椎动脉的解剖,仍然需要使用前后路联合手术。需要特别指出的是,对此类患儿术前均应进行椎动脉的CT血管造影检查以准确了解椎动脉的走行。Ruf、Yu以及Wang等均报道了使用前后路联合手术治疗颈椎以及颈胸段半椎体,取得良好的临床效果。

与前后路半椎体切除术相比,后路一期半椎体切除术操作简单、手术时间短、避免了对胸腹腔脏器的影响、术后患者恢复快、总体住院时间明显缩短。后路一期半椎体切除术已经成为目前治疗胸腰骶椎半椎体导致的脊柱畸形的理想术式。已经有多个学者就后路半椎体切除术的效果进行了报道。Ruf和Harms等于2003年首先对婴幼儿半椎体导致的先天性脊柱畸形进行后路一期半椎体切除术的治疗结果进行了报道。28例6岁以下患儿接受后路一期半椎体切除术,术后经过3.5年的随访取得了满意的术后及随访矫形效果。其中术后即刻节段性侧凸的矫正率为72.0%,节段性后凸的矫正率为63.0%,头侧以及尾侧代偿弯的术后即刻自发矫正率分别为78.0%及65.0%。2009年他们又分别总结了无分节不良组及伴发对侧分节不良组导致的先天性脊柱侧凸的矫形效果，其中无分节不良组节段性侧凸的术后即刻矫正率为80.56%，节段性后凸的矫正率为63.6%，头侧及尾侧代偿弯的术后即刻自发矫正率为80.0%和76.5%；伴发对侧分节不良组节段性侧凸的术后即刻矫正率为66.67%，节段性后凸的矫正率为62.5%，头侧及尾侧代偿弯的术后即刻自发矫正率为59.3%和58.8%。在国内，北京协和医院仉建国教授等率先开展半椎体切除术矫正半椎体导致的先天性脊柱畸形。2004年他们报道了15例完全分节型半椎体导致的先天性脊柱侧凸畸形接受前后路一期半椎体切除术的疗效，冠状面节段性侧凸术后即刻矫正率为68.9%，矢状面节段性后凸术后即刻矫正率为48.4%，经过平均17个月随访矫形效果无明显丢失。2006年他们又总结了18例患儿接受后路一期半椎体切除术的疗效，术后即刻冠状面节段性侧凸矫正率为66.40%，矢状面节段性后凸矫正率为69.98%，经过平均13.5个月的随访，冠状面节段性侧凸末次随访时丢失5.14°，矢状面节段性后凸无明显丢失。

目前后路半椎体切除术治疗先天性脊柱侧凸的矫形效果已经得到了人们的公认，目前的研究热点集中在半椎体切除后的短节段融合及长期随访效果的研究。Wang等总结了36例先天性脊柱侧凸患儿接受后路半椎体切除短节段融合的疗效，术后即刻冠状面节段性侧凸矫正率为86.1%，矢状面节段性后凸矫正率为72.6%，头侧及尾侧代偿弯自发矫正率为76.4%及75.1%（图5-38、图5-39）。Chang等总结了18例患儿接受后路一期半椎体切除术后平均11.4年的疗效，冠状面节段性侧凸术后即刻矫正率为75%，末次随访时矫形丢失4.3°；头侧及尾侧代偿弯术后即刻自发矫正率为59.3%及77%，末次随访时矫形分别丢失2.5°及2.6°。术后及随访过程中未出现因手术导致的医源性椎管狭窄，未出现血管或神经损伤导致的严重并发症。

后路半椎体切除术的并发症发生率较低，文献报道为0~28.6%，其中内固定并发症最为常见，主要表现为凸侧螺钉切割、断棒等。婴幼儿患儿半椎体切除内固定并发症的发生主要与手术技术以及患儿的一般状况有关。在手术过程中，短节段固定对于内固定强度要求很高，准备椎弓根螺钉道时应当精准，螺钉置入前需要使用透视进行准确的定位，必要时可在完成半椎体切除后，在直视下进行椎弓根螺钉的置入；对于椎弓根发育极差的患儿，可使用椎板钩、横突钩或椎弓根钩进行固定，因此，在术中需要减少对相应椎板、横突等解剖结构的保护。此外，术中务必保证对半椎体以及上下椎间盘的完整切除。婴幼儿畸形柔韧，即使半椎体以及上下椎间盘不能完全切除，也可进行闭合，但应注意，在不完整切除的情况下强

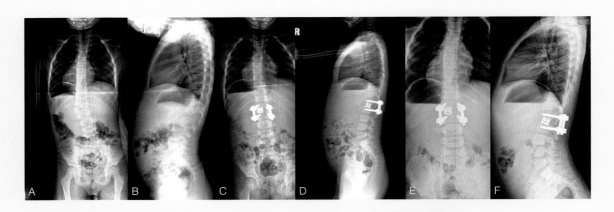

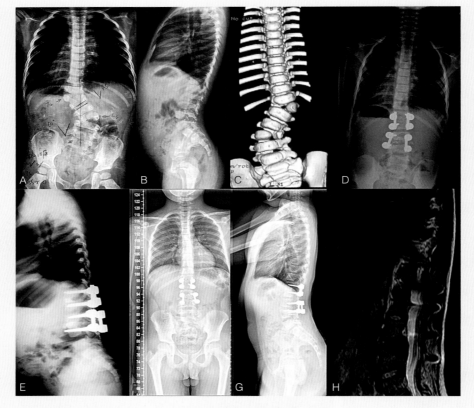

图5-38　患儿，女性，5岁，半椎体致先天性脊柱侧凸

A、B. 术前正、侧位X线片显示半椎体所致先天性脊柱侧凸；

C、D. 行半椎体切除，单节段固定融合，前柱使用钛笼重建，术后即刻矫形满意；

E、F. 术后3年随访提示矫形维持良好

图5-39　患儿，男性，3岁，半椎体致先天性脊柱侧凸

A~C. 术前示T$_{12}$、L$_3$半椎体所致先天性脊柱侧凸；

D、E. 行半椎体切除，跳跃性单节段固定融合；

F、G. 术后7年随访矫形维持良好

行闭合截骨间隙，会导致螺钉持续承受应力。此外，残留的椎间盘的生长会导致畸形复发以及内固定失败。Ruf和Harms等报道，对于畸形严重的患者，短节段固定时螺钉应力很大，出现椎弓根螺钉切割的风险高，这种情况下可以在相邻的节段（避免骨膜下显露）临时置入辅助椎弓根螺钉，帮助分担截骨水平上下的椎弓根螺钉的应力，在术后3个月进行辅助椎弓根螺钉的取出，恢复相应节段的功能。当考虑到患儿的一般情况时，患儿接受手术时的年龄越小，骨质发育越差，椎弓根越细小或伴有发育异常，椎弓根皮质强度越低，置入椎弓根螺钉的风险会明显增高。同时，年龄小的儿童在选择内固定时只能选择儿童专用的手术器械，其器械强度降低，在同样应力作用下更容易发生断棒。此外，还有学者在半椎体所致先天性脊柱侧凸患儿长期随访过程中观察到PJK的情况，主要的危险因素为局部残留后凸过大。针对后路一期半椎体切除术内固定失败以及PJK的并发症，我们推荐：在胸腰段半椎体切除术后，使用前柱钛笼进行结构性支撑重建来改善局部后凸的矫形，并提高术后即刻稳定性。

对于使用椎弓根螺钉内固定的婴幼儿后路一期半椎体切除术的另一个关注点是，椎弓根螺钉是否会影响脊柱的发育以及椎管的容积。Ruf和仉建国教授等各自采用CT对使用椎弓根螺钉、＜6岁患儿进行随访观察，发现椎弓根螺钉对脊柱发育的影响很小，对椎管容积干扰很小，不会导致椎管狭窄以及相应神经损伤情况的出现。

与胸腰段半椎体相比，特殊部位的半椎体例如颈胸段以及腰骶段，有其独特的特征以及治疗中需要考量的因素，将在后续章节中进行详细的描述。

4. 总结　半椎体所致先天性脊柱侧凸的病因尚不明确，发病机制复杂，目前尚没有一种理论能完全解释此类畸形的发生及发展。不同部位、不同类型的半椎体的自然史并不相同，外科医师应当根据患儿畸形的具体类型确定治疗方案。对于完全分节的、非嵌合型半椎体会导致原发畸形的进展以及代偿畸形的增加，延迟治疗会导致融合范围增加、矫正率降低、手术风险增大等，因此对于此类患儿应当早期进行半椎体切除以及短节段融合。特殊部位的半椎体，例如颈椎、颈胸段以及腰骶段半椎体有其独特的解剖特点与自然史，多需手术治疗，应当根据其特点的不同选择手术干预的时机。

（王升儒　郭建伟　卢文灿）

参考文献

[1] MCMASTER MJ, OHTSUKA K. The natural history of congenital scoliosis. A study of two hundred and fifty-one patients[J]. J Bone Joint Surg Am, 1982, 64(8): 1128-1147.

[2] MCMASTER MJ, DAVID CV. Hemivertebra as a cause of scoliosis. A study of 104 patients[J]. J Bone Joint Surg Br, 1986, 68(4): 588-595.

[3] BERNHARDT M, BRIDWELL KH. Segmental analysis of the sagittal plane alignment of the normal thoracic and lumbar spines and thoracolumbar junction[J]. Spine (Phila Pa 1976), 1989, 14(7): 717-721.

[4] BRADFORD DS, BOACHIE-ADJEI O. One-stage anterior and posterior hemivertebral resection and arthrodesis for congenital scoliosis[J]. J Bone Joint Surg Am, 1990, 72(4): 536-540.

[5] HOLTE DC, WINTER RB, LONSTEIN JE, et al. Excision of hemivertebrae and wedge resection in the treatment of congenital scoliosis[J]. J Bone Joint Surg Am, 1995, 77(2): 159-171.

[6] MCMASTER MJ, SINGH H. Natural history of congenital kyphosis and kyphoscoliosis. A study of one hundred and twelve patients[J]. J Bone Joint Surg Am, 1999, 81(10): 1367-1383.

[7] FACANHA-FILHO FA, WINTER RB, LONSTEIN JE, et al. Measurement accuracy in congenital scoliosis[J]. J Bone Joint Surg Am, 2001, 83(1): 42-45.

[8] SHONO Y, ABUMI K, KANEDA K. One-stage posterior hemivertebra resection and correction using segmental posterior instrumentation[J]. Spine (Phila Pa 1976), 2001, 26(7): 752-757.

[9] RUF M, HARMS J. Hemivertebra resection by a posterior approach: innovative operative technique and first results[J]. Spine (Phila Pa 1976), 2002, 27(10): 1116-1123.

[10] RUF M, HARMS J. Pedicle screws in 1- and 2-year-old children: technique, complications, and effect on further growth[J]. Spine (Phila Pa 1976), 2002, 27(21): E460-E466.

[11] RUF M, HARMS J. Posterior hemivertebra resection with transpedicular instrumentation: early correction in children aged 1 to 6 years[J]. Spine (Phila Pa 1976), 2003, 28(18): 2132-2138.

[12] CAMPBELL RM, SMITH MD, MAYES TC, et al. The effect of opening wedge thoracostomy on thoracic insufficiency syndrome associated with fused ribs and congenital scoliosis[J]. J Bone Joint Surg Am, 2004, 86(8): 1659-1674.

[13] EMANS JB, CAUBET JF, ORDONEZ CL, et al. The treatment of spine and chest wall deformities with fused ribs by expansion thoracostomy and insertion of vertical expandable prosthetic titanium rib: growth of thoracic spine and improvement of lung volumes[J]. Spine (Phila Pa 1976), 2005, 30(17 Sl): S58-S68.

[14] HEDEQUIST DJ, HALL JE, EMANS JB. Hemivertebra excision in children via simultaneous anterior and posterior exposures[J]. J Pediatr Orthop, 2005, 25(1): 60-63.

[15] 邱贵兴, 仉建国. 半椎体切除术治疗先天性脊柱侧后凸畸形[J]. 中华医学信息导报, 2005, 20（8）: 20.

[16] BOLLINI G, DOCQUIER PL, VIEHWEGER E, et al. Lumbar hemivertebra resection[J]. J Bone Joint Surg Am, 2006, 88(5): 1043-1052.

[17] BOLLINI G, DOCQUIER PL, VIEHWEGER E, et al. Thoracolumbar hemivertebrae resection by double approach in a single procedure: long-term follow-up[J]. Spine (Phila Pa 1976), 2006, 31(15): 1745-1757.

[18] 仉建国, 邱贵兴, 于斌, 等. 后路半椎体切除术治疗先天性脊柱侧后凸的初步结果[J]. 中华骨科杂志, 2006, 26（3）: 156-160.

[19] LI X, LUO Z, LI X, et al. Hemivertebra resection for the treatment of congenital lumbarspinal scoliosis with lateral-posterior approach[J]. Spine (Phila Pa 1976), 2008, 33(18): 2001-2006.

[20] MARKS DS, QAIMKHANI SA. The natural history of congenital scoliosis and kyphosis[J].

Spine (Phila Pa 1976), 2009, 34(17): 1751-1755.

[21] RUF M, JENSEN R, LETKO L, et al. Hemivertebra resection and osteotomies in congenital spine deformity[J]. Spine (Phila Pa 1976), 2009, 34(17): 1791-1799.

[22] 孙武，仉建国，邱贵兴，等. 前后路一期半椎体切除术治疗先天性脊柱侧后凸的中期随访[J]. 中华骨科杂志，2009，29（5）：436-440.

[23] 仉建国，王升儒，邱贵兴，等. 一期后路全脊椎切除术治疗严重僵硬性脊柱畸形的疗效[J]. 中华外科杂志，2010，48（22）：1694-1700.

[24] ELSEBAI HB, YAZICI M, THOMPSON GH, et al. Safety and efficacy of growing rod technique for pediatric congenital spinal deformities[J]. J Pediatr Orthop, 2011, 31(1): 1-5.

[25] JALANKO T, RINTALA R, PUISTO V, et al. Hemivertebra resection for congenital scoliosis in young children: comparison of clinical, radiographic, and health-related quality of life outcomes between the anteroposterior and posterolateral approaches[J]. Spine (Phila Pa 1976), 2011, 36(1): 41-49.

[26] ZHANG J, SHENGRU W, QIU G, et al. The efficacy and complications of posterior hemivertebra resection[J]. Eur Spine J, 2011, 20(10): 1692-1702.

[27] 余可谊，仉建国，李书纲，等. 半椎体切除术治疗先天性腰骶弯[J]. 协和医学杂志，2011，2（1）：51-55.

[28] 王升儒，仉建国，李书纲，等. 后路一期半椎体切除治疗先天性脊柱侧凸的疗效与并发症[J]. 中国骨与关节外科，2011，4（6）：427-433.

[29] 王升儒，仉建国，邱贵兴，等. 后路一期半椎体切除单节段融合治疗先天性脊柱侧凸的疗效及其并发症[J]. 中华外科杂志，2011，49（5）：409-413.

[30] 仉建国，孙武，邱贵兴，等. 后路一期半椎体切除治疗脊柱上胸段侧后凸畸形[J]. 中国

脊柱脊髓杂志，2012，22（1）：49-53.

[31] 孙武，仉建国，邱贵兴，等. 前后路与后路半椎体切除术矫治先天性脊柱侧后凸的疗效分析[J]. 中华医学杂志，2012，92（11）：756-759.

[32] WANG S, ZHANG J, QIU G, et al. Posterior hemivertebra resection with bisegmental fusion for congenital scoliosis: more than 3 year outcomes and analysis of unanticipated surgeries[J]. Eur Spine J, 2013, 22(2): 387-393.

[33] 姚子明，仉建国，邱贵兴，等. 一期后路全脊椎切除治疗重度脊柱畸形围手术期并发症及其相关危险因素分析[J]. 中华骨科杂志，2013，33（5）：440-446.

[34] CROSTELLI M, MAZZA O, MARIANI M. Posterior approach lumbar and thoracolumbar hemivertebra resection in congenital scoliosis in children under 10 years of age: results with 3 years mean follow up[J]. Eur Spine J, 2014, 23(1): 209-215.

[35] 郭建伟，仉建国，王升儒，等. 后路半椎体切除治疗先天性脊柱侧凸的并发症及预防策略[J]. 中华外科杂志，2014，52（8）：566-570.

[36] 李其一，仉建国，邱贵兴，等. 腰段半椎体畸形及其远端椎体的影像学特点[J]. 中国脊柱脊髓杂志，2015，25（11）：997-1000.

[37] 郭建伟，仉建国，王升儒，等. 后路半椎体切除术治疗不同年龄先天性脊柱侧凸疗效比较[J]. 临床小儿外科杂志，2015，14（3）：168-172.

[38] 郭建伟，仉建国，王升儒，等. 后路半椎体切除术治疗婴幼儿先天性脊柱侧凸的疗效及其并发症[J]. 中国脊柱脊髓杂志，2015，25（8）：683-688.

[39] GUO J, ZHANG J, WANG S, et al. Risk factors for construct/implant related complications following primary posterior hemivertebra resection: Study on 116 cases with more than 2 years' follow-up in one medical center[J]. BMC Musculoskelet Disord, 2016, 17(1): 380.

[40] GUO J, ZHANG J, WANG S, et al. Surgical outcomes and complications of posterior hemivertebra resection in children younger than 5 years old[J]. J Orthop Surg Res, 2016, 11(1): 48.

[41] JOHAL J, LOUKAS M, FISAHN C, et al. Hemivertebrae: a comprehensive review of embryology, imaging, classification, and management[J]. Childs Nerv Syst, 2016, 32(11): 2105-2109.

[42] YANG X, SONG Y, LIU L, et al. Emerging S-shaped curves in congenital scoliosis after hemivertebra resection and short segmental fusion[J]. Spine J, 2016, 16(10): 1214-1220.

[43] ZHUANG QY, ZHANG JG, WANG SR, et al. Multiple cervical hemivertebra resection and staged thoracic pedicle subtraction osteotomy in the treatment of complicated congenital scoliosis[J]. Eur Spine J, 2016, 25(Sl 1): 188-193.

[44] WANG S, ZHANG J, QIU G, et al. Posterior-only Hemivertebra Resection With Anterior Structural Reconstruction With Titanium Mesh Cage and Short Segmental Fusion for the Treatment of Congenital Scoliokyphosis: The Indications and Preliminary Results[J]. Spine (Phila Pa 1976), 2017, 42(22): 1687-1692.

[45] WANG Y, KAWAKAMI N, TSUJI T, et al. Proximal Junctional Kyphosis Following Posterior Hemivertebra Resection and Short Fusion in Children Younger Than 10 Years[J]. Clin Spine Surg, 2017, 30(4): E370-E376.

[46] ZHANG Y, YANG J, ZHOU L, et al. Selective hemivertebrae resection in a congenital scoliosis patient with multiple hemivertebrae deformities[J]. Eur Spine J, 2017, 26(6): 1577-1583.

[47] WANG S, LI J, LU G, et al. Cervical hemivertebra resection and torticollis correction: report on two cases and literature review[J]. Eur Spine J, 2018, 27(3 Sl): 501-509.

[48] NAZARETH A, ANDRAS LM, KRIEGER MD, et al. Bilateral Congenital Posterior Hemivertebrae and Lumbar Spinal Stenosis Treated With Posterior Spinal Fusion and Instrumentation[J]. J Am Acad Orthop Surg Glob Res Rev, 2019, 3(10): e19.00054.

[49] WANG S, LIN G, YANG Y, et al. Outcomes of 360 degrees Osteotomy in the Cervicothoracic Spine (C7-T1) for Congenital Cervicothoracic Kyphoscoliosis in Children[J]. J Bone Joint Surg Am, 2019, 101(15): 1357-1365.

[50] WANG Y, LIU Z, DU C, et al. The radiological outcomes of one-stage posterior-only hemivertebra resection and short segmental fusion for lumbosacral hemivertebra: a minimum of 5 years of follow-up[J]. J Orthop Surg Res, 2019, 14(1): 426.

[51] ZHANG Y, PENG Q, WANG S, et al. A pilot study of influence of pedicle screw instrumentation on immature vertebra: a minimal 5-year follow-up in children younger than 5 years[J]. J Neurosurg Pediatr, 2019, 23(6): 680-687.

[52] XUE X, ZHAO S, MIAO F, et al. Posterior-only lumbosacral hemivertebrae resection and fusion in paediatric scoliosis with minimum two year follow-up[J]. Int Orthop, 2020, 44(5): 979-986.

[53] YULIA A, PAWAR S, CHELEMEN O, et al. Fetal Hemivertebra at 11 to 14 Weeks' Gestation[J]. J Ultrasound Med, 2020, 39(9): 1857-1863.

（二）颈椎及颈胸段截骨术治疗颈椎以及颈胸段先天性脊柱畸形

颈椎以及颈胸段脊柱畸形是指顶点位于C_1–T_1的脊柱畸形，较少见，常见病因主要为神经纤维瘤病合并脊柱畸形以及先天性脊柱畸形。颈椎以及颈胸段脊柱畸形会导致斜颈、面部发育不对称、双肩不平衡以及神经损害，由于该部位解剖学以及生物力学特点，其治疗一直是脊柱外科医师面临的挑战之一。在我国，先天性脊柱畸形是颈椎及颈胸段脊柱畸形的常见原因。

1. 颈椎以及颈胸段先天性脊柱畸形的特点　颈椎以及颈胸段先天性脊柱畸形文献报道较少。根据北京协和医院团队的研究，此类畸形多为同时存在形成障碍和分节不良的混合型，可表现为Klippel–Feil综合征，除了颈胸段畸形之外，可在胸椎、腰椎尤其是上胸段同时伴发先天性脊椎畸形。在评估颈椎以及颈胸段先天性脊柱畸形的同时，需要对这些畸形进行充分的评估。

颈椎以及颈胸段先天性脊柱畸形会导致骨性斜颈、双肩不平衡，在患儿生长早期的斜颈会导致面部发育不对称，如不及时进行干预，会留下永久性的面部不对称。另外，颈椎以及颈胸段侧凸会导致头部的偏斜，脊柱近端代偿能力有限，为维持头部平衡，会在颈椎以及颈胸段的远端出现代偿性的长胸弯或者胸腰弯，并随着原发畸形的加重而加重。因此，对代偿弯的评估在颈椎以及颈胸段畸形的治疗中也尤为重要。除了冠状面的侧凸畸形之外，颈椎以及颈胸段的畸形还可以侧后凸或者后凸畸形的形式出现，未及时治疗的进展性颈椎以及颈胸段后凸会导致严重后凸畸形的发生，可导致出现神经根压迫甚至脊髓压迫症状，此类畸形也需要脊柱外科医师给予充分的重视。

2. 颈椎以及颈胸段先天性脊柱畸形的评估　先天性脊柱畸形的评估策略同样适用于颈椎以及颈胸段先天性脊柱畸形的评估。接诊患者时，需要对患儿的面部、颈部以及背部外观情况进行仔细评估。对于患儿的神经功能进行充分、准确的评估。在辅助检查方面，此类患儿应当进行以下检查：标准的站立位全脊柱正、侧位X线检查，全脊柱CT三维重建，全脊柱MRI检查，腹盆脏器超声检查，超声心动图检查等。此外，还应进行颈椎开口位以及颈椎侧位X线检查以帮助了解颈椎局部解剖。对于需要手术治疗的患者，还应当进行颈部血管CTA检查，以帮助了解颈部血管尤其是双侧椎动脉的走行以及变异情况，以便指导术中操作，防止误伤椎动脉。

3. 颈椎以及颈胸段先天性脊柱畸形的治疗

（1）非手术治疗：支具及石膏矫形治疗对于先天性脊柱畸形的效果有限，因此，先天性脊柱畸形的保守治疗主要是随访观察，避免畸形发展成为严重的畸形。对于畸形轻微、稳定或者进展缓慢的患儿，例如嵌合型半椎体、阻滞椎型分节障碍以及双侧畸形侧不对称生长可互相抵消的畸形，可采取密切观察的策略，每隔半年复查全脊柱正、侧位X线检查。需要注意的是，尽管支具及石膏矫形治疗对于原发性畸形的疗效不佳，但对部分患者来说，可以使用这些手段对代偿胸弯或者胸腰弯进行治疗。

（2）手术治疗：对于畸形明显且呈进展性的畸形，支具及石膏矫形治疗的效果较差，应当早期进行外科干预，以矫正矫形、改善面部发育的不对称，同时避免严重畸形的出现。对于轻、中度进展性畸形，可考虑采用凸侧骨骺阻滞术进行治疗，而对于畸形复杂、严重的患者，通常需要进行360°截骨术包括半椎体切除、经椎弓根截骨以及全脊椎切除等手术来矫正畸形。

1）凸侧骨骺阻滞术：对于轻、中度的颈椎以及颈胸段先天性脊柱畸形，可在患儿生长早期进行凸侧骨骺阻滞术。该术式的原理是：利用脊柱的不对称生长潜能在患儿发育的过程中获得畸形的矫正。该术式的手术指征为患儿年龄应当＜5岁，侧凸畸形＜40°且累及的节段数≤5个。凸侧骨骺阻滞术通常需要前后路联合手术来进行，也有学者报道通过单纯后路手术的经椎弓根入路达到脊柱凸侧前后柱融合的效果。考虑到颈椎以及颈胸段解剖特点，当手术节段涉及C₇以上时，应当采用前后路联合手术；手术节段局限于C₇及以下时，可通过单纯后路手术来进行。此外，还有学者报道在进行凸侧骨骺阻滞术的同时，使用内固定进行凸侧加压、凹侧撑开以提高手术的矫形效果。

2）颈椎以及颈胸段畸形的360°截骨术：对于严重、呈角状、锐利而僵硬的颈椎以及颈胸段畸形，凸侧骨骺阻滞术难以取得好的临床疗效。对于此类畸形，需要使用360°截骨术来矫正畸形，常用的截骨方式有半椎体切除术、经椎弓根截骨术以及全脊椎切除术。在手术前，所有患儿均需行颈部血管CTA检查以了解双侧椎动脉的变异。手术入路的选择方面，考虑到颈椎以及颈胸段的解剖特点，当截骨水平位于C₇以上时，需要采用前后路联合手术来避免对椎动脉以及神经的损伤；而当截骨水平位于C₇及以下、不伴椎动脉变异时，可采用单纯后路入路来进行手术。也有学者报道，对于C₇以上的颈椎半椎体采用后路一期手术进行治疗，在术中不进行椎动脉的解剖，在横突根部将横突与椎体进行离断，之后将横突以及椎动脉向外侧推开，即可显露椎体前外侧壁，进行截骨。但该术式目前仅有个案报道，且术中仍然存在椎动脉损伤的风险，目前并未广泛开展。

由于矫形所需矫形力较大，在选用颈椎内固定时，优先选择使用生物力学性能更好的椎弓根螺钉。此类患者术前均应行颈椎椎弓根的CT扫描，确定椎弓根的发育情况，有条件的医院，可在导航的引导下进行螺钉的置入以提高安全性。对于椎弓根发育差、不能使用椎弓根螺钉时，可使用颈椎侧块螺钉或者椎板钩来进行固定。进行前后路联合手术的患者，可考虑使用前路钛板螺钉进行增强固定。当内固定范围局限于颈椎或者C₇以下时，可采用颈椎内固定系统或者胸椎内固定系统进行固定。如固定需要跨越颈胸段，则需要使用移行棒或者粗细棒连接器进行跨越颈胸段的固定（图5-40）。

【颈椎前后路联合360°截骨术】

麻醉后，患者先取仰卧位，肩胛水平垫体位垫，颈椎适度后伸。可取颈部斜切口或者横切口，依次解剖，显露颈椎前方结构，透视定位后，进行截骨。使用磨钻、超声骨刀以及Kerrison咬骨钳解剖并切除横突孔前臂，显露椎动脉，并使用棉片进行保护。之后使用咬骨

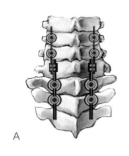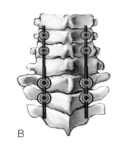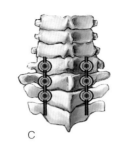

图5-40 跨越颈胸段连接方式

A. 使用并联连接器；B. 使用移行棒；C. C₇以下直接连接

钳、高速磨钻切除目标椎体以及椎间盘，完全切除钩椎关节。使用骨蜡、明胶海绵置于截骨间隙进行止血，之后关闭切口。如在矫形之后需要进行前路重建，可用纱布填塞切口，临时间断缝合关闭切口。之后患儿取俯卧位，显露需要固定的节段，置入内固定。之后切除截骨水平的后方结构，包括棘突、椎板、侧块、关节突关节、横突孔后壁以及残余的椎弓根。之后通过凸侧加压、闭合截骨间隙来获得对畸形的矫正。必要时可进行凹侧的撑开进一步改善矫形。之后进行脊柱后方结构去皮质，采用自体松质骨粒以及植骨材料进行Moe植骨术。之后放置深筋膜下引流管，逐层关闭切口。对于需要前路固定及植骨的患者，重新取仰卧位，前路显露截骨间隙后，在截骨间隙进行植骨，可使用颈椎前路固定板以及螺钉增强固定。之后放置引流管，逐层关闭切口（图5-41）。

【颈胸段单纯后路360°截骨术】

当截骨水平位于C₇、T₁，且不伴椎动脉变异时，可行单纯后路截骨术。需要特别指出的是，由于颈胸段畸形僵硬，在畸形半椎体切除时，与胸腰段半椎体切除时不同，需要完全切除对侧的椎间盘、分节不良以及并肋畸形，达到脊柱的360°松解，以提高矫形效果。

麻醉后患儿俯卧于手术床上。手术前半小时预防性静脉使用抗生素。常规消毒铺巾后，取颈背部后正中切口，骨膜下剥离半椎体上下需要融合的节段，注意保持融合节段两端棘上韧带以及关节囊的完整性。以20号注射器针头（锐端剪断）置于需要融合的椎弓根内，正位X线透视以准确定位。后按术前计划于融合节段内置入椎弓根螺钉；如椎弓根发育差，不要强行置入椎弓根螺钉，可使用颈椎侧块螺钉或者椎板钩代替进行固定。之后开始进行截骨，切除截骨节段的后方结构，包括棘突、椎板、侧块、关节突及横突。若截骨水平位于T₁，还需切断与T₁相连的肋骨头以及近段肋骨，注意避免损伤壁层胸膜，肋骨断端以骨蜡封闭。操

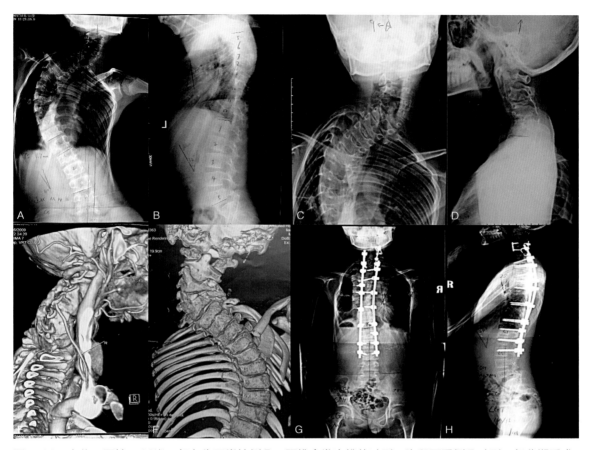

图5-41　患儿，男性，14岁，复杂先天脊柱侧凸，颈椎多发半椎体畸形，胸段严重侧凸畸形，行分期手术：一期手术前-后-前入路行C$_5$、C$_6$半椎体切除，二期手术行胸弯截骨矫形内固定植骨融合术

A~D. 术前X线片提示颈椎、颈胸段与胸椎存在侧凸畸形；

E、F. 提示右侧椎动脉存在变异，颈椎多发先天性脊柱畸形；

G、H. 分期行颈胸段畸形矫正与胸椎畸形矫正

作过程如遇硬膜外静脉出血可以用双极电凝止血。仔细分离并以棉片保护脊髓以及神经根，用骨刀或者超声骨刀沿需要截骨节段的椎弓根或者上下之椎间盘由外向内切除一侧椎体，沿椎间盘切除椎体可减少截骨过程中的松质骨出血。外侧到达壁层胸膜或者腹膜，前方保持前纵韧带完整，若进行半椎体或者全脊椎切除，可使用骨刀撬剥切除半椎体相邻椎间盘，要注意椎间盘组织必须清除完整，暴露均匀渗血的骨性终板，使用骨蜡以及明胶海绵进行截骨间隙止血。之后取合适长度的棒预弯后与完成截骨的一侧相连进行临时固定。之后自对侧切除对侧的椎体、椎间盘，完成脊柱的360°松解。若切除椎体较大、伴有明显的后凸畸形，需要

进行前路的结构性支撑植骨重建，可自棒的外侧以椎体切除所获松质骨充填钛笼置入，然后行加压以固定钛笼并矫正后凸畸形；若截骨间隙较小、后凸不严重，可应用可吸收骨替代材料（NovoBone）或者自体松质骨粒植骨。之后取合适长度的棒与凸侧螺钉或椎板钩相连，加压闭合截骨间隙以矫正畸形。注意加压完成后须探查，以确认截骨间隙植骨充分，闭合完全。融合节段后方椎板及小关节去皮质，应用咬除的自体骨粒以及植骨材料行Moe植骨术。术中可采用控制性降压以减少出血，但在截骨时应保证平均动脉压不低于85mmHg，以保障脊髓的血供。

3）代偿畸形的治疗：颈椎以及颈胸段畸形伴发胸椎以及胸腰段代偿畸形的风险较高，且在原发畸形矫正之后，代偿畸形仍有进展的风险，其机制尚不明确。对于初次手术时代偿畸形轻微、柔韧性好的患者，在手术后可使用矫形支具进行治疗。对于初次手术时代偿弯严重、柔韧性差（超过45°，凸侧弯曲像超过25°）或者术后代偿弯进行性发展的患者（超过45°，每年进展超过10°），可一期或者分期对代偿弯采用手术治疗。对于骨骼发育未成熟者，可采用双生长棒技术（图5-42）；对于骨骼发育接近成熟者，可行后路代偿弯矫形融合术。

4）术中脊髓功能监测：术中脊髓功能监测是颈椎以及颈胸段脊柱畸形外科手术的必备条件，由于颈椎以及颈胸段截骨术后出现神经根刺激的风险较高，手术中除了常规使用SEP和MEP监测之外，还应当使用自由肌电图对神经根的刺激情况进行监测。

5）术后处理：所有患者均留置筋膜下引流管，于术后72小时内拔除。所有患者在拔除引流管后于硬支具保护下下地活动锻炼。术后坐起以及站立时佩戴支具保护3~6个月。因患儿脊柱生长潜能巨大，需要其进行规律的门诊随访，以评估代偿畸形的预后，并予以及时有效的干预。

（3）讨论

1）颈椎以及颈胸段先天性脊柱畸形特点以及治疗选择：颈椎以及颈胸段脊柱畸形常见原因为先天性脊柱畸形以及神经纤维瘤病。该部位畸形可导致斜颈畸形、双肩不平衡，部分畸形严重尤其是伴发脊柱后凸的患者可出现神经功能受损。北京协和医院骨科团队的研究发现，除了颈椎以及颈胸段的原发脊柱畸形之外，此类畸形可存在明显的代偿胸椎/胸腰段畸形，部分患者在年龄较小时即可出现＞90°的代偿畸形，需手术干预。此外，部分患者的代偿畸形在原发畸形得到矫正之后仍呈进展性，最终需要手术干预。因此，对此类患者进行治疗以及随诊时，需要对代偿畸形给予足够的重视。

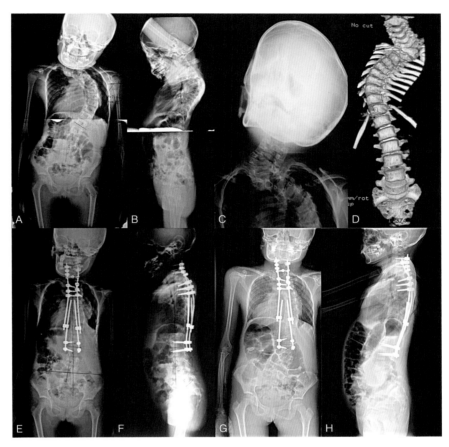

图5-42 患儿，女性，8岁，因复杂颈胸段及胸椎侧凸畸形接受手术治疗

A~D. 术前显示复杂颈胸段畸形伴胸段严重侧凸；

E、F. 行颈胸段截骨短节段融合，远端使用双生长棒控制胸弯；

G、H. 术后3年提示矫形维持良好

　　颈椎以及颈胸段脊柱畸形会导致明显的斜颈、面部发育不对称、双肩不平衡甚至神经功能障碍，此类畸形需及时发现并予以干预。研究已经证明，支具以及石膏矫形对先天性脊柱畸形的疗效有限。我们的研究发现，颈椎以及颈胸段脊柱畸形柔韧性极差，对于此类患者，牵引效果不佳。因此，及时的手术干预对于减少畸形对患者的损害尤为重要。我们认为儿童颈椎以及颈胸段先天性脊柱畸形的手术指征主要分为2种：就诊时即存在严重的颈胸段畸形，影响外观，伴或不伴神经功能损伤；就诊时原发畸形不严重，但患儿脊柱生长潜能大，畸形为形成障碍型或混合型，预期进展风险极高，为提高矫形效果、缩短融合节段并避免结构性代偿畸形的出现，早期手术进行矫形、短节段融合。

2）手术方法以及固定方法的选择：对于畸形不严重但呈进展性、患儿生长潜能大的颈椎以及颈胸段先天性脊柱畸形，可使用凸侧骨骺阻滞术进行治疗。但是，颈胸段先天性脊柱畸形多为局部短而锐的畸形，异常的脊椎结构例如半椎体、形成不良等导致的畸形极为僵硬。对于此类畸形，凸侧骨骺阻滞术难以达到满意的矫形。此外，我们认为术前牵引对此类患者疗效不佳，可采用三柱截骨术以提高畸形的矫正率，达到短节段融合的效果。但该部位先天性畸形柔韧性差，外科矫形困难。Yu等报道使用半椎体切除术治疗颈椎以及颈胸段先天性脊柱畸形，畸形矫正率为68.5%。Chen等报道蚕蛹半椎体切除术治疗上胸段以及颈胸段先天性脊柱侧凸畸形，畸形的矫正率平均为58%。因此，需要特别指出的是，在进行该部位的半椎体切除时，应当完全地切除对侧的椎间盘以及可能存在的分节不良，达到360°松解以提高矫形效果。北京协和医院骨科团队报道，使用360°截骨治疗颈胸段先天性脊柱畸形，矫正率可达74.5%。对于截骨水平位于C_7以下者，可采用单纯后路术式；而对于截骨水平位于C_7以上者，需要采用前后路联合术式。一般情况下，椎动脉从C_6进入横突孔上行。但先天性脊柱侧凸患者可能存在椎动脉变异，为防止术中误伤椎动脉，对于需进行T_1以上截骨以及需要固定到颈椎的患者来说，术前应当常规进行椎动脉的CTA检查以了解椎动脉的走行。

对于近端融合椎位于C_7及以下者，可以使用常规的直径5.5mm棒进行固定；而对于近端融合椎位于C_7以上者，需要使用移行棒或者连接器来连接颈椎小型号的内固定与胸椎大型号的内固定。对于采用前后路联合手术、截骨水平位于C_7以上者，除了后路固定之外，可使用颈椎前路内固定板以及螺钉进行增强固定。颈椎椎弓根螺钉可以提供比侧块螺钉以及椎板钩更强的力量，有助于完成矫形并维持术后稳定性。因此，在可能的情况下，我们优先选择颈椎椎弓根螺钉来进行颈椎固定。但是颈椎椎弓根螺钉置入过程有损伤椎动脉以及神经的风险，因此术前应常规进行颈椎椎弓根扫描以及椎动脉CTA检查。

3）并发症以及预防：颈椎以及颈胸段畸形复杂，手术难度大，发生并发症的风险较高。据文献报道，在颈椎以及颈胸段截骨治疗先天性脊柱畸形，最常见的并发症为神经系统并发症与内固定相关并发症。

神经系统并发症一直是脊柱截骨矫形术最严重的并发症之一。颈椎以及颈胸段应力集中，神经结构复杂，神经根参与构成臂丛神经从而参与双上肢感觉以及运动功能的支配，对该部位脊髓以及神经根的损伤可导致严重的后果。根据文献报道，颈椎以及颈胸段截骨常见的神经系统并发症为神经根损伤，其他少见的并发症还包括Horner综合征以及脊髓损伤等。

Tokala等报道在C₇行PSO截骨术，10例患者中有3例出现神经根损伤症状。Smith等报道在颈胸段进行三柱截骨术治疗成人脊柱畸形，在23例患者中，有10例患者截骨水平位于T_2以上，13例患者截骨水平位于T_2或T_3，其中有5例（21.7%）患者发生神经根损伤。Yu等报道在颈椎以及颈胸段行半椎体切除术，一过性神经根刺激症状的发生率为25%。而北京协和医院骨科团队报道使用360°截骨术治疗颈椎以及颈胸段先天性脊柱畸形，神经根刺激症状的发生率高达48%。神经根刺激症状多表现为神经根支配区的疼痛、麻木、痛觉过敏等，少数患者可出现相应肌肉肌力下降。对于出现神经根刺激症状的患者应当进行CT检查明确有无内固定移位以及神经压迫。一过性神经损伤的机制可能有：尽管在截骨过程中我们会进行截骨水平上下神经根管的开放以及神经根的游离，但术中操作空间有限，对神经根的刺激较大；矫形过程中脊髓的位移对神经根的牵拉刺激。Horner综合征在颈胸段手术中罕见报道。Chen等报道在18例颈胸段半椎体切除患者中，有1例患者发生一过性Horner综合征。在北京协和医院团队的报道中，也有1例接受T_1 pVCR的患者术后发生Horner综合征，但是逐渐缓解，术后3个月随访时完全恢复正常。颈胸段截骨矫形导致Horner综合征的原因可能为术中直接或者间接对交感干、脊髓以及神经根的刺激。我们认为能帮助减少神经系统并发症的措施有：术中密切脊髓监测；充分的椎板切除；术中临时固定以防止颈胸段应力导致的截骨断端错位；术中减少对神经根的牵拉刺激；截骨间隙闭合前充分进行神经根管开放，游离神经根；闭合截骨间隙后对脊髓以及神经根进行细致探查、减压。

内固定失败是脊柱截骨矫形手术的常见并发症。部分颈椎以及颈胸段先天性脊柱畸形的矫正手术需要进行跨越颈胸段固定，而颈胸段位于活动度大的颈椎与相对固定的胸椎的移行带，应力集中，使得固定更加困难。据文献报道，使用移行棒或者并联连接器进行跨越颈胸段固定的生物力学性能无统计学差异。为增强内固定强度，优选生物力学性能最佳的椎弓根螺钉进行固定，但对于术前CT提示椎弓根过小者，不要强行进行椎弓根螺钉置入，可采用侧块螺钉或者椎板钩来代替。对于计划进行椎弓根螺钉置入者，术中要细致操作，减少对骨结构包括侧块以及椎板的破坏，这在婴幼儿尤其重要，以防椎弓根螺钉置入失败，而骨结构破坏过多，导致侧块螺钉或者椎板钩强度下降，不得不延长固定节段。

（4）结论：颈椎以及颈胸段先天性脊柱侧后凸畸形可导致严重的斜颈、面部发育不对称以及双肩不等高，影响患者视野、视线等功能以及外观。该部位畸形最常见原因为形成障碍型或混合型，且多伴发脊柱其他部位先天性畸形。颈椎以及颈胸段先天性脊柱畸形柔韧性差，通过三柱截骨术可获得满意的矫形。对于C_7及以下的畸形可以通过后路手术来进行矫形；对于C_6及以上颈椎畸形，建议行前后联合入路来完成手术。此类畸形可伴发椎动脉变异，对于需融合固定至颈椎或需在颈椎进行截骨者，术前应对椎动脉走行进行评估。部分代偿畸形严重、僵硬者，需一期或分期行手术治疗。颈椎以及颈胸段先天性脊柱畸形患者三柱截骨术相关并发症风险较高，多为一过性神经根损伤，可自行恢复，但需引起外科医师充分的重视。

（王升儒　田　野　仉建国）

参考文献

[1]　URIST MR. Osteotomy of the cervical spine; report of a case of ankylosing rheumatoid spondylitis[J]. J Bone Joint Surg Am, 1958, 40-A(4): 833-843.

[2]　MCMASTER MJ. Osteotomy of the cervical spine in ankylosing spondylitis[J]. J Bone Joint Surg Br, 1997, 79(2): 197-203.

[3]　ABUMI K, SHONO Y, TANEICHI H, et al. Correction of cervical kyphosis using pedicle screw fixation systems[J]. Spine (Phila Pa 1976), 1999, 24(22): 2389-2396.

[4]　MCMASTER MJ, SINGH H. Natural history of congenital kyphosis and kyphoscoliosis. A study of one hundred and twelve patients[J]. J Bone Joint Surg Am, 1999, 81(10): 1367-1383.

[5]　SIMON S, DAVIS M, ODHNER D, et al. CT imaging techniques for describing motions of the cervicothoracic junction and cervical spine during flexion, extension, and cervical traction[J]. Spine (Phila Pa 1976), 2006, 31(1): 44-50.

[6]　TOKALA DP, LAM KS, FREEMAN BJ, et al. C7 decancellisation closing wedge osteotomy for the correction of fixed cervico-thoracic kyphosis[J]. Eur Spine J, 2007, 16(9): 1471-1478.

[7]　DEVIREN V, SCHEER JK, AMES CP. Technique of cervicothoracic junction pedicle subtraction osteotomy for cervical sagittal imbalance: report of 11 cases[J]. J Neurosurg Spine, 2011, 15(2): 174-181.

[8]　HELENIUS IJ, SPONSELLER PD, MACKENZIE W, et al. Outcomes of Spinal Fusion for Cervical Kyphosis in Children with Neurofibromatosis[J]. J Bone Joint Surg Am, 2016, 98(21): e95.

[9]　ZHUANG Q, ZHANG J, WANG S, et al. Multiple cervical hemivertebra resection and staged thoracic pedicle subtraction osteotomy in the treatment of complicated congenital scoliosis[J]. Eur Spine J, 2016, 25(1 Sl): S188-S193.

[10]　CHEN Z, QIU Y, ZHU Z, et al. Posterior-only Hemivertebra Resection for Congenital Cervicothoracic Scoliosis: Correcting Neck Tilt and Balancing the Shoulders[J]. Spine (Phila Pa 1976), 2018, 43(6): 394-401.

[11]　WANG S, LIN G, YANG Y, et al. Outcomes of 360 degrees Osteotomy in the Cervicothoracic Spine (C7-T1) for Congenital Cervicothoracic Kyphoscoliosis in Children[J]. J Bone Joint Surg Am, 2019, 101(15): 1357-1365.

（三）腰骶段半椎体的特点及治疗

腰骶段半椎体是指在最末节腰椎和第1骶椎之间的半椎体，包括L_5半椎体、L_6半椎体、L_5-S_1半椎体等；但L_{4-5}半椎体严格意义上并不属于腰骶段半椎体。

1. 腰骶段半椎体的评估　腰骶段半椎体主要的临床表现是腰骶部局部外观异常以及躯干的偏移表现，包括腰骶部局部隆起、双侧髂嵴不等高，双侧腰线不对称、躯干偏斜等。如同时合并椎管内狭窄或脊髓发育畸形，还可伴有神经损害的表现。

影像学评估方面，对于腰骶段半椎体，需进行标准的站立位脊柱全长正、侧位X线检查、全脊柱CT三维重建、全脊柱MRI检查、腹盆脏器超声检查、超声心动图检查等。全脊柱正、侧位X线检查可评估整体平衡、腰骶段局部侧凸及后凸情况。在腰骶段近端经常合并继发性代偿弯，代偿弯下半段常可见明显的起飞（takeoff）现象。CT三维重建能够清晰显示半椎体的部位、形态、分节情况以及合并的腰骶段先天发育畸形，如骶骨发育不良、骶髂关节发育不良、腰椎骨盆假关节等。脊柱MRI检查主要用来评估腰骶段椎管内狭窄或脊髓发育畸形情况。在Bollini等报道的17例腰骶段半椎体患儿中，4例（18%）合并脊髓髓内畸形，因此需要高度重视。此外，对于呼吸、循环、泌尿、生殖系统等的详细评估同其他先天性畸形。

2. 腰骶段半椎体的特点 与胸腰段等其他部位半椎体不同，腰骶段半椎体主要具有以下5个特点。

（1）基底不平倾斜重：由于力臂几何原理，越邻近基底部位的异常，越容易造成冠状面躯干的失衡。由于腰骶段半椎体位于脊柱的地基位置，因此即便很小的腰骶侧凸也经常造成近端代偿弯明显的起飞现象和躯干的明显偏移。躯干通常向腰骶段半椎体的凹侧倾斜，少数向凸侧倾斜。

（2）杠杆作用代偿难：腰骶段半椎体造成的局部侧凸位于脊柱的基底位置，由于半椎体下方缺乏活动的代偿节段，因此躯干为保持平衡，只能在近端出现一个反向的代偿弯。代偿弯的长度通常较长，随着年龄增长，代偿弯逐渐僵硬，旋转度增加，可由非结构性侧凸转变为结构性侧凸。因此，腰骶段半椎体需要早期干预治疗，避免代偿弯的长节段矫形固定及腰椎活动度丧失。

（3）腰骶合并畸形多：腰骶段半椎体常常合并多种局部的先天发育性异常，例如骶骨发育不良、骶髂关节发育不良、腰椎骨盆假关节等。需要通过脊柱CT三维重建详细评估腰骶部位的各种畸形，根据具体情况选择合适的内置物及矫形方案。

（4）空间狭小位置深：腰骶段前凸的存在造成腰骶段半椎体的位置深在，经后方切除处理半椎体时，上下腰骶神经根之间操作空间狭小，需要格外小心、精细操作，尤其是对椎管内静脉丛及时预凝处理，确保术中视野清晰，避免盲目操作引起不必要的创伤。

（5）动静之间应力高：腰骶段的一个重要特点在于，其位于相对固定的骶椎和活动度较大的腰椎之间，因此局部内固定需要承担较大的应力，这使得术后内固定失败概率远超过其他部位半椎体切除固定。尤其是对于早发性畸形患儿，由于椎弓根发育细小，对于术者的椎弓根螺钉操作的精准性以及半椎体截骨松解的彻底性有很高要求。

3. 腰骶段半椎体的自然史 McMaster等研究显示，孤立完全分节的非嵌合型腰骶段半椎体引起的侧凸每年进展速度约为1.5°，近端代偿弯每年进展速度为3°。Slabaugh等研究发现，近端代偿弯平均每年进展2.5°，且胸椎失代偿距离进展速度为每年0.4cm，头部倾斜进展速度为每年0.27cm。因此，腰骶段半椎体会造成近端代偿弯进展迅速，如果不及时干预，可能造成代偿弯结构化以及躯干发生严重失代偿。

4. 腰骶段半椎体的治疗

（1）保守治疗：如前所述，支具以及石膏矫形治疗对于先天性脊柱畸形的疗效有限。因此，先天性脊柱畸形的保守治疗主要是随诊、观察，避免畸形发展成为严重的畸形。尽管支具以及石膏矫形治疗对于原发畸形的疗效不佳，但对部分患者来说，可以使用这些手段对代偿弯进行治疗。需要注意的是，在支具矫形治疗期间，躯干失平衡可能会进一步加重。

（2）手术治疗：由于腰骶段半椎体极易造成近端代偿弯加重，导致代偿弯结构化以及躯干偏移加重，因此对于具有生长潜能、进展风险高或畸形明显的腰骶段半椎体，需要积极尽早手术治疗，避免由于代偿弯继发性加重导致长节段固定融合。在腰骶段半椎体手术治疗的历史上，学者们曾尝试过原位融合术、凸侧骨骺阻滞术、前后路联合半椎体切除术、后路一期半椎体切除术来矫正畸形。近年来，越来越多的文献证实，后路一期半椎体切除内固定植骨融合术是针对腰骶段半椎体最行之有效的治疗方法。

后路一期腰骶段半椎体切除矫形术：麻醉后患儿俯卧于手术床上。手术前半小时预防性静脉使用抗生素。常规消毒铺巾后，取腰骶部后正中切口，骨膜下剥离半椎体上下需要融合的节段，注意保持融合节段两端棘上韧带以及关节囊的完整性。以20号注射器针头（锐端剪断）置于椎弓根内，正位X线透视以准确定位。后按术前计划于融合节段内置入椎弓根螺钉，透视确认螺钉位置良好。使用咬骨钳或超声骨刀切除半椎体的后方结构，包括椎板、上下关节突、横突，可暂保留对侧上下关节突及部分椎板以保持稳定性。显露椎弓根及上下神经根。神经剥离子轻柔推开硬膜囊，双极预凝椎管内静脉丛。使用骨刀或者超声骨刀沿椎弓根或者上下之椎间盘由外向内切除半椎体，外侧到达壁层腹膜，前方保持前纵韧带完整，骨刀撬剥切除半椎体相邻椎间盘，注意椎间盘组织必须清除完整，暴露均匀渗血的骨性终板，使用骨蜡以及明胶海绵进行截骨间隙止血。由于在截骨过程中严格按照骨膜下剥离，并且保持前纵韧带完整，因此不需要对前方血管进行特殊显露。进一步经半椎体凸侧尽量切除对侧椎间盘，取合适长度的棒，预弯后与完成截骨的一侧相连进行临时固定。切除对侧残余椎板及小关节突，必要时可完整切除对侧椎间盘，完成脊柱的360°松解。若切除半椎体较大、伴有明显的后凸畸形，需要进行前路的结构性支撑植骨重建，可经半椎体凸侧自截骨间隙将填充有松质骨的钛笼置入，加压固定钛笼并矫正后凸畸形；若截骨间隙较小、后凸不严重，可应用可吸收骨替代材料（NovoBone）或者自体松质骨粒植骨。之后取合适长度的棒与双侧螺钉相连，凹侧棒与螺钉之间松开状态下，于凸侧加压闭合截骨间隙以矫正畸形。注意加压完成后须探查以确认硬膜及神经根未受卡压、钛笼位置良好、截骨间隙植骨充分、闭合完全。融合节段后方椎板及小关节去皮质，应用咬除的自体骨粒以及植骨材料行Moe植骨融合。术中可采用控制性降压以减少出血，但在截骨时应保证平均动脉压不低于85mmHg，以保障脊髓的血供。对于半椎体与S₁椎体或近端椎体分节不良的病例，我们通常使用骨刀将融合部位打断，进一步沿半椎体外侧及前方皮质进行切除，具体步骤同前。术中除常规使用SEP和MEP监测之外，还应当使用自由肌电图对神经根的刺激情况进行监测。所有患者均留置筋膜下引流管，引流量少于50ml/d后可拔除引流管。所有患者在拔除引流管后于硬支具保护下下地活动锻炼。术后坐起以及站立时佩戴支具保护3个月。规律的门诊随访评估代偿畸形变化情况，必要时予以佩戴支具等干预措施。

5. 腰骶段半椎体的治疗经验讨论 前后联合入路半椎体切除曾一度作为腰骶段半椎体治疗的经典方法。Holte等报道了17例前后联合入路下腰骶段半椎体切除病例，局部侧凸由54°改善为35°（改善率35%）。另一篇大宗报道是Bollini等报道的17例前后路腰骶段半椎体切除、短节段凸侧前后固定融合。术后即刻的局部侧凸改善率为61%，术后末次随访时侧凸畸形改善率为67%。平均手术时间290分钟，术中出血量约为800ml。尽管前后联合入路下腰骶段半椎体切除术疗效较好，但不可避免的问题是：手术时间相对延长，对前面的血管、内脏结构及下腹神经丛存在威胁。因此，后路一期手术能够明显减少手术切口数量，缩短手术时间和术后恢复时间。

北京协和医院骨科团队于2016年报道了14例后路一期腰骶段半椎体切除、短节段固定融合术，平均融合3.2个节段，平均手术时间207.8分钟，术中失血量约为235.7ml。腰骶段局部侧凸术后即刻改善率达到83%，末次随访时改善率为87%。代偿弯末次随访时自动改善率为57%；冠状面躯干失衡术后即刻改善率为63%，矢状面为58%，随访过程中保持稳定。生活质量评分结果显示，SRS-22总评分、自我形象认知评分、满意度评分均明显优于术前。Yang等于2017年报道12例后路一期腰骶段半椎体切除病例，平均融合2.7个节段。平均手术时间336分钟，术中失血量约为527ml。腰骶段局部侧凸术后即刻改善率达到65%，末次随访时改善率为55%。代偿弯末次随访时自动改善率为78%。南京鼓楼医院于2019年报道23例后路一期腰骶段半椎体切除病例，平均融合3.0个节段，平均手术时间196.7分钟，术中失血量约为271.7ml，腰骶段局部侧凸术后即刻改善率达到79%，末次随访时改善率为73%，代偿弯末次随访时自动改善率为70%。

在腰骶段半椎体手术治疗中，北京协和医院骨科的经验如下。①精准螺钉置入：根据解剖标志准确选择进钉点，参考局部的解剖形态及椎体旋转情况初步确定开路器的头尾角度及横向角度，以20号注射器针头（锐端剪断）置于椎弓根内，透视定位后再置入螺钉。因小儿椎弓根发育纤细，切忌盲目置钉后再调整位置，造成螺钉松动，矫形失败。②半椎体完整切除：术中需要特别注意彻底完整切除上下纤维环、软骨终板，尤其是对侧椎间盘。对侧如有分节不良或骨桥需要打断。如没有完整切除纤维环和软骨终板会造成闭合时阻力过大，导致螺钉切割；或不完整切除后局部仍保留生长潜能，造成随访过程中曲轴失衡现象，我们建议要达到无张力闭合状态。③前方支撑重建：如果半椎体过大，完整切除后截骨间隙难以闭合，尤其是计划使用双节段固定融合时；或者L_5/骶骨严重倾斜，需要前方钛笼进行支撑重建，能够更好地重建腰骶段前凸；降低椎弓根螺钉局部应力；提高术后即刻稳定性；并有利于摆平基底。④固定节段选择：在我们的研究中，71%的病例使用了双节段固定融合，在长期随访中疗效良好。我们推荐对于腰骶段侧凸＜50°、不伴有骶骨畸形，且椎弓根发育正常的病例中，可以考虑双节段固定，但必须注意完整切除半椎体、纤维环及软骨终板，螺钉的直径、强度、位置良好，确保锚定力量足够，且闭合阻力最小。⑤内固定类型选择：对于绝大多数病例来说，都可以选择椎弓根螺钉固定。相对于椎板钩、横突钩来说，椎弓根螺钉能够提供更坚实的固定强度，尤其更适用于伴有椎板裂及椎板缺损的先天性畸形病例。但是，如果椎弓根发育硬化导致无法置钉，或者术中闭合时出现椎弓根切割，使用椎板或横突钩也是一个较好的选择。此外，由于儿童骶骨S_1前后径较短，椎弓根螺钉把持力相对有限，必要时可考虑采用S_2 Alar（骶骨翼）螺钉辅助S_1椎弓根螺钉固定，在提供更好的内固定稳定性的同时，能够避免S_2AI螺钉对于骶髂关节的破坏以及髂骨螺钉对皮肤的顶压刺激。

综上所述，腰骶段半椎体位于脊柱的基底位置，容易造成近端代偿弯明显的起飞现象和躯干的明显偏移，常合并多种局部的先天性发育异常。此外，腰骶段半椎体的位置深在，操作空间狭小，局部应力集中，给手术操作带来很大挑战。由于腰骶段半椎体极易造成近端代偿弯加重，导致代偿弯结构化以及躯干偏移加重，因此对于具有生长潜能、进展风险高或畸形明显的腰骶段半椎体，需要积极尽早手术治疗，避免由于代偿弯继发性加重导致长节段固定融合。对于需要手术治疗的腰骶段半椎体，后路一期半椎体切除、短节段固定融合已成为最行之有效的治疗方法（图5-43、图5-44）。

（庄乾宇　仉建国）

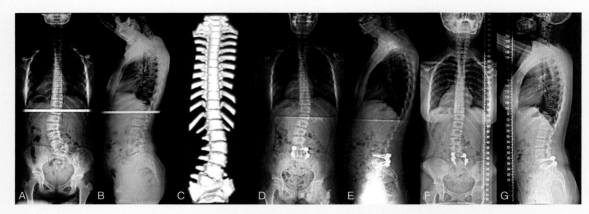

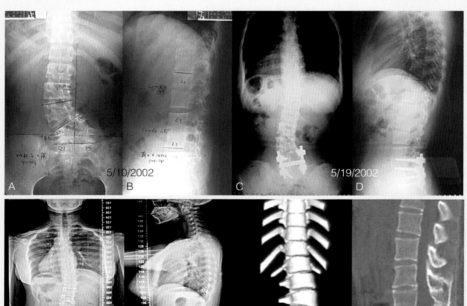

图5-43　患儿，女性，11岁，因存在融合于S₁的L₅半分节半椎体导致先天性脊柱侧凸

A、B. 术前全脊柱正、侧位X线片；C. CT三维重建；D、E. 术后全脊柱正、侧位X线片；

F、G. 术后4年随访全脊柱正、侧位X线片

图5-44　患儿，女性，14岁，L₅完全分节的半椎体导致先天性脊柱侧凸

A. 术前站立位正、侧位X线片提示腰骶段侧凸及代偿弯；B. 术前侧位X线片；

C. 术后站立正、侧位X线片；D. 术后侧位X线片；E、F. 术后12年随访正、侧位X线片；

G. 术前CT三维重建；H. 术后12年随访CT矢状位重建可见融合确切

参考文献

[1] ZHUANG Q, ZHANG J, LI S, et al. One-stage posterior-only lumbosacral hemivertebra resection with short segmental fusion: a more than 2-year follow-up[J]. Eur Spine J, 2016, 25(5): 1567-1574.

[2] WANG Y, SHI B, LIU Z, et al. The Upper Instrumented Vertebra Horizontalization: An Essential Factor Predicting the Spontaneous Correction of Compensatory Curve After Lumbosacral Hemivertebra Resection and Short Fusion[J]. Spine (Phila Pa 1976), 2020, 45(19): E1272-E1278.

[3] WANG Y, LIU Z, DU C, et al. The radiological outcomes of one-stage posterior-only hemivertebra resection and short segmental fusion for lumbosacral hemivertebra: a minimum of 5 years of follow-up[J]. J Orthop Surg Res, 2019, 14(1): 426.

[4] LYU Q, HU B, ZHOU C, et al. The efficacy of posterior hemivertebra resection with lumbosacral fixation and fusion in the treatment of congenital scoliosis: A more than 2-year follow-up study[J]. Clin Neurol Neurosurg, 2018, 164: 154-159.

[5] CAVANILLES-WALKER JM, KROBER MW. Posterior resection and fusion of a lumbosacral hemivertebra in a case of dipygus[J]. Arch Orthop Trauma Surg, 2014, 134(6): 773-775.

[6] ANSARI SF, RODGERS RB, FULKERSON DH. Dorsal midline hemivertebra at the lumbosacral junction: report of 2 cases[J]. J Neurosurg Spine, 2015, 22(1): 84-89.

[7] LI Y, WANG G, JIANG Z, et al. One-stage posterior excision of lumbosacral hemivertebrae: Retrospective study of case series and literature review[J]. Medicine (Baltimore), 2017, 96(43): e8393.

[8] XUE X, ZHAO S. Revision surgery for lumbar hemivertebra in a 7-year-old child with 10-year follow-up-a case report: A CARE-compliant article[J]. Medicine (Baltimore), 2017, 96(48): e8794.

[9]   XUE X, ZHAO S, MIAO F, et al. Posterior-only lumbosacral hemivertebrae resection and fusion in paediatric scoliosis with minimum two year follow-up[J]. Int Orthop, 2020, 44(5): 979-986.

[10] Piantoni L, Francheri Wilson IA, et al. Hemivertebra Resection With Instrumented Fusion by Posterior Approach in Children[J]. Spine Deform, 2015, 3(6): 541-548.

[11] SANCHEZ-MARQUEZ JM, PIZONES J, MARTIN-BUITRAGO MP, et al. Midterm Results of Hemivertebrae Resection and Transpedicular Short Fusion in Patients Younger Than 5 Years: How Do Thoracolumbar and Lumbosacral Curves Compare?[J]. Spine Deform, 2019, 7(2): 267-274.

[12] ZHANG T, SHU S, JING W, et al. Sacral Agenesis: A Neglected Deformity That Increases the Incidence of Postoperative Coronal Imbalance in Congenital Lumbosacral Deformities[J]. Global Spine J, 2020: 2192568220970509.

[13] BOLLINI G, DOCQUIER PL, VIEHWEGER E, et al. Lumbosacral hemivertebrae resection by combined approach: medium- and long-term follow-up[J]. Spine (Phila Pa 1976), 2006, 31(11): 1232-1239.

[14] HOSALKAR HS, LUEDTKE LM, DRUMMOND DS. New technique in congenital scoliosis involving fixation to the pelvis after hemivertebra excision[J]. Spine (Phila Pa 1976), 2004, 29(22): 2581-2587.

[15] LEONG JC, DAY GA, LUK KD, et al. Nine-year mean follow-up of one-stage anteroposterior excision of hemivertebrae in the lumbosacral spine[J]. Spine (Phila Pa 1976), 1993, 18(14): 2069-2074.

[16] SLABAUGH PB, WINTER RB, LONSTEIN JE, et al. Lumbosacral hemivertebrae. A review of twenty-four patients, with excision in eight[J]. Spine (Phila Pa 1976), 1980, 5(3): 234-244.

[17] HOLTE DC, WINTER RB, LONSTEIN JE, et al. Excision of hemivertebrae and wedge resection in the treatment of congenital scoliosis[J]. J Bone Joint Surg Am, 1995, 77(2): 159-171.

三、非融合与融合混合技术（Hybrid technique）：截骨短节段融合生长棒技术

1. 引言 EOS的治疗目标是在矫正或者控制畸形的同时，保留脊柱以及胸廓的生长潜能，保障患儿的心肺发育。对于累及范围短的畸形，可通过骨骺阻滞、截骨短节段融合等手术来治疗，短节段融合对患儿脊柱以及胸廓生长的影响很小。对于累及范围长的畸形来说，早期融合会导致短躯干以及胸廓发育不良综合征，因此对于此类患者，应当使用非融合技术。生长棒技术是目前应用最广的非融合手术方式，其由Harrington最早出，经Moe改进，Akbarnia首次规范描述双生长棒技术，并在随后的系列研究中对生长棒技术的临床疗效、并发症以及应对措施进行了报道。生长棒技术可在矫正以及控制畸形的同时，保留脊柱以及胸廓大部分的生长潜能，但该技术仍然存在一定的缺陷，并发症尤其是内固定相关并发症发生率高，且双生长棒对顶椎区的顶椎偏距以及旋转度畸形控制欠佳。研究发现，初次手术矫正率低与内固定相关并发症的风险有相关性。对于畸形严重的患儿，传统生长棒技术的矫正率有限，且畸形区强大的致畸力量会导致内置物的应力过大，最终导致相关并发症的出现。为应对传统生长棒技术在治疗严重EOS畸形方面的不足，仉建国教授提出了截骨短节段融合联合双生长棒的混合技术来治疗此类畸形。早期结果证明，此类技术可提高严重僵硬畸形的矫正率，并可有效地降低生长棒技术并发症发生率。该技术的临床疗效也被后续的研究证实。本章节将就该技术进行讨论。

2. 适应证 该术式主要适用于严重僵硬性EOS：①畸形累及范围长，顶椎区畸形严重，顶椎偏距以及旋转严重，可能存在矢状面短节段后凸，顶椎区不对称生长潜能巨大；②严重的短而锐的原发畸形伴发头侧或者尾侧的结构性代偿畸形，如颈胸段半椎体伴严重的胸弯；③存在双主弯的EOS。

3. 手术技术

（1）截骨节段以及融合节段选择：截骨节段选择的一般原则如下。①对于累及范围长的严重畸形，可选择在侧凸顶点进行截骨；②对于原发畸形伴头侧或者尾侧结构性代偿畸形的患者，截骨节段应选择在原发畸形的顶点；③对于侧凸累及范围长，且在侧凸弧度内存在明显后凸畸形的患者，截骨节段应当选择在后凸的顶点。

在融合节段的确定方面，如果进行半椎体及对侧椎间盘切除术，可采用截骨节段上下各融合1个节段；如进行全脊椎切除术，为确保稳定性以及融合，融合节段应当纳入截骨水平上下各2个节段。通常情况下，需要在截骨端双侧进行内固定以及融合。如凹侧椎弓根发育

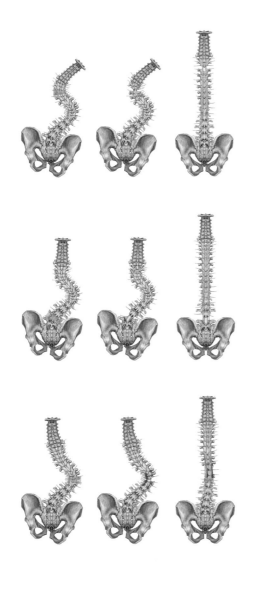

45
46
47

图5-45 畸形近端截骨，远端使用双生长棒
图5-46 畸形远端截骨，近端使用双生长棒
图5-47 畸形顶椎区域截骨，使用双生长棒控制整体畸形

差，可考虑仅在凸侧进行内固定以及融合，但要警惕这种情况下可能出现的不稳定以及截骨端不愈合，给后续撑开治疗带来危险。

（2）内固定的选择以及双生长棒的连接方式：在施行此类手术时，应当选择婴幼儿专用的内固定系统。成人脊柱内固定系统对儿童来说切迹过高，对软组织干扰太大，容易导致相关并发症。截骨端及生长棒的锚定点内固定优选椎弓根螺钉，以提供更好的生物力学性能；对于椎弓根发育不佳者，也可考虑使用椎板钩；在颈椎，可考虑使用侧块螺钉。内固定棒可根据情况选择不锈钢棒、钛棒或者钴铬钼合金棒。在选择生长棒的连接器时，为方便进行棒的预弯以及连接，优先选用并联连接器。

生长棒的连接方式根据截骨部位、内固定以及融合方式可分为串联及并联连接2种连接方式。串联连接：①如果在顶椎截骨，若初次矫正率满意，顶椎偏距以及旋转得到满意的矫正，可以将截骨上下节段连接于双生长棒上，局部加压闭合间隙并锁定，此后从连接器处撑开；②如在头侧或者尾侧原发畸形进行截骨，截骨融合节段可以作为头端或者尾端的锚定点进行双生长棒的置入连接（图5-45、图5-46）。并联连接：如果在顶椎区进行截骨，但初次矫正效果不佳，残留顶椎偏距较大，旋转明显，无法使用生长棒直接连接截骨融合节段，这种情况下，根据是单侧还是双侧使用内固定，可使用1根或者2根短棒来进行截骨节段的闭合以及短节段融合，再置入双生长棒进行治疗，跨越截骨短节段融合节段（图5-47）。

（3）截骨短节段融合手术操作：患儿全身麻醉后取俯卧位，预防性静脉使用抗生素。术中使用C形臂X线机透视定位。根据上下锚定点位置以及截骨部位取2个或者3个切口，若畸形严重，相邻皮肤切口很接近，也可考虑采用1个皮肤切口，但仅在上下锚定点处以及截骨融合部位行有限骨膜下剥离。上下锚定点双侧对称置入2对椎弓根钉，原则上只要能够置入椎弓根螺钉，优先选择椎弓根螺钉。对于椎弓根发育或者缺如者，可使用合抱椎板钩结构。于截骨平面上下1个或2个节段置入椎弓根螺钉内固定，尤其是凸侧。椎弓根螺钉置入后需行透视确定其位置良好。之后对畸形节段行半椎体切除术或者VCR。由于脊髓通常位于凹侧，在截骨过程中易受干扰刺激，因此我们在截骨操作时先行凹侧截骨，对脊髓进行减压。先在凸侧安装临时固定棒，之后切除截骨节段的椎板、横突，在胸椎还需要切除截骨节段相应的肋后角至肋骨小头这一段。开放截骨节段上下神经根孔，确认并保护神经根。之后使用骨刀或者超声骨刀沿截骨水平位于椎体的上下终板切除椎体，在进行半椎体切除或者全脊椎切除时，务必保证完整切除截骨节段上下的椎间盘。完成凹侧截骨后，于凹侧放置临时固定棒，再行凸侧截骨。全部截骨完成后，根据术前计划，采用串联或者并联方式闭合截骨间隙。

（4）双生长棒的置入以及初次矫形：截骨完成之后，准备置入双生长棒。按照畸形的类型以及术前计划确定生长棒的连接方式。采用并联连接时，先根据截骨上下的节段长度测量2根短棒，按照矫形目标预弯，之后与截骨节段上下的螺钉相连，加压闭合截骨间隙，并锁定所有螺钉。之后再测量生长棒所需要的棒，在筋膜下穿棒分别与上下锚定点以及连接器相连。之后通过连接器部位的交替撑开进一步矫形。采用串联连接时，直接将截骨节段上下螺钉与生长棒的内固定棒相连，并加压闭合截骨间隙。截骨完成后，测量所需棒的长度。将根据矫形目标预弯的棒穿过深筋膜下方肌肉，分别与上下锚定点、连接器以及截骨水平上下椎弓根螺钉相连。连接器植于胸腰段肌肉深筋膜下。之后通过截骨平面凸侧上下椎弓根螺钉行加压闭合截骨间隙，如间隙较大，可于间隙行放置钛笼进行椎间植骨。截骨间隙闭合满意后锁定截骨平面上下螺钉。通过连接器行双侧交替撑开提高矫形。最终锁紧各螺钉。在撑开之前，务必确认截骨节段上下的螺钉处于锁定状态，避免因为截骨节段的不稳定出现灾难性事件。矫形完成后，大量生理盐水（3000ml以上）冲洗切口。分别在生长棒的上下锚定点以及截骨短节段融合部位后方结构去皮质，制备植骨床，使用自体松质骨粒以及同种异体骨或含骨形成蛋白（bone morphogenetic protein, BMP）的材料行植骨术。于截骨水平切口深筋膜下放置引流管。术后第2天患者即可离床活动。术后患儿佩戴保护性支具6个月。

（5）撑开手术：初次撑开距初次手术至少需6个月，以确保截骨水平达到融合。每次撑开操作时患者全身麻醉，取俯卧位。仅暴露位于胸腰段深筋膜下的连接器，用持棒钳固定于需要撑开的一侧棒上，松开同侧连接器螺钉，使用撑开钳在连接器与持棒钳之间进行撑开。避免暴力撑开，以免出现内固定失败以及后方结构出血导致自发性融合。撑开间隔根据患者身高增长情况来确定，一般为12个月以内。

（6）最终融合：截骨短节段融合联合双生长棒手术的最终融合手术与传统双生长棒手术相同。需要特别指出的是，由于截骨大大提高了生长棒的矫正率，在进行最终融合手术时通常可以避免进行高级别截骨即可获得较好的矫形。另外，对于达到最终融合标准的、不再进行撑开的此类患者，我们会常规进行脊柱CT检查，如果CT可观察到确切的后方自发性骨性融合征象，患者冠状面以及矢状面矫形满意，将不再进行最终融合手术，而对患者进行密切随访。

（7）脊髓功能监测：初次手术以及每次撑开手术均在脊髓功能监测下进行，脊髓功能监测包括同时应用SEP以及MEP。虽然文献报道生长棒撑开过程中出现脊髓功能监测阳性变化的概率很低，甚至有学者提出在生长棒撑开过程中不需要使用脊髓功能监测，但是我们认为，术中神经系统并发症的延迟处理可能会导致严重的后果，因此我们对于所有的生长棒撑开手术均使用脊髓功能监测。一旦术中出现脊髓功能监测信号变化，应当首先排查有无可能导致神经损伤的因素，并予以相应处理，如放松撑开等，并检查患儿血压、连接通路，以排除手术之外的因素对信号的影响。

4. 讨论　EOS发病早，进展快，会对处于发育期的患儿的胸廓以及肺的发育产生不良影响，部分进展性的畸形需要早期手术干预。对于不伴代偿弯或代偿畸形轻微的短节段畸形，通过短节段融合术、截骨短节段融合术或者骨骺阻滞术可以获得良好的临床疗效。但累及范围长的进展性、严重EOS畸形的治疗仍具有挑战性。支具、石膏矫形等保守治疗对此类畸形疗效不佳，而传统的融合术会造成短躯干，甚至导致胸廓发育不良综合征。

多项研究证明生长棒技术治疗特发性脊柱侧凸、神经肌肉性脊柱侧凸等类型的脊柱侧凸是安全而有效的。但应用生长棒技术治疗先天性脊柱侧凸的研究很少。2011年Elsebai等报道应用生长棒技术治疗19例先天性脊柱侧凸患者，但其纳入的病例同时包括单生长棒以及双生长棒技术，畸形矫正率为28.8%；T_1–S_1每年增长11.7mm；SAL从术前的0.81改善到末次随访时的0.96。北京协和医院仉建国教授等在2012年报道应用双生长棒技术治疗30例先天性脊柱侧凸患儿的临床疗效。脊柱侧凸术前平均为72.3°，初次术后为34.9°，末次随访时为36.2°；T_1-S_1每年增长1.49cm；SAL术前0.81，初次术后为0.95，末次随访时为0.96。根据这些报道可见，生长棒技术对先天性脊柱侧凸有良好的疗效，在保留脊柱生长潜能的同时可维持矫形。

EOS的主要危害是影响患儿胸廓以及肺的发育。Johnston的研究表明，对患儿胸廓以及肺发育影响最大的是顶椎区畸形，称之为"风刮样"畸形，主要是顶椎偏距和旋转，除了造成凹侧胸腔高度的下降，还会造成对凸侧胸腔的压迫。双生长棒对于顶椎区畸形，包括顶椎偏距以及旋转控制不佳，造成类似于曲轴现象的脊柱改变，这样不利于胸廓畸形的改善。为改善双生长棒技术的这个不足，Macarthy等提出了对顶椎区畸形控制能力更好的Shilla技术，该技术将在其他章节进行讨论。还有一些学者对双生长棒技术进行改良，通过顶椎区的融合或者骨骺阻滞以提高顶椎区的矫形。Johnston等报道使用顶椎区置钉可显著提高对顶椎区旋转畸形的矫正并增加肺容积（50%以上）。2011年，Alanay等首次报道联合使用顶椎区凸侧骨骺阻滞、凹侧撑开治疗EOS，本组5例患儿中，术前侧凸平均为48°，末次随访时侧凸畸形矫正率可达到44%，4例患者发生内固定相关并发症。随后，Bekmez和Demirkiran报道了顶椎区凸侧骨骺阻滞联合传统或者磁控生长棒治疗EOS的有效性，在允许脊柱生长的同时获得对畸形的控制，但是发生内固定相关并发症的风险仍然很高。

顶椎区置钉以及顶椎区的骨骺阻滞主要适用于柔韧性好的轻中度进展性EOS患儿。对于极为严重、僵硬的畸形，此类技术无法达到顶椎控制的目的。针对此类畸形，北京协和医院仉建国教授团队针对早发、严重僵硬性脊柱侧凸首次提出了截骨短节段融合联合双生长棒的混合技术，其研究结果最早于2014年在Spine发表。7例患者，平均初次手术年龄5.9岁，平均每例患者经历5.3次撑开术。冠状面主弯度数术前为81.4°，术后30.1°，末次随访时为41.0°；T_1-S_1每年增长1.23cm；SAL术前为0.87，术后改善至0.95，末次随访时为0.96，截止最近随访无并发症发生（图5-48~图5-50）。此后Bas等报道使用顶椎截骨联合生长棒或者Luque技术治疗先天性脊柱侧凸，可以达到对后凸畸形70%以上的矫正，并且允许脊柱生长。南京鼓楼医院Sun等也报道了使用截骨短节段融合联合生长棒技术治疗严重先天性脊柱畸形，其畸形矫正率可以达到50%以上，T_1-S_1每年增长1.1cm。

根据文献报道，生长棒技术所面临的最大问题为内固定相关并发症。Sanker等报道，接受生长棒治疗的36例患者中，26例患者发生72例次并发症，其中49例次（68.1%）为内

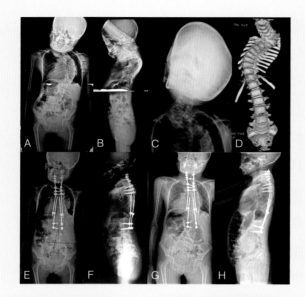

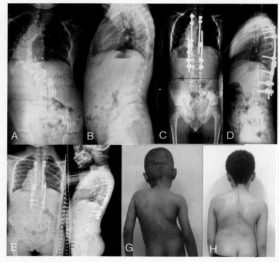

图5-48 患儿，女性，8岁

A~D. 复杂颈胸段畸形伴胸椎严重侧凸；

E、F. 行颈胸段截骨短节段融合，远端使用双生长棒控制胸弯；

G、H. 术后3年提示矫形维持良好

图5-49 患儿，男性，6岁

A、B、G. 严重先天性脊柱侧凸；

C、D. 行顶椎区截骨短节段融合以及双生长棒矫形；

E~H. 术后5年随访矫形满意，脊柱明显生长，胸廓发育良好

图5-50 患儿，女性，4岁

A~C、H. 严重先天性脊柱侧凸；

D、E. 行顶椎区截骨短节段融合以及双生长棒矫形；

F ~ I. 术后3年随访矫形满意，脊柱明显生长，胸廓发育良好

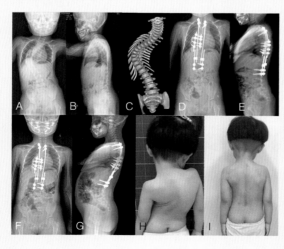

固定相关并发症。在Elsebai的报道中，8例患者发生14例次并发症，11例次（78.6%）为内固定失败。研究已经证明，双生长棒技术与单生长棒技术相比，其内置物相关并发症发生率明显下降。Akbarnia等使用双生长棒技术治疗23例患者，11例患者发生并发症，其中5例患者为内固定相关并发症。Zhang等报道使用双生长棒技术治疗30例先天性脊柱侧凸患儿的临床疗效，7例患者共发生13例次并发症，其中10例次（76.9%）为内固定失败。Watanabe等分析后认为，上胸段后凸、胸后凸增大以及撑开次数与内固定失败发生率呈明显相关。而严重、僵硬的EOS使用双生长棒技术治疗残留畸形较大，部分脊柱畸形例如先天性脊柱侧凸，致畸力量巨大而集中，使用传统双生长棒技术难以获得满意的矫形，而残留的畸形以及致畸力量会增加内置物的应力，最终导致内固定失败。截骨短节段融合技术在改善顶椎区脊柱畸形矫正率的同时，可以消除大部分顶椎区的不对称脊柱生长潜能，进而降低残留畸形以及不对称生长潜能对内置物的应力，降低内固定失败发生的风险。目前的研究结果也正印证了这一结论。

5. 结论　一期截骨短节段融合联合双生长棒技术是治疗严重、僵硬EOS的有效手段。截骨术可以大大提高顶椎区的矫形，改善胸廓畸形、增加肺容积，并可帮助消除巨大的不对称生长潜能，减少了内置物所承受的异常应力，减少了生长棒内固定相关并发症。此外，截骨水平上下的短节段融合可获得确切的生长阻滞，而对脊柱的生长潜能影响很小。总之，该技术可以在维持矫形的同时，保留大部分脊柱的生长潜能，生长棒的并发症显著减少。对部分严重、僵硬脊柱侧凸患儿而言，这可能是一个新的选择。但是该技术创伤较大，手术难度较高，需多次手术，在病例选择时应严格并充分考虑这些因素。

（王升儒　仉建国）

参考文献

[1] HARRINGTON PR. Treatment of scoliosis. Correction and internal fixation by spine instrumentation[J]. J Bone Joint Surg Am, 1962, 44-A: 591-610.

[2] LUQUE ER. Paralytic scoliosis in growing children[J]. Clin Orthop Relat Res, 1982(163): 202-209.

[3] MOE JH, KHARRAT K, WINTER RB, et al. Harrington instrumentation without fusion plus external orthotic support for the treatment of difficult curvature problems in young children[J].

Clin Orthop Relat Res, 1984(185): 35-45.

[4] MARDJETKO SM, HAMMERBERG KW, LUBICKY JP, et al. The Luque trolley revisited. Review of nine cases requiring revision[J]. Spine (Phila Pa 1976), 1992, 17(5): 582-589.

[5] BLAKEMORE LC, SCOLES PV, POE-KOCHERT C, et al. Submuscular Isola rod with or without limited apical fusion in the management of severe spinal deformities in young children: preliminary report[J]. Spine (Phila Pa 1976), 2001, 26(18): 2044-2048.

[6] AKBARNIA BA, MARKS DS, BOACHIE-ADJEI O, et al. Dual growing rod technique for the treatment of progressive early-onset scoliosis: a multicenter study[J]. Spine (Phila Pa 1976), 2005, 30(17 Sl): S46-S57.

[7] EMANS JB, CAUBET JF, ORDONEZ CL, et al. The treatment of spine and chest wall deformities with fused ribs by expansion thoracostomy and insertion of vertical expandable prosthetic titanium rib: growth of thoracic spine and improvement of lung volumes[J]. Spine (Phila Pa 1976), 2005, 30(17 Sl): S58-S68.

[8] THOMPSON GH, AKBARNIA BA, KOSTIAL P, et al. Comparison of single and dual growing rod techniques followed through definitive surgery: a preliminary study[J]. Spine (Phila Pa 1976), 2005, 30(18): 2039-2044.

[9] CANAVESE F, DIMEGLIO A, VOLPATTI D, et al. Dorsal arthrodesis of thoracic spine and effects on thorax growth in prepubertal New Zealand white rabbits[J]. Spine (Phila Pa 1976), 2007, 32(16): E443-E450.

[10] FAROOQ N, GARRIDO E, ALTAF F, et al. Minimizing complications with single submuscular growing rods: a review of technique and results on 88 patients with minimum two-year follow-up[J]. Spine (Phila Pa 1976), 2010, 35(25): 2252-2258.

[11] ELSEBAI HB, YAZICI M, THOMPSON GH, et al. Safety and efficacy of growing rod technique for pediatric congenital spinal deformities[J]. J Pediatr Orthop, 2011, 31(1): 1-5.

[12] WANG S, ZHANG J, QIU G, et al. Dual growing rods technique for congenital scoliosis: more than 2 years outcomes: preliminary results of a single center[J]. Spine (Phila Pa 1976), 2012, 37(26): E1639-E1644.

[13] FLYNN JM, TOMLINSON LA, PAWELEK J, et al. Growing-rod graduates: lessons learned from ninety-nine patients who completed lengthening[J]. J Bone Joint Surg Am, 2013, 95(19): 1745-1750.

[14] WANG S, ZHANG J, QIU G, et al. Posterior hemivertebra resection with bisegmental fusion for congenital scoliosis: more than 3 year outcomes and analysis of unanticipated surgeries[J]. Eur Spine J, 2013, 22(2): 387-393.

[15] ENERCAN M, KAHRAMAN S, ERTURER E, et al. Apical and intermediate anchors without fusion improve Cobb angle and thoracic kyphosis in early-onset scoliosis[J]. Clin Orthop Relat Res, 2014, 472(12): 3902-3908.

[16] WANG S, ZHANG J, QIU G, et al. One-stage posterior osteotomy with short segmental fusion and dual growing rod technique for severe rigid congenital scoliosis: the preliminary clinical outcomes of a hybrid technique[J]. Spine (Phila Pa 1976), 2014, 39(4): E294-E299.

[17] BAS CE, PREMINGER J, OLGUN ZD, et al. Safety and Efficacy of Apical Resection Following Growth-friendly Instrumentation in Myelomeningocele Patients With Gibbus: Growing Rod Versus Luque Trolley[J]. J Pediatr Orthop, 2015, 35(8): e98-e103.

[18] BARRETT KK, LEE C, MYUNG K, et al. The Effect of Growing Rod Treatment on Hemoglobin and Hematocrit Levels in Early-onset Scoliosis[J]. J Pediatr Orthop, 2016, 36(6): 618-620.

[19] JOHNSTON CE, TRAN DP, MCCLUNG A. Functional and Radiographic Outcomes Following Growth-Sparing Management of Early-Onset Scoliosis[J]. J Bone Joint Surg Am, 2017, 99(12): 1036-1042.

[20] WANG S, ZHANG J, QIU G, et al. Posterior-only Hemivertebra Resection With Anterior Structural Reconstruction With Titanium Mesh Cage and Short Segmental Fusion for the Treatment of Congenital Scoliokyphosis: The Indications and Preliminary Results[J]. Spine (Phila Pa 1976), 2017, 42(22): 1687-1692.

[21] HELENIUS IJ, SPONSELLER PD, MCCLUNG A, et al. Surgical and Health-related Quality-of-Life Outcomes of Growing Rod "Graduates" With Severe versus Moderate Early-onset Scoliosis[J]. Spine (Phila Pa 1976), 2019, 44(10): 698-706.

[22] SUN X, XU L, CHEN Z, et al. Hybrid Growing Rod Technique of Osteotomy With Short Fusion and Spinal Distraction: An Alternative Solution for Long-Spanned Congenital Scoliosis[J]. Spine (Phila Pa 1976), 2019, 44(10): 707-714.

[23] RUF M, PITZEN T, et al. Long-term Results after Maturity following Hemivertebra Resection in Early Childhood - Lessons Learned[J]. Spine Deform, 2019, 7(6): 1018-1019.

[24] ZHANG YB, ZHANG JG. Treatment of early-onset scoliosis: techniques, indications, and complications [J]. Chin Med J (Engl), 2020, 133(3): 351-357.

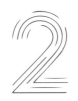

早发性脊柱侧凸手术麻醉管理

EOS是指10岁之前出现的脊柱侧凸畸形。若不治疗，患者可能会出现脏器功能受损（如心肺功能不全），甚至早期死亡。此类疾病儿童患者占较大比例，可能合并其他畸形，同时脊柱手术创伤大、出血多，因此术前评估应全面了解患者的发育及脏器受累情况、脊柱侧凸的严重程度和手术范围，判断围手术期风险，优化患者的临床状况，并制订合适的麻醉方案。

本节将从EOS对脏器功能的影响、术前评估、围手术期管理、术后镇痛和肺部并发症的预防等多方面进行阐述。

一、早发性脊柱侧凸对脏器功能的影响

EOS起病早，心脏和肺是最易受累的脏器。

1. 心血管系统　脊柱侧凸患者由于长期低氧血症、肺的压迫等导致肺血管阻力增加、肺动脉压力增高，从而引起右心肥大甚至右心衰竭。脊柱侧凸患者合并先天性心脏病的发生率高于正常人群，常见的先天性心脏病包括二尖瓣脱垂、房间隔缺损、室间隔缺损和三尖瓣

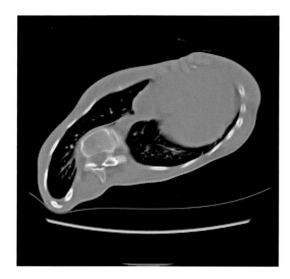

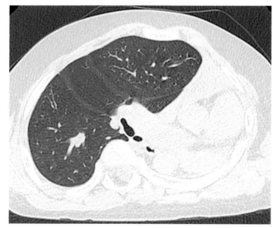

51

52

反流。部分脊柱侧凸患者，如进行性假肥大性肌营养不良的患者会有心肌受累，心电图可有PR间期延长、QRS波增宽、ST段异常、束支传导阻滞等，超声心动图显示射血分数下降。因此，对于脊柱侧凸患者术前应常规进行心电图和超声心动图检查，了解心脏的结构和功能。

2. 呼吸系统　从出生到10岁，肺泡数量会增加9倍。脊柱侧凸发生的年龄越早，限制肺泡数的增加越严重，并对肺功能产生较大的影响。严重的胸段脊柱侧凸合并胸廓畸形，会导致凸侧肺发育不全、肺血管发育不全、膨胀不全，甚至肺不张（图5-51、图5-52）。胸廓容积减少，胸廓运动受限，顺应性下降。侧凸会使通气不均，随着侧凸角度的增加会出现上区灌注增加而下区灌注下降的反常现象，从而加重通气-血流比值异常。神经肌肉性脊柱侧凸（如脑性瘫痪、脊髓性肌萎缩）患者，可能有呼吸肌（包括膈肌和肋间肌）受累，从而影响肺通气。

3. 中枢神经系统　神经肌肉性脊柱侧凸或综合征性脊柱侧凸患者可能会有中枢神经系统病变，如脑性瘫痪患儿有肌肉痉挛、运动障碍，Prader-Willi综合征患者伴有智力发育迟缓等。

4. 胃肠道　神经肌肉性脊柱侧凸如脊髓性肌萎缩患者会出现延髓麻痹（球麻痹），导致吞咽障碍和进食受限，从而增加反流误吸和营养不良的风险。脊柱的轴向旋转，促进了食管裂孔疝的形成和反流的发生，因此脊柱侧凸尤其是侧后凸患者食管裂孔疝发生率增加。此外，脊柱侧后凸患者腹腔容

图5-51　严重胸段脊柱侧凸导致肺受压
图5-52　左侧完全性肺不张

积减少，腹内压增加，也促进了食管裂孔疝的形成和反流的发生。

5. 神经肌肉性/综合征性脊柱侧凸 脊柱侧凸常为神经肌肉性脊柱侧凸或特殊综合征的临床表现之一，对于此类患者应评估全身多系统受累的情况（表5-5）。

表5-5 常见神经肌肉性/综合征性脊柱侧凸的临床表现

神经肌肉性/综合征性脊柱侧凸	临床表现
进行性假肥大性肌营养不良	• 呼吸肌无力反复肺部感染甚至呼吸衰竭 • 心肌受累，表现为心肌肥厚、瓣膜关闭不全 • 有横纹肌溶解和高钾血症的风险，对于此类患者因避免使用琥珀酰胆碱和吸入麻醉药
脊髓性肌萎缩	• 脊髓前角细胞和低位脑干运动神经核变性导致进行性近端肢体和躯干肌无力和肌萎缩，而感觉和智力不受影响 • 呼吸肌无力常导致反复肺部感染和睡眠时通气不足 • 延髓肌功能障碍导致喂养困难、误吸和生长发育迟缓
脑性瘫痪	• 永久性、非进展性运动功能障碍，可影响肌张力、姿势和/或运动功能 • 可伴随感觉障碍、智力障碍、沟通和行为困难以及癫痫发作等 • 吞咽困难、胃食管反流、呼吸肌无力、吸入性肺炎等 • 通常有喂养困难，从而导致营养不良
Prader-Willi综合征	• 主要表现为肌张力低下、贪食和病态肥胖 • 困难插管和术后呼吸系统并发症 • 体温调节障碍、代谢异常和智力发育迟缓
黏多糖贮积症Ⅱ型	• 一类遗传性代谢性疾病，又称Hunter综合征，硫酸艾杜糖醛酸硫酸酯酶缺乏导致黏多糖代谢障碍 • 典型的粗糙面容、身材矮小、骨骼异常、关节僵直和智力发育迟缓 • 肝脾大、神经系统受累、心脏瓣膜病变、心肌病变和腕管综合征 • 因黏多糖在气道上中段浸润、颞下颌关节活动受限及舌体肥大，属于困难气道高危患者
Goldenhar综合征	• 又称眼-耳-脊柱发育不良综合征，是一种以眼、耳、颜面及脊柱畸形为主要临床症状的先天性症状群 • 部分患者有心血管畸形 • 单侧下颌骨发育不全，此类患者为困难气道高危患者
马方综合征	• 一种遗传性结缔组织病 • 临床表现包括主动脉根部扩张、主动脉夹层、晶状体异位、蜘蛛指（趾）、鸡胸、足后段外翻、异常上部量/下部量比例、髋臼内陷症、自发性气胸及关节过度活动等
多关节挛缩	• 多发关节挛缩，包括肩关节内收内旋、肘关节伸直挛缩、掌指关节和远端指间关节屈曲挛缩、髋关节脱位、膝关节伸直挛缩和马蹄足 • 病因包括神经系统疾病、肌肉疾病、结缔组织病、宫内空间限制、胎盘功能不全和母体疾病（糖尿病、重症肌无力和病毒感染等） • 合并心脏、肺、肾或神经系统畸形 • 因张口受限、小口畸形、颈部活动受限或颈椎不稳定等，属于困难气道高危患者体位摆放困难 • 术后肺部并发症高风险

二、术前评估

术前评估的目的是了解患者全身状况，评估与脊柱疾病相关的异常以及其他畸形，预估麻醉可能遇到的问题，缓解患者和家属的焦虑情绪。

（一）现病史和一般情况

首次发现脊柱畸形的时间、进展速度如何、EOS的类型、是否存在神经肌肉疾病的症状。心肺功能评估是最重要的部分，应询问患者是否有呼吸急促或呼吸困难，是否有反复肺部感染病史或心力衰竭史，评估心功能状态，是否需要呼吸机支持，平时的运动耐量等。

美国麻醉医师学会（American Society of Anesthesiologist, ASA）分级是最常用的全身体格健康状况评估方法，其具体分级标准见表5-6。

表5-6　ASA分级

分级	健康状况
I级	无器官/生理/精神问题
II级	合并症控制良好，对全身系统影响小，功能不受限
III级	合并症对全身系统有严重的影响，功能受限
IV级	合并症控制很差，伴有严重功能损伤，对生命有威胁
V级	危及生命状态，若不进行手术生存率很低
VI级	脑死亡，进行器官捐献
E级	急诊

美国纽约心脏病学会（New York Heart Association, NYHA）分级是最常用的心功能评估方法，其具体分级标准见表5-7。

表5-7　NYHA心功能分级

分级	具体描述
I级	日常活动不受限，一般体力活动不会引起疲劳、心悸、气喘或胸痛
II级	体力活动轻度限制，休息时无症状
III级	体力活动明显受限
IV级	不能从事任何体力活动，休息时也有症状

（二）既往病史

1. 既往脊柱手术史会增加本次手术的难度和风险。

2. 既往心脏手术史，术前应了解先天性心脏病的类型、所行手术及矫正效果、目前的心功能状况。

3. 既往手术有无困难气道史、恶性高热史、延迟拔管、术后肺部感染史以及药物过敏史等。

（三）并存疾病及治疗情况

了解患者的并存疾病或其他畸形，了解其严重程度和治疗情况。先天性心脏病、泌尿系统和神经系统畸形是常见的畸形，包括室间隔缺损、房间隔缺损、动脉导管未闭、法洛四联症、马蹄肾、一侧肾缺如、脊髓拴系综合征、脊髓纵裂、Arnold-Chiari畸形等。

（四）脊柱侧凸严重程度评估

Cobb角是用来评估脊柱侧凸严重程度最常用的指标。具体测量方法是：Cobb角是在一个特定侧凸中，由一条平行于侧凸最头侧椎体上端平面的直线与一条平行于侧凸最尾侧椎体下端平面的直线相交所成的角。同时脊柱侧凸的严重程度随着受累椎体节段的增加而增加。

研究表明胸段Cobb角的大小与呼吸功能受损程度相关。若Cobb角 > 60°，会影响肺功能；若Cobb角 > 100°，术后呼吸衰竭或延迟拔管的风险增加。

（五）气道评估

早发性脊柱侧凸患者术前的气道评估尤为重要。手术前评估气管插管的难易程度，以便麻醉医师在手术开始前准备好相应的药物和设备，最大限度地减少患者的风险。

对于有既往手术史的患者，术前向患者及家属了解有无困难气道史。某些特殊的综合征属于困难气道的高危，如Klippel-Feil综合征、黏多糖贮积症Ⅱ型（Hunter综合征）、Goldenhar综合征、进行性假肥大性肌营养不良等、寰枢椎半脱位、严重脊柱后凸畸形。对于此类患者，体格检查时应注意评估颈椎活动度，观察患者有无颈蹼、小下颌，以及张口度、Mallampati分级情况等。

对于术前即有呼吸困难或者既往有呼吸困难病史的患者，除肺功能受损外，还应除外患者有无气道狭窄。

（六）出血量评估

术前与外科医师沟通，了解手术方式和范围、手术入路、确定是否进行截骨，是否为翻修手术，以及是否行胸廓成形术等。了解以上信息有利于麻醉医师预估手术时间和出血量，并进行术前备血。术前贫血的患者可补充铁剂，也可应用红细胞生成素（erythropoietin, EPO）进行围手术期红细胞动员。脊柱侧凸手术是最适合进行自体血回输的手术类型。

（七）营养评估

术前采用营养风险筛查表（NRS2002）评估手术患者是否存在营养风险。低BMI提示高代谢状态，此类患者易发生呼吸肌疲劳及凝血功能障碍，术前应给予营养支持。

（八）恶性高热风险评估

恶性高热是以中心体温升高、呼吸急促、高碳酸血症、肌肉僵直、酸中毒和高钾血症为特征的高代谢状态临床综合征，死亡率极高。若恶性高热易感个体暴露于挥发性麻醉药（氟烷、异氟烷、恩氟烷、七氟烷）或琥珀酰胆碱，患者会出现恶性高热的临床症状。大多数恶性高热易感个体均携带编码异常兰尼碱受体（raynodine receptor, RYR1）、二氢吡啶类受体（dihydropyridine receptor, DHPR）或STAC3（SH3 and cysteine-rich）基因的突变。易感个体暴露于诱发药物后，引起钙离子不受调控地从肌质网进入细胞内，肌质内钙离子的聚积会引起肌肉持续收缩，导致恶性高热危象。

有麻醉相关死亡家族史的患者属于恶性高热敏感人群。中央轴空病、多微小轴空病、King-Denborough综合征、北美本土肌病（native American myopathy, NAM）或有其他存在RYR1、CACNA1S或STAC3基因突变疾病的患者均属于恶性高热敏感人群。既往有不明原因运动后横纹肌溶解史或使用他汀类药物后出现严重横纹肌溶解的患者，其恶性高热发生率高于正常人群，建议行基因检测以确定是否存在基因突变。进行性假肥大性肌营养不良或贝克肌营养不良患者，接触琥珀酰胆碱后会发生横纹肌溶解和严重的高钾血症，也应按恶性高热敏感者处理。

确诊试验是咖啡因/氟烷挛缩试验，即将活检获得的肌肉组织暴露于不同浓度的氟烷/咖啡因中，应用应变仪检测肌束的对称挛缩反应。其灵敏度100%，假阳性率为20%，故挛缩反应阴性则可除外恶性高热。对于既往有可疑恶性高热史或恶性高热家族史的患者推荐行咖啡因/氟烷挛缩试验。对于挛缩试验阳性或亲属挛缩试验/基因检测阳性者应行基因检查。

（九）体格检查

了解患者的发育情况和营养不良状况，观察有无呼吸困难、桶状胸、胸廓畸形，听诊双肺呼吸音是否对称，有无干、湿啰音，心脏听诊有无杂音，检查颈椎活动度，有无张口困难、小下颌等。全面的神经系统查体，以明确术前有无神经功能受损。

（十）实验室检查

1. 术前应常规进行血常规、凝血功能和脊柱影像学检查，以了解是否存在贫血、凝血功能障碍以及脊柱侧凸的严重程度和累及范围。

2. 术前常规行超声心动图、心电图、肺功能和/或血气检查，了解心脏结构、功能及肺功能。必要时行心肺功能检查。心电图可了解有无心肌肥大、心肌缺血、心律失常及传导异常等。超声心动图可了解心脏结构有无异常、瓣膜功能及射血分数等。肺功能检查包括肺容积、通气和换气功能检查。用力肺活量（forced vital capacity, FVC）小于预计值50%提示严重肺功能障碍，FVC小于预计值30%或术前已有二氧化碳潴留则提示患者术后需要长期的呼吸支持。

3. 其他特殊检查，如颈椎正、侧位X线检查以除外颈椎不稳定，颈胸部CT检查了解患者肺发育情况以及有无气管狭窄等。

4. 咖啡因/氟烷挛缩试验、基因检测和肌酸激酶（CK）检测适用于恶性高热高危患者或有恶性高热家族史患者。

（十一）其他

术前向患者及家属解释麻醉方案。对于需要清醒纤维支气管镜插管者，应向患者解释整个过程及需要患者配合的步骤。对于可能需要术中唤醒的患者，应在术前让患者进行多次试验（如动脚趾）。向患者和家属交代可能出现的麻醉或手术相关并发症，如拔管延迟、臂丛神经损伤、失明等。

三、围手术期管理

EOS麻醉实施过程面临的挑战包括：低龄低体重儿童的麻醉管理、输液困难、长时间俯卧位的管理、气道管理、出血及容量管理、低体温、保证脊髓灌注及术后拔管等。为了保证手术的顺利进行，麻醉医师、手术医师和手术室护士的团队合作非常重要。

（一）麻醉方式和麻醉药物的选择

术前用药应视患者身体状况而定。对于儿童患者，口服咪达唑仑或右美托咪定滴鼻可起到抗焦虑作用，减少哭闹，并有助于将患儿转运到手术室。对于计划进行纤维支气管镜插管的患儿，术前抗胆碱能药将减少气道分泌物，从而有助于观察气道结构。

患者入室后，进行心电图、无创血压、脉搏氧饱和度和麻醉深度监测。根据手术大小和出血风险，决定是否需要建立有创动脉压监测、2条静脉通路或中心静脉置管。对于不能配合输液的患者，可以给予吸入诱导，待患者入睡后建立静脉通路。对于困难气道患者，应及时寻找有经验的麻醉医师帮助，并合理选择正确的插管工具（纤维支气管镜、喉罩、可视喉镜等）。

全身麻醉是脊柱侧凸矫正术常规采取的麻醉方式。麻醉药物的选择应考虑到患者的基础疾病以及术中脊髓功能监测。丙泊酚+非去极化型肌松药是常用的静脉诱导药物。对于摆放体位前进行运动诱发电位监测的患者，应给予短效的肌松药。尽管可以采用低浓度吸入麻醉药[最低肺泡气有效浓度（minimum alveolar concentration, MAC）≤0.5]复合静脉麻醉方式，但考虑到对脊髓功能监测的影响，丙泊酚持续泵注是此类手术麻醉维持的首选方法。术中根据麻醉深度监测实现药物滴定，使手术过程中麻醉深度维持在合适的范围内[如脑电双频指数（bispectral index, BIS）40~60]。为了改善脊髓功能监测的信号，可以持续泵注右美托咪定、氯胺酮或利多卡因。对于恶性高热高危患者避免使用吸入麻醉药和琥珀酰胆碱。

根据手术的需要，选择单腔或双腔气管插管。对于前路手术，单肺通气有助于视野的暴露，可选择双腔气管插管或支气管封堵器。术中控制呼吸时，避免气道压力过高，以避免胸腔压力升高导致静脉回心血量下降而引起血压下降。

（二）术中容量管理和血液保护

EOS患者中儿童患者占很大比例，儿童血容量绝对值小，心脏对容量负荷敏感，对血容量的改变耐受性差。因此，我们应了解小儿的生理特点，并严密监测术中循环系统动态变化，从而实现术中液体的正确管理。

根据中华医学会麻醉学分会《小儿围手术期液体和输血管理指南（2017版）》，对于正常健康、拟行择期手术的患儿，缩短术前禁食时间，术前2小时饮用清饮料，可以让患儿更舒适，并改善血容量，这对于婴幼儿更为重要。术中液体输注推荐使用目标导向液体治疗（如收缩压变异性、脉压变异性和每搏量变异性等指标），根据围手术期不断变化的液体需求和患者对补液的反应对补液量和速度进行调整。

围手术期失血是脊柱外科医师面临的重大挑战。如何减少术中出血、降低异体血输注率显得尤为重要。减少术中出血和异体血输注的措施包括术前纠正贫血、控制性降压、应用抗纤溶药物、自体血回输、术前采集自体血或急性等容性血液稀释等。控制性降压是指应用药物或其他技术将平均动脉压降至50～65mmHg，或者将平均动脉压降低30%，同时不导致重要器官的缺血缺氧性损害，终止降压后可以迅速恢复至正常水平。常用的方法包括血管扩张药（如硝酸甘油、硝普钠）、加深麻醉深度、椎管内阻滞等。氨甲环酸是临床常用的抗纤溶药物，其作用机制为：与纤维蛋白溶酶原上的赖氨酸结合位点结合，抑制纤维蛋白溶酶的形成，从而阻断纤维蛋白的降解。预防性使用氨甲环酸被认为是围手术期血液管理的重要组成部分之一，同时多个国家的儿童输血指南中推荐将氨甲环酸用于高出血风险的儿童手术中。脊柱手术时间长并有大量组织暴露和骨面的剥离，从而引起纤溶系统的激活。研究表明，无论是静脉还是伤口周围局部应用氨甲环酸，均可以减少脊柱手术围手术期出血。

术中定期监测血气，必要时测量血常规和凝血功能指标，及时与手术医师沟通，并根据患者的一般情况和手术需要合理输注血制品。

（三）体温保护

脊柱手术创伤大、时间长、出血风险高，且患者多为儿童、体重小，术中低体温的发生率高。低体温的危害包括心输出量下降、室性心律失常、血管收缩、后负荷增加、凝血功能异常、苏醒延迟、药物代谢减慢、代谢性酸中毒、伤口愈合延迟和感染等。避免低体温的措施包括加强体温监测（如测温尿管）、避免非手术野暴露、避免手术室温度过低、术中液体加温、温盐水冲洗术野、使用温毯等。

（四）脊髓运动诱发电位和躯体感觉诱发电位监测

诱发电位是指在人体神经系统的一端给予刺激，在神经系统的另一相应部位检测出与刺激相关的生物电信号。诱发电位用于评价患者神经通路的完整性。脊髓运动诱发电位（MEP）反映运动皮质、皮质脊髓束、神经根和外周神经的完整性。躯体感觉诱发电位（SEP）反映感觉通路（包括背根神经节和脊髓后柱）的完整性。MEP的变化早于SEP，可以更早地发现问题、纠正病因及预防神经损伤。

术中诱发电位受多种因素影响，包括生理性、病理性和麻醉药相关等（表5-8），因此术中诱发电位出现变化时，及时识别和处理尤为重要。

表5-8　脊髓MEP和ISEP的影响因素

影响因素	项目
生理性因素	年龄、性别、身高
病理性因素	脑灌注降低、颅内压增高、低氧血症、通气过度（PaCO$_2$过低）、低体温、血细胞比容下降、颈部过度屈曲或外周神经受压迫均会导致诱发电位下降
麻醉药理因素	· 吸入麻醉药：如异氟烷、七氟烷、地氟烷、氧化亚氮（笑气）可使MEP和SEP潜伏期延长、波幅下降 · 阿片类药物：对MEP和SEP潜伏期和波幅影响很小 · 静脉麻醉药： 　丙泊酚：可使SEP和MEP波幅下降 　依托咪酯：低剂量可使SEP和MEP波幅增高、高剂量可使波幅下降 　苯二氮䓬类：高剂量可长时间抑制SEP波幅，对SEP影响很小 　右美托咪定：高剂量抑制SEP波幅 　利多卡因：对MEP和SEP波幅影响很小

术中波幅下降＞50%和/或潜伏期延长＞10%被认为信号异常。一旦出现信号异常，监测医师、外科医师和麻醉医师应共同参与诊断和处理。首先监测医师检查是否存在导线故障或移位、手术室设备的电子干扰、刺激导线或记录导线脱落等，并再次进行一次信号采集，确认异常确实存在。同时监测医师通过监测模式判断变化来自于皮质还是皮质下、单侧还是双侧、局限性还是广泛性，以便缩小鉴别诊断的范围。外科医师检查手术操作：脊髓有无受牵拉、挤压；脊柱有无过度屈曲或过伸；脊髓血供有无受到影响。麻醉医师将平均动脉压提高到80mmHg以上，维持血红蛋白＞100g/L，补充液体避免低血容量，同时将体温维持在37℃以上。如果通过以上处理，信号异常持续存在，则需通过唤醒试验验证是否存在神经损伤。一旦确认病因，应尽可能纠正，以避免永久性神经损伤。

（五）恶性高热患者的管理

术前准备事项如下：①关闭或移除挥发罐，更新呼吸回路、球囊和钠石灰，以高流量（10L/min）氧气冲洗麻醉机至少20分钟；②术中应监测血氧、心电、血压、核心体温和呼气末二氧化碳；③准备低温毯、碎冰、冲洗和静脉输注用的冷盐水、鼻胃管和导尿管；④准备碳酸氢钠、甘露醇、呋塞米、丹曲林、蒸馏水、抗心律失常药、胰岛素、50%葡萄糖、氯化钙等；⑤全身麻醉、区域阻滞和麻醉下镇静均可安全用于恶性高热敏感患者，避免使用吸入麻醉药和去极化型肌松药。

一旦发生恶性高热，应立即寻求帮助，并迅速启动救治方案。①停止给予吸入麻醉药，100%纯氧过度通气。通知术者，若手术不能停止，则使用静脉麻醉。②立即给予丹曲林，初始剂量为2.5mg/kg，随后单次快速给予1mg/kg丹曲林（最大剂量10mg/kg），直至症状消退。③监测血气、核心体温、尿量、电解质、凝血功能和CK。若核心体温＞39℃，应给予降温（静脉输注冷生理盐水、灌洗开放体腔、酒精擦浴或冰敷），直至体温降至38.5℃以下；纠正酸碱平衡失调和高钾血症，治疗心律失常；补液、利尿并碱化尿液，以防止肌红蛋白引起的肾衰竭。④手术完成后，将患者转入ICU。

四、术后急性疼痛的处理和肺部并发症的预防

脊柱侧凸矫形手术后患者疼痛为中重度疼痛，包括躯体疼痛、神经病理性疼痛、炎性疼痛和内脏痛。其疼痛通常于术后3天内达到高峰。此外，不同的手术部位、手术方式、手术节段等均会影响术后急性疼痛的严重程度。通过预防性镇痛、多模式镇痛等措施对疼痛进行全程管理，可以有效缓解患者术后疼痛。预防性镇痛是指在术前采取多种镇痛措施，减轻急性疼痛的程度或避免急性疼痛发展为慢性疼痛。术中可以在切口局部进行"鸡尾酒"皮下注射，术后采用患者静脉自控镇痛或椎管内应用阿片类药物进行镇痛。术后恢复进食后，尽早采用口服用药。同时应用非阿片类药物，如加巴喷丁、对乙酰氨基酚、非甾体抗炎药和曲马多等，尽量减少阿片类药物的使用，以减少术后恶心、呕吐及肠麻痹的发生。

EOS患者尤其是合并严重胸弯患者常合并肺功能严重受损。此外，脊柱矫形术患者术后肺功能进一步下降，且持续1～2个月才能恢复。部分患者术后可能需要呼吸机支持，因此术后肺部并发症的预防尤为重要。术前应鼓励患者做深慢呼吸或咳嗽动作、蹬楼梯步行锻炼或吹气球锻炼肺活量，必要时考虑无创正压呼吸机辅助呼吸或头颅骨盆环牵引、自我悬吊练习等。术后床上多翻身、扣背，尽早下床活动，并加强术后呼吸功能锻炼，减少肺不张的发生。

（马璐璐　惠尚懿　黄宇光）

参考文献

[1] 崔苏扬，黄宇光. 脊柱外科麻醉学[M]. 2版. 南京：江苏凤凰科学技术出版社，2016：182-406.

[2] MILLERRD. 米勒麻醉学[M]. 邓小明，曾因明，黄宇光，等主译. 8版. 北京：北京大学医学出版社，2016.

[3] Farag E. Aesthesia for spine surgery[M]. Cambridge:Cambridge University Press, 2012.

[4] YAO FSF. 姚氏麻醉学：问题为中心的病例讨论[M]. 王天龙，李民，冯艺，等主译. 8版. 北京：北京大学医学出版社，2018：1074-1095.

[5] 蔡思逸，陈峰，王树杰，等. 青少年特发性脊柱侧凸后路矫形融合术ERAS实施流程专家共识[J]. 中华骨与关节外科杂志，2019，12（9）：652-662.

[6] Segreto FA, Vasquez-Montes D, Bortz CA, et al. Impact of presenting patient characteristics on surgical complications and morbidity in early onset scoliosis[J]. J Clin Neurosci, 2019, 62: 105-111.

[7] Yuan N, Fraire JA, Margetis MM, et al. The effect of scoliosis surgery on lung function in the immediate postoperative period[J]. Spine (Phila Pa 1976), 2005, 30(19): 2182-2185.

[8] Guay J, Suresh S, Kopp S, et al. Postoperative epidural analgesia versus systemic analgesia for thoraco-lumbar spine surgery in children[J]. Cochrane Database Syst Rev, 2019, 1(1): CD012819.

[9] Seki H, Ideno S, Ishihara T, et al. Postoperative pain management in patients undergoing posterior spinal fusion for adolescent idiopathic scoliosis: a narrative review[J]. Scoliosis Spinal Disord, 2018, 13: 17.

早发性脊柱侧凸神经电生理监测

一、脊柱外科术中神经监测的发展及基本方法

（一）概述

20世纪60年代，随着Harrington技术应用到脊柱侧凸矫形手术中，脊柱畸形患者的矫形效果得到了革命性发展。尽管这项技术很有效，但随之而来的神经系统并发症也是相当可怕的。早期的研究发现，7800例应用Harrington技术的脊柱矫形手术中，87例患者出现了脊髓/神经根相关并发症，其中74例出现了严重的神经系统并发症，甚至截瘫。因此，在这种背景下，为了保护手术中神经的安全，术中脊髓功能监测技术应运而生。随后20世纪70年代初，随着脊柱内固定技术的广泛应用，尤其在脊柱畸形患者中的大量应用，术中神经监测（intraoperative neurophysiological monitoring, IOM）技术也得到了相应的发展。

世界上很多学者在IOM领域做出了奠基性的工作。例如，美国的Nash和Engler团队率先应用SEP探测术中脊髓功能。日本学者Tamaki和Kurokawa早在1972年就开始应用脊髓诱发电位（spinal cord evoked potentials, SCEP）监测术中脊髓功能。然而，以上两种技术多用于监测脊髓感觉功能，运动功能的唯一判断方法仍然是由Vauzelle和Stagnara发明的术中唤醒试验（wake-up test）技术。1980年，Merton和Morton报道了一种经颅刺激大脑皮质运动区，进而在远端神经或肌肉记录运动诱发电位（motor evoked potential, MEP）的方法，开启了在手术中直接探测脊髓运动通路功能的先河。目前，MEP在脊柱手术中已经普遍应用。

在多学科合作发展的前提下，包括麻醉技术、电生理学技术、设备软件硬件研发改进，IOM逐渐发展成熟。实时有效的术中多模式IOM已经融入到整个脊柱外科的发展洪流当中，成为其重要的组成部分。在本节中，我们将回顾IOM发展过程中具有里程碑意义的历史事件，方便脊柱外科医师、麻醉医师、电生理监测医师进一步了解IOM。

（二）体感诱发电位

SEP是IOM的重要组成部分，是最早用于脊柱畸形手术中监测脊髓功能的方法之一，与MEP联合成为了当前脊柱脊髓手术IOM的核心。SEP的基本原理是：当电刺激施加于外周感觉神经通路，刺激所引起的兴奋从周围神经上行到脊髓、脑干，经丘脑交叉传到大脑皮质感觉区，在神经干及中枢神经系统就可以记录到相应的电位（图5-53）。SEP主要反映了脊髓侧后索和后索的上行传导束功能，可以对深感觉传导系统进行有效监测。通过对胫后神经、尺神经及正中神经等外周神经进行电刺激，产生的电信号经感觉神经传导通路上传，于大脑的感觉中枢上记录的电信号记为SEP。因此，SEP能有效地评估脊髓后柱上行感觉传导通路的功能。

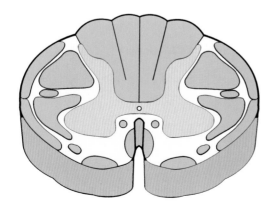

图5-53　MEP和SEP监测通路模式

20世纪70年代，美国俄亥俄州克利夫兰圣卢克医院的骨科医师Clyde L. Nash与生物医学工程师Richard Brown合作，最早将SEP用于脊柱侧凸矫形术中的脊髓功能监测。从那时起，该技术因其无创性而被广泛接受。1982年，另一位IOM的先驱，麻醉学家Peter Raudzens详尽地描述了31例患者术中SEP监测结果。随后，1988年Brown建立了首个IOM标准化方案。1989年Nash和Brown正式提出，在高风险脊柱脊髓手术中IOM是非常必要的。随后Nuwer等对IOM方案进行了前期完善，奠定了标准化IOM的基础。在此以后，IOM得到了一段时期的快速发展，并涌现出很多原创性研究成果。目前，国内外IOM相关的专家共识和指南都推荐SEP作为脊柱手术中监测感觉传导系统功能最有效的方法之一，同时也得到了脊柱外科医师的广泛认可。

（三）运动诱发电位

MEP是通过对大脑皮质运动区进行刺激，在脊髓和周围神经（或肌肉）记录反应的方法。MEP主要反映的是脊髓前索和侧索的运动功能状态，主要包括经颅电刺激运动诱发电位（transcranial electric stimulation MEP, TceMEP）和经颅磁刺激运动诱发电位（transcranial magnetic stimulation MEP, TmsMEP）2种方式。目前，TmsMEP在术中监测中的应用还未成熟，TceMEP信号稳定可靠，容易获取。因此，脊柱手术中的神经监测主要采用TceMEP。

1. 经颅（或直接）刺激大脑MEP　MEP起源最早可以追溯到1870年，学者Fritsch和Hitzig发现通过刺激犬科动物的大脑皮质，在对侧肢体可以产生运动反应。随后，1874年学者Ferrier通过电刺激，在犬类和灵长类动物中尝试绘制与运动功能相关的大脑回。进入20世纪初，Victor Horsley和Otfrid Foerster率先在人类脑外科手术中尝试开展直接皮质刺激（direct cortical stimulation, DCS）技术。1937年，Penfield和Boldrey研究发现，在暴露的人类运动皮质上，通过施加50～60Hz频率的电刺激，可以引起四肢和面部的肌肉收缩。当时这种方法被称为"Penfield技术"，是皮质功能区域判断的标准方法。在此后的半个世纪中，该方法被广泛用于麻醉下开颅手术中运动皮质的定位，以及清醒状态下开颅手术中语言皮质区域的定位。因为需要打开颅骨刺激运动皮质，且这种刺激会诱发癫痫发作（最多30％的患者），所以发现之初，该方法不适用于监测脊髓的运动功能。

2. 单脉冲经颅刺激MEP　在20世纪80年代，学者Merton和Morton发现，施加在颅骨上的高压单电刺激可以激活皮质运动通路产生MEP，可以很容易从四肢肌肉上记录下来。经颅或裸露的运动皮质的单个电脉冲刺激可以记录到D波，但是很难在肌肉中记录到MEP。该方法首先试用在有意识的患者身上。然而对于麻醉的患者而言，麻醉药物会抑制大脑运动皮质和整个脊髓的兴奋性，从而阻碍MEP的形成。即使是在全静脉麻醉下，单脉冲刺激也很难获得满意的肌肉MEP。但单脉冲刺激可以在硬膜外或者硬膜下记录到D波和I波，所以这种方法至今仍然可用于IOM。

3. 经颅多脉冲刺激MEP　通过在头皮或裸露的运动皮质上施加连续的5～7个短脉冲串刺激，可以达到α运动神经元兴奋阈值，产生肌肉MEP。更重要的是，此种方法在麻醉患者中可以产生有效的肌肉MEP。有研究显示，在麻醉患者头皮上施加3个或者更多的串刺激，可以通过叠加效应促进I波的形成。其实，这种现象早在1964年就已经在动物研究中被发现，经过几十年来不断改进完善，逐步应用到了IOM中。

经颅刺激肌肉MEP：经颅多脉冲串刺激得到的肌肉MEP可认为是IOM的革命性突破。到目前为止，此技术是术中判断运动功能完整性最广泛应用的方法。刺激器可以是恒压（V）或者恒流（mA）输出。从理论上讲，用于经颅电刺激（transcranial electric stimulation, TES）的恒定电流刺激器是一种更好的技术解决方案，因为传递到大脑的电流不依赖于刺激电极阻抗的改变而改变。但是由于技术条件的限制，目前的刺激器大多采用恒定电压刺激，其可以产生满意的MEP。截至2010年，美国FDA批准的用于IOM的经颅刺激器主要有Cadwell公司、Medtronic公司和Nicolet公司生产的神经刺激器。

MEP可以有效地反映整个运动系统的功能状态，可以满足临床上所关心的手术操作所致的偏瘫或全瘫等脊髓神经损伤，且与患者术后运动功能的预后具有良好的相关性。因此，MEP有效弥补了SEP判断运动功能的不足，成为IOM最重要的判断运动功能的方法。历经几十年来的发展和完善，以及一些先驱科学家不断探索研究，MEP已经趋于成熟。但其受系统性因素干扰较大，麻醉方式和报警标准至今也无统一定论，所以今后的完善工作仍有很长的路要走。

4. 脊髓神经电生理技术发展

（1）脊髓至脊髓：20世纪70年代，以日本学者Tamaki为首的研究团队率先开始对SCEP进行研究。SCEP的刺激电极通常位于脊髓或硬膜外，记录电极位于远端硬膜下或马尾神经区域。该项技术最初用于研究术中脊髓功能变化。在当时相对简陋的设备条件下，SCEP可获得较大的电位信号，容易记录且方便识别，其电位特征是由开始的尖波和后续的多相波组成。

后来，随着研究的深入，人们开始对SCEP的电生理机制有了更进一步的认识。SCEP是一种非选择性脊髓传导束的激活所形成的混合电位。前一部分的尖波是激活脊髓混合传导纤维所获得的电位，而后面的多项波则是脊髓背侧的感觉通路的逆向传导。因此，SCEP并不能完全反映脊髓运动通路功能。此外，在脊髓肿瘤手术中，也存在该项技术的假阴性以及局限性的报道。尽管在过去几十年里，SCEP监测已被用作监测术中脊髓功能的主要技术。目前，SCEP监测的使用逐渐减少，逐渐被SEP&MEP联合的IOM所取代。

但是，笔者认为SCEP仍然有很多潜在的应用价值。例如，探测术中马尾神经功能，或者不要求具体的监测通路时，SCEP仍然可能会发挥有效的作用。对于术前严重神经功能障碍的患者，通常不能获取有效MEP/SEP基线，可以考虑尝试监测SCEP以判断术中神经功能。另外，在贴近脊髓操作的手术中，当外科医师无意识地刺激到脊髓时，会引起臀部或者下肢抽动，这也可以理解为SCEP的一种表现。

（2）脊髓至周围神经（神经源性MEP）：在Machida等工作的基础上，Jeffrey Owen等通过电刺激脊髓从周围神经（如腘窝）中记录到诱发电位，称为神经源性MEP（neurogenic MEP, NMEP）。后来更名为下行神经源性诱发电位（descending neurogenic evoked potential, DNEP）。DNEP受麻醉因素影响较小，可实时监测脊髓神经功能变化，对脊髓损伤的特异度和灵敏度较高，可减少假阳性的干扰，同时可进行脊髓损伤平面定位等。

随后Toleikis团队使用"对撞技术"的研究表明，NMEP并不能直接反映脊髓运动功能，而仅代表脊髓轴索的一种逆向传导功能。同时有研究报道发现，2例截瘫患者在手术过程中也存在有效NMEP。此外，Pereon等研究显示，当出现脊髓损伤时，NMEP确实并未完全消失。到目前为止，有力的临床和神经生理学证据表明，NMEP只能反映脊髓部分运动或感觉功能的完整性，不能完全反映运动功能。一项美国的调查显示，在39个脊柱IOM中心，有15家仍然选择NMEP作为首选。而且国内也有学者表示，NMEP可以在MEP消失后继续用来判断脊髓功能，对术前神经功能损伤患者也有一定价值。因此，此项技术仍具有应用价值，并且需要进一步理论和临床研究证实其有效性。

（3）脊髓至骨骼肌：Machida等在1985年还描述了一种监测方法，即通过电刺激脊髓后在远端肌肉记录复合肌肉动作电位（compound muscle action potential, CMAP）。随后Taylor等改良了此项监测技术，可以通过使用两个刺激位点，并建议了最佳刺激间隔为2ms，这样更容易获得满意的CMAP。这种方法通常被称为肌源性MEP（myogenic MEP, MMEP）。与NMEP类似，MMEP是否由皮质脊髓束兴奋后产生的反应仍然有待进一步证实。

（4）脊髓至大脑皮质：在IOM的发展过程中，通过刺激脊髓/马尾神经，在头皮记录得到SCSEP的技术也曾经得到应用。通过这种方法获得的SCSEP波幅通常比刺激末梢神经得到的SEP要大，可以更有效用于IOM。而且SCSEP通常出现在皮质SEP之前。也有研究证实这种电位也是一种混合电位，可能来源于逆向皮质脊髓束和脊髓背侧远场皮质下电位形成的一种混合电位。另外，如果皮质脊髓束活性被激活，可以在大脑皮质记录到逆向传导电位。可能由于操作复杂等原因，该项技术并未被广泛使用。

（5）H反射：H反射是S_1神经根功能判定的有效指标，可用于腰椎手术中S_1监测。通过对比基线或者左右两侧H反射的波幅和潜伏期，可以用来判断术中S_1功能。H反射是通过腘窝处使用逐渐增大的刺激强度刺激胫神经，记录电极置于比目鱼肌。随着刺激强度的增加，兴奋阈值较低的感觉神经纤维首先被兴奋，产生的动作电位向近端传导，到达与S_1神经根相连的脊髓前角细胞。然后产生的动作电位传导至比目鱼肌处，进而记录得到H反射。

二、基本方法及原理

（一）基本方法

当前，脊柱手术技术正在飞速发展并且越来越复杂。同时，外科医师也遇到更为复杂的疾病状况。新技术使这些疾病的治疗逐渐成为可能。术中监测技术作为辅助工具的出现，已经认为是行之有效的方法。为了正确理解监测的作用和正确使用的方法，我们将在此简要说明。目前，脊柱手术中普遍应用且相对成熟的IOM技术主要包括SEP、MEP、自由描记（free-run）及EMG等。另外，SCEP和DNEP等亦见于文献报道，但因其操作相对复杂、无菌要求相对较高，故远不及SEP+MEP+EMG模式的临床应用广泛。2009年SRS正式倡议将IOM作为脊柱矫形手术中的必备技术，从而正式确定了IOM在脊柱矫形手术中不可或缺的地位。

1. 脊髓运动传导通路监测　诱发电位和EMG是监测术中脊髓/周围神经运动功能的主要技术。根据手术部位的不同，可选择手术可能涉及的神经支配的肌肉群来记录。MEP是近几年蓬勃发展起来的术中监测技术，可以反映脊髓下行运动功能状态。常用的是TceMEP，经头皮电刺激运动皮质产生下行电信号，通过脊髓皮质束，最终以硬膜外、周围神经或肌肉记录。MEP有效地监测皮质脊髓束的功能状况，能更直接地反映临床上最关心的运动功能，并且与患者术后四肢活动具有良好的相关性。

MEP术中监测方法如下。①刺激端：使用螺旋或者皮下针电极，按照国际10～20脑电图系统放置于C_1/C_2或C_3/C_4输出电刺激。刺激强度100～800V恒压刺激，灵敏度50～1000μV，分析时间100ms，刺激串数5～8，单刺激宽度50～400μs，串刺激时间间隔2～5ms。一般来说，刺激量可根据不同监测设备适当设置，原则为由小到大逐渐增加，以获得最佳基线信号为准。②记录端：采用皮下针电极，根据手术需要记录四肢各个部位骨骼肌，记录参考电极间隔2～5cm。上肢记录电极通常置于拇短展肌和小指展肌，下肢最常用为胫前肌和足底展肌。可根据手术节段及可能损伤的神经相应增减肌肉数量。

2. 脊髓感觉传导通路监测

（1）SEP：SEP是目前应用最为广泛的术中监测技术，其反映脊髓侧后索和后索上行传导束的功能，检测神经系统上行信号的传递功能。当电刺激施加于外周感觉神经，刺激所引起的兴奋从周围神经上行到脊髓、脑干，经丘脑交叉传到大脑皮质感觉区，在神经干及中枢神经系统可以记录到相应的电位。SEP根据不同手术确定刺激位置，给予恒流电刺激。常用的刺激部位：在上肢通常刺激正中神经或尺神经，在下肢通常刺激胫后神经或腓总神经，一般认为SEP波幅下降>50%和/或潜伏期延长>10%，提示神经损伤的可能。

SEP术中监测方法包括皮质体感诱发电位（cortical somatosensory evoked potentials, CSEP）、脊髓体感诱发电位（spinal somatosensory evoked potentials, SSEP）。其中，CSEP和SSEP较为常用。CSEP为无创性监测，通过刺激正中神经（median nerve SEP, MNSEP）和胫后神经（posterior tibial SEP, PTSEP）进行记录，在一定程度上反映了特异躯体感觉传入通路、脑干、脊髓及大脑皮层的功能状态。SSEP是在硬膜外置导管电极直接刺激脊髓或马尾神经，避开对周围神经的刺激，对周围神经病变或不易获得SEP记录的患者可采用这种技术。SEP作为IOM的主要形式，对皮质感觉区的记录可以提供术中神经功能的重要信息，并作为MEP的补充用于手术中。然而，SSEP仅检测脊髓后索的上行感觉传导通路，存在无法监测术中运动神经束损伤的不足。尽管有这些局限性，SSEP仍存在以下优势：①对术中患者刺激小；②较易被量化；③与MEP相比平均间歇变异性较低。

（2）SEP术中监测方法

1）刺激端：SEP一般采用恒流脉冲电刺激。SEP的刺激电极可以选用一次性的也可以是可重复使用的，可以选择表面电极或针电极多种电极。通常情况下建议使用经皮表面电极，如果是可重复使用的表面电极，应在使用前涂抹导电凝胶。遇到某些情况下表面电极刺激不能获得满意的结果，例如患者皮下组织太厚、出汗太多等，可以使用皮下针电极降低阻抗。上肢外周刺激电极置于腕横纹上正中神经干处，刺激正中神经；下肢外周刺激电极置于双侧内踝后方，刺激胫后神经。采用方波刺激，波宽0.2～0.3ms，强度30～40mA，频率2.3Hz，叠加200～300次。

2）记录端：上肢SEP，记录电极放置于头皮脑电对应中央后回感觉皮质的CP_3（C_3'）和CP_4（C_4'）位置（分别位于标准电极点C_3和C_4后方2cm），参考电极放于Fz点。下肢记录电极置于Cz，参考电极置于FPz，刺激强度以能引起踇指或足趾跖曲1.0cm为宜（20～40mA），刺激强度在监测过程中保持恒定。在麻醉后、皮肤切开前、切口暴露至椎板时分别记录SEP，并以暴露到椎板时的SEP波幅和潜伏期为基线。滤波30～3000Hz，不使用50Hz陷波滤波，叠加次数100～500次。

另外，建议在监测过程中适当增加周围神经的记录导联，上肢记录放置在Erb点，下肢记录放置在腘窝，其信号质量好，单次扫描可以获得明显波形，当大脑皮质SEP波幅降低和周围SEP消失同时出现时，能够帮助推断肢体远端缺血或者受压情况，用以排除技术原因造成的信号变化。还推荐SCSEP，在与CSEP同样的刺激下，可以同时从C_2棘突记录诱发电位（参考电极也放于Fz点）。

3. 神经根及周围神经功能监测　脊柱外科手术中通常采用自发肌电图（spontaneous electromyography, sEMG）和诱发肌电图（triggered electromyography, tEMG）对神经根功能进行监测。

sEMG的主要作用是监测神经根受激惹后诱发的动作电位，一般只要出现持续动作电位，则提示神经根受到牵拉、机械刺激甚至有损伤的可能。但并不能反映神经根受激惹或损伤后的传导能力，sEMG监测灵敏度高，可实现持续监测，但特异度差，即阳性报警患者术后神经损伤的发生率较低。

tEMG是在手术静态期使用微量电流刺激神经根，在该神经支配的肌肉监测动作电位。tEMG在脊柱手术中常用来检测某段周围神经功能、鉴别神经组织判断椎弓根螺钉位置等。脊柱手术常根据刺激阈值变化了解螺钉和椎弓根壁的关系，以确认与神经的距离。一般认为由弱到强调节刺激电流，<10mA即诱发波形认为存在椎弓根骨壁破裂；10～15mA诱发波形应行术中X线透视或直视下检查螺钉位置，从而确定是否需要调整；>15mA诱发波形则认为椎弓根螺钉位置良好。

4. TOF（trains of four）在脊柱侧凸矫形手术中的应用　TOF值可提示肌松药代谢情况，反映神经肌肉阻滞程度。在行MEP监测时常结合使用TOF监测。在使用非去极化型肌松药时，一般TOF的第4个波与第1个波的比值0.5以上一般不会影响MEP的引出。脊柱畸形手术中下肢TOF更能真实地反映全身神经肌肉阻滞程度，因此常监测下肢TOF。

TOF术中监测方法：目前大多数神经监测仪器都有TOF功能，方法较为简单，刺激和接收电极可以和下肢SEP刺激电极和足底MEP接收电极公用，测定足底展肌颤搐反应的变化。刺激脉宽200μs，电流20～30mA。

5. 唤醒试验　唤醒试验（wake-up test）自1973年由Vauzelle和Stagnara等提出后，曾被认为是判断脊柱手术尤其是脊柱侧凸手术中脊髓、神经是否损伤的金标准，它能给术者提供一个简单有效的神经功能测试。其方法是使患者在麻醉当中苏醒，直接评估其神经功能的完整性。在关闭切口之前，患者会从全身麻醉中苏醒，如果出现神经功能障碍，术者就能及时采取措施补救。一旦出现神经功能障碍，矫形力或者内置物将及时得到调整。

唤醒试验存在两个严重缺点：①它只能提供一次信息，事实上，潜在的神经损伤风险会随时发生。一旦唤醒试验后出现问题，术者和麻醉医师还需要进行再次唤醒试验。②术中唤醒只能依靠患者的自发运动给出，会受到患者的耐受程度、年龄、智力、手术时间和神经功能状态等因素的限制。近年来IOM技术的发展趋于成熟化、定量化、智能化，因此唤醒试验的使用也相应逐渐减少。相信在不远的将来，唤醒试验可能会完全退出历史舞台，取而代之的是更加实时、准确、可靠的IOM技术。

（二）推荐麻醉方案

鉴于麻醉药物的药理学作用特点，静脉麻醉药较吸入麻醉药更适合术中SEP监测，也可以考虑低浓度的吸入麻醉药与静脉麻醉药联合应用，但是对于SEP波幅较小的患者，全凭静脉麻醉更适合术中连续SEP监测。另外，由于MEP对吸入麻醉药非常敏感，因此通常需要全凭静脉麻醉。典型的药物组合是丙泊酚和瑞芬太尼。

全身麻醉过程中肌松药通常不会直接影响SEP，反而可以抑制自由肌电和/或记录点附近肌肉群的干扰，增加信噪比，改善SEP波形的质量。但肌松药会导致MEP波幅大幅降低，因此在进行MEP监测时应尽量避免插管后使用肌松药。如遇到特殊情况麻醉必须使用肌松药，应事先与手术医师和神经监测医师沟通，以免IOM出现假阳性报警。

我们较为推荐的麻醉方式为：丙泊酚（3mg/kg）和芬太尼（2.5μg/kg）与短效肌松药

和吸入麻醉药（七氟烷或氧化亚氮）组合诱导全身麻醉。在诱导和插管后不再给予肌松药和吸入麻醉药。麻醉维持量是丙泊酚[5～8mg/（kg·h）]、瑞芬太尼[0.1μg/（kg·min）]和总剂量为5～6μg/kg的芬太尼（间歇输注）。这里要强调的是，多模态IOM在术中判断脊髓功能时会非常依赖于麻醉药物的使用。尽管在使用一定水平的吸入麻醉药时也可能完成有效的IOM。但是，与全静脉麻醉相比，使用吸入麻醉仍会显著提高MEP假阳性率。因此，为了获得最佳的IOM效果，尤其是在小儿脊柱手术或复杂严重的脊柱手术中，全静脉麻醉方案较为合适。

三、早发性脊柱侧凸术中神经监测

（一）概述

最初EOS是指5岁之前因各种病因导致的脊柱侧凸畸形。根据SRS的最新定义及文献报道，10岁之前因各种病因导致的脊柱侧凸畸形均可称为EOS，如特发性脊柱侧凸、先天性脊柱侧凸、神经肌肉性脊柱侧凸等。对于严重、僵硬的进展性畸形来说，保守治疗效果通常欠佳，多需手术干预。EOS手术治疗的原则是控制畸形的加重，同时尽可能地保留脊柱的生长潜能，允许胸段脊柱及胸腔的进一步发育。

近年来，针对儿童脊柱畸形手术IOM研究逐渐增多，但是，针对年龄＜10岁的EOS，特别是＜5岁EOS的IOM研究仍然不多见。对于EOS脊柱截骨的复杂手术（如全脊椎切除、半椎体切除），术中如何确保神经功能的安全性显得尤为重要。本节主要根据EOS手术IOM的特点、常用判断方法、最佳麻醉方式以及我们团队的经验展开阐述，旨在为EOS手术中提供安全可靠的神经功能变化信息，最大限度地防止术后神经系统并发症的发生。

（二）EOS手术IOM特点

在我国成人或者青少年脊柱手术中，IOM技术经过了几十年的发展，已经初具规模。对于EOS手术，一旦发生神经损伤，后果将会十分严重，因此IOM的准确性就显得十分重要。根据我们团队多年经验总结IOM特点如下。

1. 以往研究中针对EOS手术IOM存在基线获得率低的情况，尤其是MEP，为55%～86%。

2. 单独使用SEP监测有假阴性报道。

3. IOM的灵敏度、特异度与成人或者青少年有所不同。

4.　小儿IOM易受干扰因素影响，麻醉药物可能是造成MEP效果不佳的主要因素。

5.　EOS手术中，小儿通常难以配合唤醒试验。

（三）EOS手术常用IOM方法和技巧

1.　IOM报警及处理方法　IOM的报警标准在术中判断神经功能完好 起着至关重要的作用。根据我们的经验及研究报道，采取的报警标准为：在排除干扰因素并适当优化刺激参数后，与高危手术操作（表5-9）同时伴发并逻辑相关的IOM指标改变，则视为阳性报警。具体如下：①与高危手术操作同时伴发并逻辑相关；②超过80%的MEP或50%的SEP波幅下降或10%潜伏期延长；③排除干扰因素（系统及麻醉原因）；④监测人员+手术医师+麻醉医师协同配合。

表5-9　EOS手术中与IOM报警相关的高危手术操作

重点手术要点	高危手术操作
椎弓根螺钉	先天性椎体发育异常 侧凸凹侧置钉 严重椎体旋转 其他复杂椎体置钉
截骨	截骨中 截骨后 截骨时大量出血
矫形	截骨间隙闭合 转棒 钛笼置入 椎体去旋转 其他类型矫形过程中 矫形后 骨性脊髓纵裂矫形

2.　IOM报警后推荐采取的相应措施　在准确报警的同时，如果我们能及时发现IOM改变的手术或非手术原因，就能最大限度地帮助手术医师采取正确的措施，尽快实现IOM转复。这样IOM对于手术进程将会发挥更大的作用。以下为我们团队总结相关措施，供读者参考。①椎弓根螺钉：检查螺钉位置和角度（有条件可使用tEMG监测）；②截骨机械性刺激：暂停或减小截骨对神经的刺激，一侧IOM报警可以先进行对侧操作；③截骨失血过多/血压低：尽快输血；④截骨–矫形交界处，截骨后脊髓失去稳定（脊髓张力改变）：考虑尽快上棒稳定脊

柱；⑤矫形：脊柱锐角畸形矫正时（矫形力过大），V形截骨端闭合时（脊髓受压）考虑降低矫形强度/解除脊髓压迫，并且对可能的脊髓压迫进行检查；⑥T_4–T_9神经根离断，最好先夹闭神经根一段时间观察IOM变化。

3. IOM的刺激参数设置　以美国Cadwell pro监护仪为例，MEP刺激参数可设置为：恒定电压（250~750V），5~8串脉冲刺激，每个脉冲的持续时间为200~400μs，串刺激时间间隔为2~4ms。滤波为30~1000Hz，采样时间100ms。刺激电极位于皮质运动区C_3–C_4。年龄较小的幼儿通常需要更高的MEP阈值电压（300~800V）。该刺激阈值远高于成人或青少年患者，这可能与儿童神经通路发育不完全有关。根据现有的经验和文献报道，较高的MEP刺激强度不会给患儿带来相关危害或并发症。关于MEP刺激强度的上限至今无明确定论。

小儿SEP的刺激参数与成人或青少年基本一致，多数情况下可以由小到大调整，具体可参见上一节SEP监测方法。

4. 不同监测模式之间互补作用　在适当的麻醉条件下，MEP、SEP和EMG联合监测对EOS患儿可提供术中实时准确的脊髓功能信息。MEP可提供实时的运动通路信息，一旦出现问题手术医师可以做出快速应对。SEP可提供实时的感觉功能传导信息。同时，SEP和EMG相对稳定，可在不明原因下的MEP变化时提供重要的补充信息。

有时，手术医师需要在脊柱截骨和矫形期间实时了解脊髓的功能状态，MEP相对SEP避免了平均所需时间，可以即刻得出监测结果，手术医师可以参考MEP及时采取措施以防止脊髓损伤。SEP探测脊髓感觉功能具有稳定、长时间实时监测等优势，此外EOS手术中MEP幅度通常较低（通常低于150μV），容易受系统性或其他因素干扰。SEP则相对比较稳定，可在不明原因的MEP改变时提供重要的脊髓功能信息。因此，不同IOM模式各有优点，二者协同判断脊髓整体功能状态是目前EOS手术中较为实用的监测方法。

（四）EOS手术中麻醉注意事项

丙泊酚（3mg/kg）和芬太尼（2.5μg/kg）与短效肌松药和吸入药（七氟烷或氧化亚氮）组合诱导全身麻醉。在诱导和插管后不再给予肌松药或吸入麻醉药。麻醉维持量是丙泊酚[5~8mg/（kg·h）]、瑞芬太尼[0.1μg/（kg·min）]和总剂量为5~6μg/kg的芬太尼（间歇输注）。

麻醉药物对于小儿IOM尤其是MEP监测的准确性具有关键作用。EOS手术中MEP的基线成功率低、波幅低、诱发电压阈值高等原因可能与麻醉药有关。有些麻醉医师在EOS手术中会使用醚类吸入剂，为了获得MEP基线，需要显著提高刺激阈值，甚至造成无法获得MEP基线，尤其是在3岁以下的EOS患者中。另外一种挥发性吸入麻醉药氧化亚氮也可能导致无法获得MEP基线。还有一些研究表明吸入麻醉药（七氟烷或氧化亚氮）不仅抑制了MEP，而且降低了SEP的波幅。因此，为了获得最佳的IOM效果，在EOS手术中应尽量不使用任何吸入麻醉药。

此外，静脉麻醉药丙泊酚的剂量也会通过影响麻醉深度抑制术中MEP的波幅。若MEP发生不伴随高危手术操作的波幅变化，可以通过适当改变麻醉深度来补偿MEP丢失。在具有IOM的脊柱手术中应该利用BIS或者脑电图监测麻醉深度的改变（图5-54）。血压也是影响诱发电位的重要因素，特别是平均动脉压低于70mmHg时。同样，低体温也会使神经传导速率降低，从而增加诱发电位的潜伏期。

（五）典型案例分析

1. 病例1　患儿，女性，2岁，先天性脊柱侧凸。手术方式为脊柱后路全脊椎切除内固定植骨融合术。术中左侧截骨过程中可见对应胫前肌和足底展肌EMG爆发电位，以及左侧胫前肌MEP波幅显著降低，排除干扰因素后，判断为IOM阳性病例。手术医师即刻高度重视，改变手术操作，减少对神经刺激。患儿术后出现一过性神经根刺激症状，表现为左侧小腿肌力下降，2天后恢复至术前。术中IOM结果见图5-55。

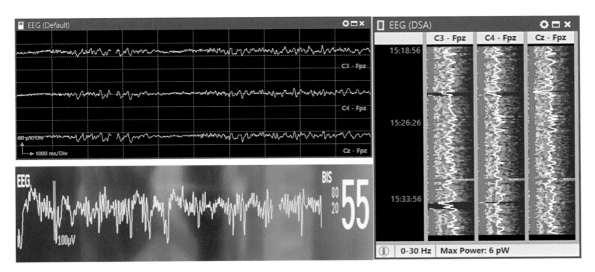

图5-54　监测麻醉深度变化的BIS或EEG

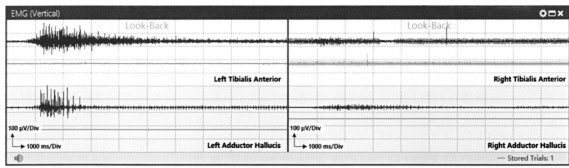

Free-run EMG

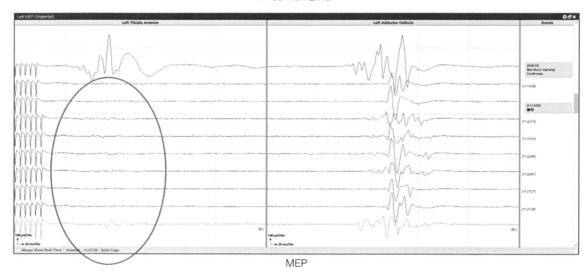

MEP

图5-55　IOM报警病例举例1

2. 病例2　患儿，男性，4岁，先天性脊柱侧凸。手术方式为脊柱后路全脊椎切除内固定植骨融合术。术中椎体切除过程中可见诱发电位MEP和SEP显著降低，排除干扰因素后，判断为IOM阳性病例。手术医师立即减小截骨对脊髓刺激，10分钟后监测信号转复，患儿术后未出现神经症状。术中IOM结果见图5-56。

3. 病例3　患儿，男性，6岁，先天性脊柱侧凸，颈胸段椎体畸形。手术方式为脊柱后路颈胸段截骨矫形内固定植骨融合术。术中矫形过程中出现左上肢MEP降低及自由肌电图爆发电位，排除干扰因素后，考虑为IOM阳性病例。手术立刻调整了矫形力量，并探查截骨间隙闭合情况。患儿术后出现一过性神经症状，1周后恢复至术前。术中IOM结果见图5-57。

（王树杰）

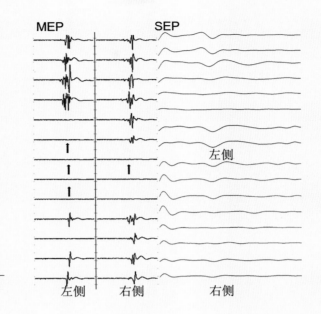

图5-56　IOM报警病例举例2

图5-57　IOM报警病例举例3

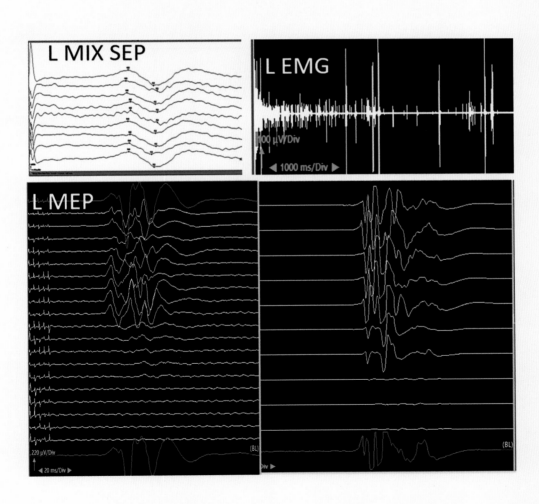

参考文献

[1] TAMAKI T, KUBOTA S. History of the development of intraoperative spinal cord monitoring[J]. EurSpine J, 2007, 16(2 Sl): S140-S146.

[2] 邱勇. 重视神经电生理监测在脊柱矫形术中应用的重要性[J]. 中华骨科杂志，2016，36（24）：1533-1535.

[3] 乔慧，常鹏飞. 开展术中神经电生理监测的重要性[J]. 中华神经外科杂志，2010，26（12）：1057-1058.

[4] 胡勇，沈慧勇. 脊柱外科术中神经电生理监护[M]. 北京：人民卫生出版社，2015.

[5] DELETIS V, SALA F. Intraoperative neurophysiological monitoring of the spinal cord during spinal cord and spine surgery: A review focus on the corticospinal tracts[J]. Clin Neurophysiol, 2008, 119(2): 248-264.

[6] WANG S, YANG Y, ZHANG J, et al. Frequent neuromonitoring loss during the completion of vertebral column resections in severe spinal deformity surgery[J]. Spine J, 2017, 17(1): 76-80.

[7] GAVARET M, PESENTI S, CHOUFANI E, et al. Intraoperative spinal cord monitoring in children under 4 years old[J]. Eur Spine J, 2016, 25(6): 1847-1854.

[8] GUO LJ, LI Y, HAN RQ, et al. The Correlation Between Recordable MEPs and Motor Function During Spinal Surgery for Resection of Thoracic Spinal Cord Tumor[J]. J Neurosurg Anesth, 2018, 30(1): 39-43.

[9] GAVARET M, TREBUCHON A, AUBERT S, et al. Intraoperative monitoring in pediatric orthopedic spinal surgery: three hundred consecutive monitoring cases of which 10% of patients were younger than 4 years of age[J]. Spine (Phila Pa 1976), 2011, 36(22): 1855-1863.

[10] WANG SJ, YANG Y, LI QY, et al. High-Risk Surgical Maneuvers for Impending True-Positive Intraoperative Neurologic Monitoring Alerts: Experience in 3139 Consecutive Spine Surgeries [J]. World Neurosurg, 2018, 115: e738-e747.

[11] WANG S, ZHUANG Q, ZHANG J, et al. Intra-operative MEP monitoring can work well in the patients with neural axis abnormality[J]. Eur Spine J, 2016, 25(10): 3194-3200.

[12] WANG S, ZHANG J, TIAN Y, et al. Intraoperative motor evoked potential monitoring to patients with preoperative spinal deficits: judging its feasibility and analyzing the significance of rapid signal loss[J]. Spine J, 2017, 17(6): 777-783.

[13] FREI FJ, RYHULT SE, DUITMANN E, et al. Intraoperative monitoring of motor-evoked potentials in children undergoing spinal surgery[J]. Spine (Phila Pa 1976), 2007, 32(8): 911-917.

[14] FULKERSON DH, SATYAN KB, WILDER LM, et al. Intraoperative monitoring of motor evoked potentials in very young children Clinical article[J]. J Neurosurg Pediatr, 2011, 7(4): 331-337.

[15] DRAKE J, ZELLER R, KULKARNI AV, et al. Intraoperative neurophysiological monitoring during complex spinal deformity cases in pediatric patients: methodology, utility, prognostication, and outcome[J]. Childs Nerv Syst, 2010, 26(4): 523-544.

[16] WANG S, ZHANG J, TIAN Y, et al. Rare true-positive outcome of spinal cord monitoring in patients under age 4 years[J]. Spine J, 2016, 16(9): 1090-1094.

[17] 胡勇. 规范化脊柱外科术中神经电生理监测技术的专家共识[J]. 中国脊柱脊髓杂志，2019，29（10）：944-954.

[18] ZHUANG QY, WANG SJ, ZHANG JG, et al. How to Make the Best Use of Intraoperative Motor Evoked Potential Monitoring? Experience in 1162 Consecutive Spinal Deformity Surgical Procedures[J]. Spine (Phila Pa 1976), 2014, 39(24): E1425-E1432.

[19] 陈裕光，李佛保，刘少喻. 脊柱外科神经监测技术与实例图析[M]. 广州：广东科技出版社，2018.

[20] WANG S, LI C, GUO L, et al. Survivals of the Intraoperative Motor-evoked Potentials Response in Pediatric Patients Undergoing Spinal Deformity Correction Surgery: What Are the Neurologic Outcomes of Surgery?[J]. Spine (Phila Pa 1976), 2019, 44(16): E950-E956.

早发性脊柱侧凸术后康复及评估

一、早发性脊柱侧凸术后康复

对脊柱侧凸患者术后开展康复训练不仅是适应医学模式转变的需要，而且采取正确的康复措施可以促进患者康复，提高患者满意度。

1. 肺功能训练　由于胸廓及肺发育异常，脊柱侧凸患者通常合并肺功能障碍，全身麻醉术后容易出现肺不张或肺炎等，因此术后有必要早期进行呼吸锻炼，包括深呼吸训练、吹气球训练等。

2. 练习下床　①平卧；②侧卧，小腿靠近床沿；③一手肘部支床，一手手掌撑床、撑起上身；④上身立起的同时，双腿下垂；⑤坐直身体（图5-58）。

3. 佩戴支具　下地行走锻炼患者下地活动时需严格佩戴支具，家属陪护以防摔倒。年龄小依从性差、固定节段短或者内固定强度欠佳的患者，更应严格佩戴支具，甚至需要24小时佩戴支具；长节段固定、内固定牢靠的患者可不佩戴支具。

4. 肌力锻炼　出现神经损伤的患者，应请康复科专科医师指导进行肌力锻炼，或者采用相应的康复设施。

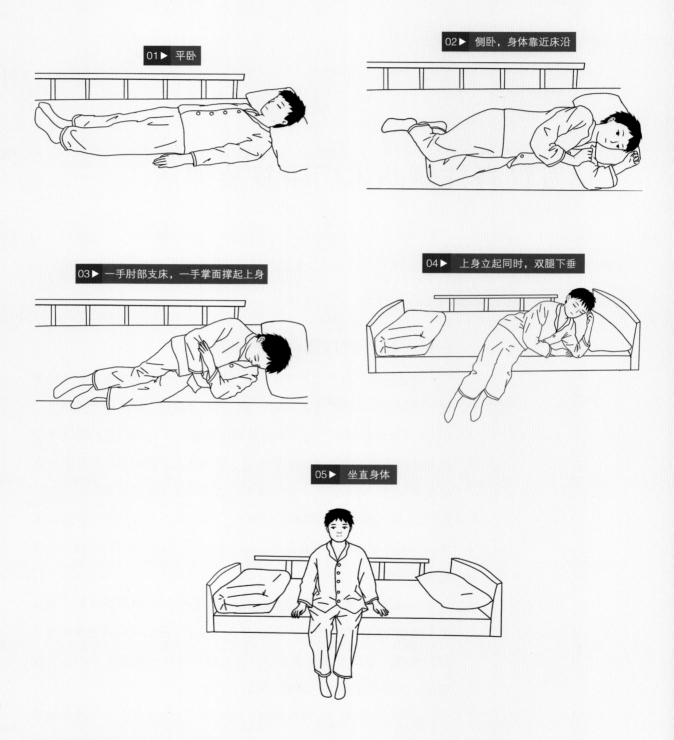

01▶ 平卧

02▶ 侧卧，身体靠近床沿

03▶ 一手肘部支床，一手掌面撑起上身

04▶ 上身立起同时，双腿下垂

05▶ 坐直身体

图5-58　EOS患者术后练习下床示意

二、早发性脊柱侧凸术后评估

（一）主观评估

1. 外观评估 脊柱侧凸术后首先从大体上可直接观察脊柱是否存在倾斜、双侧髂嵴及双肩是否等高（图5-59）。

2. 生活质量评估 许多EOS患者在健康相关生活质量的各个方面都有显著的问题，但是生活质量的评估是比较困难的。目前应用最广泛的是由儿童脊柱基金会（Children's Spine Foundation）和生长脊柱研究小组（Growing Spine Study Group）编制的EOS问卷（Early Onset Scoliosis Questionnaire, EOSQ）。EOSQ-24含有24个问题，内容包括健康状况、疼痛、肺功能、活动情况、运动功能、日常生活、体能情况、情绪状况、对父母以及经济负担的影响（表5-10）。

（二）客观评估

1. 影像学评估

（1）X线评估：X线片可以准确评估侧凸矫形效果，包括Cobb角、脊柱冠状位及矢状位平衡、双肩高度等（图5-60）。

（2）CT评估：CT主要作用在于评估术后骨融合情况，尤其是非融合手术后脊柱平衡良好的患者，在终末手术前进行去金属伪影CT检查判断骨融合情况，从而决定是否行最终融合。

2. 肺功能评估 脊柱侧凸患者由于胸廓发育异常，可导致：①肺发育异常、肺容积缩小，同时使其顺应性降低；②呼吸肌发育差、呼吸肌力减退，从而出现肺功能下降，表现为剧烈活动，例如

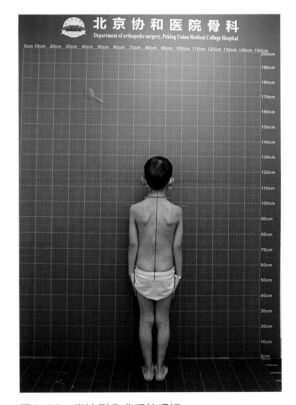

图5-59 脊柱侧凸术后外观相

红色为内肩连线，蓝色为外肩连线，黑色为脊柱中线

表5-10 EOS问卷（EOSQ-24）

健康状况（过去4周内）

1. 一般来说，您觉得您的孩子的健康情况:

差	一般	好	非常好	棒极了

2. 您孩子的生病频率?

总是	大部分	有时候	偶尔	几乎不

疼痛/不适（过去4周内）

3. 您孩子觉得不舒服的频率?

总是	大部分	有时候	偶尔	几乎不

4. 您孩子的疼痛/不适的严重程度?

非常严重	严重	可以忍受	轻微	无痛

肺功能（过去的4周内）

5. 当您孩子大哭/抽泣/说话（在适宜年龄）时不会感到呼吸短促，这对他/她来说困难吗?

困难	有点困难	正常	有点轻松	轻松

6. 当您孩子活动后出现呼吸短促的频率?

总是	大部分	有时候	偶尔	几乎不

活动情况（过去4周内）

7. 您孩子的健康状况限制其进入某些场所的频率?

总是	大部分	有时候	偶尔	几乎不

运动功能（过去4周内）

8. 您孩子活动其上半身的困难程度?

困难	有点困难	正常	有点轻松	轻松

9. 您孩子自己坐/站起来的困难程度?

困难	有点困难	正常	有点轻松	轻松

10. 当您孩子爬/走/跑的时候维持身体平衡的困难程度?

困难	有点困难	正常	有点轻松	轻松

日常生活（过去4周内）

11. 您孩子自己穿衣服或者协助下穿衣服的困难程度?

困难	有点困难	正常	有点轻松	轻松

12. 您的孩子需要比正常孩子多的时间来吃同样的东西?

续表

强烈同意	基本同意	没注意	基本否认	强烈否认

劳累/体能状况（过去4周内）

13. 您的孩子经常感到劳累吗？

总是	大部分	有时候	偶尔	几乎不

14. 您的孩子一整天保持精力充沛困难吗？

困难	有点困难	正常	有点轻松	轻松

情绪状况（过去4周内）

15. 您孩子多久会因为自己身体的状况而感觉焦虑？

总是	大部分	有时候	偶尔	几乎不

16. 您孩子多久会因为自己身体的状况而感觉到挫败感？

总是	大部分	有时候	偶尔	几乎不

父母影响（过去4周内）

17. 对于您孩子的健康状况，您多久感到焦虑？

总是	大部分	有时候	偶尔	几乎不

18. 您孩子的健康状况影响家庭活动的频率？

总是	大部分	有时候	偶尔	几乎不

19. 您孩子的健康状况需要您花费多大精力？

极大	很大	一些	一点	几乎不

20. 因为您孩子的健康状况，您工作或社交活动迟到及缺席的频率？

总是	大部分	有时候	偶尔	几乎不

21. 考虑到您孩子目前的健康状况，您是否有足够的时间陪同您家人/伙伴/配偶？

几乎不	偶尔	有时候	大部分	总是

经济影响（过去4周内）

22. 由于您孩子诊断为EOS，对您造成了多大的经济负担？

极大的负担	相当大的负担	适度负担	很少的负担	没有负担

满意程度（过去4周内）

23. 您的孩子对自己做事的能力有多满意？

非常不满意	不满意	中立	满意	非常满意

24. 你对你孩子做事情的满意程度？

非常不满意	不满意	中立	满意	非常满意

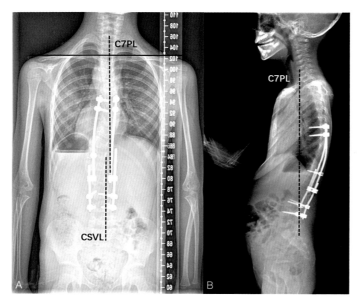

图5-60　EOS患者矫形术后全脊柱正、侧位X线片

A. 正位X线片，蓝色为双侧肩峰连线评估双肩是否平衡，黑色为C₇铅垂线（C7PL）与骶骨正中线(CSVL)评估脊柱冠状位平衡；

B. 侧位X线片，S₁后上缘与C₇铅垂线可评估脊柱矢状位平衡

爬楼梯、长距离行走或跑步后出现心悸、气促、呼吸困难等。脊柱矫形术后，胸廓畸形得到改善、肺容积增加，患者肺功能有望得到改善，术后肺功能测定可判断肺功能改善程度。

肺功能测定包括肺容量、肺活量、功能残气量、肺总容量、每分通气量、最大通气量、第1秒用力呼气容积、用力呼气肺活量及用力呼气中期流速等。肺功能测定参考标准见表5-11。

表5-11　肺功能测定参考标准

肺功能判定	最大通气量	残气量/肺总量	第1秒用力呼气容积
正常	>75%	<35%	>70%
轻度损害	60%~74%	36%~50%	55%~69%
中度损害	45%~59%	51%~65%	40%~54%
重度损害	30%~44%	66%~80%	25%~39%
极重度损害	<29%	>81%	<24%

总评定标准：①重度，3项中至少有2项达重度以上损害；②中度，3项中至少有2项为中度损害或者3项中轻、中、重度各1项；③轻度，不足中度者。

肺功能测定受多种因素影响，包括反复感染或先天性疾病导致的肺组织纤维化、反应性

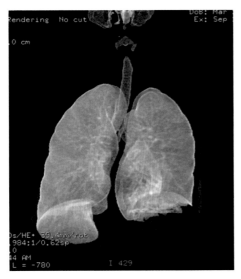

图5-61 肺容积重建

气道疾病（如哮喘）、胸腔容积和肺功能的降低，以及患者配合程度等。当患者＜5岁时，很难配合进行肺功能评估，同时也缺乏4岁以下患儿正常肺功能的预计值。此外，传统的肺功能指标如肺活量和呼气量是否足以描述EOS患儿的病理学特征尚不清楚。Gollogly等于2004年提出了一种肺容积重建的方法，通过胸部CT自动识别空气填充的空间自动计算肺容积，通过这种方法可分别测定左肺和右肺容积。他们通过1050例胸部正常的儿童（年龄5～18岁，肿瘤或外伤患者）的CT数据确定了左右肺和肺总容积的基础值（图5-61）。胸部三维CT可估算肺容积和判断胸腔内畸形，可弥补传统肺功能测量的不足，但反复CT检查存在放射性肿瘤的风险。MRI具有相似的作用，但目前处于研究早期阶段。

综上所述，结合临床和影像学评估，辅以计算机断层扫描和呼吸功能测定，可对EOS患者进行全面评估，并可用于随诊患者恢复或进展情况。

（翟吉良 赵 宇）

参考文献

[1] MATSUMOTO H, WILLIAMS B, PARK HY, et al. The Final 24-Item Early Onset Scoliosis Questionnaires (EOSQ-24): Validity, Reliability and Responsiveness[J]. J Pediatr Orthop, 2018, 38(3): 144-151.

[2] 邱贵兴. 脊柱畸形外科学[M]. 北京：科学技术文献出版社，2008.

[3] HEDEQUIST DJ, EMANS JB. The correlation of preoperative three-dimensional computed tomography reconstructions with operative findings in congenital scoliosis[J]. Spine (Phila Pa 1976), 2003, 28(22): 2531-2534.

[4] LEE DK, CHUN EM, SUH SW, et al. Evaluation of postoperative change in lung volume in adolescent idiopathic scoliosis: Measured by computed tomography[J]. Indian J Orthop, 2014, 48(4): 360-365.

[5] FUJITA N, YAGI M, MICHIKAWA T, et al. Impact of fusion for adolescent idiopathic scoliosis on lung volume measured with computed tomography[J]. Eur Spine J, 2019, 28(9): 2034-2041.

[6] GOLLOGLY S, SMITH JT, WHITE SK, et al. The volume of lung parenchyma as a function of age: a review of 1050 normal CT scans of the chest with three-dimensional volumetric reconstruction of the pulmonary system[J]. Spine (Phila Pa 1976), 2004, 29(18): 2061-2066.

早发性脊柱侧凸围手术期护理

一、概述

EOS一般指发生于10岁之前的脊柱侧凸。EOS具有发病早、畸形重、进展快等特点，治疗困难。治疗方法主要包括保守治疗（石膏/支具矫形治疗及牵引治疗）和手术治疗（非融合与融合手术）。不同治疗方法的护理内容不尽相同，尤其非融合手术是一个漫长的过程，不同阶段的护理重点不同，护士必须充分了解患者的治疗方案及对应的阶段，提供针对性的护理措施。护理措施应该是多个维度并且能够延伸至患者的日常生活中，包括患者的生理、心理、社会，同时也需要与患者家属充分沟通及宣教，邀请患者家属共同参与患者的治疗计划，最大限度地恢复患者的生理功能，促进患者身心健康发展。

二、保守治疗的护理

常见的保守治疗包括石膏矫形治疗（图5-62）、支具矫形治疗及牵引治疗等，具体对应的护理措施如下。

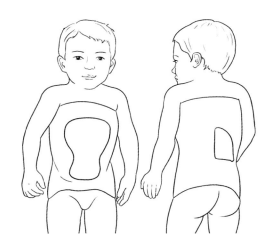

图5-62　石膏矫形治疗

（一）石膏矫形治疗的护理

1. 腹部护理　由于儿童以腹式呼吸为主，腹部呼吸运动需要一定的空间，而石膏没有弹性，因此可以在石膏的腹部区域制作一个开口，减轻患儿呼吸时以及餐后腹部的压力，避免十二指肠肠系膜上动脉与后主动脉和脊柱之间受压，对保证正常的呼吸系统和消化系统功能非常重要，同时也提高了患儿的舒适度。另外，腹部的开口为皮肤的清洁也提供了方便，可以指导家长经开口处清洁腹部区域的皮肤。

2. 皮肤护理　皮肤护理的目的是保持皮肤清洁干燥，避免骨凸处压力性损伤。皮肤护理主要是居家完成，这是一个长期的过程，护理人员需要对患者家属进行每一个细节的详细指导。首先，需要保持石膏内皮肤的清洁，防止石膏有异味和瘙痒。腹侧皮肤清洁时可以使用细长的湿毛巾（避免太过潮湿）从石膏的顶部穿到腹部开口，再从腹部开口穿到石膏底部，然后在皮肤上来回移动毛巾；进行背部皮肤清洁时，指导患者俯卧位，再用相同的方法清洁背部皮肤。有学者指出酒精能够起到清洁皮肤、快速干燥的作用，而且不会残留在皮肤上，因此可以用酒精代替肥皂进行皮肤清洁。其次，皮肤清洁后避免使用过多的润肤乳液或痱子粉，防止皮肤过度潮湿或者痱子粉结块而引起皮疹。最后，不建议患者在沙子周围玩耍，因为沙子很容易积聚在石膏下面，并且清洁难度大。

3. 保持石膏干燥　石膏护理最重要是防止石膏变湿而发生变形，需要注意的是：不仅要防止石膏表面潮湿，更要保持石膏内棉衬的干燥，因此患者禁止淋浴、游泳或者进行水上娱乐项目等；洗头时注意避免弄湿石膏，可以让患者俯身在浴缸（或者水盆）上，低着头用喷头进行冲洗；或者躺在床上，在头下面铺一个大塑料袋（将一个大号垃圾袋剪开），形成一个水槽，让水流入床边的一个大号盆里，应注意用塑料袋盖住石膏，以防在给患者洗头时弄湿。如果石膏湿了，避免用手指压石膏，尽快使用吹风机调到低档或凉风档来烘干。

4. 衣物指导　患者可以在石膏外面穿着任何舒适的衣服，只是可能需要大1~2个尺码。上衣应选择开衫或系带的衣服，更易于穿脱。需要提醒患者家属：上衣应覆盖石膏顶部的开口，防止小的食物或玩具意外落入石膏内；裤子或短裤应采用松紧腰带。

5. 异常情况识别　异常情况识别主要分为患者家属观察和患者主诉两方面。指导患者家属观察石膏周围皮肤是否发红、变色或肿胀；闻闻石膏内侧是否有异常气味；询问患者是否有不适如皮肤疼痛、痒、烧灼感等。如果发现异常，请及时联系医护人员。

（二）支具矫形治疗的护理

1. 依从性指导　保证患者坚持佩戴支具是支具矫形治疗护理的核心，应向患者及家属反复多次强调佩戴支具的重要性及必要性，取得患者及家属的信任与配合，从而提高支具矫形治疗的效果。

2. 皮肤护理、衣服指导以及异常情况识别　与石膏矫形治疗中的相关护理内容相同。

（三）牵引治疗的护理

1. 头环重力牵引装置护理　由于头环重力牵引装置体积较为庞大，固定时间较长，对患者日常生活影响较大，护理中首先使患者家属了解头环重力牵引的优点、作用方法、适应证、牵引时间、疗效等，使患者及家属能够积极配合治疗。遵医嘱应用适宜的牵引重量，牵引绳上不能放置任何物品，以免影响牵引效果。告知患者家属维持有效牵引的重要性，牵引重量根据病情遵医嘱调节，不可随意增减。

2. 针道护理　随着牵引时间延长，颅钉与颅骨的接触面发生骨溶解和骨吸收，颅钉对颅骨的应力会明显下降，因此需指导家属密切观察各个螺钉有无松动、有无分泌物和血痂形成；局部用纱布包绕针道，并保持针道口清洁、干燥。

三、手术治疗的护理

手术治疗包括短节段融合手术、非融合手术和混合手术（截骨融合生长棒手术）。非融合手术分为可撑开手术和生长调节手术，其中可撑开手术主要包括生长棒手术和VEPTR手术，生长调节手术包括Shilla手术、凸侧骨骺阻滞术和椎体U型钉手术。手术治疗的护理主要包括术前护理、术中护理和术后护理。

（一）术前护理

1. 病史询问　患者是否伴有其他畸形，如马蹄足、脊柱裂、脑膜膨出等，以及是否伴有神经系统异常，如感觉、肌力或肌张力改变。

2. 全面体格检查　首先要检查患者的外观，双肩是否等高，颈部及骨盆是否倾斜。然后检查脊柱，前屈位观察隆凸或剃刀背畸形，生理曲线是否存在，脊柱活动度有无受限。自上而下用手指逐个按压棘突，可以触及脊柱侧凸的形态，是单凸还是双凸，胸凸还是腰凸，胸腰凸有时单独出现，有时联合出现。检查下肢时要两侧对比，观察长度和粗细是否对称均匀，有无足部的畸形。要注意检查下肢感觉平面和反射及肌力、肌张力的改变。如出现病理征，要考虑脊髓本身的病变，而且要考虑到高位脊髓病变的可能。

3. 一般实验室检查　包括血、尿、便常规，肝、肾功能及电解质，凝血功能，感染八项等。

4. 辅助检查　①全脊柱正、侧位X线检查是必须的检查手段。②脊柱矢状位X线检查可观察生理性胸后凸和/或腰前凸的改变，根据侧凸角度来判断是否存在平背畸形。矢状位上的骨桥或半椎体畸形也可清楚显示。③先天性脊柱侧凸患者应常规进行CT检查，有条件时可进行MRI检查，以了解是否并存脊髓纵裂、脊髓空洞症和肿瘤等。由于患者年龄较小，可能无法配合，尤其是MRI检查。因此，尽量集中进行患者的各项术前检查。对于无法配合的患者，必要时遵医嘱应用水合氯醛。水合氯醛脂溶性高，易进入中枢神经系统，是一种中枢系统抑制剂，其镇静、催眠的作用强度与药量成正比。因其副作用小，经常在婴幼儿各种检查中应用，儿童所用的剂量为30~40mg/kg，服药后10~20分钟起效，可持续6~8小时。口服和直肠给药是临床上比较常见的给药方法。但是因为该药味苦涩，口感极差，患儿在口服时极易导致拒服，如强行灌入容易导致患儿呕吐，甚至有因呕吐而窒息的风险。患儿呕吐后，为了达到催眠、镇静的目的需要再次给药，而再次给药则不易掌握准确的药物剂量，使得患儿所服药物剂量不准，可能引起严重的不良反应。水合氯醛直肠给药则可以避免口服所引起的上述问题，因此，对于一般患儿，首选直肠给药。但是对于腹泻的患儿，直肠给药会因药物直接刺激肠道而加重腹泻，使药物随大便排出，从而需再次给药，所以对腹泻的患儿一般不选择直肠给药。

5. 心理支持　非融合手术治疗是一个长期过程，患者会经历多次手术，因此护士在术前与临床医师一起为患者家庭制订一个详细的治疗护理计划。向患者家属讲解脊柱侧凸及生长棒矫形内固定术的有关知识，明确手术的目的不仅是改善外观，而且防止畸形发展，改善心肺功能，并可在今后随骨骼的发育而调节生长棒的长度，保持患者脊柱的生长潜能，延缓脊柱融合的时间。为获得更好的沟通交流效果，在患者入院时，护士首先与患者家属进行沟通，取得患者家属的理解与配合，尽可能多了解患者各方面的情况，如脾气、性格、爱好等。在与患者交流时，护士应注意使用通俗易懂、具有幼儿特点的语言，语气委婉，语调柔和，更多地使用身体语言表示对他们的欣赏、表扬和鼓励，如轻抚他们的头、拍拍他们的肩、给予他们喜欢的玩具、对他们多微笑。这将有助于与患者及家属建立信任，始终保持密切而融洽的关系。

6. 呼吸功能锻炼　脊柱侧凸可导致患者胸廓变形，肺容积减少，心肺功能不同程度受损。术前需要对患者的肺功能进行详细的评估，指导患者进行呼吸功能训练，提高肺活量，改善肺功能，从而降低手术风险。具体呼吸功能锻炼的方法包括：①吹气球。选择容量约1000ml的气球，要求患者取坐位或站立位，先深吸一口气，然后尽力将肺内气体吹入气球内，每次2～3个气球，10～15次/天。每天督促患者进行吹气球训练，采用做游戏的方式，达到锻炼呼吸功能的目的。②锻炼深呼吸。患者取坐位，深吸气后屏气数秒后逐渐呼气，20～30遍/次，3～4次/天。通过演示上述过程，使患者及家属了解具体操作过程，并实际体验如何进行有效的呼吸功能训练。

7. 术前准备

（1）皮肤准备：备皮范围的选择应根据手术节段进行，如涉及颈椎及上胸段手术，需要剃掉耳上缘以下的头发；如术中需进行牵引，则需要剃光头。儿童的皮肤较为菲薄娇嫩，因此备皮操作需要轻柔，避免损伤。对于逐步进入青春期的患者，术前应注意背部是否存在痤疮，如术区痤疮较为严重，需治疗后再进行手术，以免造成术后感染。

（2）胃肠道准备：术前1天下午根据患者的排便情况遵医嘱应用开塞露进行肠道准备。手术的麻醉方式一般为全身麻醉，术前遵医嘱指导患者禁食、禁饮，以避免发生胃内容物反流与误吸。对于年龄较小的患者，建议患者家属术前当晚将食物及饮品放置于患者无法触及之处，以免患者自行进食、进饮。

（3）术前配血：对于生长棒置入术和撑开术，术前不常规配血。对于融合手术，护士需遵医嘱严格核对患者ABO及RH血型等相关信息，按照术中预计用血量进行血液准备。绝大多数患儿惧怕采血，如患儿术前需采血进行实验室检查及配血，尽可能集中为患儿进行采血，尽量减少对患儿的采血次数。

（二）手术相关护理

EOS是指10岁以前诊断的、不论何种原因导致的脊柱侧凸畸形。与其他年龄段的脊柱畸形不同，EOS会对处于快速发育期的患儿产生不良影响，尤其是对于患儿心肺的压迫，严重时会影响患儿的寿命。对于严重、进展性、保守治疗无效的EOS，需要进行手术治疗。与青少年以及成人畸形的手术目的不同，EOS的治疗需要兼顾脊柱的生长以及畸形的控制。根据手术原理的不同，目前常见的手术方式有非融合技术、截骨短节段融合技术、生长调节技术和融合与非融合的混合技术等。EOS患儿存在病因多样化、身体发育欠佳、手术方式个体化等特点，手术护理管理方面需要特殊的关注。本章节将就EOS的手术护理进行介绍。EOS的手术护理可以按照术前护理访视管理、术中护理以及术后护理随访。

1. 术前护理访视　EOS患儿的个体化特点突出，包括畸形病因、发育情况、精神心理状况、手术方式等。在术前访视中，需要与病房护士配合，对患儿的相关情况进行有效、精准评估。为达到对EOS患儿的全面有效的术前护理评估，北京协和医院手术室设计了EOS患儿的专用术前访视表（表5-12），经过临床实践的检验，可以显著提高术前护理访视评估的效率和全面性，有助于保障患儿围手术期的安全。

2. 术中护理管理　术中护理管理对于保障EOS患儿手术安全、获得良好的手术效果至关重要。与青少年以及成人脊柱畸形手术相比，EOS患儿的术中护理管理更加精细化。根据手术方式以及患儿个体情况的不同，术中关注的重点也不同。我们将EOS的术中护理管理重点关注的内容进行讨论。

（1）体位管理：包括以下内容。

1）EOS手术常见体位：EOS手术涉及多种手术方式，不同的手术以及患儿的个性化特点对体位的具体要求不同，通常采用的体位有俯卧位、仰卧位、侧卧位等。需要根据患儿的具体手术方式、有无脊柱畸形、有无脊柱不稳定、脊柱的活动度、关节的活动度等，必要时与外科医师、麻醉医师沟通，对患儿的体位相关问题进行讨论，对特殊的物品进行提前准备。其中俯卧位为最常采用的手术体位，而俯卧位的术中护理管理也最为复杂，风险最高。

2）俯卧位术中护理管理：患儿进入手术室后，通常在仰卧位完成麻醉诱导以及气管插管过程。麻醉后，首先要务必确切固定气管插管，以免在俯卧位手术过程中脱落，危害患儿安全。对于俯卧位进行脊柱手术的患儿，需要使用防咬伤牙垫，将舌推至后方，防止舌咬伤。必须要对双眼进行保护，保证眼睑闭合，避免角膜外露。之后，对面部以及身体腹侧凸

表5-12　术前访视表

北京协和医院手术室小儿脊柱畸形矫形手术患者访视表

1. 一般情况

病房　　床号　　姓名　　性别　　年龄　　身高　　体重　　过敏史　　合并症　　手术史

住院号　　拟手术日期

性格特点（烦躁　安静）配合度（容易沟通　不易配合）

2. 畸形特点

畸形类型：单纯侧凸（　　）单纯后凸（　　）侧后凸（　　）

畸形部位：颈椎（　　）颈胸段（　　）上胸椎（　　）胸椎（　　）胸腰段（　　）腰、骶椎（　　）

畸形影像学测量：侧凸角度（　　°）后凸角度（　　°）冠状面躯干偏移（　　cm）矢状面SVA（　　cm）

3. 患者症状以及合并症情况

腰背疼痛（有　无）VAS评分（　　分）疼痛与体位变化相关性（是　否）

神经功能障碍（有　无；如有，神经受损程度以及平面：　　　　　）

视力视野障碍（有　无；如有，受损程度：　　　　　）

皮肤情况：背部侧后凸部位皮肤压疮（有　无）手术区消毒剂特殊要求：

伴发其他疾病情况：

4. 患者脊柱以及关节活动度评估

颈椎活动度：

脊柱不稳定因素：假关节或骨折（有　无，如有，部位：　　　　　）体位特殊关注：

髋关节：屈伸活动度　　　　膝关节：屈伸活动度

5. 麻醉相关

液体摄入量计算　多条静脉通路（是　否）中心静脉置管（是　否）动脉监测（是　否）
自体血输设备（是　否）恶性高热可能（有　无）困难气道（是　否）是否术中导尿（是　否）
预估型号（6 8 10）

6. 手术方案

固定节段：截骨部位以及数量：

矫形策略：侧凸矫形（　　）后凸矫形（　　）侧后凸矫形（　　）

手术体位摆放用物：（1）头托选择：凝胶脸托（　　）镜面脸托（　　）；（2）躯干选择：双轨凝胶俯卧位垫（　　）分体式俯卧位垫（　　）

手术预计时间（　　min）手术预估出血量（　　ml）

手术预计神经系统损伤风险（高　低）术中脊髓监测（是　否）

7. 患者外观照片（四张照片：正面，背面，双侧面）

起部位使用防压疮贴进行保护。翻身过程中，需要特别注意轴向翻身，对于术前存在颈椎不稳定的患儿，需要在颈托或者牵引的保护下翻身，必要时由外科医师在翻身过程中对颈椎进行保护。另外，需要特别指出的是，对于术前存在神经功能障碍的患儿，在翻身前应当进行脊髓功能监测，获取脊髓功能监测基线信号。有文献报道，在翻身过程中出现神经功能恶化以及脊髓功能监测信号消失。理想的俯卧位需要满足以下要求：①避免体位相关并发症；②帮助调整血压，避免过量失血或者重要器官关注不足；③能够帮助良好地显露术野；④通过体位变化能够帮助进行脊柱复位或者矫形。因此，需要根据不同的手术需求进行不同的俯卧位摆放。一般来说，俯卧位摆放主要涉及头面部支撑以及躯干支撑，目前可采用不同的设备帮助完成体位摆放，每种设备均有其优缺点。表5-13和表5-14对目前常用的头面部支撑以及躯干支撑的设备及其特点进行了概括。

表5-13　面部支撑设备

名称	图例	优点	缺点
海绵或者乳胶脸托		可分散面部压力；容易调整气管插管；可用于术中MRI检查；X线透视不显影；不导电	只能维持头部中立位；有可能侧方破裂失去支撑；无法实时观察面部器官
带镜面的脸托		分散面部压力；实时观察面部器官；可保持颈椎中立位或者轻度屈曲位	头部位置调整困难，无法用于困难体位；型号固定，若型号不合适有可能导致双眼、唇部受压以及颈部曲度不佳
马蹄形脸托		使用简单，面部容易调整；头部以及颈椎曲度调整简单	面部皮肤压力集中，压疮风险高；容易导致眼部受压
Mayfield固定架		可固定头部以及颈椎；面部器官不受压；术中可进行颈椎轴向牵引并进行头部、颈椎位置调整	固定针道相关并发症；颈椎过度屈曲导致气管水肿；头部固定，难以调整气管插管
Sugita固定架		可固定头部以及颈椎；面部器官不受压；颈部以及头部位置可调范围大	固定针道相关并发症；颈椎过度屈曲导致气管水肿；头部固定，难以调整气管插管

表5-14 躯干常用支撑设备

名称	图例	优点	缺点
Wilson体位垫		有助于减少腰前凸,便于术野显露;降低腹压,减少出血	面部压力大;腹部部分受压;胸部压力大
Montreal体位垫		使用简单;对于不肥胖的患儿,可减少胸腹腔压力	肥胖患儿不能降低负压;肥胖患儿压疮风险大
Jackson手术床		手术床可180°旋转;腹部完全悬空	费用较高
Relton-Hall体位架		显著降低腹压;有助于矫正脊柱侧凸;稳定;适用于各种体型患儿;允许术中牵引	可能增大腰前凸,不利于椎间盘切除以及椎间融合手术
乳胶卷或者软枕		易获得,费用低;可根据患儿体型调整	胸腹部部分受压;肥胖患儿腹压降低不佳;不稳定

　　各医院可以根据手术需求、患儿的个性化特点、本院可用的设备以及不同俯卧位摆放设备的特点选用合适的设备,帮助完成俯卧位的摆放。在完成俯卧位摆放后,需要确认体位摆放符合手术要求,不存在相关重要器官结构受压或者神经血管张力过高。使用脸托时,术中需要定时对面部进行检查,调整面部压力。此外,如果术中要调整患儿体位,例如脊柱畸形的患儿在矫形过程中可能需要变换体位来协助完成矫形,最终会导致体位变化,因此在矫形完成后,需要及时对患儿体位进行确认,以防体位相关并发症。我们根据所在科室的临床经验,总结、设计了俯卧位体位摆放核对条目,有助于体位摆放完毕或者体位变化后快速、有效地对体位进行检查、核对以及必要的调整,具体见图5-63。

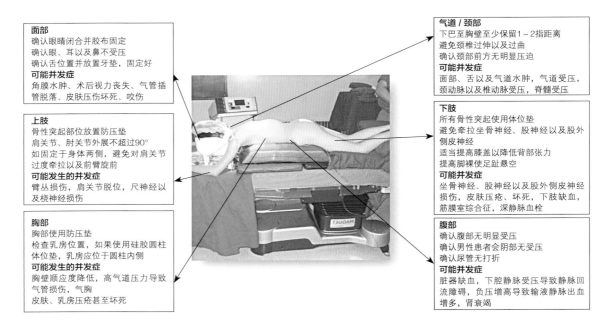

面部
确认眼睛闭合并胶布固定
确认眼、耳以及鼻不受压
确认舌位置并放置牙垫,固定好
可能并发症
角膜水肿、术后视力丧失、气管插管脱落、皮肤压疮坏死、咬伤

上肢
骨性突起部位放置防压垫
肩关节、肘关节外展不超过90°
如固定于身体两侧,避免对肩关节过度牵拉以及前臂旋前
可能发生的并发症
臂丛损伤,肩关节脱位,尺神经以及桡神经损伤

胸部
胸部使用防压垫
检查乳房位置,如果使用硅胶圆柱体位垫,乳房应位于圆柱内侧
可能发生的并发症
胸壁顺应度降低,高气道压力导致气管损伤,气胸
皮肤、乳房压疮甚至坏死

气道 / 颈部
下巴至胸壁至少保留1~2指距离
避免颈椎过伸以及过曲
确认颈部前方无明显压迫
可能并发症
面部、舌以及气道水肿,气道受压,颈动脉以及椎动脉受压,脊髓受压

下肢
所有骨性突起使用体位垫
避免牵拉坐骨神经、股神经以及股外侧皮神经
适当提高膝盖以降低背部张力
提高脚踝使足趾悬空
可能并发症
坐骨神经、股神经以及股外侧皮神经损伤,皮肤压疮、坏死,下肢缺血,筋膜室综合征,深静脉血栓

腹部
确认腹部无明显受压
确认男性患者会阴部无受压
确认尿管无打折
可能并发症
脏器缺血,下腔静脉受压导致静脉回流障碍,负压增高导致输液静脉出血增多,肾衰竭

图5-63 脊柱后路手术俯卧位摆放核对要点

(2)液路管理以及尿管管理:EOS患儿体重小,对于术中容量变化的耐受力差。因此,建立术中稳定的输液通路非常重要。对于预计手术失血量少的患儿,可以建立一条稳定的液路。对于预计手术失血量多的患儿,需要考虑建立2条输液通路,或者与骨科医师、麻醉医师讨论是否进行中心静脉置管,以保障患儿的安全。在建立外周静脉通路时,可使用局部皮肤浸润性麻醉药来减少静脉穿刺时患儿的痛苦。

放置尿管会对患儿尿道产生刺激,导致患儿出现术后不耐受。因此,对于手术时间短、出血量少的手术,例如生长棒撑开延长术,可不放置尿管,术中适当控制输液速度。对于手术时间长的手术,根据患儿发育情况选择合适的尿管,避免因为尿管型号过大以及暴力导尿等导致尿道损伤。在手术结束后即可拔除尿管。放置尿管前,使用局部麻醉药对尿道进行浸润麻醉有助于减少术后尿道刺激症状。应引起注意的是,EOS患儿可能会伴发尿道下裂等畸形,需要在术前进行充分的评估。

(3)无菌术管理:无菌术是外科治疗的基石,也是预防手术切口感染最重要的手段,需要贯穿于手术治疗的全程。EOS的手术治疗多需置入内置物,一旦发生切口感染,有可能导致切口延迟愈合、再次手术清创,甚至内置物取出等严重后果。手术前,需要对患儿可能存在的活动性感染进行评估,如鼻窦炎、牙周脓肿、中耳炎以及泌尿系统感染等。患儿皮肤的准备非常重要，研究证明，使用剃刀进行皮肤准备会破坏皮肤屏障功能，导致感染风险升高。因此，对于毛发不浓密的患儿，术前可不去除毛发；对于毛发浓密者，可考虑使用脱毛膏进行脱毛处理。术前一晚患儿应当进行淋浴，清洗切口周围的皮肤。有学者主张，患儿在术前一晚使用含碘或者洗必泰成分的消毒剂进行淋浴，但是其有效性尚未得到证实。考虑到术后感染的危害性以及使用含碘或者洗必泰成分的消毒剂的成本低，这可能是值得推广的一个有效手段。术前进行手术消毒，不能单纯使用酒精或者络合碘，应当选择杀菌效果强的消毒剂，可以使用碘酊消毒+酒精脱碘，或者使用含有洗必泰成分的消毒剂。术中铺巾单应尽量使用具有防水性能的一次性手术铺巾。术前半小时预防性静脉使用抗生素，若手术时间超过3小时或者失血量超过预计血容量的1/4，应当追加抗生素。术后引流的方式与切口感染无明确相关性，可根据手术的具体情况确定是否放置引流管。有学者主张，在关闭切口前，切口内使用万古霉素预防术后感染，但其有效性尚存争议，尽管有文献证明切口内使用万古霉素粉剂可能会降低切口内革兰阳性球菌的感染率，但是会导致革兰阴性菌以及其他微生物的感染率升高。术中外科医师的橡胶手套有破裂的风险，研究表明，手术时间超过2小时，单层手套破裂的发生率高达20%。因此，我们要求在进行骨科手术时，参加手术的医护人员应当佩戴双层手套，并每隔2小时更换外层手套。手术室层流的稳定对于保障术区的无菌要求至关重要，因此在进行脊柱外科手术时，需要控制手术室内参观人数，减少人员流动对层流的干扰。

（4）体温管理：研究证明，术中低体温与患儿切口感染、皮肤压疮等并发症明确相关。EOS患儿体重小，切口大，术中存在低体温风险，因此术中保温尤为重要。在手术准备、手术过程以及复苏过程中，需要常规使用加温毯（图5-64）。术中应当使用加温输液（图5-65），避免常温输液导致患儿体温丢失。在冲洗时，需要选用与体温相当的温生理盐水进行冲洗。

（5）输血以及输液管理：EOS患儿体重小，血容量较成人显著少，对失血的耐受力低。因此对于预计术中失血量大的患儿，应当常规使用自体血回输设备，并将异体血使用便携式冰箱提前备在手术室，一旦发生快速、大量失血，可迅速使用。

（6）疼痛护理：如何减少术后疼痛是外科手术重要的关注点。对于接受手术治疗的EOS患儿，推荐常规切口周围注射，局部应用麻醉药物，并使用镇痛泵。镇痛泵内使用的阿片类药物可能会造成患儿腹胀、恶心、呕吐等，需要使用相应的药物进行治疗。切口周围注射局部麻醉药有助于减少术后阿片类药物的使用量。在术后急性疼痛期后，根据患儿疼痛情况降

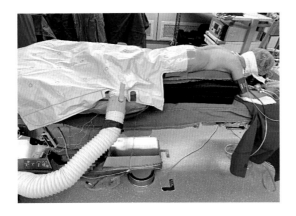

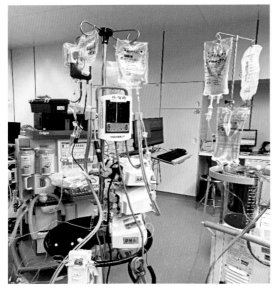

64

———

65

图5-64 加温毯

图5-65 加温输液

级使用镇痛药。

3. 术后访视 术后访视对于围手术期护理工作至关重要，主要关注的要点是评估患儿有无低体温、压疮、重要器官压伤、疼痛、恶心、呕吐、切口感染等，对手术护理过程进行回顾、总结。对于需要反复手术的患儿，如使用生长棒治疗的患儿，应当对患儿及家属进行相关的宣教，提高其配合度，并降低患儿及家属的焦虑情绪。

4. 总结和展望 EOS患儿年龄小，且病因多样，术式多样，患儿一般情况差，存在低体重甚至心肺功能不全等问题，在手术治疗过程中护理难度大。围手术期的护理工作要做到术前精准访视、术中精细管理及术后有效护理随访，针对不同患儿、不同手术方式采取个体化的护理策略。在关注患儿生理状况的同时，需要关注患儿及家属的心理状态，尤其是需要反复多次手术的患儿，必要时予以心理干预。

（三）术后护理

1. 生命体征的观察与护理 EOS患儿年龄相对较小，手术创伤相对较大，易发生血容量不足。故术后常规给予心电监护仪进行生命体征监测，密切观察血压、脉搏、呼吸和血氧饱和度，根据血氧饱和度给予鼻导管吸氧。密切观察尿量和尿色，保持尿量 >30ml/h。因为患者年龄偏小，生命体征监测的方法具有一定的特殊性。普通监护仪上标配的血压袖带和血氧指套是成人的，不适合儿童，应根据患者的上臂臂围，选择与之适配的血压袖带；同时为患者选用合适型号的一次性血氧感应探头。其次，生命体征应根据儿童不同年龄阶段的生理特点进行识别。儿童血压正常范围的计算公式为：收缩压（mmHg）=年龄×2+80，舒张压是收缩压的1/3～1/2。2～3岁儿童平均心率是100～200次/分，4～7岁儿童是80～100次/分。所以，术后监测时首先需要参考相对应年龄段的正常范围，其次应与患者术前基础血压、心率等对比，两种情况相结合来判断患者生命体征是否平稳，如超出正常，必要时通知主管医师。患者体温可升至38.5℃左右，可能与术后吸收热有关，但需要鉴别是否发生术后感染。

2. 脊髓神经功能的观察　由于手术的牵拉可能造成脊髓及神经损伤，可能导致双下肢疼痛、麻木、活动障碍及大小便异常等神经系统症状。在全身麻醉清醒后，应立即检查双下肢感觉及运动情况，嘱患者屈伸膝关节、踝关节跖屈及背伸，活动情况与术前进行对比，并做好护理记录。如发现异常，应立即报告医师。对于儿童，可能无法遵嘱活动或因为疼痛不敢活动，可采用观察法判断双下肢活动情况：护士在患者床边悄悄观察一段时间，观察患者是否有足趾活动、踝关节和膝关节屈伸运动。同时，可以教会患者家属用观察法观察患者的下肢运动，如果患者下肢活动量减少或动作幅度变小，及时告知医护人员。必要时可以用手轻轻刺激患者足底观察患者的活动来判断其脊髓神经功能。

3. 体位护理

（1）轴线翻身：术后在患者躯干部位铺一条毛巾垫便于术后体位管理，术后平卧6小时以减轻伤口疼痛和减少术后出血；如恶心、呕吐，头可偏向一侧，防止呕吐物反流引起窒息。术后6小时后可以轴线翻身，平卧位与侧卧位交替进行：①指导患者双腿屈曲、双手抱胸；②医护人员站于患者双侧，使用毛巾垫将患者翻向一侧；③背部用枕头固定，侧卧时要从低坡度（30°）开始，以后逐渐增加坡度，过程中始终保持脊柱在一条直线上，勿屈曲和扭转（图5-66）。

同时做好患者家属的健康指导，防止患者哭闹挣扎导致脊柱扭曲，防止患者自行坐起。涉及颈椎及上胸段手术，术后除了保持轴线翻身，同时需要利用毛巾垫和沙袋保持患者颈部制动（图5-67）。

（2）指导患者正确起床和躺下：患者术后首次下床活动由主管医师协助，教会患者及家属下床活动的方法：①协助患者身体轴线翻向一侧，从平卧位改为侧卧位，靠近床边，协助患者双髋双膝半屈。②用一侧手臂的力量将身体撑起或由家属扶住患者颈肩部，之后保持脊柱平直坐起，同时双下肢垂于床边。从卧位到坐位过程中随时观察患者面色、表情变化。

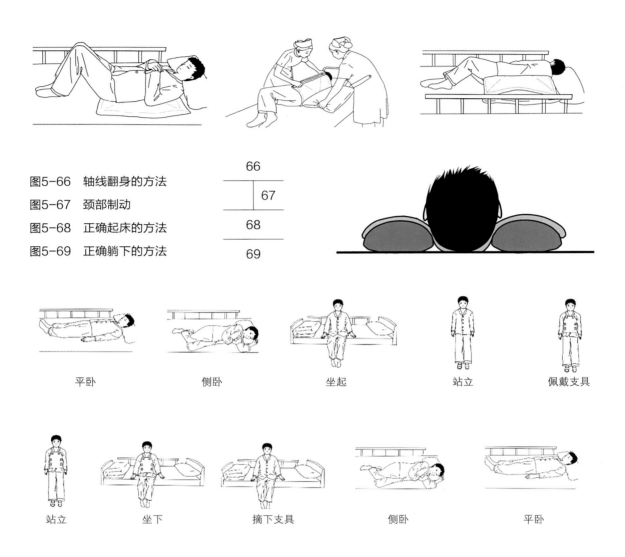

图5-66　轴线翻身的方法　　66
图5-67　颈部制动　　　　　　67
图5-68　正确起床的方法　　68
图5-69　正确躺下的方法　　69

平卧　　　　侧卧　　　　坐起　　　　站立　　　佩戴支具

站立　　　　坐下　　　摘下支具　　　侧卧　　　　平卧

③患者用双上肢支撑身体并将双腿放于床沿下，静坐3分钟，观察并询问患者有无头晕、恶心、切口疼痛等不适。④协助患者床边站立，腰部放松。如有必要，遵医嘱协助患者佩戴支具。在整个过程中，密切关注患者状况，出现任何异常应立刻暂停训练，并进行针对性处理（图5-68）。

正确躺下的方法同起床的方法：①协助患者从站立位到坐位，患者用双上肢支撑身体坐稳，并将双腿放于床沿下。如果有支具，协助患者取下支具。②协助患者一侧手臂向床头滑行，保持脊柱平直，变为卧位，双腿顺势抬起至床上。③协助患者从侧卧位改为平卧位（图5-69）。

4. 疼痛管理　由于脊柱侧凸后路手术切口长、患者年龄小、对疼痛的耐受性差，因此应做好对患者的疼痛管理。

（1）疼痛评估：由于部分小儿尤其是婴幼儿不会主动主诉疼痛，小儿疼痛评估相对于成人更困难。任何一种方法都不能准确有效地评估所有儿童及所有类型的疼痛。多种评估方法的联合应用有助于提高疼痛评估的准确性。儿童常用的疼痛评估方法有：①自我评估。自我评估是评价疼痛程度的金标准，因此条件允许时，患儿的自我评估应作为首先的疼痛评估方法。②面部表情评估。医务工作者或患儿的看护者根据患儿的面部表情，与6张代表从幸福微笑直至痛苦流泪不同表情的面部表情图比对后进行疼痛评分。为了有效地评估疼痛，必须与患儿、家属或监护人及疼痛管理人员进行交流。③行为学评分。当预测患者是否有镇痛需求时，除了结合小儿的表情，5种行为指征较可靠、特异和敏感。这5种行为指征分别是面部表情、呻吟/哭泣、腿的姿势、身体姿势和是否坐立不安（表5-15）。④生理学评估。根据疼痛引起的生理学变化进行评估。在定时评估的同时，若有生命体征改变如低血压、心动过速和发热等，应立即评估是否存在严重疼痛。轻度疼痛为正常伤口反应，护理时动作轻柔；若疼痛难以耐受，可短期口服镇痛药。

表5-15 儿童常见的评估方法

评估方法	常用工具	适用范围	说明
自我评估	视觉模拟评分法、数字等级评定量表和语言等级评定量表	一般用于8岁以上的儿童	当患儿有能力自述疼痛程度时，其口头的描述应作为药物治疗的首要参考依据
面部表情评估	FACES脸谱疼痛评估法	主要适用于3~18岁儿童	患儿可能因为恐惧、饥饿或其他压力失去"笑脸"，疼痛评估时应排除这些因素的影响
面部表情评估	Oucher疼痛评分	一般只适用于能数到100的6岁以上儿童	可以较好地评估患儿术后或使用镇痛药物后的疼痛程度变化情况
行为学评分	FLACC评分	常用于1~18岁患儿术后疼痛的评估	住院手术患儿首选的评估方法

（2）疼痛治疗：应尽可能联合给药[阿片类药物、非甾体抗炎药（nonsteroidal anti-inflammatory drug, NSAID）、对乙酰氨基酚可以联合给药]，但每种药物不应超过推荐的最大剂量。不同患儿对镇痛药物的敏感性和需求量不同，因此，镇痛药物的给予应按照个性化原则。①阿片类药物：脊柱外科矫形手术后最佳镇痛方法为术后3~5天使用中枢镇痛药物静脉镇痛。阿片类药物可能会导致恶心、呕吐、镇静过度、低血氧饱和度等不良反应。

预防性应用抗呕吐药如格拉司琼等可以在一定程度上预防阿片类药物恶心、呕吐等不良反应。使用阿片类药物镇痛的患儿，应注意观察患者的呼吸频率和血氧饱和度。患者自控静脉镇痛（patient controlled intravenous analgesia, PCIA）被认为是阿片类药物的最佳给药方式，适用于5岁以上的小儿。对于<5岁及不能合作的患儿，可以采用患儿家属或护士控制镇痛（nurse controlled analgesia, NCA）。NCA时须更严密监护患儿，防止过度镇静和呼吸抑制的发生。无论是PCA还是NCA，撤泵的过程应遵循个性化的原则。患儿使用PCA的次数已明显减少，疼痛评分已经足够低才能考虑撤泵。撤泵后可以使用NSAID持续镇痛。②NSAID：NSAID在儿童使用的有效性尤其是安全性还没有得到系统验证，但是，国内外都有大量NSAID用于儿童疼痛治疗的报道，但一般不推荐作为镇痛药物用于3个月以下婴儿。在所有目前使用的NSAID中，布洛芬是引起副作用最少、使用安全证据最多的NSAID。③对乙酰氨基酚：对乙酰氨基酚是一种常用的解热镇痛药。由于其毒副作用小，可以定时规律用药，但是超过最大日用剂量使用后可能产生肝毒性，因此应注意药物剂量。其镇痛剂量高于解热剂量，但达到一定剂量后产生封顶效应。一般口服后30~60分钟后药物浓度达到峰值。

5. 呼吸功能锻炼　呼吸功能训练选择餐前30分钟或餐后2小时。①卧床期间指导患者腹式呼吸锻炼，持续5分钟，3~4次/天；②下地活动后可行深呼吸运动，逐渐增加活动量，提高肺活量；③术后由于切口疼痛，可能会出现咳嗽困难。护士可将双手放在患者脊柱两侧，同时向内侧按压，减少切口的张力，帮助患者减轻咳嗽时造成的疼痛加重，防止肺部感染的发生。

6. 早期功能锻炼　告知患者及家属早期功能锻炼的目的是促进生理功能迅速恢复，保持和恢复肌肉力量及耐力，防止肌肉萎缩，确保术后快速康复，以取得患者和家属的配合。术后早期功能锻炼的内容主要包括四肢肌力锻炼、关节活动度锻炼。上肢锻炼可通过用力握拳和充分伸直五指。锻炼下肢则可用力收缩和放松股四头肌、用力使踝关节背伸和跖屈、伸屈足趾及关节活动度锻炼。具体方法如下：①足趾活动法。患者各足趾随意活动，踇趾尽量伸屈。②踝关节活动法（图5-70）。勾脚，保持5秒；再往下踩，保持5秒。③直腿抬高法（图5-71）。术后第1天开始协助患者双下肢抬高活动，患者呈仰卧位，膝关节伸直、腿上举，幅度逐渐增大，患者感背部不适或轻微疼痛后缓慢放下，两侧交替进行。④仰卧踢腿法（图5-72）。患者双下肢屈髋屈膝后逐渐伸直放下，左右腿交替伸屈。上述运动由被动逐渐转变为主动后，可逐渐增加外力进行对抗。

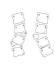

7. 管路护理 患者术后常保留伤口引流管、尿管及静脉输液管路。无论术后留置何种管路，都应做好患者家属的健康指导，保持管路妥善固定，避免非计划拔管。

（1）伤口引流管：应保持伤口引流装置的通畅，防止引流管的扭曲、折叠，检查引流管有无脱出，同时观察引流管是否固定良好，引流标识是否清晰，引流液的颜色、性质、量是否正常，并准确记录。术后多采用自然重力引流方式，每2小时顺引流方向挤压引流管，以保证畅通。如切口敷料有渗血，且引流量较少，应通知医师，打开切口敷料检查有无引流管堵塞或压折现象。若引流液稀薄且颜色变淡，要考虑是否有脑脊液漏的可能，及时报告医师进行处理。

（2）尿管：术后应尽早拔除尿管。部分患者对尿管耐受性差，因为尿管的异物感而哭闹不止，因此，有些患者返病室前已拔除尿管，护理人员应密切关注患者小便自解情况。患者使用与尿道相适配的小号尿管，因为小号尿管管腔细，容易发生尿管堵塞，因此护士巡视时应注意观察患者尿袋里的尿液，如果一段时间无尿液流出，且患者主诉憋胀感，应考虑有发生尿管堵塞的可能，及时通知主管医师，必要时拔除尿管，密切关注患者小便自解情况。

患儿活动量大，尤其在疼痛或身体不适时容易哭闹不止，因此应格外注意对静脉留置针的固定。护士应定时巡视患者的留置针及输液管路，如果发现贴膜或胶布脱落及时固定，同时保证输液管路不

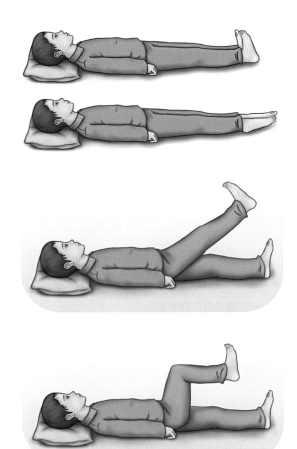

70
71
72

图5-70 踝关节活动法
图5-71 直腿抬高法
图5-72 仰卧踢腿法

会影响患儿的活动。

8. 胃肠道护理　患者在术后麻醉完全清醒后可少量进水，指导患者家属在患者排气后逐步恢复进食，由流食逐步过渡到半流食和普食，可以饮用酸奶、乳酸菌饮料等，但应避免豆浆、高糖易产气食物。由于手术麻醉和矫形对胃肠道的牵拉，患者术后可能会因肠麻痹出现腹痛、腹胀等胃肠道反应，如腹痛、腹胀严重可口服西甲硅油乳剂，或应用开塞露置肛，必要时给予肛管排气、胃肠减压等。术后恶心呕吐（postoperative nausea and vomiting, PONV）是影响患者术后进食的重要原因之一。PONV应该使用相应药物进行控制，而不是简单取消镇痛药物的使用。必要时，可遵医嘱应用昂丹司琼、地塞米松、氟哌利多等药物预防或治疗PONV。

9. 用药护理　有一些药物未在18岁以下未成年患者中进行过研究，因此，在应用各种药物前应查看药物使用说明书，确保可应用于儿童。儿童用药剂量、适用药品与成人患者存在较大差异；先天性脊柱侧凸患者可能伴有心脏、肾脏等脏器畸形，对用药剂量、用药方式等均有一定的影响。应严格遵循医嘱，护士应做到心中有数。一般情况下，儿童的输液速度保持在20～40滴/分，但是有很多药物对输液的速度是有要求的，所以液体控制的速度还应结合药物，同时注意询问患者有无其他的不适。

10. 支具护理　医师会根据患者术后情况，判断是否需要应用脊柱支具。如需佩戴，护士应做好患者家属的健康指导，包括：患者下床活动佩戴支具，要求大小合适，松紧适宜；指导患者穿棉质衣服保护皮肤，并且防止汗液等浸湿支具内衬；支具佩戴时要前片压住后片并妥善固定，松紧度以患者自觉不影响正常呼吸为宜。出院后遵医嘱佩戴支具3～6个月。

11. 出院指导　对于此类患者，治疗是一个长期过程，由于需进行多次手术，定期复诊尤为重要。日常活动按医师要求佩戴支具，防止嬉戏过程中脊柱过度弯曲、旋转，避免碰撞和外伤等。学龄儿童不建议背书包及参加剧烈体育活动。术后3个月至下次手术锻炼的内容：适当增加活动量，以避免因活动量增加引起背部不适为标准；同时增加有氧锻炼，如快走、上下楼梯锻炼，提高肌肉耐力、增加肺活量，但应避免锻炼强度过大引起脊柱不适。

四、并发症预防及护理

主要的并发症包括切口感染、脑脊液漏、胸腔积液，具体对应的预防护理措施如下。

1. 切口感染　由于多次手术均从原切口进入，局部皮肤破损和切口感染的概率大大增加。护理人员在术前备皮时，应轻柔操作，尤其是刮除瘢痕上方毛发。对于手术切口有瘢痕增生的患者，因为瘢痕增生处皮肤菲薄，可采用脱毛的方式，避免因备皮造成皮肤破溃，增加切口感染的风险；如备皮时不慎导致皮肤破溃应及时处理，应用碘伏消毒皮肤，必要时推迟手术，待破溃痊愈后再行手术。

术后定时观察患者伤口敷料情况，如出现伤口渗血渗液应及时更换。EOS患者年龄小，依从性较低，应指导家属避免患儿主动抓挠伤口及周围皮肤。另外，患者年龄小，伤口容易被尿液浸湿，尤其是女性患儿。因此，护士应协助家属在保证患儿轴线翻身的原则为其穿脱纸尿裤或拉拉裤。护士应定时巡视，如果患儿伤口敷料被尿液浸湿，应及时通知医师，更换伤口敷料，时刻保持伤口敷料的清洁、干燥。

指导家属患者返回家庭后，如果患者伤口局部红、痛、热伴有体温升高，需及时就诊。少量渗出可常规换药，若渗出量多、切口未愈合或切口感染、破溃、流脓，应及时与医师联系。

2. 脑脊液漏　注意观察伤口引流液的性质、颜色、量，如引流液稀薄且颜色变淡，同时患者伴有头痛、恶心、呕吐等症状，要考虑是否有脑脊液漏的可能。遵医嘱给予患者去枕平卧，必要时取头低脚高位，观察伤口敷料有无渗出，及时通知医师换药，遵医嘱根据患者的年龄、体重进行静脉液体补充治疗。必要时应用抗生素预防感染。

3. 胸腔积液　为了达到最佳治疗效果，在矫形脊柱侧凸改善生理功能的同时，通常同时进行胸廓成形术，而胸廓成形术破坏了胸廓的完整性，并可能损伤胸膜和肺，造成气胸和胸腔积液。护理人员应了解胸腔积液可能的表现，如憋气、胸痛、呼吸浅促、血氧饱和度下降。如果患者术后2～5天出现上述表现，应请示主管医师，必要时进行听诊，行胸部X线检查或肺部CT检查。必要时可能会留置胸腔引流管引流胸腔积液。

如留置胸腔引流管，护理主要包括：①体位。遵医嘱抬高床头30°，取斜坡平卧位与侧卧位交替，2～4小时轴线翻身1次，一方面减轻对心肺的压迫，另一方面有利于积液引流。更换体位时，注意勿牵拉引流管，防止引流管脱落。②保持引流管通畅，观察引流量和性质。保持引流通畅，妥善固定引流管，防止受压堵塞。如为胸腔闭式引流管，应密切观察水封瓶长管中水柱波动的情况，判断引流管是否通畅。定期挤压引流管，方法为捏紧引流管的远端，向胸腔方向挤压，再轻轻地松开捏紧的引流管，以防止倒吸引流瓶中液体。观察胸腔引流瓶上的刻度，并准确记录引流液的量、颜色、性质。如引流量 > 100ml/h，呈鲜红色，有血凝块，同时伴有心率快，提示有活动性出血的可能。③夹管、拔管护理。选择合适的拔管时机，引流量＜50ml/24h，且胸部X线片显示肺复张良好的情况下，试拔管（夹闭引流管）24小时，观察患者无呼吸困难、气促等异常情况出现，即拔管。拔管后24小时内密切监测患者的病情，如有异常立即通知主管医师，必要时再次置管。

（陈亚萍　徐　薇　佟冰渡　王惠珍　杨　旭）

参考文献

[1] SANKAR WN, ACEVEDO DC, SKAGGS DL. Comparison of complications among growing spinal implants[J]. Spine (Phila Pa 1976), 2010, 35(23): 2091-2096.

[2] 邹静，唐汇群. 婴幼儿水合氯醛口服与直肠给药疗效的观察[J]. 中国医药导报，2008，5（26）：160.

[3] 贾燕瑞，吕仙颖，周颖，等. 后路可调节矫正术治疗37例患儿脊柱侧凸的围手术期护理[J]. 中华护理杂志，2009，44（4）：339-341.

[4] SOHN VY, ZENGER D, STEELE SR. Pain management in the pediatric surgical patient[J]. Surg Clin North Am, 2012, 92(3): 471-485.

[5] MICHELET D, ANDREU-GALLIEN J, BENSALAH T, et al. A meta-analysis of the use of nonsteroidal antiinflammatory drugs for pediatric postoperative pain[J]. Anesth Analg, 2012, 114(2): 393-406.

[6] BATSON OV. The Function of the Vertebral Veins and Their Role in the Spread of Metastases[J]. Ann Surg, 1940, 112(1): 138-149.

[7] WAYNE SJ. The tuck position for lumbar-disc surgery[J]. J Bone Joint Surg Am, 1967, 49(6): 1195-1198.

[8] MCCARTHY RE, LONSTEIN JE, MERTZ JD, et al. Air embolism in spinal surgery[J]. J Spinal Disord, 1990, 3(1): 1-5.

[9] WEST JL, ANDERSON LD. Incidence of deep vein thrombosis in major adult spinal surgery[J]. Spine (Phila Pa 1976), 1992, 17(8 Sl): S254-S257.

[10] BATSON OV. The function of the vertebral veins and their role in the spread of metastases. 1940[J]. Clin Orthop Relat Res, 1995(312): 4-9.

[11] LANGMAYR JJ, ORTLER M, OBWEGESER A, et al. Quadriplegia after lumbar disc surgery. A case report[J]. Spine (Phila Pa 1976), 1996, 21(16): 1932-1935.

[12] ROKITO SE, SCHWARTZ MC, NEUWIRTH MG. Deep vein thrombosis after major reconstructive spinal surgery[J]. Spine (Phila Pa 1976), 1996, 21(7): 853-858.

[13] LEE TC, YANG LC, CHEN HJ. Effect of patient position and hypotensive anesthesia on inferior vena caval pressure[J]. Spine (Phila Pa 1976), 1998, 23(8): 941-947.

[14] PARK CK. The effect of patient positioning on intraabdominal pressure and blood loss in spinal surgery[J]. Anesth Analg, 2000, 91(3): 552-557.

[15] BROWN J, ROGERS J, SOAR J. Cardiac arrest during surgery and ventilation in the prone position: a case report and systematic review[J]. Resuscitation, 2001, 50(2): 233-238.

[16] RAU CS, LIANG CL, LUI CC, et al. Quadriplegia in a patient who underwent posterior fossa surgery in the prone position. Case report[J]. J Neurosurg, 2002, 96(1 Sl): S101-S103.

[17] ALI AA, BRESLIN DS, HARDMAN HD, et al. Unusual presentation and complication of the prone position for spinal surgery[J]. J Clin Anesth, 2003, 15(6): 471-473.

[18] SCHONAUER C, BOCCHETTI A, BARBAGALLO G, et al. Positioning on surgical table[J]. Eur Spine J, 2004, 13 (1 Sl): S50-S55.

[19] MCDOUALL SF, SHLUGMAN D. Fatal venous air embolism during lumbar surgery: the tip of an iceberg?[J]. Eur J Anaesthesiol, 2007, 24(9): 803-805.

[20] CHO KT, LEE HJ. Prone position-related meralgia paresthetica after lumbar spinal surgery: a case report and review of the literature[J]. J Korean Neurosurg Soc, 2008, 44(6): 392-395.

[21] PATIL CG, LAD EM, LAD SP, et al. Visual loss after spine surgery: a population-based study[J]. Spine (Phila Pa 1976), 2008, 33(13): 1491-1496.

[22] MARTINEZ-LAGE JF, ALMAGRO MJ, IZURA V, et al. Cervical spinal cord infarction after posterior fossa surgery: a case-based update[J]. Childs Nerv Syst, 2009, 25(12): 1541-1546.

[23] NICOL M, SUN Y, CRAIG N, et al. Incidence of thromboembolic complications in lumbar spinal surgery in 1,111 patients[J]. Eur Spine J, 2009, 18(10): 1548-1552.

[24] CHAE YJ, KIM JY, YOO JY, et al. Tongue bite in a patient with tracheostomy after prone position -A case report[J]. Korean J Anesthesiol, 2011, 60(5): 365-368.

[25] MINAMI K, IIDA M, IIDA H. Case report: central venous catheterization via internal jugular vein with associated formation of perioperative venous thrombosis during surgery in the prone position[J]. J Anesth, 2012, 26(3): 464-466.

[26] NANDYALA SV, MARQUEZ-LARA A, FINEBERG SJ, et al. Incidence and risk factors for perioperative visual loss after spinal fusion[J]. Spine J, 2014, 14(9): 1866-1872.

[27] SHRIVER MF, ZEER V, ALENTADO VJ, et al. Lumbar spine surgery positioning complications: a systematic review[J]. Neurosurg Focus, 2015, 39(4): E16.

[28] CHUI J, CRAEN RA. An update on the prone position: Continuing Professional Development[J]. Can J Anaesth, 2016, 63(6): 737-767.

[29] SU AW, LIN SC, LARSON AN. Perioperative Vision Loss in Spine Surgery and Other Orthopaedic Procedures[J]. J Am Acad Orthop Surg, 2016, 24(10): 702-710.

[30] LIN S, HEY HWD, LAU ETC, et al. Prevalence and Predictors of Pressure Injuries From Spine

Surgery in the Prone Position: Do Body Morphological Changes During Deformity Correction Increase the Risks?[J]. Spine (Phila Pa 1976), 2017, 42(22): 1730-1736.

[31] QUINN TD, BROVMAN EY, AGLIO LS, et al. Factors associated with an increased risk of perioperative cardiac arrest in emergent and elective craniotomy and spine surgery[J]. Clin Neurol Neurosurg, 2017, 161: 6-13.

[32] NI L, FAN Y, BIAN J, et al. Effect of Body Mass on Oxygenation and Intra-Abdominal Pressure When Using a Jackson Surgical Table in the Prone Position During Lumbar Surgery[J]. Spine (Phila Pa 1976), 2018, 43(14): 965-970.

[33] STAARTJES VE, SCHILLEVOORT SA, BLUM PG, et al. Cardiac Arrest During Spine Surgery in the Prone Position: Case Report and Review of the Literature[J]. World Neurosurg, 2018, 115: 460-467. e1.

[34] JIN SJ, PARK YS, KIM SH, et al. Effect of Prone Positional Apparatus on the Occurrence of Acute Kidney Injury After Spine Surgery[J]. World Neurosurg, 2019, 128: e597-e602.

[35] MIYAKOSHI N, HONGO M, KASUKAWA Y, et al. Intraoperative Visible Air Bubbling Recorded as a Sign of Massive Venous Air Embolism During Prone Position Surgery for Extensive Ossification of Spinal Ligaments: A Case Report with a Video Clip[J]. World Neurosurg, 2019, 131: 38-42.

图书在版编目（CIP）数据

早发性脊柱畸形 / 仉建国主编 . —北京: 中国协和医科大学出版社，2022.6

ISBN 978-7-5679-1958-7

Ⅰ . ①早… Ⅱ . ①仉… Ⅲ . ①脊柱畸形－诊疗 Ⅳ . ① R682.3

中国版本图书馆 CIP 数据核字（2022）第 046355 号

视频资源获取方式

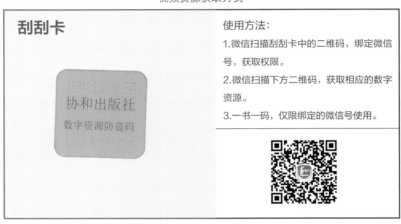

刮刮卡

协和出版社
数字资源防盗码

使用方法：

1.微信扫描刮刮卡中的二维码，绑定微信号，获取权限。

2.微信扫描下方二维码，获取相应的数字资源。

3.一书一码，仅限绑定的微信号使用。

早发性脊柱畸形

主　　编：	仉建国
责任编辑：	沈冰冰
装帧设计：	许晓晨
责任校对：	张　麓
责任印制：	张　岱

出版发行：	中国协和医科大学出版社
	（北京市东城区东单三条9号　邮编100730　电话010-65260431）
网　　址：	www.pumcp.com
经　　销：	新华书店总店北京发行所
印　　刷：	北京联兴盛业印刷股份有限公司

开　　本：	889mm×1194mm　　1/16
印　　张：	29
字　　数：	510千字
版　　次：	2022年6月第1版
印　　次：	2022年6月第1次印刷
定　　价：	328.00元

ISBN 978－7－5679－1958－7